全国中医药行业高等教育经典老课本

新世纪（第二版）全国高等中医药院校规划教材

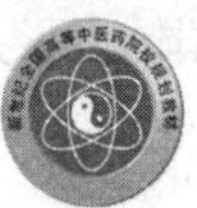

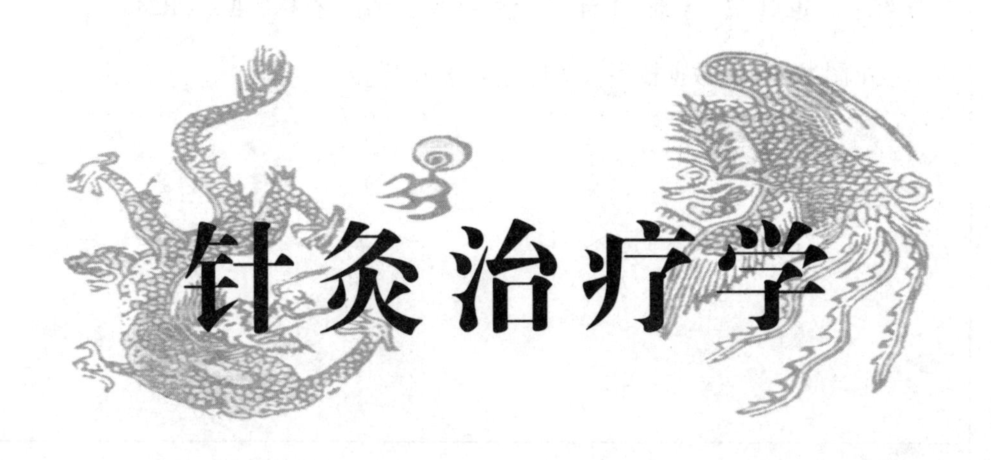

针灸治疗学

（供中医药类专业用）

主　编　王启才（南京中医药大学）

副主编　杨　骏（安徽中医学院）

　　　　高树中（山东中医药大学）

　　　　廖方正（成都中医药大学）

　　　　杜元灏（天津中医药大学）

主　审　程莘农（中国中医科学院）

中国中医药出版社

·北　京·

图书在版编目（CIP）数据

针灸治疗学/王启才主编．—北京：中国中医药出版社，2017.3（2019.9 重印）

全国中医药行业高等教育经典老课本

ISBN 978－7－5132－4044－4

Ⅰ.①针…　Ⅱ.①王…　Ⅲ.①针灸疗法－中医学院－教材　Ⅳ.①R245

中国版本图书馆 CIP 数据核字（2017）第 037223 号

中国中医药出版社出版

北京经济技术开发区科创十三街 31 号院二区 8 号楼

邮政编码　100176

传真　010 64405750

保定市西城胶印有限公司印刷

各地新华书店经销

开本 850×1168　1/16　印张 22.25　字数 509 千字

2017 年 3 月第 1 版　2019 年 9 月第 3 次印刷

书　号　ISBN 978－7－5132－4044－4

定价　63.00 元

网址　www.cptcm.com

如有印装质量问题请与本社出版部调换

社长热线　010 64405720

购书热线　010 64065415　010 64065413

微信服务号　zgzyycbs

书店网址　csln.net/qksd/

官方微博　http://e.weibo.com/cptcm

淘宝天猫网址　http://zgzyycbs.tmall.com

全国高等中医药教材建设

专家指导委员会

新世纪全国高等中医药院校规划教材

《针灸治疗学》（新世纪第二版）编委会

主　编　王启才（南京中医药大学）
副主编　杨　骏（安徽中医学院）
　　　　　高树中（山东中医药大学）
　　　　　廖方正（成都中医药大学）
　　　　　杜元灏（天津中医药大学）
编　委　（按姓氏笔画排序）
　　　　　王　威（辽宁中医药大学）
　　　　　回克义（内蒙古中蒙医医院）
　　　　　庄礼兴（广州中医药大学）
　　　　　刘红石（青岛市按摩康复医院）
　　　　　江慧敏（浙江中医药大学）
　　　　　孙忠人（黑龙江中医药大学）
　　　　　杜小正（甘肃中医学院）
　　　　　李　义（贵州省遵义医学院）
　　　　　杨卓欣（深圳市中医院）
　　　　　张庆萍（安徽中医学院）
　　　　　张卫华（陕西中医学院）
　　　　　吴绪平（湖北中医学院）
　　　　　邵素菊（河南中医学院）
　　　　　林忆平（云南中医学院）
　　　　　周国平（湖南中医药大学）
　　　　　周文新（上海中医药大学）
　　　　　庞　勇（广西中医学院）
　　　　　郑美凤（福建中医学院）
　　　　　赵慧玲（北京中医药大学）
　　　　　胡幼平（成都中医药大学）
　　　　　洪　杰（长春中医药大学）
　　　　　黄　晔（南京中医药大学）
　　　　　康明非（江西中医学院）
　　　　　冀来喜（山西中医学院）
秘　书　王伟佳（南京中医药大学）

出版说明

“新世纪全国高等中医药院校规划教材”是全国中医药行业规划教材，由“政府指导，学会主办，院校联办，出版社协办”，即教育部、国家中医药管理局宏观指导，全国中医药高等教育学会和全国高等中医药教材建设研究会主办，全国26所高等中医药院校各学科专家联合编写，中国中医药出版社协助管理和出版。本套教材包含中医学、针灸推拿学和中药学三个专业共46门教材。2002年相继出版后，在全国各高等中医药院校广泛使用，得到广大师生的好评。

“新世纪全国高等中医药院校规划教材”出版后，国家中医药管理局、全国中医药高等教育学会、全国高等中医药教材建设研究会高度重视，多次组织有关专家对教材进行评议。2005年，在广泛征求、收集全国各高等中医药院校有关领导、专家，尤其是一线任课教师的意见和建议基础上，对“新世纪全国高等中医药院校规划教材”进行了全面的修订。“新世纪（第二版）全国高等中医药院校规划教材”（以下简称“新二版”教材）语言更加精炼、规范，内容准确，结构合理，教学适应性更强，成为本学科的精品教材，多数教材至今已重印数十次，有16门教材被评为“‘十二五’普通高等教育本科国家级规划教材”。

当今教材市场“百花齐放”“百家争鸣”，新版教材每年层出不穷，但仍有许多师生选用“新二版”教材。其中有出于对老主编、老专家的敬仰和信任，当时的编者，尤其是主编，如今已经是中医学术界的泰斗；也有些读者认为“新二版”教材的理论更为经典；还有部分读者对“绿皮书”有怀旧情结，等等。为更好地服务广大读者，经国家中医药管理局教材建设工作委员会、中国中医药出版社研究决定，选取“新二版”中重印率较高的25门教材，组成“全国中医药行业高等教育经典老课本”丛书，在不改动教材内容及版式的情况下，采用更优质的纸张和印刷工艺，以飨读者，并向曾经为本套教材建设贡献力量的专家、编者们致敬，向忠诚的读者们致敬。

热忱希望广大师生对这套丛书提出宝贵意见，以使之更臻完善。

国家中医药管理局教材建设工作委员会

中国中医药出版社

2017年2月

再版前言

“新世纪全国高等中医药院校规划教材”是全国唯一的行业规划教材。由“政府指导，学会主办，院校联办，出版社协办”。即：教育部、国家中医药管理局宏观指导；全国中医药高等教育学会及全国高等中医药教材建设研究会主办，具体制定编写原则、编写要求、主编遴选和组织编写等工作；全国26所高等中医药院校学科专家联合编写；中国中医药出版社协助编写管理工作和出版。目前新世纪第一版中医学、针灸推拿学和中药学三个专业46门教材，已相继出版3~4年，并在全国各高等中医药院校广泛使用，得到广大师生的好评。其中34门教材遴选为教育部“普通高等教育‘十五’国家级规划教材”，41门教材遴选为教育部“普通高等教育‘十一五’国家级规划教材”（有32门教材连续遴选为“十五”、“十一五”国家级规划教材）。2004年本套教材还被国家中医药管理局中医师资格认证中心指定为执业中医师、执业中医助理医师和中医药行业专业技术资格考试的指导用书；2006年国家中医、中西医结合执业医师、执业助理医师资格考试和中医药行业专业技术资格考试大纲，均依据“新世纪全国高等中医药院校规划教材”予以修改。

新世纪规划教材第一版出版后，国家中医药管理局高度重视，先后两次组织国内有关专家对本套教材进行了全面、认真的评议。专家们的总体评价是：“本次规划教材，体现了继承与发扬、传统与现代、理论与实践的结合，学科定位准确，理论阐述系统，概念表述规范，结构设计合理，印刷装帧格调健康，风格鲜明，教材的科学性、继承性、先进性、启发性及教学适应性较之以往教材都有不同程度的提高。”同时也指出了存在的问题和不足。全国中医药高等教育学会、全国高等中医药教材建设研究会也投入了大量的时间和精力，深入教学第一线，分别召开以学校为单位的座谈会17次，以学科为单位的研讨会15次，并采用函评等形式，广泛征求、收集全国各高等中医药院校有关领导、专家，尤其是一线任课教师的意见和建议，为本套教材的进一步修订提高做了大量工作，这在中医药教育和教材建设史上是前所未有的。这些工作为本套教材的修订打下了坚实的基础。

2005年10月，新世纪规划教材第二版的修订工作全面启动。修订原则是：①有错必纠。凡第一版中遗留的错误，包括错别字、使用不当的标点符号、不规范的计量单位和不规范的名词术语、未被公认的学术观点等，要求必须纠正。②精益求精。凡表述欠准确的观点、表达欠畅的文字和与本科教育培养目的不相适应的内容，予以修改、精练、删除。③精编瘦身。针对课时有限，教材却越编越厚的反应，要求精简内容、精练文字、缩编瘦身。尤其是超课时较多的教材必须“忍痛割爱”。④根据学科发展需要，增加相应内容。⑤吸收更多院校的学科专家参加修订，使新二版教材更具代表性，学术覆盖面更广，能够全面反应全国高等中医药教学的水平。总之，希冀通过修订，使教材语言更加精炼、规范，内容准确，结构合理，教学适应性更强，成为本学科的精品教材。

根据以上原则，各门学科的主编和编委们以极大的热情和认真负责的态度投入到紧张的修订工作中。他们挤出宝贵的时间，不辞辛劳，精益求精，确保了46门教材的修订按时按质完成，使整套教材内容得到进一步完善，质量有了新的提高。

教材建设是一项长期而艰巨的系统工程，此次修订只是这项宏伟工程的一部分，它同样要接受教学实践的检验，接受专家、师生的评判。为此，恳请各院校学科专家、一线教师和学生一如既往关心、关注新世纪第二版教材，及时提出宝贵意见，从中再发现问题与不足，以便进一步修改完善或第三版修订提高。

全国中医药高等教育学会

全国高等中医药教材建设研究会

2006年10月

修订说明

新世纪高等中医药院校规划教材是根据教育部《关于“十五”期间普通高等教育教材建设与改革的意见》的精神，为适应我国高等中医药教育发展的需要，由国家中医药管理局组织南京中医药大学等26所中医药院校及医院的针灸教授和专家编写的。

本教材自2003年初出版以来，通过在全国各地高等中医药院校针灸专业本科生中连续使用，受到高校师生和临床医生的普遍欢迎。

在2005年7月《针灸治疗学》教材及教学研讨会上，中国中医药出版社的负责同志传达了有关专家对本教材的会评意见和函评意见，充分肯定了本教材在编写指导思想、编写体例、编写方法和具体内容上与时俱进的时代特点和创新性，较好地解决了中医针灸理论继承与发展、基础与临床的关系，能够反映出针灸治疗学目前的学术发展水平。同时也指出了某些不足之处。

会议认为本教材在继承传统的基础上改革、创新的力度很大。主要体现在以下四个方面：

许多中医病名古奥难懂，西医不懂，病人更不懂，不利于拓展针灸的适应证。本教材做到病名规范化、通俗化，让中医、西医、病人都容易了解针灸能治哪些病，有利于扩大针灸的影响力。

结合临床实际选择病种，淘汰已经少见的和针灸疗效不满意的病种，根据世界卫生组织公布的针灸适应证，新增加了近30个新病种。

突出针灸临床特点，强调经络辨证。将“西医诊断”、“中医分型”、“针灸治疗”的诊疗思想有机结合，发挥中西医各自的特长。

一病一主方，再根据不同证型略作加减。克服了以往教材一病多方的弊病，使处方简洁明了，更符合临床工作的实际情况，使学习和应用起来条理明晰清楚。无论是教师、学生还是临床医生，都十分欢迎这样的写法，成为本教材的一大亮点。

大会还对本教材的修订工作提出了以下建议：

1. 病名应该坚持现行的通俗化、大众化和规范化的写法，这样对广大西医乃至病人宣传针灸疗法的适应证大有好处。

2. 处理好中医与西医、针灸与中医内科的关系。进一步强化和突出针灸经络辨证论治的特点，坚持“一病一方”、随症加减的写法。

3. 鉴于肺结核病这些年又有卷土重来之势，而针灸疗法对此又有肯定的疗效，教材修订中应该重新纳入。

4. 教材中“附录”的部分篇幅偏多，修订中可保留“针灸临床研究进展”、“针灸临床研究规范”和“针灸临床病历书写”三部分的内容，而将“子午流注针法”、“灵龟八法”、“针刺麻醉”三部分放进今后将要出版的教学参考书中。

5．从教材的临床实用性考虑，编委会应适当增补高校附属教学医院以及其他医院的临床医师参与编写。

2006 年 7 月，本教材编委会在山西太原召开了修订会议，我们充分采纳了上述建议，对病种和附篇的内容作了相应的调整；编委会成员中也增加了一些高等中医药院校附属医院和其他医院的临床医生。

编写新世纪教材是一项划时代的全新工程。在本次修订过程中，我们注重汲取各院校和医院针灸专家、教授的教学和临床经验，集思广益，体现集体的智慧。力求全面而准确地理解和贯彻上级主管部门关于新世纪教材的编写原则和要求，做到保持和发扬中医特色，全面反映本学科的基本理论、基本知识、基本规律和基本技能，同时又立足改革，更新观念，从教材内容结构、知识点、规范化、标准化、编写体例和技巧、语言文字等方面加以改革创新，努力反映教学改革新成果，反映针灸医学科研成果和学术发展的主要成就，从而体现教材的继承性、科学性、时代性、简明性、实用性。

本教材主要供高等中医药院校针灸推拿专业（本科生）使用，也是广大从事针灸教学、医疗、科研工作人员的重要参考书籍。

虽然我们对教材进行了认真的修订工作，但仍可能存在一些不足之处，恳请广大师生和读者在使用的过程中不断提出宝贵意见，以便今后及时改进，不断提高。

《针灸治疗学》编委会

2007 年 5 月 20 日

目　录

上篇　总　论

中篇 各 论

下篇 附 录

上篇　总　论

针灸治疗疾病是根据脏腑、经络学说，运用四诊、八纲理论，将临床上各种不同证候进行分析归纳，以明确疾病的病因病机、病位病性——疾病的部位是在脏在腑，在表在里；疾病的性质是属寒属热，属虚属实。然后，根据辨证，进行相应的配穴处方，按方施术——或针或灸，或针灸并用；或补或泻，或补泻兼施。以通其经脉，调其气血，使阴阳归于相对平衡，从而达到防病治病的目的。

第一章　针灸治疗作用

在正常的生理情况下，机体处于经络疏通、气血畅达、脏腑协调、阴阳平衡的状态。而在病理情况下，则经络壅滞，气血不畅，脏腑失调，阴阳失衡。针灸治病就是通过针刺或艾灸腧穴，以疏通经络气血，调节脏腑阴阳，达到治疗疾病的目的。

第一节　疏通经络

疏通经络是针灸治病最主要、最直接的作用。中医理论中“不通则痛”，即指经络闭阻不通而引发的多种病症。经络闭阻不通，气血流行不畅，甚至气滞血瘀，从而引发肢体或脏腑组织的肿胀、疼痛。气血不能正常运行到相应肢体和脏腑组织，又会引起肢体的麻木、痿软、拘挛或者脏腑组织功能活动失去平衡。凡此，均应“以微针通其经脉，调其血气”（《灵枢·九针十二原》）。以针灸之法疏通经络，《黄帝内经》称之为“解结”。如《灵枢·刺节真邪》篇曰：“用针者，必先察其经络之实虚……一经上实下虚而不通者，此必有横络盛加于大经，令之不通，视而泻之，此所谓解结也。”解结，就是疏通经脉，使脉道通利，气血流畅。

由于引起经脉不通的因素是多方面的，故《黄帝内经》中又针对不同原因，提出了不同的疏通经络的方法，即“针所不为，灸之所宜”（《灵枢·官针》）。唐·孙思邈《备急千金要方·明堂仰侧》中曰：“凡病皆由血气壅滞不得宣通，针以开导之，灸以温暖之。”可见，同样是经络闭阻不通，实热引起者宜用针刺，虚寒引起者宜行灸疗。对于感受风寒湿邪引起的受患经脉部位酸楚冷痛、痉挛抽痛或跌仆损伤而致的肢体红肿疼痛，针刺可起到祛风除湿、活血化瘀、疏经通络而止痛的作用。对于气血不行、经脉失养引起的肢体麻木不仁、痿软无力、瘫痪失用，灸疗可以起到益气养血、温经通络、强筋壮骨而补虚的作用。

疏通经络就是调理经气。由于种种原因引起的经络不通、气血失调，致使经络气血偏盛偏衰，经络阻滞，气血逆乱，进而导致种种病变。治疗即应疏通经络，调理气血。针灸具有疏通经络、调理气血的作用，针灸治病就是采用针法或灸术作用于经络、腧穴，通过经气的作用疏通经络、调理气血，从而排除致病因素，治愈疾病。经络气血虚弱，脏腑功能减退者，属虚证，治宜补虚疏经；经络气血偏盛、脏腑功能亢进者，属实证，治宜活血通络；经络气血逆乱者，或因于气血偏盛偏衰，或由于脏腑功能失调，均可据其虚实而调之。

针灸具有良好的镇痛作用。中医学认为大凡疼痛多由经络闭阻不通、气血瘀滞不行而引起，针灸治疗就是通过刺激经络、腧穴，使经络通畅、气血调和，变“不通则痛”为“通则不痛”。正因为如此，《灵枢·经脉》篇才说：“经脉者，所以能决死生，处百病，调虚实，不可不通。”

对于有些针感较差、得气较慢、经气不至或经气虽至但未到达病所者，欲达疏通经络之目的，除了增加刺激量之外，还可以施行循经按压、循经透穴、循经施灸以及青龙摆尾、白虎摇头、苍龟探穴、赤凤迎源等手法，以通经接气。如明·徐凤《针灸大全·金针赋》所云：“动而进之，催针之法，循而摄之，行气之法……倒针朝病，进退往来，飞经走气，尽在其中”，“按之在前，使气在后，按之在后，使气在前，运气走至疼痛之所”，“若关节阻涩，气不过者，以龙、虎、龟、凤通经接气……驱运气血，顷刻周流，上下通接，可使寒者暖而热者凉，痛者止而胀者消。”赋中所谓“催针”、“行气”、“飞经走气”、“通经接气”，目的都在于控制针感方向，调节针感的强度和针感传导的速度，促使气至病所，更好地发挥针刺疏通经络的作用。

第二节　扶 正 祛 邪

扶正祛邪是针灸治病的根本法则和手段。《黄帝内经》曰：“正气存内，邪不可干。”（《素问·刺法论》）“邪之所凑，其气必虚。”（《素问·评热病论》）疾病的发生、发展及其转归过程，就是正气与邪气相互斗争的过程。疾病的发生是正气处于相对劣势，邪气处于相对优势。既病之后，机体仍会不断产生抗病能力，继续与病邪抗争。若正能胜邪，则邪退病愈；若正不敌邪，则病情加重。

针灸治病不外乎扶正与祛邪两个方面。扶正就是扶助正气，补益脏腑气血，增强抗病能力，正气得复就有利于抗邪；祛邪就是祛除病邪，减轻疾病症状，消除致病因素，病邪得除又减轻对正气的损伤。针灸治病的过程就是不断发挥扶正祛邪的作用。凡邪盛正气未衰者（新病），治宜祛邪为主，邪去正自安；正虚邪不盛者（久病），治宜扶正为主，正复邪自除。若正已虚而邪未衰，单纯扶正则难免助邪，一味祛邪又更伤正气，故治宜攻补兼施。若以正虚为主者，扶正为上，兼以祛邪，或先补后攻；若以邪实为主者，祛邪为上，兼以扶正，或先攻后补。

针灸扶正祛邪作用的实现除了与补泻手法有关外，还与部分腧穴偏补偏泻的性能有关。偏补的腧穴如气海、关元、命门、肾俞、膏肓，多在扶正时用之；偏泻的腧穴如曲泽、委中、水沟、十宣、十二井，多在祛邪时用之。部分腧穴则具有双向调节作用，如中脘、内关、三阴交、合谷、太冲、足三里，临床既可用于扶正，又可用于祛邪。

根据针灸临床实践体验，针刺补法和艾灸的兴奋作用大于抑制作用，偏于扶正，适用于慢性久病或虚寒证。例如气血虚弱之崩漏，即可取气海、足三里、脾俞等穴，行针刺补法，并加灸隐白、关元、三阴交穴。针刺泻法和刺血的抑制作用大于兴奋作用，偏于祛邪，适用于新病、急症和实热证。例如外感温热之邪，高热神昏者，即可取大椎、合谷、曲池、水沟等穴，行针刺泻法，同时在耳尖或耳垂、十宣或十二井穴点刺出血。在特定穴中，背俞穴偏于扶正，适用于慢性虚弱性久病；郄穴、募穴、下合穴偏于祛邪，适用于急性发作性痛证；原穴则具有扶正祛邪双重作用，急、慢、虚、实证均可选用。

第三节 调 和 阴 阳

调和阴阳是针灸治病的最终目的。疾病的发生从根本上说是阴阳的相对平衡遭到了破坏，即阴阳的偏盛偏衰代替了正常的阴阳消长。

既然阴阳失调是疾病发生发展的根本原因，因此，调理阴阳，使失调的阴阳向着协调方面转化，恢复阴阳的相对平衡，则是中医治病的基本原则。

《灵枢·根结》曰："用针之要，在于知调阴与阳。"《素问·至真要大论》也说："调气之方，必别阴阳。""谨察阴阳所在而调之，以平为期。"在阴阳一方偏盛、另一方尚未虚损的情况下，应泻其有余，清泻阳热或温散阴寒，以防阳热太盛而耗伤阴液或阴寒太盛而耗损阳气；而当一方偏盛、另一方也见虚损的情况下，在泻一方有余的同时，当兼顾一方之不足，配合扶正或益其不足。在阴阳偏衰的情况下，应补其不足。阴虚不能制阳，常出现阴虚阳亢之虚热证，治宜育阴潜阳，即所谓"壮水之主，以制阳光"；阳虚不能制阴，常呈现阳虚阴盛之阴寒证，治宜补阳消阴，即所谓"益火之源，以消阴翳"。阴阳俱虚则滋阴补阳同施。

《素问·阴阳应象大论》篇曰："善用针者，从阴引阳，从阳引阴。"指出针灸调和阴阳的具体方法既可以阴证治阴、阳证治阳，而从阴阳互根的角度考虑，又可以采取阴证治阳、阳证治阴之法。例如，肝阳上亢之头目昏痛，取太溪、照海滋肾阴平肝阳；大汗亡阳出现的肢体逆冷，灸任脉之气海、关元以阴中求阳。

根据脏腑的阴阳属性和胸背阴阳的划分，脏病取腰背（阳部）之背俞穴（如咳嗽、哮喘取肺俞，遗精、阳痿取肾俞），腑病取胸腹（阴部）之腹募穴（如胃痛、腹泻取中脘，遗尿、尿闭取中极）。结合脏腑、经脉阴阳表里关系，阴经经脉病症取相表里的阳经腧穴治疗（如肝病取阳陵泉，脾病取足三里），阳经经脉病症取相表里的阴经腧穴治疗（如胆病取太冲，胃病取公孙）。凡此，均属于阴病治阳、阳病治阴的范畴。

针灸调和阴阳的作用与针刺补泻手法密切相关。《灵枢·终始》篇曰："阴盛而阳虚，先补其阳，后泻其阴而和之；阴虚而阳盛，先补其阴，后泻其阳而和之。"例如，阴盛阳虚可见癫证、嗜睡，阳盛阴虚可见狂躁、失眠，针灸临床均可取阴跻脉气所发穴照海和阳跻脉气所发穴申脉治疗。属阴盛阳虚的癫证、嗜睡宜补申脉，泻照海（补阳泻阴）；属阳盛阴虚的狂证、失眠应补照海，泻申脉（补阴泻阳）。

综上所述，针灸的治疗作用实质上就是对机体的一种良性调节作用——调节经络气血，调节脏腑阴阳。其治疗作用的实现与多种主观、客观因素密切相关。除了腧穴的特性、针灸补泻手法以外，还与机体状态（包括禀赋、年龄、性别、心理素质、病变表现等方面的个体差异）、治疗时间、辅助治疗措施等密切相关，其中尤以机体状态最为重要。机体在不同的病理状态下，针灸可以产生不同的调治作用。如当机体处于虚寒、脱证状态时，针灸可以起到补虚散寒、回阳固脱的作用；当机体处于实热、闭证状态时，针刺可起到清热泻实、开窍启闭的作用。凡此种种，均足以说明机体状态这个内在因素在针灸治疗过程中所起的重要作用。

第二章　针灸治疗原则

《灵枢·官能》曰："用针之服，必有法则。"针灸治疗原则是根据八纲的理论，结合疾病的病位、病性确定的治疗大法——用针法，还是用灸法，或是针灸并用；用补法，还是用泻法，或是补泻兼施。

针刺和艾灸虽然同属于外治法，但毕竟是两种不同形式的施治方法。不同的施治方法，对机体产生的作用和效果也就不尽相同。例如天枢穴用针刺的方法可以起到活血化瘀的作用，适用于治疗胃肠瘀血、痛经、闭经；用艾灸的方法则能够发挥益气止血的作用，适用于治疗胃肠出血、月经过多、崩漏。再如关元、肾俞、带脉、三阴交四穴，针刺有清下焦、利湿热的功能，可治疗赤带；艾灸有温下焦、祛寒湿的作用，可治疗白带。

补泻手法的不同，治疗效果也不相同。例如补合谷、泻复溜可以发汗；反之，泻合谷、补复溜则可止汗。补照海、泻申脉可治疗失眠；反之，泻照海、补申脉却可治疗嗜睡。

现将常用的治疗原则分述如下。

第一节　治神守气

《素问·宝命全形论》曰："凡刺之真，必先治神……经气已至，慎守勿失。"旨在言明治神守气是针灸治病的基本原则。

一、治神

所谓治神，一是在针灸施治前后注重调治病人的精神状态；二是在针灸操作过程中，医者专一其神，意守神气；病人神情安定，意守感传。可见治神贯穿于针灸治病的全过程之中。

《灵枢·官能》曰："用针之要，无忘其神……语徐而安静，手巧而心审谛者，可使行针艾。"唐·孙思邈《千金要方·大医精诚》也说："凡大医治病，必当安神定志。"提示我们在施行针灸治疗之前，医者必须把针灸疗法的有关事宜告诉病人，使之对针灸治病有一个全面的了解和正确的认识，以便镇定情绪，消除紧张心理，这对于初诊和精神紧张的病人尤为重要。《素问·举痛论》曰："惊则心无所依，神无所归，虑无所定，故气乱矣。"《灵枢·终始》曰："大惊大恐，必定其气乃刺之。"金元·窦汉卿《针经指南·标幽赋》亦云："凡刺者，使本神朝而后入；既刺也，使本神定而气随；神不朝而勿刺，神已定而可施。"对于个别精神高度紧张、情绪波动不定以及大惊、大恐、大悲之人，应暂时避免针刺，以防神气散亡，造成不良后果。而对一些患疑难病症、慢性痼疾或以情志精神因素致病者，还应在针灸治疗期间多做深入细致的思想工作，使他们能够充分认识机体状态、精神因素对疾病的影响和作用。鼓励他们树立并坚定战胜疾病的信心，积极配合治疗，加强各方面的功能锻炼，促使疾病的好转和身体康复。正如宋·赵佶《圣济经·知极守一章》中所云："治病之道，必观其态，必问其情，以察存亡得失之意。其为治也，告之以其败，语之以其善，导之以其所便，开之以其所苦……盖以神受则意诚，意诚则功效倍故也。"

二、守气

针灸疗法所言之气，主要指经气。经气即经络之气，也称"真气"，是经络系统的运动形式及其功能的总称。《灵枢·刺节真邪》曰："用针之类，在于调气。"经气的虚实是脏腑、经络功能盛衰的标志。针灸治病十分注重调节经气的虚实，也就是发挥对脏腑、经络的调节作用。经气在针灸疗法中的体现有得气、气行、气至病所等形式。而得气的快慢、气行的长短、气至病所的效应，常常又与病人的体质、对针刺的敏感度、取穴的准确性、针刺的方向、角度、深度、强度及补泻手法等因素密切相关。在这些众多的因素中，医者的治神守气，病人的意守感传往往对诱发经气、加速气至、促进气行和气至病所起到决定性的作用。

《灵枢·九针十二原》曰："粗守形，上守神。"守神也即守气，守气的过程也含有治神的内容，守气必先治神。清·吴谦《医宗金鉴·刺灸心法要诀》曰："凡下针，要病人神气定，息数匀，医者也如之。"可见，治神绝非只是医者治病人之神，医者自身也有一个治神、正神的问题。《素问·诊要经终论》早有"刺针必肃"之古训，医者在病人面前要庄重、严肃，不可轻浮、失态。对待病人要和蔼、亲切，如待贵人，切忌冷漠粗暴、以貌取人。在针灸施术的整个过程中，注意力必须高度集中。取穴认真、准确，操作细心、谨慎。不可粗心大意，马虎从事。特别是在行针过程中要专心致志，做到"神在秋毫，属意病者"（《灵枢·九针十二原》），"必一其神，令志在针"（《灵枢·终始》）。认真体验针下的感觉，仔细观察病人的神色和表情，耐心询问病人的主观感觉，既察言又观色。如气不至，则可恰当运用切、扪、循、按等行气辅助手法，或巧妙配合语言暗示，以诱发经气的出现。一旦针下气至，就要"密意守气"，做到"经气已至，慎守勿失……如临深渊，手如握虎，神无营于众物"（《素问·宝命全形论》）。从病人言，针前安定情绪，消除紧张心理，愉快接受针灸治疗，能为守气打下良好的基础。在针灸施治过程中，病人也应平心静气，放松肌肉，全神贯注，意守病所。如能在医者进针、行针过程中配合作呼吸运动，其意守感传的效果会更好。西晋·陈寿《三国志·方技传》中记载的名医华佗在为人针灸治病时"下针言：'当引某许，若至，语人'。病者言：'已到'，应便拔针，病亦行瘥。"这里面就寓意着治神守气的科学道理。

综上所述，治神与守气是充分调动医者、病人两方面积极性的关键措施。医者端正医疗作风，认真操作，潜心尽意，正神守气；病人正确对待疾病，配合治疗，安神定志，意守感传。既体现了医者的良好医德，又贯穿了"心理治疗"于其中。所以能更好地发挥针灸疗法的作用，提高治疗效果。同时，还能有效地防止针灸异常现象和意外事故的发生。

第二节 清热温寒

寒与热是表示疾病性质的两条纲领。在诸多疾病的演变过程中，都会出现寒热的变化。外来之邪或属寒或属热，侵入机体后或从热化或从寒化，人体的机能状态或表现为亢进或表现为不足，亢进则生热，不足则生寒。病因病机都离不开寒热，清热温寒也就成为治疗的根本大法之一。清法是通过针刺疏风散热、清热解毒、泄热开窍的一种治法，用于热证的治疗。温法是通过针灸温养阳气、温通经络、温经散寒的一种治法，用于寒证的治疗。《素问·至真要大论》曰："寒者热之，热者寒之，温者清之，清者温之。"《素问·五常政大论》曰："治热以寒，温而行之；治寒以热，凉而行之；治温以清，冷而行之；治清以温，热而行之。"都是关于清热温寒治疗法则的最早记录。

热性病证用"清"法，即以寒治热；寒性病证用"温"法，即以热治寒，均属于正治法。《灵枢·经脉》曰："热则疾之，寒则留之。"这是针对热性病证和寒性病证制定的清热温寒的治疗原则。

一、热则疾之

热指邪热亢盛。或为外感风寒、风热引起的表热证，或为脏腑阳盛郁结的里热证，或为气血壅盛于经络的局部热证。根据"热者寒之"、"热则疾之"的治疗原则，诸热证皆宜行清泻法，以毫针浅刺疾出，泻法或点刺出血。

《灵枢·经脉》曰："热则疾之。"《灵枢·九针十二原》进一步解释说："刺诸热者，如以手探汤。""疾"与"急"通，有快速针刺之义，"以手探汤"形象地描述针刺手法的轻巧快速。指出了热性病证的治疗原则是浅刺疾出或点刺出血，手法宜轻而快，少留针或不留针，针用泻法，以清泻热邪。例如风热感冒，常取大椎、曲池、合谷、外关等穴浅刺疾出，即可达清热解表之目的。若伴有咽喉肿痛者，可用三棱针在少商穴点刺出血，以加强泻热、消肿、止痛的作用。

《灵枢·邪气脏腑病形》曰："刺缓者，浅内而疾发针。"刺缓即刺热，热则脉缓。当然，任何一种治疗原则都不是绝对的，热性病症的浅刺疾出的治法也不例外。当热邪入里（即"阴有阳疾"）时，就应该深刺留针，并可配合运用"透天凉"的复式针刺手法。

二、寒则（温之）留之

寒指阴寒过盛。或为外感风寒引起的表寒证，或为寒湿闭阻经络的寒痹证，或为脏腑功能衰退、阳气不足的里寒证。根据"寒者热之"、"寒者留之"的治疗原则，诸寒证皆适宜用灸法施治。因为艾灸能温通经络、益阳祛寒。针刺则应深刺久留，以候阳气。《灵枢·邪气脏腑病形》曰："刺急者，深内而久留之。"刺急即刺寒，寒则脉急。

《灵枢·经脉》曰："寒则留之。"《灵枢·九针十二原》进一步解释说："刺寒清者，如人不欲行。""留"即留针之义，"人不欲行"也形象地描述针刺手法应深而久留。指出了寒性病证的治疗原则是深刺而久留针，以达温经散寒的目的。因阳虚寒盛，针刺不易得气，故应留针候气。加艾施灸，更是助阳散寒的直接措施。阳气得复，寒邪乃散。主要适用于风寒湿痹为患的肌肉、关节疼痛以及寒邪入里之证。若寒邪在表，留于经络者，艾灸施治最为相宜。若寒邪在里，凝滞脏腑，则针刺应深而久留，或配合施行“烧山火”复式针刺手法，或加用艾灸，以温针法最为适宜。

《灵枢·禁服》篇曰：“脉血结于中，中有著血，血寒，故宜灸之。”这也是寒证用灸的一种。血寒是血脉中阳气不足、阴寒过盛，或寒邪直中血分，致血脉凝滞。例如血寒导致胞脉闭阻引起的闭经、痛经，血寒导致血脉凝滞引起的寒痹、脱骨疽，皆属此类。在治疗上就应遵循“血寒灸之”的原则施以灸疗，以扶阳祛寒，温通血脉。

三、温清并用

在临床上，热证和寒证的表现往往是错综复杂、变化多端的。诸如有表热里寒或表寒里热，有上热下寒或下热上寒，还有真寒假热或真热假寒等等。所以，清热温寒治则的运用必须灵活掌握。单纯的热证和寒证，就单用清热或温寒法，若是寒热相间，错杂而现，则必须温清并用以求治。例如表热里寒，症见发热、口渴等外在热象，又有虽热却喜盖衣被、口渴但不欲饮（虽饮也仅求少量热饮）、小便清长等内在寒象，此乃内寒过盛，逼热外泄所致。治宜内温足阳明、太阴，针用补法或灸足三里、三阴交；外清手阳明、太阴，毫针浅刺曲池、合谷、列缺。又如上热下寒，症见心烦、口渴、咽干而痛等上热征象，又有腹痛喜按、便溏肢冷等下寒征象，此乃下焦阴寒过盛，致使阳热浮越于上。治宜温补下焦，引热下行，下灸气海、关元、三阴交，驱散寒邪；上针膻中、内关、列缺，清泻上焦。若见真寒假热，应在温寒的基础上佐以清热；若见真热假寒，则在清热的基础上佐以温寒。

第三节 补虚泻实

补虚泻实即扶正祛邪。补虚就是扶助正气，泻实就是祛除病邪。《素问·通评虚实论》曰：“邪气盛则实，精气夺则虚。”可见，虚指正气不足，实指邪气有余。虚者宜补，实者宜泻。《灵枢·经脉》曰：“盛则泻之，虚则补之……陷下则灸之，不盛不虚以经取之。”《灵枢·九针十二原》曰：“虚则实之，满则泄之，宛陈则除之，邪盛则虚之。”都是针对虚证、实证制定的补虚泻实的治疗原则。

人体正气和病邪的盛衰决定着病症的虚实，针灸的补虚与泻实是通过针法和灸法激发机体本身的调节机能，从而产生补泻作用。

一、虚则补之

“虚则补之”、“虚则实之”，是指虚证的治疗原则应该用补法。适用于治疗各种慢性虚弱性病症。诸如精神疲乏、肢软无力、气短、腹泻、遗尿、产后乳少以及身体素虚、大病、久病后气血亏损、肌肉酸软无力、肢体瘫痪失用等等。

补虚就是扶助机体的正气，增强脏腑组织的功能，补益人体的阴阳气血，以抗御病邪。在正邪交争的过程中，如果正气不足，并成为矛盾的主要方面时，其证候表现为虚证。如大病、久病或大汗、剧吐、久泄、久痢、大出血之后耗伤阳气，损及阴血，均会导致正气虚弱、机能减退。表现为精神萎靡，疲乏无力，形寒肢冷，面色苍白或萎黄，心悸气短，或五心烦热，自汗盗汗，大便滑脱，小便失禁，遗精，阳痿，月经量少、色淡，性功能低下，舌淡、少苔或无苔，脉微弱无力。若偏于阳虚、气虚者，针用补法，加灸；偏于阴虚、血虚者，针用补法或平补平泻，血虚也可施灸。若阴阳俱虚，则灸治为上(《灵枢·官能》篇曰："阴阳皆虚，火自当之")。常取关元、气海、命门、膏肓、足三里和有关脏腑经脉的背俞穴、原穴，针灸并用，补法。达到振奋脏腑的机能、促进气血的化生、益气养血、强身健体的目的。

二、陷下则灸之

"陷下则灸之"属于"虚则补之"的范畴。《灵枢·禁服》曰："陷下者，脉血结于中，中有著血，血寒，故宜灸之。"所谓"陷下"，有多种含义：一是指中气不足，失于固摄而导致脏腑功能低下或有关组织下垂；二是指血络空虚，《灵枢·经脉》曰："十五络者，实则必见，虚则必下，视之不见"，即是谓此；三是指脉象沉伏无力；四是指阳气暴脱、脉微欲绝之危象。

针灸临床对于因脏腑、经络之气虚弱，中气不足，对气血和内脏失其固摄能力而出现的一系列气虚病症，如久泄、久痢、遗尿、崩漏、脱肛、子宫脱垂及其他内脏下垂等，常灸百会、神阙、气海、关元、中脘、脾俞、胃俞、肾俞、足三里等穴补中益气、升阳举陷。对于失血过多、大汗不止、四肢厥冷、阳气暴脱、血压下降、脉微欲绝的虚脱危象，更应重灸上述腧穴，以升阳固脱、回阳救逆。

三、实则泻之

"盛则泻之"、"满则泄之"、"邪盛则虚之"都是泻损邪气的意思，可统称为"实则泻之"。实证治疗原则是用泻法或点刺出血。例如对高热、中暑、昏迷、惊厥、痉挛以及由各种原因引起的剧痛等实热病症，在正气未衰的情况下，取大椎、合谷、太冲、委中、水沟、十宣、十二井等穴，只针不灸，用泻法或点刺出血，即能达清泻实热之目的。

若病属本虚标实，正气已衰退，则应泻实与补虚兼顾，或者先行补虚，而后泻实。例如对邪实正虚的臌胀病，一味泻实或单纯补虚都是片面的，唯有虚实同治、攻补兼施才是理想之策。

四、宛陈则除之

"宛陈则除之"，是"实则泻之"的一种。"宛"同"瘀"，有瘀结、瘀滞之义。"陈"即"陈旧"，引申为时间长久。"宛陈"泛指络脉瘀阻之类的病变。"除"即"清除"，指清除瘀血的刺血疗法。与《素问·阴阳应象大论》所说的"血实者决之"含义相同，也即瘀血闭阻或邪入营血郁结不解、久痛入络形成的血实证，应用刺血之法活血化瘀，疏通经络。

《素问·针解》曰："宛陈则除之，是出恶血也。"唐·王冰注云："宛，积也；陈，久也；除，去也。言络脉之中血积而久者，针刺而除去之也。"指出由络脉瘀阻而引起的病症，应以三棱针点刺出血。例如由于闪挫扭伤、毒虫咬伤、丹毒等引起的肌肤红肿热痛、青紫肿胀，即可选用局部络脉或瘀血部位施行三棱针点刺出血术，以活血化瘀、消肿止痛。如病情较重者，可以施行点刺出血后加拔火罐，这样可以排出更多的恶血，促使病愈。其他如腱鞘囊肿、小儿疳证的点刺放液治疗也属此类。

五、不盛不虚以经取之

"不盛不虚以经取之"，并非病症本身无虚实可言，而是脏腑、经络的虚实表现不甚明显或虚实兼而有之。主要是由于病变脏腑、经脉本身一时性的气血紊乱，而不涉及其他脏腑、经脉，属本经自病。《灵枢·禁服》曰："不盛不虚，以经取之，名曰'经刺'。"《难经·六十九难》曰："不虚不实，以经取之者，是正经自生病，不中他邪也。当自取其经，故言以经取之。"治疗应按本经循经取穴，以原穴和五输穴最为适宜。当针下得气后，再行均匀的提插捻转（即"平补平泻"）手法，使本经气血调和，脏腑功能恢复正常。

在临床上，虚证和实证的表现是错综复杂、变化多端的，诸如有表虚里实或表实里虚、上虚下实或上实下虚，还有真虚假实、真实假虚等等。所以，补虚泻实治则的运用，也必须灵活应变。单纯的虚证和实证，就单用补法或泻法。若是虚实夹杂，相间出现，则必须补泻兼施以求治，并结合虚实程度的轻重缓急，决定补泻的先后多少。或先补后泻，或先泻后补；或上补下泻，或上泻下补；或左补右泻，或左泻右补。例如阴虚不能制阳引起的肝阳上亢之证，本着育阴潜阳的治法，补太溪、复溜以滋养肾阴，泻太冲、行间以平降肝阳。又如胆虚肝实证患者，既有惊悸、失眠之主症，又有心烦易怒、两胁胀痛之兼症，治疗就应先取丘墟、胆俞补胆之虚，再取行间、期门泻肝之实。如此补泻兼施，治疗有序，必有捷效。再如针灸临床常见的面瘫、半身不遂等病症，也应根据不同病情，施行左补右泻或右补左泻之法，以调节机体左右经络的虚实，恢复相对平衡状态，以愈疾病。

补虚泻实既是针灸治疗原则，又是针灸治病的重要方法。《灵枢·九针十二原》曰："无实（实），无虚（虚），损不足而益有余，是谓甚病，病益甚。"明确指出补泻不可误用，不可犯"虚虚实实"之戒。否则，就会造成"补泻反则病益笃"（《灵枢·邪气脏腑病形》）的不良后果。

第三章 针灸临床辨证论治纲要

辨证论治是中医学的特色和精华所在，在针灸疗法中具有特殊的运用形式，即以脏腑、气血证治为基础，以经络证治为核心，以八纲证治为纲领。针灸治病就是在整体观念的指导下，根据脏腑、经络学说，运用四诊八纲理论，将临床所见的各种不同证候按脏腑疾患、经络病候和相应组织器官病症的形式进行分析归纳、辨证论治。

机体的一切功能活动都离不开脏腑、经络。疾病的发生和发展、证候的表现和转化虽然错综复杂，但究其本源，总不外乎脏腑、经络二者的功能失调。由于机体各个脏腑的功能和每条经脉的分布各有异同，那么，它们反映出来的疾病变化、证候表现也有所不同。因此，只要我们能掌握脏腑病症的发病规律和经络病候的表现形式，就容易明辨疾病的病因病机、病位病性，从而对疾病作出正确的诊断，进行恰当的治疗。

在针灸临床实践中，分析疾病的病因病机，归纳疾病的病位病性，就是将八纲、脏腑、气血、经络的辨证方法紧密结合，融会贯通。分析病性是属寒还是属热，是属虚还是属实，是属阴还是属阳。确定病位是在表还是在里，是在经还是在络，是在脏还是在腑。然后确定治疗大法，配穴处方，按方施术——或针或灸，或针灸并用；或补或泻，或补泻兼施。以通其经络，调其气血，使脏腑、气血趋于调和，经络、阴阳恢复平衡。从而达到“阴平阳秘，精神乃治”的目的。这就是针灸临床按八纲、脏腑、气血、经络辨证论治的全过程。

第一节 针灸临床辨证论治要点

针灸临床辨证论治的方法很多，主要有八纲证治、脏腑证治、气血证治、经络证治等。在具体运用这些辨证方法之前，必须掌握以下要点。

一、明辨病症性质

针灸临床要想收到良好的辨证论治效果，首先必须明辨病症性质。明辨病症性质，就是明确病症的阴阳、表里、寒热、虚实，也就是明确诊断的问题。诊断是从症状入手的，任何症状总是从属于一定的病或证，从而为诊断提供依据。主症不但对诊断有着十分重要的特殊意义，同时还是决定病症全局的重要因素。由于主症是诊断的向导，掌握了主症，就可以引导我们从某些病或证方面加以分析，从而在复杂的病情中给诊断圈划一定的范围，使我们能在一定病症范围内进行思考。诊断着眼于辨证，落脚于辨证。辨病使辨证更全面、更准确，辨证与辨病的结合是诊断过程的深化。

中医和西医是两种不同的医学体系，在诊断方面也有各自独特的方法。中医有望、闻、问、切的四诊方法和八纲辨证、脏腑辨证、气血辨证、经络辨证等诊断方法；西医有视、触、叩、听的四诊方法以及化验、X线、B超、CT、ECG（心电图）、EIG（脑电图）、MRI（核磁共振）等各种理化检查的诊断方法。针灸临床与西医学在很多方面的联系均较其他科目要广泛、密切得多。因此，针灸临床在继承中医辨证论治特色的基础上，结合西医学的检查诊断方法以及解剖、生理、病理知识，是十分重要的。如果我们在临床上能把西医学的诊断方法与中医辨证融为一体，做到辨证与辨病的有机结合，取长补短，自然会大大提高诊断的准确率。随着中、西医知识的不断交流，相互渗透，辨证与辨病也定能融会贯通，为针灸临床辨证论治的新进展开拓思路。

二、突出经络辨证

经络辨证是以经络学说为主要依据的辨证方法。主要是根据经络的循行分布（包括经络的交接、交叉、交会）、属络脏腑、联系器官、生理功能、病候特点等来确定疾病的经络归属，从而选择相应的经络治疗方法。

与脏腑相比，经络有深入浅出的循行方式，分布于肢体的一定部位，联系一定的组织器官，具有浅行体表的特点。所以，经络辨证多适用于体表部位的肌肉、关节、组织、器官的病变。经络学说是针灸医学的核心理论，针灸临床辨证论治也必须突出强调经络辨证这个核心。

《灵枢·卫气》曰：“能别阴阳十二经者，知病之所生，候虚实之所在者，能得病之高下。”《灵枢·官能》曰：“察其所痛，左右上下，知其寒温，何经所在。”《灵枢·经脉》将不同的病候按十二经脉系统予以分类，这是经络辨证在《黄帝内经》中的最早体现。东汉·张仲景《伤寒杂病论》关于六经辨证学说的创立，又进一步发展和完善了《黄帝内经》的学术思想。金元·窦汉卿《针经指南·标幽赋》曰：“既论脏腑虚实，须向经寻。”明·张三锡《经络考》曰：“脏腑阴阳，各有其经，四肢筋骨，各有其主，明其部以定经。”围绕经络这个核心进行辨证，复杂的证候即有所归属。可以有的放矢地指导循经取穴，大大提高治病效果。

三、注重整体观念

中医学注重整体，把繁杂的证型利用脏腑、经络理论分析病因、病机、病位、病性，进行辨证，概括性比较强。针灸治病要注重整体观念，善于处理局部与整体的关系。因为身体某一部分出现的局部病症，往往又是整体疾病的一部分。如头痛和目赤肿痛，多与肝火上炎有关；口舌生疮、小便短赤多因心和小肠有火造成；脱肛、子宫脱垂皆由中气不足引起。故金元·窦汉卿《针经指南·标幽赋》曰：“观部分而知经络之虚实。”针灸治病只有从整体观念出发，辨证施治，才不会出现头痛仅医头、脚痛仅医脚的片面倾向。

人是一个有机的整体，通过经络内联脏腑、外络肢节，将整个人体有机地联系起来。针灸治病的特点是通过刺激局部的经络、腧穴产生治疗作用，除了给局部以影响外，也能通过经络的传递给机体以整体性影响，甚至对全身产生广泛作用。四肢肘、膝关节以下的腧穴和躯干部的俞募穴等，除了能治疗局部和邻近病变外，还能治疗头面、躯干、脏腑等全身的病变。部分腧穴如合谷、太冲、足三里、三阴交、大椎、百会、气海、关元等，还可防治全身性疾病。

整体治疗还包括针对某一病症的病因治疗。如外感发热、咳嗽，取合谷、外关、列缺发汗解表、宣肺止咳；对肝阳上亢引起的头痛、眩晕，取太溪、太冲透涌泉补益肝肾、育阴潜阳等。

四、分清标本缓急

针灸治病要分标本主次、轻重缓急。治病分标本缓急，就是要抓住主要矛盾。标本是一个相对的概念，表示事物的现象与本质、原因与结果以及病变过程正邪矛盾双方的主次关系。《素问·至真要大论》曰："病有盛衰，治有缓急。"对于任何一种病症，是先治标，还是先治本，还是标本同治，要根据病症的轻重缓急而定。

标本施治在临床上运用的原则是：急则治标，缓则治本。当标本俱急或俱缓时，则应标本同治。一般情况下，本是主要矛盾，治病当先治本；若标急于本，当先治标。《素问·标本病传论》篇曰："病有标本，刺有逆从奈何？……知标本者，万举万当，不知标本，是谓妄行。"说明如能灵活运用标本的理论指导针灸临床，就不会贻误病情。

在临床上，标本的关系十分复杂，并非一成不变，而是在一定条件下可以互相转化的。所以，在临证时要注意掌握标本转化的规律，以便始终能抓住疾病的主要矛盾，予以恰当的治疗。

五、做到三因制宜

三因制宜，即因人、因地、因时制宜，也就是根据治疗对象、地理环境和不同季节、具体时辰制定适宜的治疗方案。

因人制宜是根据患者的性别、年龄、体质、体形等不同特点制定适宜的治疗方案，是三因制宜的决定性因素。性别、年龄不同，生理功能和病理特点也不相同，尤其对女性患者、老人和婴幼儿童应慎重对待。老人气血衰弱，不宜强刺；幼儿气血未充，难以配合，故针刺宜浅且不宜留针。女性患者有经、带、胎、产、乳等特殊生理情况，治疗时应全面了解，权衡考虑。

由于地理环境的不同，各地的气候条件和人们的生活习惯也就不同，对人体的生理活动和发病特点影响也不一样。这就要求我们在治疗方法的选择上因地制宜。

四季气候的变化对人体的生理功能、病理机制也会产生一定的影响。春夏之季气候由温转热，阳气升发，人体气血也趋向浅表，病邪伤人也多在浅表，针刺宜浅，少用灸法；秋冬之季气候由凉变寒，阴气渐盛，人体气血也潜藏于内，病邪中人也多在深部，故针刺宜深，多用灸法。一日之内，人体气血流注也呈现出与时辰变化相应的规律，针灸临床如能注重取穴与时辰的关系，采取择时治疗，则能增强治疗效果。此外，对有些周期性发作的病症准确把握针灸施治的有效时机，也是因时制宜的体现。治能因时制宜，效可事半功倍。

第二节 八纲证治

八纲，即阴阳、表里、寒热、虚实。八纲证治就是以望、闻、问、切四诊所获得的临床资料为依据，对病变的病位、病性、正邪关系等情况进行综合分析，将其归纳为阴、阳、表、里、寒、热、虚、实八类证候而进行针灸治疗的一种方法，是各种辨证论治的总纲。

疾病的表现尽管极其复杂，但基本上都可用八纲加以归纳。就病位的深浅而言，不在表，就在里；就疾病的性质而言，不是热证，便是寒证；就邪正的关系而言，不是正虚，就是邪实。而以总的方面划分疾病的类别，又不外乎阴证和阳证两大类。因此，八纲证治就是把疾病分为表证和里证、寒证和热证、虚证和实证、阴证和阳证四对纲领，用以指导临床治疗。在八纲中，其他六纲又可以用阴阳两纲加以概括，即表证、热证、实证为阳证；里证、寒证、虚证为阴证。

一、阴阳证治

阴阳是指病症的类别而言，大之可概括整个疾病，小之可表示一个证候，为八纲证治的总纲。

一般而论，凡不及的、衰退的、低下的、抑制的以及里证、寒证、虚证属阴证的范畴；而太过的、旺盛的、亢进的、兴奋的以及表证、热证、实证属阳证的范畴。在临床上，阴证习惯上指虚寒证，阳证习惯上指实热证。

《灵枢·根结》曰："用针之要，在于知调阴与阳。"阴证治宜温中、散寒、补虚，针灸并用，重用灸法，针刺深而久留，用补法；阳证治宜解表、清热、泻实，只针不灸，用泻法，浅刺疾出或点刺出血。如果阴证转为阳证，表明病情有好转的趋势；如果阳证转为阴证，提示病情有加重的倾向。

二、表里证治

表里指病变部位的内外深浅和病情传变、转化的趋势而言。《素问·刺要论》曰："病有浮沉，刺有浅深。"说明辨别疾病的表里直接关系到针刺的深浅和留针时间的长短。

疾病在经络、皮肉者属表。六淫之邪侵犯体表，症状反映在外的称为"表证"，多为外感病初期。一般发病较急、病位较浅、病势较轻、病程较短。疾病在脏腑、筋骨者属里。病邪侵入体内，波及脏腑，症状表现在内的称为"里证"，一般发病较慢、病位较深、病势较重、病程较长。外感、内伤均可产生里证。在外感，或为表邪入里，或为外邪直中于里；在内伤，或为情志、饮食、劳倦所伤，或为外感病虽愈，而气血已伤所致。表证转为里证，预示病情加重；里证转为表证，说明病情好转。

表证治宜通经活络、疏散表邪。常取大椎、合谷、曲池、外关、列缺、风池、风门、肺俞等穴。根据表寒、表热、表虚、表实的不同，决定针灸措施和补泻手法。表热、表实者，只针不灸，泻法，浅刺疾出，以清热解表、祛邪泻实；表寒、表虚者，针灸并用，补泻兼施；表寒者留针，表虚者多灸，以散寒解表、固表补虚。

里证治宜通调脏腑、行气活血。常取中脘、天枢、大横、支沟、丰隆、气海、关元、足三里、三阴交、上巨虚、下巨虚等穴。根据里寒、里热、里虚、里实的不同，决定针灸措施和补泻手法。里实、里热证，只针不灸，深刺泻法，以清热泻火，通调腑气；里虚、里寒证，针灸并用，里虚者轻刺，补法，重用灸法；里寒证深刺久留，补泻兼施，最宜温针，以温中散寒。

三、寒热证治

寒热是指疾病的性质而言。寒证是阴气过盛或阳气不足，无力抵御阴邪而导致的病症。病位有在表者，也有在里者；病情有属虚者，也有属实者。外感、内伤均可致病。在外感，为感受寒邪（寒邪或侵袭于表，或入侵于里）；在内伤，为阳虚阴寒内盛。热证是阳气过盛或阴气不足而导致的病症，有表热（见于外感）、里热（外感、内伤俱见）、虚热、实热之分。一般多指实证。

根据“治寒以热”、“寒者留之”的原则，寒证治宜温通经络、助阳散寒，针灸并用，补泻兼施。对于寒邪在表、留于经络，肌肤疼痛或麻木者，艾灸最为适宜，也可以用皮肤针叩刺或加拔火罐。对于寒邪在里、凝滞脏腑者，因阳虚寒盛，难以得气，针刺宜深，并久留针，以候其气。阳气得复，寒邪乃散。温针之法尤为适宜，使温热之感随针体直达深层，温经散寒。如脾胃虚寒者，取中脘、脾俞、胃俞、足三里、三阴交等穴，针灸并用，针刺宜补，重用灸法，以温中补虚、助阳散寒，亦可施行“烧山火”法。

本着“热则疾之”的治疗原则，热证应浅刺疾出，少留或不留针。例如热邪在表的风热感冒，常取阳经腧穴大椎、曲池、合谷、外关等清热解表，可浅刺不留针。若伴咽喉肿痛者，可加少商、鱼际点刺出血。热闭清窍，症见高热抽搐、神昏谵语，常取水沟、十宣、十二井、大椎、合谷、太冲等急刺、重刺或点刺出血，以清泻热毒、醒神开窍。热邪在里（阴有阳疾），症见“四大”（大热、大汗、大渴、脉洪大）以及大便秘结、小便短赤，常取合谷、曲池、支沟、丰隆、足三里、上巨虚、下巨虚，清泻里热，通调腑气。里热证因热邪深伏，也可以深刺留针，并可施以“透天凉”法。虚热证可多针少灸，平补平泻。

四、虚实证治

虚实指机体正气的盛衰和病邪的消长。《素问·通评虚实论》曰：“邪气盛则实，精气夺则虚。”可见，虚为正气不足，泛指机体脏腑、经络、卫气营血的不足以及阴阳偏衰的一系列病症。实为邪气有余，或正气不衰而与病邪抗争的表现以及阴阳偏盛的一系列病症。

对于虚证，应本着“虚则补之”、“陷下则灸之”的治疗原则。阳气虚者，针灸并用，针用补法，重灸，以益气养血、鼓舞正气，强壮脏腑、经络的机能。常用腧穴有气海、关元、神阙、百会、大椎、足三里、三阴交、血海、太溪、膏肓以及特定穴中的原穴、背俞穴等。阴虚火旺者，一般多针少灸，平补平泻。

对于实证，在正气不虚的情况下应本着“实则泻之”、“宛陈则除之”的治疗原则，只针不灸，泻法或点刺出血，以泻实祛邪、镇惊宁神、消肿止痛。常用腧穴有水沟、十宣、十二井、合谷、太冲、曲泽、委中以及特定穴中的募穴、郄穴、下合穴等。兼有正气虚者则当补泻兼施，宜先补后泻。

八纲从不同的方面反映了病变过程中的八类证候。由于机体感受的病邪性质和受病部位的不同，还有正邪盛衰的差异，因而，临床上八纲所属的证候往往不是单独存在，而是相兼出现的。可见，八纲之间既有区别，又有联系。病邪侵入机体，有时是由表及里，有时是由里达表。表现出来的证候有时会寒热相兼，有时会虚实夹杂。如表证有表寒、表热、表虚、表实之异，里证也有里寒、里热、里虚、里实之别，还有表寒里热、表热里寒、表里俱热、表里俱寒、表实里虚、表虚里实、表里俱虚、表里俱实等多种情况。寒证有虚寒、实寒，热证有虚热、实热。甚至还会有假象出现，如真寒假热、真热假寒、真虚假实、真实假虚等。临证又当仔细分辨，灵活处理。寒热相兼则针灸并用，虚实夹杂则补泻兼施。

就针刺和艾灸的作用比较而论，针刺法偏于泻实，艾灸法偏于补虚。所以，大凡阳证、实证、表证、热证用针刺治疗奏效较快；而阴证、虚证、里证、寒证用艾灸治疗易于成功。当然，这也只是相对而言，因为针刺和艾灸各自分别又有补有泻。

在一定的条件下，八纲的证候性质还会发生转化，如表证转为里证，里证转为表证；寒证转为热证，热证转为寒证；虚证转为实证，实证转为虚证；阴证转为阳证，阳证转为阴证。因此，学习八纲辨证，既要熟知各自的证候特点，又要注意它们之间的相互关系。只有准确地把握八纲证候之间的相兼错杂、真假互见、相互转化，才能全面认识病症的部位、性质和正邪关系，从而对疾病作出正确的辨识和诊断，使治疗如矢中的，不失偏颇。

第三节 脏腑证治

脏腑证治是以脏腑学说为基础，将四诊所获得的证候和体征进行综合分析，从而对病变所在的脏腑部位、性质以及正邪的盛衰作出诊断并进行治疗的一种辨证论治方法。

脏腑是人体的重要组成部分，是生命活动的中心。各种原因导致的病变，实际上都是脏腑功能失调的反映。由于各个脏腑的生理功能不同，所以它们在病变过程中所反映出来的症状和体征也各不相同。根据各脏腑的生理功能，结合病因病机来判断其病理变化，这就是脏腑辨证的方法和理论依据。

由于十二经脉隶于脏腑，经脉与脏腑之间在生理上密切相连，病理上息息相关。所以，《灵枢·经脉》关于十二经脉的病候中，相应脏腑病症占有一定的比例。

脏腑病症也就是脏腑的病理表现，是由于脏腑生理功能发生异常变化的结果。只要我们能熟知脏腑的各种生理功能，利用逆向思维，顺藤摸瓜，就不难掌握脏腑的发病规律和病情表现形式。脏腑证治是在明确了病因病机，并对疾病进行了辨证分型的基础上采取的一系列治疗措施。只要我们能明辨每一证型的病因、病机、病位、病性以及涉及的脏腑经脉、标本缓急，利用正向思维，就不难对各种复杂的病情确定治法、配穴处方、按方施治。

一、肺病证治

肺居胸中，为五脏六腑之华盖。主气，司呼吸，开窍于鼻，系于气管、咽喉，外合皮毛，又主治节，主宣发肃降，通调水道。肺为娇脏，不耐寒热，当外邪由口鼻或皮毛而入，首先犯肺。其病理变化主要是肺气宣降功能失常。症见胸闷、胸痛、咳嗽、气喘、咯血、鼻塞、流涕、鼻衄、咽喉肿痛、失音等。

由于肺（经）与大肠（经）相表里，手少阴经脉上肺，足少阴经脉入肺中，足厥阴经脉上注肺，胃之大络络肺，肺经起于中焦，与脾经交会于中府穴，故肺病的证治与大肠、心、肝、肾、脾、胃的关系最为密切。

（一）风寒束肺

恶寒重，发热轻，头痛，全身酸痛，无汗，鼻塞，流清涕，咳嗽，痰涎清稀，苔薄白，脉浮紧。治宜祛风散寒、宣肺解表，针灸并用，泻法（体虚者平补平泻）。取手太阴经和相表里的手阳明经以及足太阳经穴为主，如中府、太渊、列缺、合谷、曲池、风门、肺俞、大椎等。

（二）热邪壅肺

发热重，恶寒轻，有汗，口渴，鼻干或流黄涕，鼻衄，咽喉肿痛，咳痰黄稠，大便秘结，小便黄赤，舌红苔黄，脉浮数。治宜祛风清热、宣肺解表，只针不灸，泻法，并可点刺出血。取手太阴经及手阳明经腧穴为主，如中府、尺泽、鱼际、少商、合谷、曲池、外关、大椎、内庭等。

（三）痰湿阻肺

咳嗽气喘，胸膈满闷，喉中痰鸣，不得安卧，咳痰甚多，色白而黏，苔腻、脉滑。脾为生痰之源，肺为贮痰之器，病变主要涉及肺脾两脏，证属本虚标实（脾虚肺实）。治宜宣肺降气，除湿化痰，热痰针用泻法，寒痰平补平泻并可加灸。取手足太阴、足阳明经穴和相应背俞穴，如中府、太渊、尺泽、列缺、太白、三阴交、丰隆、足三里、肺俞、脾俞等。

（四）肺气不足

咳喘无力，少气懒言，气短不足以息，声音低微，面色苍白，倦怠无力，自汗，舌淡，脉细。治宜补肺调气、健脾益气、温肾纳气，针灸并用，补法。取手足太阴、足少阴、任脉经穴及相应背俞穴，如太渊、三阴交、太溪、膻中、气海、关元、足三里、肺俞、脾俞、肾俞等。

（五）肺阴不足

干咳无痰或痰少而黏，痰中带血，咽干喉燥，声音嘶哑，形体消瘦，五心烦热，潮热盗汗，舌红少津，脉象细数。治宜滋养肺肾之阴、清泻虚热，多针少灸，补法（阴虚火旺者平补平泻）。取手太阴经、足少阴经穴和相应背俞穴，如太渊、中府、尺泽、列缺、孔最、鱼际、太溪、照海、肺俞、肾俞、膏肓等。

二、大肠病证治

大肠为传导之官，其功能主要是传送食物的糟粕，使其变化为粪便而排出体外。如果肠道感受外邪或为饮食所伤，致使传导、变化功能失常，即可出现肠道和大便异常的病症，如腹痛、肠鸣、泄泻、痢疾、便秘、痔疾、阑尾炎等。

《灵枢·本输》曰："大肠、小肠皆属于胃。"在解剖结构方面，胃肠上下相连，在生理、病理方面也息息相关。在经络联系上，手太阴经脉络大肠，足太阴之络入络肠胃，故大肠的病理变化与肺、脾、胃、小肠最为密切。针灸治疗主要选用足阳明胃经腧穴。

（一）大肠实证

多因饮食积滞、壅塞肠道而致。症见腹痛拒按，大便秘结或下痢不爽，舌苔黄腻，脉象沉实有力。多见于暴饮暴食、肠腑积热者。治宜消积导滞、通调腑气，只针不灸，泻法。宜取中脘、天枢、足三里、上巨虚、大横、内关、支沟等穴。

（二）大肠湿热

因湿热下注大肠、气血壅滞而致。症见腹痛，大便溏滞不爽，色黄味臭，肛门灼热，里急后重，下痢脓血，身热口渴，小便短赤，舌苔黄腻，脉象滑数。如热结而为肠痈，则腹痛拒按，大便秘结，下肢屈而不伸。治宜清热燥湿、理肠导滞，只针不灸，泻法。宜取中脘、天枢、足三里、上巨虚、合谷、曲池等穴。

（三）大肠虚证

多因久泄、久痢而致。症见大便失禁，腹泻无度，肛门滑脱，腹痛隐隐，喜暖喜按，四肢欠温，舌淡、苔白滑，脉细弱无力。多见于慢性腹泻、慢性痢疾、脱肛等。治宜补气升阳、止泄固脱，针灸并用，补法，重灸。宜取气海、关元、中脘、百会、长强、足三里、脾俞、胃俞、大肠俞等穴。

（四）大肠寒证

多因外感寒邪或内伤生冷而致。症见腹痛，肠鸣，泄泻，舌苔白腻，脉象沉迟。治宜温里散寒、止痛止泻，针灸并用，泻法。宜取中脘、天枢、足三里、上巨虚、大肠俞等穴。

（五）大肠津亏

多由素体阴虚，或热病耗津、久病伤阴而致。症见大便干燥，难以排出，数日一行，状如羊矢，口干咽燥，舌红少津、舌苔黄燥，脉象细涩。常见于热病后期和老年人习惯性便秘。治宜养阴增液、润肠通便，多针少灸，补法或平补平泻。宜取合谷、足三里、上巨虚、内关、支沟、太溪、照海、大肠俞等穴。

三、胃病证治

胃主受纳、腐熟水谷，喜湿恶燥，以通降为顺。与脾互为表里，共誉为"后天之本"，为五脏六腑之海，气血生化之源。《灵枢·海论》曰："胃者，水谷之海。"《灵枢·本输》说："大肠、小肠皆属于胃。"故胃的病症主要与饮食有关，还应包括肠道病变在内。凡饮食不洁（或不节）、饥饱失常、寒热不当、辛辣刺激等因素，都足以影响胃的和降功能，以致发生脘腹疼痛、恶心呕吐、呃逆、嗳腐吞酸、吐血、便血等症。

（一）食积伤胃

脘腹胀满，疼痛拒按，恶心呕吐，嗳腐吞酸，或兼腹泻，舌苔厚腻，脉滑。多见于暴饮暴食、消化不良。治宜消食化积、调理胃肠，只针不灸，泻法。取任脉、足阳明经穴和胃的募穴为主，如中脘、建里、梁门、足三里、内关、公孙、内庭等。

（二）胃寒偏盛

胃脘冷痛，喜暖喜按，呕吐清水，遇寒则重、得热则减，舌苔白滑，脉象沉迟弦紧。治宜温中散寒，针灸并用，平补平泻。取足阳明、足太阴经穴和相应俞、募穴，如梁门、足三里、公孙、三阴交、中脘、脾俞、胃俞等。

（三）胃热炽盛

胃脘灼痛，嗳腐吞酸，胃中嘈杂，消谷善饥，口渴饮冷，口臭，便秘，牙龈红肿或出血，舌红、苔黄，脉洪大滑数。治宜清泻胃热，只针不灸，泻法。取手足阳明经穴为主，如合谷、曲池、内庭、足三里、支沟、中脘、大陵等。

（四）胃阴不足

胃脘嘈杂而痛，干呕呃逆，饥而不食，口干舌燥，大便偏干，小便短少，舌红少津、少苔或无苔，脉细数。治宜养胃生津，多针少灸，补法（阴虚火旺者平补平泻）。取手足阳明经穴及胃的募穴为主，如合谷、中脘、梁门、足三里、内关、公孙、廉泉、金津玉液等。

胃的病症除与脾、大小肠密切相关外，也时常受到肝的影响。由于足厥阴肝经挟胃，当肝气郁结之时，常常会横逆犯胃，出现胃痛连及两胁等症状。当以疏肝理气、和胃止痛为治法。

四、脾病证治

脾主运化，喜燥恶湿，代胃行其津液，其气以升为顺。脾又统血，主四肢、肌肉。故其病变以运化失常（消化不良、腹胀、腹泻）、血不归经（便血、月经过多、崩漏）及肢体病变（身重肢冷、肌肤肿胀、肢软无力）为主。

（一）脾气虚弱

脾气虚弱则运化失常，致使水谷精微不能正常输布。症见食少纳呆，腹胀，肠鸣，便溏或腹泻，面色苍白或萎黄，倦怠乏力，少气懒言，舌淡、苔白，脉弱无力。气虚下陷则伴久泻、久痢、脱肛、内脏下垂、子宫下垂；气不摄血则兼便血、月经过多或崩漏、皮下出血。治宜补中益气，针灸并用，补法。取足太阴、足阳明经穴和相应背俞穴为主，如太白、三阴交、足三里、丰隆、脾俞、胃俞等。气虚下陷加气海、关元、百会，重用灸法；气不摄血加隐白、血海、膈俞，重用灸法。

（二）脾阳不足

腹痛绵绵，喜暖喜按，腹泻清冷，小便不利，白带清稀，肢体不温或水肿，舌淡、苔白，脉沉迟无力。治宜温运脾阳，针灸并用，补法。以足太阴、足阳明经穴和有关背俞穴为主，如太白、三阴交、足三里、丰隆、关元、脾俞、胃俞、肾俞等。

（三）湿热困脾

腹胀，纳差，厌油，恶心呕吐，口渴不欲饮，体倦身困，头重如蒙，大便不爽，小便不利，目黄、身黄、尿黄，苔黄腻，脉濡数。治宜清热利湿，只针不灸，泻法。取足太阴、足厥阴经穴为主，如太白、商丘、三阴交、阴陵泉、太冲、章门、期门、足三里、阳陵泉等穴。

与脾相关的脏腑合病主要有脾胃不和、脾肾阳虚、肝木乘脾、心脾两虚、脾肺两虚等。

五、心（包）病证治

心为五脏六腑之主，开窍于舌，经脉通过目系与大脑相联系。司神明（主持思维、神志的大脑功能）、主血脉（推动血液循环的心脏功能），是维持人体生命和精神思维活动的中心。

心包为心脏的外围，具有保护心脏的作用。在生理上代心行事，病理上代心受邪，治疗上代心用穴。故《灵枢·邪客》篇曰："诸邪之在于心者，皆在于心之包络。"心和心包的病症以心脏、神志、血脉三方面为主。可见，中医的心、心包实则包括了心脏、血液循环、中枢神经系统和植物神经系统。临床上一些心血管疾患、血液病、神经精神疾患、植物神经功能紊乱等，都无不与心、心包息息相关。所以，当外感病邪或七情内伤致病而出现血脉病变或神志病变时，都属于心病的范围。在血脉病方面的证候，主要有吐血、衄血、斑疹以及血液运行的失调等。在神志病方面的证候，主要有心悸、健忘、失眠、昏迷、谵语、癫狂等。

由于心（经）与小肠（经）相表里，心包（经）与三焦（经）相表里，足太阴经脉注于心，足少阴经脉络心，足三阴之络上走心包，足厥阴经脉布膻中，足三阳经别通于心，督脉贯心通脑，手少阴经脉又上肺。故心和心包病证治与小肠、三焦、肺、脾、肝、肾以及足三阳经、督脉均有关联。

（一）心气不足

面色㿠白，心悸，气短，自汗，体倦乏力，劳累后加重，舌淡、苔白，脉弱无力、时见结代，甚则四肢厥冷，大汗不止，神昏虚脱。治宜温通心阳、调和气血，针灸并用，补法。取手少阴、手厥阴经穴和相应俞、募穴为主，如神门、通里、内关、膻中、心俞、厥阴俞、足三里等。

（二）心血亏虚

面色苍白，心悸易惊，健忘，失眠或多梦，五心烦热，盗汗，舌淡或舌红少津，脉细弱或见结代。治宜益气养血、宁心安神，针灸并用，补法（阴虚火旺者平补平泻）。取穴同上，并加太溪、三阴交、脾俞、膈俞等。

（三）心火亢盛

胸中烦热，失眠，口渴，口舌生疮，吐血，鼻衄，小便赤涩，甚或尿血，或见肌肤疮疡，舌红，脉数。治宜泻热降火、清心除烦，只针不灸，泻法。取手足少阴、手厥阴经穴为主，如阴郄、少府、大陵、劳宫、内关、郄门、太溪、照海等。

（四）痰蒙心窍

心烦失眠，心神不宁，神志错乱，意识不清，如呆如痴，或喜怒无常，语无伦次，狂躁不安，甚者神昏，喉中痰鸣，舌红、苔腻，脉弦滑。多见于癔病、癫狂、中风。治宜豁痰开窍、镇惊宁神，只针不灸，泻法，或三棱针点刺出血。取手少阴、手厥阴经穴和督脉穴为主，如神门、少冲、中冲、内关、大陵、间使、水沟、大椎、合谷、太冲、丰隆、十二井穴等。

（五）心脉瘀阻

胸闷，心悸，心痛，痛引臂内或左肩胛区，发作时大汗，惊恐，四肢厥冷，口唇青紫，舌质紫暗或有瘀点、瘀斑，脉涩或见结代。治宜活血化瘀、通络止痛，可针可灸，泻法。取手少阴、手厥阴经穴和有关俞、募穴为主，如神门、阴郄、内关、郄门、膻中、巨阙、心俞、厥阴俞、膈俞等。

六、小肠病证治

小肠与心相表里，上接幽门，与胃相通，下接阑门，与大肠相连。生理功能主要是吸收食物中的精华，分清别浊，是胃腑降浊功能的继续。病理变化与心、脾、胃、大肠关系密切。如若小肠分清别浊的功能失调，主要导致清浊混淆、二便失常。因小肠与心的经脉互为表里，在生理上有着密切的联系，在病理上亦可相互影响。如心热可下移于小肠而为尿血，小肠有热亦可上逆于心而为口舌生疮。

（一）小肠虚寒

小腹冷痛，喜暖喜按，肠鸣泄泻，小便频数，舌淡、苔白，脉细弱或沉迟而紧。见于腹部受寒、消化不良。治宜温肠散寒、理气止痛，针灸并用，补法。取足阳明胃经穴（小肠下合于足阳明经）和有关俞、募穴为主，如足三里、下巨虚、天枢、中脘、关元、脾俞、胃俞、小肠俞等。

（二）小肠实热

心烦，口渴，口舌生疮，小便短赤不爽，甚至尿血，前阴刺痛，小腹胀痛，矢气则舒，舌红、苔黄，脉象滑数。治宜清热降火、通利小便，只针不灸，泻法。取手足少阴经穴为主，如通里、少府、阴郄、太溪、照海、涌泉、支正、三阴交、关元、下巨虚等。

（三）小肠气滞

多因小肠感受寒凉，气机凝滞而致。症见小肠凸起脐周或下坠于少腹及阴囊，少腹及阴囊坠胀绞痛，舌苔白滑，脉沉而弦紧。治宜温经散寒、理气止痛，针灸并用，泻法。取任脉、足阳明、足厥阴经穴为主，如关元、气海、太冲、大敦、归来、足三里、下巨虚等。

七、膀胱病证治

膀胱为津液之腑，主藏小便，在肾阳的温煦作用下产生气化作用，管理尿液的排泄。病变主要表现为小便异常。故《素问·宣明五气篇》曰："膀胱不利为癃，不约为遗溺。"

由于膀胱（经）与肾（经）相表里，足少阴经脉络膀胱；足太阳经别通于心；三焦主决渎（其下腧并太阳之正入络膀胱）；肺为水之上源，主通调水道；脾主运化水湿；小肠分清别浊。故膀胱的证治与肾、肺、脾、心、三焦、小肠的关系甚为密切。

（一）膀胱虚寒

小便频数、清冷，或淋漓不禁，遗尿，或小便不利，水肿，舌淡、苔润，脉沉细。治宜温阳化气、振奋膀胱，针灸并用，补法。取任脉、足太阳经穴为主，如中极、关元、气海、肾俞、膀胱俞、太溪、三阴交、足三里等。

（二）膀胱湿热

小便频数而急、短涩不利，颜色或赤黄或混浊或见脓血，或夹杂砂石，阴中灼热而痛，舌红、苔黄，脉数。治宜清热利湿、通调下焦，只针不灸，泻法。取任脉、足太阳、足太阴经穴为主，如中极、关元、委中、委阳、肾俞、膀胱俞、小肠俞、三焦俞、三阴交、阴陵泉等。

八、肾病证治

肾藏精，主骨生髓，主纳气，开窍于耳和前后二阴。既主水又藏命门真火，故称"水火之脏"。与机体的生长、发育关系最为密切，为"先天之本"。一般而论，肾脏疾患以虚证为主，可分为肾阴亏虚和肾阳不足两大类。

肾（经）与膀胱（经）相表里，足少阴经脉入肺中，络心，贯膈；任脉、督脉、冲脉、带脉均与肾相联系；阴维脉、阴跻脉均为足少阴经脉气所发。故肾病证治与膀胱、心、肺、脾和奇经八脉的关系甚为密切。

（一）肾阴亏虚

头晕，目眩，耳鸣，咽干，舌燥，牙根松动隐痛，五心烦热，失眠，遗精，月经不调，盗汗，腰腿酸软，舌红、少苔，脉象细数。先天不足或后天精血亏损者，可兼见发育不全，生殖机能低下。小儿则骨弱，发育迟缓；成人则早衰，男子精少不育，女子经闭不孕。治宜补养精血、壮水制火，多针少灸，补法（阴虚火旺者平补平泻）。取足少阴经穴和有关背俞穴为主，如太溪、照海、涌泉、复溜、大赫、肾俞、心俞、关元、三阴交、次髎、秩边等。

（二）肾阳不足

面色㿠白，形寒肢冷，遗精，早泄，阳痿，月经不调，腰腿酸软，大便溏薄或滑泄、五更泻，小便清长或遗尿，舌淡、苔白，脉沉迟虚弱。肾不化水者兼见尿少、身肿；肾不纳气者伴有气短、喘息（呼多吸少，吸气困难，动则尤甚）。治宜温补肾阳、化水纳气，针灸并用，补法。取足少阴、任脉和有关背俞穴为主，如太溪、复溜、大赫、气海、关元、肾俞、肺俞、脾俞、三阴交、命门、足三里等。

九、三焦病证治

三焦为六腑之一，其功能作用是主持诸气，司一身之气化，疏调水道，参与机体的水液代谢。上焦主宣发、敷布；中焦主受纳、运化；下焦主分清别浊。大凡机体脏腑的功能活动，诸如气血津液的运行输布，水谷精微的消化吸收，水液的代谢等，都赖其气化作用而维持正常活动。所以说，三焦的气化功能实质上是概括了人体上、中、下三个部分所属脏器的整个气化作用。当其发生病变，影响的范围也就必然广泛。就其病理机制而言，关键在于气化功能失司，水道通调不利，以致水湿潴留体内，泛滥为患。故临床以肌肤肿胀、腹满、小便不利等为主。

由于三焦涵概了其他五脏六腑，所以其病变又每与肺、脾、肾、膀胱等脏器有着密切的联系。例如三焦气化失司，可影响到肺气的宣降；三焦不利，可导致脾胃的升降失常；三焦化气行水功能失职，亦使肾和膀胱温化水液的功能受到影响。

（一）三焦虚寒

多因肾气不足、三焦气化不行、水湿内停所致。症见肌肤肿胀，腹中胀满，小便不利或遗尿、失禁，苔白滑，脉沉细而弱。治宜温通三焦、促进气化，针灸并用，补法。取任脉腧穴和有关背俞穴为主，如气海、关元、中脘、阳池、太溪、三阴交、肾俞、三焦俞、足三里等。

（二）三焦实热

多由实热蕴结于里、三焦化气行水的功能失调，以致水液潴留体内。症见身热口渴，气逆喘促，肌肤肿胀，大便干结，小便不利，舌苔黄，脉滑数。治宜通利三焦、化湿行水，只针不灸，泻法。取任脉、手少阳经穴为主，如中脘、中极、水分、石门、水道、阳池、支沟、阴陵泉、三阴交、委阳、足三里等。

十、肝胆病证治

肝为将军之官，主疏泄，性喜条达而恶抑郁。其病多实，以气郁阳亢、风火上逆之证为主。每由肾水不足、水不涵木而致。此外，由于肝藏血，开窍于目，主一身之筋，故目疾、筋病和妇女月经异常也往往与肝有关。肝病的证候主要有胁肋胀痛、嗳气呕逆、头晕目眩、肢体拘挛、抽搐、妇人月经不调等。

胆附于肝，储存胆汁，在肝的疏泄功能支配下得以调节，故胆病与肝病常常相互影响。例如肝气郁结可以影响胆汁的疏泄，引起黄疸、口苦、呕吐苦水；胆汁的郁积也可以导致肝失条达，出现头晕、目眩、胸胁疼痛、心烦不眠、口苦等症，二者的临床表现多有共同之处。

由于肝（经）与胆（经）相表里，足少阳经脉络肝，经别与心相通；足少阴经脉贯肝，肝肾同源；足厥阴脉挟胃、络胆、上注肺。故肝胆病证治与肾、（脾）、胃、肺、心（包）的关系十分密切。

（一）肝气郁结

情志抑郁，善太息，胸胁胀满，嗳气不舒，胃痛不欲食，女性伴月经不调、痛经、乳房胀痛。舌苔薄黄，脉弦。治宜疏肝理气，只针不灸，泻法。取足厥阴经穴为主，如太冲、行间、章门、期门、内关、阳陵泉、足三里等。

（二）肝阳上亢

头痛，眩晕，目胀，胁肋胀痛，心烦易怒，舌红，脉弦。治宜平肝潜阳，只针不灸，泻法。取足厥阴、足少阴经穴和相应背俞穴为主，如太冲、行间、太溪、涌泉、照海、肝俞、肾俞、百会等。

（三）肝火上炎

面赤，头痛，眩晕，目赤肿痛，口苦咽干，心烦易怒，失眠，小便黄赤，甚至咳血、吐衄，舌红、苔黄，脉弦。治宜泻肝降火，只针不灸，泻法（可行点刺出血）。取穴同上，另加侠溪、太阳、印堂等。

（四）肝风内动

轻者头晕目眩，手足麻木，肢体震颤；重则高热神昏，四肢抽搐，项背强直，角弓反张。舌体偏斜，舌红，脉弦。治宜熄风止痉，只针不灸，泻法。取足厥阴、督脉腧穴为主，如太冲、行间、水沟、百会、大椎、筋缩、合谷、后溪等。

（五）肝脉寒滞

少腹胀满，引睾而痛，睾丸肿胀下坠，阴囊冷缩，苔白滑，脉沉弦。治宜温经散寒，针灸并用，泻法。取足厥阴经穴为主，如太冲、行间、大敦、急脉、关元、归来、三阴交、阳陵泉等。

（六）肝血不足

面色无华，头晕目眩，目干涩作胀，视物昏花或近视、夜盲，耳鸣，指（趾）麻木，女性月经减少甚至闭经。舌淡、少苔，脉弦细。治宜补养肝血，针灸并用，补法。取足三阴经穴和有关背俞穴为主，如太冲、曲泉、太溪、照海、三阴交、血海、光明、肝俞、肾俞、足三里等。

（七）胆火亢盛

偏头痛，耳鸣，耳聋，口苦咽干，呕吐苦水，胁肋疼痛，舌红，脉弦数。治宜清热利胆、平降胆火，只针不灸，泻法。取足少阳、足厥阴经穴为主，如风池、日月、丘墟、阳陵泉、足临泣、侠溪、行间、太冲、期门、外关等。

（八）肝胆湿热

胸胁满闷，胀痛不舒，目黄、身黄、尿黄，外阴潮湿瘙痒，男子睾丸肿胀热痛，女子带下色黄腥臭。苔黄腻，脉弦数。治宜疏肝利胆、清热化湿，只针不灸，泻法。取足厥阴、足少阳、足太阴经穴和相应背俞穴为主，如太冲、行间、章门、期门、日月、阳陵泉、阴陵泉、三阴交、肝俞、胆俞、脾俞、足三里等。

第四节　气 血 证 治

气血证治，就是在分析气血的一系列病理变化的基础上，对其所表现的不同证候进行辨证论治的一种方法。

气血是机体生命活动的物质基础，对机体起着濡养脏腑、疏通经络、抗御外邪、调节平衡的重要作用。人之有气血，如鱼得水，气血旺盛则体魄健壮，抗病力强；气血亏虚则体质衰弱，抗病力差；气血逆乱则百病丛生；气血绝尽则精神散失，形体消亡。机体的一切组织、脏腑只有靠气的推动和血的营养，才能进行正常的生理活动。而一定的组织、脏腑在正常生理活动下，又能生化气血。因此，脏腑有病，必然对气血的形成发生影响，而气血的病变也会影响脏腑的功能活动。由此可见，气血的病变与脏腑的病变是密切相关、互为因果的。在辨证论治中必须注意到这种联系。

一、气病证治

气的病证一般分虚、实两大类。虚指气之不足，表现为功能低下或衰退，有气虚、气陷之分。实指气的有余，表现为功能亢进或太过，有气滞、气逆之别。

（一）气虚证

此处所言气虚，系指全身性气的不足。多由先天不足或后天失养，重病、久病之后元气耗伤，年老体弱元气自衰所致。症见神疲乏力，面色淡白，头晕目眩，少气懒言，自汗出，稍事活动则气促而喘，舌淡、胖嫩有齿痕，脉细弱无力。治宜培元补气，针灸并用，补法。取气海、关元、膻中、肺俞、脾俞、肾俞、足三里等穴。至于各脏腑气虚的证治，参见脏腑证治有关内容。

（二）气陷证

气陷即气虚下陷，也属于气虚证的范畴，但较一般气虚证为重。致病之由为中气不足，症见久泻、久利不休，遗尿、崩漏不止，腹部坠胀，内脏下垂，脱肛，子宫脱垂，舌淡、苔白，脉沉弱无力。本着“陷下则灸之”的治疗原则，针灸并用，补法，重灸，以补中益气、升阳举陷。取百会、神阙、气海、关元、中脘、脾俞、胃俞、肾俞、足三里等。

由于气不摄血、失血过多，气不敛汗、大汗不止而引起的阳气暴脱，面色苍白，四肢逆冷，血压下降，脉微欲绝的虚脱危象，属于气陷重证。治宜升阳固脱、回阳救逆。重灸以上腧穴，并加针素髎、水沟、会阴三穴醒脑通阳。

（三）气滞证

气滞指身体某一部位的气机阻滞，运行不畅（通常以肝、肺、脾胃的气滞为主），属实证范畴。症见局部胀闷而痛（胀甚于痛），痛无定处，嗳气呕逆，喜叹息，女子则乳房胀痛，月经失调。舌苔薄黄，脉弦或涩，情志不舒时病情加重，嗳气、矢气后则病情减轻。治宜通经活络、行气止痛，只针不灸，泻法。取中脘、膻中、合谷、太冲、期门、支沟、阳陵泉、足三里、上巨虚、下巨虚等穴。

（四）气逆证

在正常的生理情况下，肺胃之气以下行为顺，即肺气归元，脾升胃降。如果肺气上逆或肾不纳气，就会出现气逆咳喘；如果胃气不降，反而上逆，就会出现恶心、呕吐、嗳气、呃逆。

1. **肺气上逆**　治宜宣肺调气、止咳平喘，只针不灸，泻法。取中府、列缺、太渊、孔最、膻中、肺俞、足三里等穴。

2. **胃气上逆**　治宜理气和胃、平降冲逆，只针不灸，泻法。取中脘、梁门、内关、膻中、足三里、胃俞、气冲等穴。

3. **肾不纳气** 治宜补肾培元、温肾纳气，针灸并用，补法。取气海、关元、太溪、复溜、命门、肾俞、三阴交、足三里等穴。

二、血病证治

临床上有关血的病证很多，归纳起来有血虚、血瘀和出血三个方面。

（一）血虚证

血虚指全身的血液不足，或由于某种原因导致血对机体某些部位失于濡养而产生的病证。多由生血不足、失血过多，或心、肝、脾三脏对血的调节功能障碍引起。症见面色萎黄或苍白无华，眼结膜、口唇、指甲淡白无血色，头晕目眩，心悸，失眠，手足麻木，月经延期不至且量少色淡，舌淡，脉细而无力。治宜补血养血，或益气生血，针灸并用，补法。取血海、气海、膻中、悬钟、三阴交、足三里、心俞、膈俞、脾俞、肝俞、膏肓等穴。

（二）血瘀证

血瘀指机体某部位因外伤、气滞、寒凝等因素导致血流不畅或局部有瘀血停滞。症见局部肿胀刺痛（痛有定处，拒按），皮下大片青紫或见散在瘀斑，女性则有经前或经期小腹疼痛，色紫暗夹有血块；全身性血瘀证候一般多在久病或重病时出现，可见面色黧黑，肌肤甲错，皮下有出血点。舌质紫暗或见瘀点、紫斑，脉涩。治宜活血化瘀、消肿止痛，初期只针不灸，泻法，或以三棱针点刺出血，并施行刺血拔罐术；后期针灸并用，平补平泻，促使瘀血消散。取血海、膈俞、气海、膻中、合谷、太冲、阿是穴等。

（三）出血证

引起出血的原因很多，除创伤以外，还有气虚（气不摄血）、血热（迫血妄行）、阴虚火旺伤及脉络以及瘀血内积而阻碍了血液的正常运行。

1. **气不摄血** 多种出血（如吐血、便血、皮下出血、月经过多、崩漏等），血色淡红，同时兼有神疲乏力，气短而促，少气懒言，面色苍白，舌质淡，脉细弱无力等气虚征象。治宜补气摄血，针灸并用，补法，重灸。取穴在“气虚证治”的基础上，加隐白、孔最等穴。

2. **血热妄行** 多因心、肺、肝、胃的实火伤及脉络而引起。常见有鼻衄、咳血、吐血、尿血、便血、月经过多、崩漏等，血色鲜红，量多，兼有发热，心烦，口渴，大便干结，小便短赤，舌质红绛，脉细数等实热征象。治宜清热、凉血、止血，只针不灸，泻法。鼻衄取迎香、上星、印堂、风池、合谷；咳血取中府、尺泽、鱼际、孔最、膈俞；吐血取中脘、梁门、内关、膈俞、内庭、足三里；尿血取中极、关元、三阴交、阴陵泉、下巨虚、肾俞、膀胱俞、小肠俞；便血取长强、中脘、梁门、孔最、承山；月经过多、崩漏取合谷、太冲、大敦、行间、膈俞、三阴交等穴。

3. **阴虚火旺** 以肺部的出血（如咳血、咯血、痰中带血）最为多见，出血量一般不多，同时还伴有咽干口燥，五心烦热，午后颧红，失眠或多梦，舌红少津，脉象细数等阴虚火旺征象。治宜养阴、清热、止血，只针不灸，平补平泻。取中府、鱼际、尺泽、太溪、肺俞、膏肓等穴。

4. **瘀血内积** 多见于月经不调之出血，症见经前或经期小腹刺痛，痛有定处，经色紫暗、夹有血块，舌质紫暗或见瘀点、紫斑，脉涩。治宜活血化瘀，针灸并用，泻法。取穴同“瘀血证治”。

三、气血同病证治

气属阳，血属阴，二者之间相互依存，关系密切。气为血帅，气能生血，气能摄血，气行则血行，气滞则血瘀；血为气舍，血为气之母，无形之气必须依附于有形之血存在于体内，并有赖于血的滋养。生理上的密切联系也导致病理上的气血同病。

（一）气血两虚

气虚日久，伤及阴血，或血虚损及阳气。症见气虚、血虚的共同表现。治宜气血双补，针灸并用，补法。取气海、血海、膻中、脾俞、胃俞、肝俞、膈俞、悬钟、足三里等穴。

（二）气虚血脱

气虚日久，对血失去了固摄能力，气虚下陷，血从下溢。证治同“气不摄血”。

（三）气随血脱

各种大出血后，血脱气无所依。症见大量失血，血压急降，面色苍白，四肢厥冷，大汗淋漓，气息微弱，甚至昏厥，舌质淡，脉微欲绝或芤大而散。治宜大补气血、回阳救逆，针灸并用，补法，重灸。宜急灸神阙、气海、关元、百会、足三里，或针素髎、内关、足三里、三阴交等穴。

（四）气虚血瘀

气虚无力推动血之运行，以致血行不畅，形成瘀滞。症见气虚证和血瘀证的共同表现。治宜补气行气、活血化瘀，针灸并用，平补平泻，可施行皮肤针局部叩刺出血。宜取气海、膻中、足三里、合谷、脾俞、胃俞、膈俞、阿是穴等。

（五）血瘀血虚

由于瘀血阻滞致新血不生。症见局部红肿刺痛、拒按，面色苍白，头晕目眩，心悸，失眠，舌质淡有瘀点或瘀斑，脉细涩。治宜活血化瘀、祛瘀生新，针灸并用，平补平泻，可施行皮肤针局部叩刺出血。宜取血海、膈俞、合谷、太冲、足三里、脾俞、肝俞、三阴交、阿是穴等。

（六）气滞血瘀

多由情志不畅、肝气郁结，或闪挫扭伤而致气机郁滞、血不流畅。症见气滞证和血瘀证的共同表现。治宜行气活血、理气化瘀，以针为主，泻法，并施行三棱针点刺出血或刺血拔罐术。宜取膻中、合谷、太冲、委中、期门、膈俞、阿是穴等。

第五节 经络证治

经络证治是以经络学说为主要依据的辨证论治方法。主要是根据经络的循行分布（包括经络的交接、交叉、交会）、属络脏腑、联系器官、生理功能、病候特点等来确定疾病的经络归属，从而选择相应的经络治疗方法。多适用于体表部位的肌肉、关节、组织、器官的病变。

一、经络辨证

经络病症有广义、狭义之分。广义经络病症包括经络所属的脏腑病症在内，合称“脏腑、经络病症”；狭义的经络病症则是指脏腑以外的肌肉、皮毛、筋脉、骨节以及五官九窍的病症。常见的有局部红、肿、热、痛（拒按）、抽搐的实性病症和肢冷、麻木、痿软、瘫痪的虚性病症。

（一）辨证归经

辨证归经是以临床证候表现为依据的归经形式。主要是根据《灵枢·经脉》篇所载十二经脉病候（即“是动病”、“所生病”）予以归经。例如症见“肺胀满，膨膨而喘咳，缺盆中痛，甚则交两手而瞀”或“咳，上气喘渴，烦心胸满，臑臂内前廉痛厥”等就归入手太阴肺经。症见“（下）齿痛、颈肿……目黄、口干、鼽衄、喉痹、肩前臑痛，大指次指痛不用”等就归入手阳明大肠经；舌本强痛归足太阴脾经；舌干、嗌干归足少阴肾经等等。有关原文详见《灵枢·经脉》。

（二）辨位归经

辨位归经是直接按病变部位作为依据的一种归经形式。清·陈士铎《洞天奥旨》曰：“内有经络，外有部位，部位者，经络之外应也”。由于十二经脉在人体的分布既有明确的部位所在，又有一定的规律可循，所以可根据疾病发生的不同部位来判断是何经的病症，这在经络辨证中是至关重要的一环，临床应用十分普遍。例如头痛，根据经脉在头部的分区而论，前额为阳明之位；侧头为少阳分野；后枕为太阳所在；巅顶为厥阴所属。牙痛结合手阳明经入下齿龈、足阳明经入上齿龈而分别归入手、足阳明经；肢体风湿痹痛也可按照经脉的循行分布情况来明辨。如果风寒湿邪侵袭某一经脉，导致该经闭阻不通，则可沿经出现肌肉酸楚冷痛，关节屈伸不利。经脉不通则气血不行，气血不至则经脉失养，又可出现肌肤麻木不仁，筋肉痿软瘫痪。一般而言，局部症见红肿、青紫、痉挛、发热、痛而拒按属实；寒凉、麻木、痿弱、瘫痪、痛而喜按属虚。

在某一病变部位有数经分布时，还必须结合其他兼证考虑归经。例如胁痛涉及足少阳、足厥阴、足太阴三经，兼有口苦、目黄者归足少阳胆经；伴心烦、易怒、呕逆者归足厥阴肝经；另见脘腹胀满、大便稀溏者归足太阴脾经。舌体病变涉及手足少阴、足太阴三经，口舌生疮兼尿赤、尿道灼热而痛者归手少阴心经；舌干兼腰膝酸软、耳鸣者归足少阴肾经；舌本强痛兼腹胀、纳差者归足太阴脾经。

（三）经络诊察归经

经络诊察归经是根据经络具有诊断疾病的作用而确立的一种归经方法。包括经络望诊、经穴触诊、经络电测定、知热感度测定几种形式。

1. 经络望诊

望诊是中医学四诊之首。经络望诊归经法主要是通过观察经脉循行部位在色泽、润燥及组织形态等方面所表现出来的一系列病理变化来分析是属于何经的病变。由于脏腑有病能够通过经络反映到体表的相应部位，出现种种特异的、可见的“经络现象”，故可借以诊断疾病。例如上肢内侧前缘出现“红线”（即皮下出血线）即归入手太阴肺经，往往是呼吸道病变的反应；下肢内侧后缘出现脱毛，就归入足少阴肾经，提示泌尿生殖系统病变；上肢外侧前缘或后缘出现丘疹、水疱或疮疖，则分别归入手阳明大肠经或手太阳小肠经，往往表明肠道病变，多见于肠道梗阻的患者。古代外科医家常常按疮疡痈疖的发生部位归经论治，不但可以提高治疗效果，而且对判断预后也有一定的参考价值。故宋·窦材《扁鹊心书》中曰：“昔人望而知病者，不过熟其经络故也。”

2. 经穴触诊

经穴触诊又称“经穴按压”、“经穴切诊”。是根据内脏有病会通过经脉的传导在体表出现各种不同病理反应区或反应点的原理，在一定的经络循行部位或有关腧穴上进行触扪、按压，寻找和体验各种阳性反应，从而判断病在何经。结合针灸临床，可分为循经按压和穴位按压两个方面。

（1）循经按压：《灵枢·刺节真邪》曰：“用针者，必先察其经络之实虚，切而循之，按而弹之，视其应动者，乃后取之而下之。”提出了一个循经按压、寻找异常反应的问题。循经按压的方法一般是用拇指指腹沿经脉路线轻轻滑动，进行爪切、扪按，或用拇、食二指沿经轻轻撮捏，以探索肌肤浅层的异常反应。对肌肉丰满厚实部位稍用力，通过按压、揉动以探索肌肉深层的异常变化。循经按压所得的异常反应，可有循经疼痛（酸痛、抽痛、压痛）、敏感、麻木、寒凉、灼热或肿块、结节、条索状反应物等等。《素问·刺腰痛》所记：“循之累累然”（结节状物）、“痛如小锤居其中”（肿块），《素问·骨空论》所记：“坚痛如筋者”（条索状物）均属此类。不同性质的疾病有着不同形式的阳性反应。阳性反应物在何经，即可判定为何经的病变。

（2）穴位按压：《灵枢·百病始生》曰：“察其所痛，以知其应。”穴位按压所得的异常反应有压痛、敏感、麻木、迟钝、舒适或皮下组织隆起、结节、松软、凹陷等。《素问·刺腰痛》所记：“在郄中结络如黍米”，就是穴处有结节出现的病理反应。上述种种病理反应尤其在特定穴上体现最为明显，例如腹募、背俞穴出现压痛、过敏、迟钝或有舒适感，常提示相应脏腑的病变，即可归入相应经脉。中府穴压痛，提示肺经的病变；巨阙、膻中穴过敏或迟钝，可判为心经、心包经的病变；肾俞穴下按之空软表明肾和肾经虚弱；膀胱俞穴下有结节、隆起，多为膀胱经病变，可见于膀胱结石；三阴交穴压痛，病变在足三阴经，多见于泌尿、生殖系统疾患；阳陵泉穴下出现条索状物，可提示肝、胆二经的病变或身体有扭挫伤；阑尾炎患者常在足三里与上巨虚之间的阑尾穴处有压痛，病归手足阳明经。目前针灸临床上已经将穴位按压用于对癌症的辅助诊断之中。

3. 经络电测定

经络电测定是利用经络测定仪测经络、腧穴皮肤导电量（或电阻值）的变化来分析脏腑、经络病变的一种诊断方法。后来演变为在经络腧穴的皮肤上观察引出的电流（或电位）的变化来判断受病脏腑、经络气血的盛衰虚实。

科学实验证明，人体皮肤表面存在导电量较高（电阻值较低）的“良导点”或高电位的“活动点”。这些点的分布大体上与经穴的分布相一致。皮肤的良导现象是经络通路的表现，经穴的电位变化是经络活动的反映。在病理情况下，脏腑、经络气血失于平衡，这些点的导电量或电位值也会发生相应变化。这对于诊察脏腑、经络病变以及选择最佳治疗腧穴都有重要的参考价值。测定时一般首选各经原穴或井穴（指趾畸形或四肢缺如者改用背俞穴），从测定的结果来分析脏腑、经络的虚实状况。正常情况下，十二经穴之间或各经左右两侧的导电量或电阻值是接近平衡的（约在5～10万欧姆之间）。倘若某经的电阻值大于或小于其他经2万欧姆以上，或本经左右两侧相差2万欧姆以上即是病态。如果某些经穴的导电量高于其他经穴导电量平均值的1/3时，称为“高数”，其中的最高数常提示实性病变之所在；如果某些经穴的导电量低于其他经穴导电量平均值的1/3时，称为“低数”，其中的最低数往往是虚性病变之所在；如果左右两侧同名经穴的导电量或电阻值相差在一倍以上者，即表示该经脉存在左右失衡的病变。

4. 知热感度测定

在正常情况下，人体左右两侧同一经穴对灼热的感知程度大致相同。如果差异较大，就说明该经脉气血失于平衡。测定时，一般首选各经的井穴（足少阴肾经以内至阴穴取代涌泉穴，指趾畸形或缺如者改用原穴或背俞穴）。以点燃的线香或点状发热的电热器（也可采用特制的自动计数电热器）接近经穴部位的皮肤，同时可均匀地上下或左右小幅度移动。记下该穴感知灼热所用的时间和移动次数，以便左右对比（或不同经脉的同类特定穴对比），从中找出差距，以确定病变的脏腑、经脉。通过测定，凡数据相差一倍以上者为病态，偏高者（时间长，超过正常值的1/2以上）为机能减退，属虚；偏低者（时间短，不足正常值的1/2以上）为机能亢进，属实。

目前针灸临床上已将知热感度测定法演变为对穴位温度的测量，即用特制的皮温计依次测定各经井穴的温差（或左右对称井穴、背俞穴的温差）。研究表明，健康人与病人井穴、背俞穴的温度均有显著的差异，而井穴的温差比背俞穴的温差出现的频率高而且明显。因此，测定对称井穴的温差对判断脏腑、经脉的失衡比起背俞穴更具有重要意义。知热感觉属于知觉神经的反应，测定知热感度是患者的主观反映，误差在所难免。而皮肤温度属于植物神经支配，测定结果是客观的。因此，用敏感的穴位测温仪测量穴位的温差来判断经络失衡的情况，是更为理想可靠的方法。

二、按经论治

按经论治是在经络辨证的基础上，遵照循经取穴的原则，病在何经即在该经及与该经相关的经脉上选穴施治。

（一）十二经证治

十二经脉的证候表现可分为经脉所属脏腑的病变、经脉循行所过部位的病变和相应组织器官病变三个方面。各经的这些病变即是本经腧穴主治作用的适应范围。现结合《灵枢·

经脉》、《灵枢·邪气脏腑病形》和《素问·脏气法时论篇》的有关记载，对十二经脉的证治综合归纳如下。

1. 手太阴肺经证治

咳嗽，气短，喘息，胸部胀闷，鼻塞，咽痛，恶寒发热，汗出恶风，小便频数量少，上肢内侧前缘沿经酸楚疼痛、麻木。治宜宣肺调气、通经活络，虚补实泻，寒甚加灸。以本经取穴为主，配以手阳明、足太阳经穴。如中府、太渊、列缺、尺泽、孔最、少商、合谷、曲池、迎香、偏历、风门、肺俞、膻中、大椎等。

2. 手阳明大肠经证治

手三阳经证候以经脉循行所过部位病变和相应组织器官病症为主。本经证候为上肢外侧前缘沿经酸楚疼痛、麻木，上肢酸软无力、活动受限、肌肉萎缩、瘫痪失用，颈肿，肩痛，鼻塞，流涕，鼻衄，下齿疼痛，咽喉肿痛，面痛，面瘫，面痉挛，腹痛，肠鸣，泄泻，下痢，痔疮，便秘等。治宜通经活络、调理肠道，虚补实泻，寒甚加灸。以本经取穴为主，配以手太阴、足阳明经穴。如合谷、曲池、三间、肩髃、手三里、迎香、列缺、孔最、足三里、天枢、上巨虚、中脘、大肠俞等。

3. 足阳明胃经证治

胃脘胀痛，食欲减退，呕吐，腹痛，肠鸣，泄泻，痢疾，便秘，发热，下肢外侧前缘沿经酸楚疼痛、麻木，下肢酸软无力、活动受限、肌肉萎缩、瘫痪失用，颈肿，咽喉疼痛，上齿疼痛，鼻病，目疾，面痛，面瘫，面痉挛，前额疼痛等。治宜调理胃肠、通经活络，虚补实泻，寒甚加灸。以本经取穴为主，配以足太阴经穴以及本腑的募穴、背俞穴。如足三里、上巨虚、下巨虚、丰隆、内庭、梁丘、天枢、梁门、地仓、颊车、下关、四白、头维、公孙、大横、三阴交、合谷、中脘、胃俞等。

4. 足太阴脾经证治

脘腹胀满，泄泻，食欲不振，黄疸，水肿，身重乏力，月经不调，崩漏，下肢内侧前缘沿经酸楚疼痛、麻木，舌根强直。治宜健脾和胃、通经活络，虚补实泻，寒甚加灸。以本经取穴为主，配以足阳明经穴以及本脏的募穴、背俞穴。如太白、隐白、公孙、三阴交、地机、血海、阴陵泉、大横、梁门、水道、丰隆、足三里、章门、脾俞等。

5. 手少阴心经证治

胸痛，心悸，心痛，心烦，失眠，神志失常，咽干，口舌生疮，上肢内侧后缘沿经酸楚疼痛、麻木，手心热痛。治宜调理心神、通经活络，虚补实泻，寒甚加灸。以本经和手厥阴经穴为主，配以本脏的募穴、背俞穴。如神门、通里、阴郄、少府、少海、大陵、内关、间使、郄门、巨阙、膻中、心俞、厥阴俞等。

6. 手太阳小肠经证治

上肢外侧后缘沿经酸楚疼痛、麻木，肩胛痛，咽喉疼痛，颊肿，目黄，耳鸣，耳聋，少腹疼痛，肠鸣，泄泻，小便短赤。治宜通经活络、调理肠道，虚补实泻，寒甚加灸。以本经取穴为主，配以足阳明经穴和本腑的募穴、背俞穴。如后溪、腕骨、小海、肩贞、天宗、颧髎、听宫、足三里、下巨虚、中脘、关元、小肠俞等。

7. 足太阳膀胱经证治

遗尿，小便不利，小腹胀满，神志失常，各种脏腑病、五官病，下肢后面沿经酸楚疼痛、麻木，项背腰骶部疼痛，恶寒，发热，后枕部头痛。治宜调理膀胱、通经活络，虚补实泻，寒甚加灸。以本经取穴为主，配以本腑募穴。如天柱、大杼、风门、诸背俞穴、次髎、秩边、殷门、委中、委阳、承山、昆仑、申脉、京骨、中极、关元、太溪、三阴交等。

8. 足少阴肾经证治

本经病变以虚证为主，症见遗尿，小便不利，遗精，阳痿，月经不调，男子不育，女子不孕，虚喘，咳血，失眠，多梦，下肢内侧后缘沿经酸楚疼痛，麻木，腰痛，足心热，咽干喉燥，近视，视物昏花，耳鸣，耳聋。治宜补肾培元、通经活络，针灸并用，多用补法。以本经取穴为主，配以任脉、足太阳经穴。如太溪、复溜、照海、涌泉、大赫、肾俞、次髎、秩边、命门、气海、关元、三阴交等。

9. 手厥阴心包经证治

除经脉病为沿上肢内侧正中酸楚疼痛、麻木之外，其余均同手少阴心经证治。

10. 手少阳三焦经证治

上肢外侧正中沿经酸楚疼痛，麻木，肩、颈、耳后疼痛，耳鸣、耳聋，偏头痛，咽喉疼痛，腹胀，水肿，遗尿，小便不利。治宜通经活络、疏调三焦，虚补实泻，寒甚加灸。以本经取穴为主，配以足少阳、足太阴经穴以及本腑的募穴、背俞穴、下合穴。如阳池、中渚、外关、支沟、翳风、角孙、耳门、风池、阳陵泉、足临泣、三阴交、阴陵泉、石门、三焦俞、委阳等。

11. 足少阳胆经证治

黄疸，口苦，目黄，身黄，尿黄，惊恐，失眠，下肢外侧正中沿经酸楚疼痛、麻木，胁肋疼痛，偏头痛，目疾，耳鸣，耳聋。治宜疏肝利胆、通经活络，虚补实泻，寒甚加灸。以本经取穴为主，配以手少阳、足厥阴经穴。如丘墟、侠溪、足临泣、悬钟、光明、阳陵泉、风市、环跳、日月、率谷、风池、听会、支沟、外关、期门、太冲、肝俞、胆俞等。

12. 足厥阴肝经证治

胁肋胀痛，黄疸，口苦，食欲减退，嗳气呕逆，心烦易怒，下肢内侧正中酸楚疼痛，麻木，疝气，面瘫，头晕目眩，头顶痛，近视，夜盲，视物昏花，目赤肿痛。治宜疏肝理气、通经活络，虚补实泻，寒甚加灸。以本经取穴为主，配以足少阳、足少阴经穴。如太冲、行间、大敦、曲泉、章门、期门、侠溪、阳陵泉、光明、风池、日月、太溪、复溜、涌泉、足三里、百会、肝俞等。

（二）奇经八脉证治

关于奇经八脉证治，古代医家为我们积累了丰富的经验。总的来说，凡女子经、带、胎、产、乳诸疾多从任、督、冲、带四脉论治；里证多从阴维脉论治；表证多从阳维脉论治；运动功能失调、神志病（如癫痫、狂证、癔病、失眠、多寐）多从督脉、跻脉论治。实则气滞血瘀、脉络闭阻，治宜宣通；虚则气血不足、脉络失养，治宜温补，佐以宣通。重用八脉交会穴。

1. 任脉证治

《素问·骨空论》曰："任脉为病，男子内结七疝，女子带下瘕聚。"这是任脉病的辨证提纲。概括了以泌尿、生殖疾患为主的下焦病变，如尿频，遗尿，小便失禁，癃闭，男子疝气、遗精、阳痿、早泄、精衰不育，女子带下、崩漏、月经不调、腹内肿块、不孕等等。此外，还应有消化、呼吸、心神方面的部分病症，如腹痛，腹泻，喘息，胸闷，癫疾，癔病等。施治法则是调理三焦、宽胸和胃，胸部以针为主，腹部以灸为主或针灸并用，虚补实泻。常用主穴有中极、关元、气海、神阙、中脘、巨阙、膻中、天突、廉泉、承浆、列缺（手太阴肺经，八脉交会穴之一，通于任脉）。

2. 督脉证治

《素问·骨空论》曰："督脉为病，脊强反折……女子不孕，癃，痔，遗溺，嗌干。"这是督脉病的辨证提纲。以运动机能失调、神志疾患为主，兼有泌尿、生殖、消化系统病症。施治法则是疏调经气、安神定志，可针可灸，尤其适用于皮肤针和拔罐疗法，虚补实泻。常用主穴有长强、腰阳关、命门、至阳、身柱、大椎、哑门、风府、百会、水沟、素髎、后溪（手太阳小肠经，八脉交会穴之一，通于督脉）。

3. 冲脉证治

《素问·骨空论》曰："冲脉为病，逆气里急。"这是冲脉病的辨证提纲。包括胸痛，胸闷，气上冲心，呼吸不畅，脘腹胀痛，挛急不舒等症。此外，也有女子月经失调、崩漏、带下、不孕，男子遗精、阳痿、精衰不育等。施治法则是宽胸和胃、平气降逆，针灸并用，虚补实泻。冲脉本身没有腧穴，借助与各经的交会穴发挥治疗作用。交会穴有会阴、阴交（任脉）、气冲（足阳明经）、横骨、大赫、俞府（足少阴经）、公孙（足太阴脾经，八脉交会穴之一，通于冲脉）。

4. 带脉证治

《难经·二十九难》曰："带之为病，腹满，腰溶溶如坐水中。"这是带脉病的辨证提纲。实者症见湿热带下，肢体寒湿痹痛；虚者症见久带不愈，月经失调，子宫脱垂，疝气，腰腹弛缓无力，下肢萎弱瘫痪。施治法则是清热利湿、调经止带，针灸并用，虚补实泻。交会穴有命门（督脉）、章门（足厥阴经）、带脉、五枢、维道、足临泣（足少阳胆经，足临泣又为八脉交会穴之一，通于带脉）。

5. 阴维脉证治

《难经·二十九难》曰："阴维为病，苦心痛。"这是阴维脉病的辨证提纲。盖阴维脉主一身之里，若阴气内结，则可出现胸胁支满，脘腹冷痛等，故里证、虚寒之证多从阴维脉论治。施治法则是温中散寒、理气止痛，针灸并用，温针灸最为适宜。交会穴有天突、廉泉（任脉）、筑宾（足少阴经）、期门（足厥阴经）、冲门、府舍、大横、腹哀（足太阴经）、内关（手厥阴心包经，八脉交会穴之一，通于阴维脉）。

6. 阳维脉证治

《难经·二十九难》曰："阳维为病，苦寒热"。这是阳维脉病的辨证提纲。盖阳维脉主一身之表，若阳气外盛，则可出现恶寒发热，头项强痛，一身尽痛等，故外感表证多从阳维脉论治。施治法则是疏散表邪、调和营卫，风热证只针不灸，浅刺疾出，泻法；风寒证针灸并用，泻法。交会穴有哑门、风府（督脉）、风池（足少阳经）、头维（足阳明经）、外关（手少阳三焦经，八脉交会穴之一，通于阳维脉）。

7. 阴跻脉证治

《难经·二十九难》曰："阴跻为病，阳缓而阴急。"这是阴跻脉病的辨证提纲，指踝关节以上部位的皮肉、筋脉外侧弛缓，内侧拘急。因为跻脉主肢体运动和眼的开合功能，故阴跻脉病还有腰髋疼痛连及阴中，癫痫夜发，思睡多寐，喉痛，失音等。施治法则是疏调经气、醒脑开窍，可针可灸，泻阴补阳。交会穴有睛明（足太阳经）、交信、照海（足少阴肾经，照海又为八脉交会穴之一，通于阴跻脉）。

8. 阳跻脉证治

《难经·二十九难》曰："阳跻为病，阴缓而阳急。"这是阳跻脉病的辨证提纲。指踝关节以上部位的皮肉、筋脉内侧弛缓，外侧拘急。此外，还有腰背疼痛，角弓反张，失眠，狂躁，癫痫昼发等。施治法则是疏调经气、镇静宁神，只针不灸，泻阳补阴。交会穴有风府（督脉）、承泣、地仓（足阳明经）、风池（足少阳经）、睛明、仆参、申脉（足太阳膀胱经，申脉又为八脉交会穴之一，通于阳跻脉）。

（三）络脉证治

从络脉与经脉的关系而言，二者基本上是属于一体的，所不同的是经深络浅、经直络横。这就决定了络脉病症具有表浅性、区域性的特点，较少有全身性证候。而这些局部病症又往往是经脉病症的组成部分。所以，络脉病症与经脉病症之间既有一定的区别，又有十分密切的联系。正因为如此，十二络穴既有单独的病候出现，又可兼治表里两经的病变。

络脉瘀阻是络脉病症最基本的病理变化。瘀血既可留滞于络脉之中，也可泛溢于络脉之外。可见络脉怒张或脉管下陷、局部红肿青紫、皮下出血，或五官九窍及内脏出血等。

络脉病症表浅，一般也从表论治。《素问·调经论》曰："病在血，调之络。"《灵枢·官针》曰："络刺者，刺小络之血脉也。"并记录了赞刺、豹纹刺等刺法。在现代针灸疗法中，三棱针点刺出血、皮肤针重叩出血、挑刺疗法和刺血拔罐等就是直接刺激络脉或络脉的分布区（即孙络、浮络之所在）以清除病邪的治疗手段，也是"宛陈则除之"这一治疗原则的具体实施。以局部选穴为主，一般只针不灸，泻法。

（四）经筋证治

经筋病症多表现为肌肉、肌腱、关节、韧带在运动方面的机能失常，诸如筋脉的拘挛、抽搐、强直、弛缓、瘫痪等。例如足阳明经筋"腹筋急，引缺盆及颊，卒口僻"。足太阴经筋"内踝痛，膝内辅骨痛，阴股引髀而痛，阴器纽痛"等。有关原文详见《灵枢·经筋》。

《灵枢·经筋》对经筋病症提出了"治在燔针劫刺，以知为数，以痛为腧"的治疗方法。表明经筋病症应以火针、温针治疗。以取阿是穴为主，见效即止，不可过度。除火针以外，《灵枢·官针》所记载的浮刺、分刺、恢刺、关刺、合谷刺等，也都可以运用于经筋病症。在选穴方面，除阿是穴外，还可以结合十二经筋的循行分布，适当选择一些远道腧穴配合治疗。由于肝主筋，脾主四肢、肌肉，故足厥阴、足太阴经脉的原穴（太冲、太白）、背俞穴（肝俞、脾俞）以及督脉的筋缩穴、足少阳经的阳陵泉（筋之会穴），也都是经筋病症的首选腧穴。

第四章 针灸配穴处方

针灸配穴处方是在分析病因病机、明确辨证立法的基础上，选择适当的腧穴和刺灸、补泻方法组合而成的，是针灸治病的关键步骤。腧穴的选取是否恰当，处方的组成是否合理，直接关系到治疗效果。故针灸配穴处方必须在中医学基本理论和针灸治疗原则的指导下，根据经脉的循行分布、交叉交会和腧穴的分布、功能及特异性，结合疾病涉及的脏腑、病情的标本缓急进行严密组合。做到有法有方、配穴精炼、酌情加减、灵活多变。从临床实际情况需要出发，择优选用一种或多种配穴方法组成处方。

第一节 选 穴 原 则

选穴是针灸处方的主要内容。明·高武《针灸聚英·百症赋》曰："百症俞穴，再三用心。"《席弘赋》云："凡欲行针须审穴。"就是强调临证选穴的重要性。

选穴原则是临证选穴的基本法则，也是配穴的基础、前提和先决条件。一般有局部选穴、邻近选穴、远端选穴、辨证选穴、随症选穴五种方法。

一、局部选穴

局部选穴就是围绕受病肢体、脏腑、组织、器官的局部取穴。是根据每一个腧穴都能治疗局部病症这一作用而制定的一种基本选穴方法。体现了"腧穴所在，主治所在"的治疗规律。多用于治疗病变部位比较明确、比较局限的病症以及某些器质性病变。例如头痛选百会或太阳，鼻病选素髎或迎香，面瘫选颊车或地仓，脱肛选会阴或长强等。此法在大多数情况下都应作为选穴的主要依据，尤其对那些针感不明显的患者，从加强局部的刺激作用来看，更加适宜。例如临床上对各种关节疼痛、痿证以及扭伤、皮肤病、腱鞘囊肿、甲状腺肿大等在局部选穴，用围刺法施针，其疗效就比较理想。

二、邻近选穴

邻近选穴就是在距离病变部位比较接近的范围内选穴。例如目疾、耳病取风池；牙痛取太阳或上关；鼻病取上星或通天；痔疮取次髎或秩边等。前后对应选穴法即身前有病在身后选穴，或身后有病在身前选穴，也属于邻近选穴。前者如视物昏花取风池、翳明；舌强不语取风府或哑门；胃脘疼痛取至阳或胃俞；前阴有疾取次髎或肾俞。后者如肩背疼痛取中府；脊柱强痛取人中；肛门脱出取气海；腰骶损伤取膻中等。

前后对应选穴法除了可以取腧穴之外，也可以取对应的阿是穴。方法是先在胸腹（或腰背）部探明阳性反应点，然后向腰背（或胸腹）部划一水平弧线，在与阳性反应点相对处定穴，前后各斜刺一针。此法多用于治疗胸腹或腰背疼痛性病症。

三、远端选穴

远端选穴即在距离病变部位较远的地方选穴。《黄帝内经》中称之为“远道刺”。这种选穴方法紧密结合经脉的循行，体现了“经脉所通，主治所及”的治疗规律。特别适用于在四肢肘、膝关节以下选穴，用于治疗头面、五官、躯干、内脏病症。在针灸临床上应用十分广泛。例如《四总穴歌》之“肚腹三里留，腰背委中求，头项寻列缺，面口合谷收”就是远端选穴的典范。

现将头面、躯干的远端选穴法列表如下（表4-1）。

表4-1 头面、躯干远端选穴法

部位		选穴
头部	前额	三间、合谷、内庭、解溪
	侧头	中渚、外关、侠溪、足临泣
	后头	后溪、养老、昆仑、申脉
	头顶	行间、太冲、涌泉、太溪
眼		合谷、太冲、行间、光明、足临泣、肝俞
耳		中渚、外关、风市、绝骨、足临泣、太溪、复溜、肾俞
鼻		合谷、列缺、少商、肺俞
舌		合谷、通里、内关、大陵、商丘、照海、心俞
牙齿		二间、合谷、内庭、解溪
咽喉		鱼际、少商、合谷、内关、列缺、照海
颈项		列缺、后溪、昆仑、绝骨
肩胛		合谷、外关、后溪、条口、阳陵泉
腰背		水沟、后溪、委中、殷门、昆仑、申脉
胸部		内关、太渊、尺泽、足三里
胁肋		内关、外关、支沟、太冲、行间、阳陵泉、足临泣
上腹		内关、公孙、足三里、梁丘
中腹		足三里、上巨虚、下巨虚、三阴交
小腹		太溪、复溜、委中、三阴交
前阴		大敦、太冲、太溪、复溜、三阴交、阳陵泉
后阴		百会、孔最、承山、承筋、飞扬

四、辨证选穴

临床上有许多病症，如发热、昏厥、虚脱、癫狂、失眠、健忘、嗜睡、多梦、贫血、月经不调等均属于全身性病症，因无法辨位，不能应用上述按部位选穴的方法。此时，就必须根据病症的性质进行辨证分析，将病症归属于某一脏腑或经脉，然后按经选穴。例如失眠，若属心肾不交者，归心、肾二经，在心、肾二经选穴；属心胆气虚者又归心、胆二经，则在心、胆二经选穴；若属心脾两虚者则归心、脾二经，也就在心、脾二经选穴。再如月经不调，若因肝气郁结引起者，归属肝经，在肝经、任脉选穴；若因脾气虚弱引起者，归属脾经，在脾经、任脉选穴。

五、随症选穴

对于个别突出的症状，也可以随症选穴。例如发热选大椎或曲池；痰多选丰隆或中脘；贫血选膈俞或足三里；恶心呕吐选中脘或内关等均是。由于这种随症选穴法都是长期临床经验的结晶，疗效较高，因此人们又将其称为“经验选穴”。

现将临床常见随症选穴举例列表如下（表4－2）。

表4－2 临床常见随症选穴

症 状	选 穴
发热	大椎、曲池、合谷、外关
惊厥	水沟、承浆、合谷、太冲、筋缩、阳陵泉
昏迷	水沟、十宣、百会、劳宫、涌泉
虚脱	气海、关元、神阙、百会、素髎、足三里
咳嗽	列缺、太渊、身柱、肺俞
气喘	天突、膻中、定喘、肺俞、肾俞
痰多	中脘、丰隆、足三里
多汗	合谷、复溜、肺俞
盗汗	阴郄、后溪、照海
头晕	百会、太阳、风池、太冲
项强	大椎、天柱、列缺、后溪、昆仑
失眠、多梦	内关、神门、太溪、三阴交、心俞、肾俞
胸闷、胸痛	内关、阴郄、郄门、膻中
心悸	内关、阴郄、郄门、心俞、厥阴俞
心绞痛	内关、大陵、阴郄、郄门、膻中、巨阙
胃痛	中脘、梁门、梁丘、胃俞、足三里
恶心、呕吐	内关、中脘、天突、足三里
呃逆	内关、中脘、天突、膻中、足三里、翳风、膈俞
黄疸	太冲、阳陵泉、足三里、阴陵泉、至阳
胁痛	支沟、阳陵泉、大包、章门、期门
胆绞痛	日月、太冲、阳陵泉、胆囊穴
腹胀、腹痛	中脘、内关、公孙、天枢、足三里、上巨虚、下巨虚
泄泻	关元、天枢、足三里、上巨虚、下巨虚
便秘	内关、支沟、天枢、大横、足三里
脱肛	百会、气海、长强、承山、足三里
遗尿	关元、三阴交、肾俞、足三里
尿闭	中极、三阴交、合谷、阴陵泉
肾绞痛	中极、京门、水泉、肾俞、三阴交
痛经	关元、地机、三阴交、足三里
皮肤瘙痒	血海、曲池、合谷、太冲、三阴交、风市
目赤肿痛	印堂、攒竹、丝竹空、太阳、太冲、行间
鼻塞、流涕	迎香、印堂、上星、通天、风池
耳鸣、耳聋	耳周穴、风池、中渚、外关、悬钟、足临泣

（续表）

症　状	选　穴
口臭	大陵、劳宫、合谷、内庭
牙痛	颊车、下关、合谷、二间、内庭
牙关紧闭	颊车、下关、合谷、水沟、承浆
咽喉肿痛	少商、鱼际、内关、合谷
失语	廉泉、合谷、哑门、内关、通里

第二节　配穴方法

配穴是在选穴的基础上，将具有类似治疗作用的2个或2个以上的腧穴进行组合配伍，其目的在于加强腧穴之间的协同作用，相辅相成，提高疗效。配穴是否恰当，直接影响治疗效果。针灸临证配穴一定要从整体出发，结合患者的具体情况，全面考虑。以法统方，以方示法，使处方严谨有序，腧穴主次分明，大法有定而配方无穷。具体配穴方法多种多样，从大的方面来讲，主要有按部配穴和按经配穴两大类。

一、按部配穴

按部配穴是结合身体的一定部位进行配穴的一种形式，以充分发挥腧穴的局部治疗作用和远端治疗作用。头面、胸腹和腰背部腧穴多产生局部治疗作用，四肢肘、膝关节以下的腧穴基本上都有远端治疗作用。体现了经络学说的标本根结理论。具体可分局部配穴法、上下配穴法、前后配穴法、左右配穴法、三部配穴法等。

（一）局部配穴

对于病变部位比较明确、比较局限的病症以及某些器质性病变，可以采用局部配穴法，以疏调局部的经络之气。如头痛配印堂、太阳、百会、头维；面瘫配四白、地仓、颊车、下关；胃痛配中脘、梁门、不容、承满；膝关节病配膝眼、鹤顶、阳陵泉、阴陵泉等。

（二）上下配穴法

上下配穴法在针灸临床上应用最广。上指上肢或腰部以上，下指下肢或腰部以下。将《灵枢·终始》所说的“病在上者下取之，病在下者高取之，病在头者取之足，病在足者取之腘”结合在一起综合应用，就成为上下配穴。例如风火牙痛，上取合谷，下配内庭；胸腹满闷，上取内关，下配公孙；头项强痛，上取大椎，下配昆仑；子宫脱垂，上取百会，下配气海等。

（三）前后配穴法

前后配穴法又称“腹背阴阳配穴法”，是以身体前后部位所在腧穴相互配伍的方法。《黄帝内经》中称“偶刺”。例如迎风流泪，前取睛明、承泣，后配风池、翳明；胃脘疼痛，前取中脘、梁门，后配胃俞、筋缩；咳嗽、气喘，前取天突、膻中，后配肺俞、定喘；中风失语，前取廉泉、承浆，后配风府、哑门；脊柱强痛，前取水沟、龈交，后配脊中、身柱；遗精、阳痿，前取气海、关元，后配命门、肾俞。凡此种种，均属于前后配穴法。

（四）左右配穴法

由于十二经脉的循行是左右对称的，有的还具有左右交叉的特点，所以《素问·阴阳应象大论》又提出了“以右治左，以左治右”的配穴方法。与《灵枢·官针》中的“巨刺”、“缪刺”相类似，故又称“交经缪刺法”。经络在人体呈左右对称分布，保持着相对的平衡。在病理情况下，如果一侧虚而不足，另一侧就显得实而有余。反之，如果一侧实而有余，另一侧就显得虚而不足。这就可以用左右配穴法来补虚泻实。金元·窦汉卿《针经指南·标幽赋》曰：“交经缪刺，左有病而右畔取。”左右配穴既可以左右交叉取（左病取右或右病取左），也可以左右对称取（左右同取）。此法对于治疗头痛、牙痛、风湿痹痛、扭伤以及面瘫、半身不遂等病症常有独到之处。疼痛发作针对侧，痿证后期刺健侧，以调节左右气血，促使经络平衡。左右交叉配穴多用于治疗头面疾患，如左侧面瘫取同侧地仓、颊车，配右侧合谷、手三里；右侧偏头痛取同侧太阳、头维，配左侧外关、足临泣。左右对称配穴多用于治疗内脏疾患，例如胃痛取双侧梁门、足三里；咳喘取双侧肺俞、膏肓等。

（五）三部配穴法

三部配穴法就是在病变的局部、邻近和远端同时选穴，配伍成方（古称“天、人、地三才”配穴法）。临床应用极为广泛。例如眼病以局部的睛明、邻近的风池、远端的光明相配；失语以颏下的廉泉、项部的哑门、上肢的通里相配；痔疮以局部的长强、骶部的次髎、下肢的承山相配；肩周炎以局部的肩髃、邻近的曲池、远端的阳陵泉相配；肝病以肝区的期门、背部的肝俞、远端的太冲相配；胃病以腹部的中脘、梁门及背部的胃俞配四肢的内关、足三里等。

二、按经配穴

按经配穴即按经脉的理论和经脉之间的联系配穴。常见的有本经配穴、表里经配穴、同名经配穴、子母经配穴、交会经配穴等五种方法。

（一）本经配穴

当某一脏腑、经脉发生病变而未涉及其他脏腑、经脉时，即遵循“不盛不虚，以经取之”的治疗原则，选取本经脉的腧穴配伍成方。例如肺病咳嗽，以手太阴肺经中府、列缺、太渊、尺泽相配；少阳头痛，以足少阳胆经率谷、风池、足临泣、足窍阴相配等。

（二）表里经配穴

表里经配穴法是以脏腑、经脉的阴阳表里关系为依据的配穴方法。是根据《素问·阴阳应象大论》“从阴引阳，从阳引阴”的理论制定的。具体方法是某一脏腑、经脉有病，除选取本经脉的腧穴以外，同时配以表里经有关腧穴。例如心绞痛以手厥阴心包经内关配手少阳三焦经外关（可采取透穴形式）；肝病以足厥阴肝经期门、太冲配足少阳胆经阳陵泉；胃痛以足阳明胃经梁门、足三里配足太阴脾经公孙；遗尿以足太阳膀胱经委中、肾俞配足少阴肾经太溪等等。《灵枢·五邪》所记“邪在肾则病骨痛……取之涌泉、昆仑”，也是病邪在肾而以足少阴经和足太阳经腧穴配伍应用的实例。

（三）同名经配穴法

同名经配穴法是在同名经“同气相通”的理论指导下，以手足同名经腧穴相配。例如牙痛、面瘫、阳明经头痛以手足阳明经的合谷、内庭相配；落枕、急性腰扭伤、太阳经头痛以手足太阳经的后溪、昆仑相配；耳鸣、偏头痛、胸胁痛以手足少阳经的支沟、阳陵泉相配；失眠、多梦以手足少阴经的神门、太溪相配等。隋·杨上善《黄帝内经太素》所谓：“手太阴、阳明之上有病，宜疗足太阴、阳明……足太阴、阳明之下有病，宜疗手太阴、阳明。”不但是同名经配穴法的早期应用，而且还是把同名经选穴与上下颠倒选穴有机结合的范例。

（四）子母经配穴法

子母经配穴法是参照脏腑及十二经脉的五行属性，根据“虚则补其母，实则泻其子”的治疗原则制定的配穴方法。例如虚劳咳嗽，症见体弱羸瘦者，除取手太阴肺经腧穴及肺的背俞穴外，根据土生金、虚则补其母经的原理，另配以足太阴脾经、足阳明胃经腧穴及背俞穴，如血海、三阴交、足三里、脾俞、胃俞以培土生金；肝阳上亢引起的头晕、头痛、目赤肿痛等，除取足厥阴肝经太冲、行间穴外，根据木生火，实则泻其子经的原理，另配手少阴心经或手厥阴心包经腧穴，如神门、少冲、少府、内关，以泻火平肝。

（五）交会经配穴法

交会经配穴法即按经脉的交叉、交会情况来配穴。某一病变部位有数条经脉交会或某一病症与数条交会经脉有关，都可按此法配穴。例如前额和偏头部位有足阳明胃经与足少阳胆经交会，那么偏正头痛可取分属二经的头维、阳白、率谷、内庭、足临泣；髀枢部有足太阳、足少阳经交会，故髀枢部疼痛可取两经的交会穴环跳配分属二经的秩边、承扶、居髎、阳陵泉；泌尿、生殖系疾患和妇科病多与任脉、足三阴经病理变化相关，故常取任脉的关元、中极配足三阴经交会穴三阴交治之。

第三节　处方的组成

处方的组成就是选穴、配穴、针灸措施和补泻手法的结合。

一、影响针灸处方的因素

在针灸临床上，有时虽然使用同一个腧穴处方，但由于针灸的方法、施术的时间、针刺的深浅、补泻的手法不同，因而所产生的疗效也有所不同。这是影响针灸处方的基本因素。

（一）穴有主次，术有先后

针灸处方中，腧穴有主次之分，施术也有先后之别。主穴应每次必取，而且重点施术，配穴酌情选用。《灵枢·终始》曰：“病先起于阴者，先治其阴而后治其阳；病先起于阳者，先治其阳而后治其阴。”《素问·至真要大论篇》曰：“从内之外者，调其内；从外之内者，调其外；从内之外而盛于外者，先调其内而后治其外；从外之内而盛于内者，先治其外而后调其内。”《灵枢·五色》也说：“病生于内者，先治其阴，后治其阳，反者益甚；其病生于阳者，先治其外，后治其内，反者益甚。”说明施术的先后不同，其治疗作用也不相同。《灵枢·周痹》曰：“痛从上下者，先刺其下以过之，后刺其上以脱之；痛从下上者，先刺其上以过之，后刺其下以脱之。”临床上一般针灸施术的顺序是先上后下、先阳后阴。特殊情况可灵活处理，不可胶柱鼓瑟，拘泥一是。

（二）针所不为，灸之所宜

针刺与艾灸虽然同属于外治法，但它们的作用不尽相同，临床上应有所区别。例如实热证一般只针不灸；虚寒证就应少针多灸。因此，针灸临床上必须根据具体病症酌情施术。选择用针、用灸，或者针灸并用，决定多针少灸或者少针多灸，方能取得应有的疗效。

（三）针刺深浅不同，治疗作用有别

针刺深浅与处方作用的发挥有着密切的联系。针刺深浅不同，产生的疗效就会有显著差别。《素问·刺要论》曰：“病有浮沉，刺有浅深。”《灵枢·官针》曰：“疾浅针深，内伤良肉……疾深针浅，病气不泻”。因此，针灸临床按方施术，要因人、因病、因时、因针刺部位的不同而灵活掌握针刺的深浅。《灵枢·终始》的“春气在毫毛，夏气在皮肤，秋气在分肉，冬气在筋骨，刺此病者，各以其时为齐。故刺肥人者，以秋冬之齐，刺瘦人者，以春夏之齐。”“久病者，邪气入深，刺此病者，深内而久留之。”“脉实者，深刺之……脉虚者，浅刺之。”《灵枢·本输》的“甚者深取之，间者浅取之。”《灵枢·阴阳清浊》的“刺阴者，深而留之；刺阳者，浅而疾之。”《灵枢·邪气脏腑病形》的“刺急者，深内而久留之；刺缓者，浅内而疾发针。”以及金元·窦汉卿《针经指南·标幽赋》的“春夏瘦而刺浅，秋冬肥而刺深。”明·高武《针灸聚英》的“肌肉厚实处则可深，浅薄处则宜浅。”明·杨继洲《针灸大成》的“前面深似井，后面薄似饼，用针前面宜深，后面宜浅。”都应作为临床针刺深浅的依据。

（四）补泻手法不同，治疗效果有异

补泻是针灸施治的基本法则，在同一个腧穴处方中，如果补泻手法不同，其治疗作用完全相反。例如补合谷、泻三阴交有行气活血、通络化瘀之效，用以治疗气滞血瘀之经闭、痛经，并有堕胎作用；反之，泻合谷、补三阴交则有调理气血、固经养胎之效，用以治疗月经过多、崩漏，且有保胎作用。又如汗证，先补合谷，次泻复溜，可以发汗；反之，先泻合谷，次补复溜，则可以止汗。这都是补泻手法不同所产生的不同治疗结果。所以，《灵枢·邪气脏腑病形》告诫我们：“补泻反则病益笃。”

（五）知常达变，随症增减腧穴

一个处方中的腧穴增加或减少，不仅关系到治疗效果，而且还会改变处方的主治。一般来说，处方中的主穴是基本不变的，随着病情的变化而加减腧穴。例如实证哮喘以膻中、列缺、肺俞、尺泽为基本方，若是风寒太盛，便减去尺泽，增加风门；若属痰热，则减去列缺，增加丰隆；若是哮喘急性发作，则减去肺俞，增加孔最。

二、把握治疗时间

把握治疗时间，也是针灸处方的重要因素。主要有选择适宜的治疗时间、掌握好留针施灸时间、制定疗程时间和间歇时间、预测总体治疗时间等几个方面。

（一）治疗时间

选择适宜的治疗时间对有些病症能够更好地发挥治疗作用，提高疗效。例如失眠症，上午治疗就不如下午或晚间治疗效果好，尤其是睡前1~2小时为最佳。有些周期性发作的病症，例如疟疾、癫痫、月经不调、痛经等，一定要在发作前施术，疗效才好。《素问·刺疟》曰："凡治疟，先发如食顷乃可以治，过之则失时也。"实践证明，针灸治疗疟疾的最佳时间是在规律性发作前2小时左右；癫痫应在发作前5~7天开始针刺；月经不调和痛经则应该在月经来潮之前3~5天开始治疗，直到月经干净为止；女子不孕最好能在排卵期前后连续针灸。女性患者，若非月经方面的病症，经期理当停针。

（二）留针时间

留针时间也是针灸处方中的重要内容。一般病症以留针20~30分钟为宜。在留针时间内，每隔5~10分钟行针1次，谓之"动留针"。对于不容易配合针刺操作的婴幼儿以及肢体痉挛性疾病的患者，不适合留针，可略施行针手法后旋即出针，防止发生弯针、断针事故。但对于一些急性痛症如急性阑尾炎、急性胆绞痛、肾绞痛等，则需要长久留针，少则1~2小时，多则10小时以上。

（三）疗程时间

多数疾病如面瘫、风湿痹痛等，以针灸10次左右为1个疗程。部分急性或简单的病症，例如急性扭伤、牙痛、目赤肿痛等，以3~5次为1个疗程，少数慢性病、疑难病和运动功能障碍性疾病，例如肥胖症、男性不育、女子不孕、中风偏瘫、截瘫等，至少1个月为1个疗程。

（四）间歇时间

《灵枢·经脉》曰："凡刺寒热者，皆多血络，必间日而一取之。"《灵枢·逆顺肥瘦》指出："婴儿者，其肉脆，血少气弱，刺此者，浅刺而疾发针，日再可也。"《灵枢·寿夭刚柔》记载："形先病而未入脏者，刺之半其日；脏先病者而形乃应者，刺之倍其日。"均说明有的病（人）针刺时间短，有的病（人）治疗时间长，有的2日针1次，有的则1日针2次。一般慢性病症可每日或隔日治疗1次。但对于一些需要尽早控制的疾病，例如急性传染病、剧烈疼痛等，则需要每日2次或每隔5~6小时针灸1次，不可间隔太长时间，否则不利于积累疗效。每个疗程之间应休息3~5天，然后再继续下一个疗程。如此可以避免因连续刺激后机体产生的耐针性，使兴奋性降低而影响疗效。

针灸间隔时间有时还需要根据不同针灸方法而定。例如埋针疗法、埋线疗法、针挑疗法和刺络出血较多者，可1周左右治疗1次。施行瘢痕灸法者，其间隔时间也应适当延长。

（五）总体治疗时间

一个病人大约需要治疗多长时间，也是处方时需要考虑的问题，应该有一个大概的估计。大致说来，凡急性、简单的病症，例如昏厥、急性扭伤、落枕、牙痛等，治疗时间较短，少则1次，多则3～5次即获痊愈。而慢性病、疑难病和肢体功能障碍性疾病，例如肥胖症、男性不育、女子不孕、中风偏瘫、截瘫等，治疗时间较长，少则数月，多则数年。有些疾病，在已经治愈后为了巩固疗效，防止复发，也还需要续治3～5次。但对于左右经络失衡引起的病症，例如面瘫、中风偏瘫、足内翻或足外翻等，经过治疗一旦达到了相对平衡，就应该收效即止，“已静勿动”。切不可贪效而多加治疗，以免“矫枉过正”，导致新的左右经络失衡。对于极少数疑难奇症的治疗，如果一时难以作出判断，不妨先试治5～10次，以观后效，再作出预测。

三、针灸处方符号

在针灸处方中，有主穴（即起主导作用的腧穴）、辅穴（即起辅助作用的腧穴）。对每一个腧穴都应标明是一侧还是双侧；是左侧还是右侧。是用针法还是灸法；是用补法还是用泻法。针法又有三棱针、皮肤针、电针、穴位注射等的不同；灸法也有艾条灸、艾炷灸、温和灸、隔物灸、瘢痕灸的区别。此外，对每个腧穴的针刺深浅、留针或施灸时间、刺血疗法的出血量要求、艾炷灸的方法及壮数、电针的波型选择及穴位注射的药物剂量等等，均应在针灸处方中明确表示出来。

现将针灸临床中习用的处方符号列表如下（表4－3）。

表4－3　针灸处方符号

针灸方法	符号
针刺补法	⊤
针刺泻法	⊥
平补平泻	|
三棱针刺血	↓
皮肤针	※
皮内针	⊖—
艾条灸	▯
艾炷灸3壮	$\triangle_3$
温针灸	⇡
拔罐	○
电针	IN
穴位注射	IM

在针灸处方中，上述符号应直接写在腧穴后面。例如：合谷⊥（泻法）、足三里⊤（补法）、少商↓（点刺出血）、曲池⇡（温针灸）、关元$\triangle_5$（艾炷灸5壮）、三阴交⊤▯（补法，艾条灸）、肾俞|○（平补平泻，加拔罐）、阿是穴↓○（三棱针刺血，拔罐）等等。

第五章 特定穴的临床应用

机体有病，可能会在特定腧穴上出现各种不同的病理反应，而刺灸这些腧穴往往会收到一般腧穴所达不到的效果。特定穴分为五输穴、原穴、络穴、俞穴、募穴、下合穴、郄穴、八会穴、八脉交会穴和交会穴，共计10大类。为古代医家临床实践经验的总结。

第一节　五输穴的临床应用

五输穴是指十二经脉的井、荥、输、经、合五组穴位（表5-1）。五输穴除治疗局部病症之外，对经脉循行远端部位（头面、躯干、内脏）乃至全身性疾病均有较好的治疗作用。

表5-1　五输穴

（1）阴经经脉五输穴

经　　脉	五　　输　　穴				
	井（木）	荥（火）	输（土）	经（金）	合（水）
手太阴肺经	少商	鱼际	太渊	经渠	尺泽
手厥阴心包经	中冲	劳宫	大陵	间使	曲泽
手少阴心经	少冲	少府	神门	灵道	少海
足太阴脾经	隐白	大都	太白	商丘	阴陵泉
足厥阴肝经	大敦	行间	太冲	中封	曲泉
足少阴肾经	涌泉	然谷	太溪	复溜	阴谷

（2）阳经经脉五输穴

经　　脉	五　　输　　穴				
	井（金）	荥（水）	输（木）	经（火）	合（土）
手阳明大肠经	商阳	二间	三间	阳溪	曲池
手少阳三焦经	关冲	液门	中渚	支沟	天井
手太阳小肠经	少泽	前谷	后溪	阳谷	小海
足阳明胃经	厉兑	内庭	陷谷	解溪	足三里
足少阳胆经	足窍阴	侠溪	足临泣	阳辅	阳陵泉
足太阳膀胱经	至阴	足通谷	束骨	昆仑	委中

一、五输主病

关于五输穴的主病，《黄帝内经》中总结了一定的经验。如“治脏者治其输，治腑者治其合”、“荥输治外经，合治内腑”、“病在阴之阴者，刺阴之荥输”。总结最为全面的是《灵枢·顺气一日分为四时》篇，即“病在脏者取之井，病变于色者取之荥，病时间时甚者取之输，病变于音者取之经，经满而血者，病在胃及以饮食不节得病者，取之于合”。

《难经·六十八难》根据《黄帝内经》的经旨，又结合经脉的生理、病理特点，进一步总结出“井主心下满，荥主身热，输主体重节痛，经主喘咳寒热，合主逆气而泄”的主病范围。

二、子母补泻

子母补泻法是根据疾病的虚实性质，结合脏腑、经脉和五输穴的五行属性，虚则补其母穴，实则泻其子穴。临床应用分本经取穴和异经取穴两种方式。

（一）本经取穴法

病在某经，根据其虚实性质就在本经选取母子穴。如肺（经）五行属金，太渊五行属土而为其母穴，尺泽五行属水则为其子穴。因此，肺的虚证宜补太渊，肺的实证应泻尺泽。胃（经）五行属土，解溪属火为其母穴，厉兑属金为其子穴。所以，胃的虚证宜补解溪，胃的实证应泻厉兑。再如，足厥阴肝经五行属木，肝（经）之实证、热证，本着“实则泻其子”的法则，应取本经行间穴泻之，因为行间为“荥火”，乃木之子穴；肝之虚证，按照“虚则补其母”的法则，应取本经的曲泉穴补之，因为曲泉为“合水”，乃木之母穴。

（二）异经取穴法

异经取穴法系按十二经脉之间的五行生克关系，根据“实则泻其子，虚则补其母”的治疗原则，分别在病变经脉的母经或子经选穴施术。例如肺的虚证宜补足太阴经太白（母经本穴），肺的实证应泻足少阴经阴谷（子经本穴）。肝实证应泻心经本穴少府（属火）；肝虚证宜补肾经本穴阴谷（属水）。

现将五输穴子母补泻的具体应用列表如下（表5-2）。

表5-2　五输穴子母补泻取穴法

经　脉	虚　实	本经取穴	异经取穴
手太阴肺经	虚	太　渊	太　白
	实	尺　泽	阴　谷
手少阴心经	虚	少　冲	大　敦
	实	神　门	太　白
手厥阴心包经	虚	中　冲	大　敦
	实	大　陵	太　白
手阳明大肠经	虚	曲　池	足三里
	实	二　间	足通谷
手太阳小肠经	虚	后　溪	足临泣
	实	小　海	足三里
手少阳三焦经	虚	中　渚	足临泣
	实	天　井	足三里
足太阴脾经	虚	大　都	少　府
	实	商　丘	经　渠
足少阴肾经	虚	复　溜	经　渠
	实	涌　泉	大　敦

（续表）

经脉	虚实	本经取穴	异经取穴
足厥阴肝经	虚	曲泉	阴谷
	实	行间	少府
足阳明胃经	虚	解溪	阳谷
	实	厉兑	商阳
足太阳膀胱经	虚	至阴	商阳
	实	束骨	足临泣
足少阳胆经	虚	侠溪	足通谷
	实	阳辅	阳谷

在运用五输穴进行子母补泻时，若遇到井穴补泻，可以采用“泻井当泻荥，补井当补合”的变通之法。“泻井泻荥”首见于《难经·七十三难》之“诸井者，肌肉浅薄，气少不足使也，刺之奈何？然：诸井者，木也；荥者，火也；火者木之子，当刺井者，以荥泻之。”因为井穴皮肉浅薄，又很敏感，不适合施行补泻手法。按五输穴的排列次序，井生荥，荥为井之子，泻荥相当于泻井。“补井补合”则见于元·滑伯仁《难经本义·七十三难》之“若当补井，则必补其合”。按五输穴的排列，合生井，合为井之母，补合相当于补井。

三、因时而用

《难经·七十四难》曰：“春刺井，夏刺荥，季夏刺输，秋刺经，冬刺合。”是结合四季应用五输穴的方法。春夏之季阳气在上，人体之气也行于浅表，故应浅刺井荥；秋冬之季阳气在下，人体之气也深伏于里，故宜深刺经合。

另外，“子午流注”针法也是以五输穴为取穴依据的时间针刺法。

第二节　原穴和络穴的临床应用

原穴与三焦密切相关。三焦为原气之别使，导源于脐下“肾间动气”，关系着整个机体的气化功能，特别对促进五脏六腑的生理活动有着很大的意义。络穴在表里经脉之间起着联络、纽带作用。络穴共有16个，除十二经脉各有1个络穴外，还另有任脉的鸠尾、督脉的长强、脾之大络大包及胃之大络虚里（乳根）。文献习称的“十五络”乃是没有将胃之大络“虚里”纳入之故。

一、原穴应用

《灵枢·九针十二原》曰：“五脏有疾，当取之十二原。十二原者，五脏之所以禀三百六十五节气味也。五脏有疾也，应出十二原，而原各有所出，明知其原，睹其应，而知五脏之害矣……十二原者，主治五脏六腑之有疾者也。”说明原穴可以直接反映脏腑的病变，对本脏腑、本经脉及其连属的组织器官病症，既有诊断价值，又有治疗作用。刺灸原穴，可以和内调外，宣上导下，通达一身之原气，调节脏腑的各种机能，促使阴阳平衡。总而言之，原穴对本脏腑、本经脉的急、慢、虚、实证均有较好的调治作用。

二、络穴应用

金元·窦汉卿《针经指南》中曰："络脉正在两经之间，若刺络穴，表里皆治。"说明络穴的主治特点在于治疗表里两经的病变。例如手太阴肺经络穴列缺，既治本经的咳嗽、气喘，又治手阳明经的头项强痛、牙痛、面瘫。足太阴脾经络穴公孙，既治本经的腹胀、泄泻，也治足阳明胃经的胃脘疼痛。

十六大络均有各自不同的主治病候，当十六络脉气血异常，出现相关的病候时，都可以取相应络穴加以治疗。例如手少阴心经之络，实则胸膈支满，虚则不能言语，可取其络穴通里，虚补实泻；足太阴之络，实则肠中切痛，虚则鼓胀，可取其络穴公孙，虚补实泻。《灵枢·经脉》篇曰："足阳明之别，名曰丰隆，去踝八寸，别走太阴；其别者，循胫骨外廉，上络头项，合诸经之气，下络喉嗌。其病气逆则喉痹瘁瘖，实则狂癫，虚则足不收，胫枯。取之所别也。"在针灸临床上，丰隆穴不仅能主治喉痹、癫狂、登高而歌、弃衣而走、脘腹胀痛、下肢瘫软、肌肉萎缩等足阳明经及本络脉病候，还能治疗面肿身重、肢体肿胀、腹胀腹泻、舌本强痛等足太阴经病候。又因脾能统血，还能治疗月经不调、崩漏等症。同时，肺胃脉气相通，丰隆也常常用于治疗咳喘多痰、梅核气等病症。

任脉之络散布于胸腹部，故胸腹部病症可取任脉之络穴鸠尾调治；督脉之络从脊柱两旁经腰背上行散布于头，故腰背部和头部疾患可取督脉之络穴长强调治。脾之大络和胃之大络散布于胸胁，网罗周身气血，故全身疼痛不适可取脾之大络大包穴及胃之大络虚里（乳根）穴调治。

三、原络配穴

针灸临床上，病变经脉的原穴常与相表里经脉的络穴相配，称为"原络配穴法"或"主客配穴法"，为表里经配穴法的代表。主治表里两经的病变，临床应用最为广泛。例如外感之人又患腹泻或便秘，应以肺经原穴太渊配大肠经的络穴偏历或大肠经原穴合谷配肺经的络穴列缺宣肺止咳、调理肠道。肝郁化火而致胆之相火亢盛出现烦躁、口苦、胸胁苦满等证候，选肝经原穴太冲配胆经的络穴光明或胆经原穴丘墟配肝经的络穴蠡沟疏泄肝胆之郁火。

关于表里经原络配穴法组合中原穴与络穴的选择，一般应遵循以下两点原则：

（一）按表里经脉病变之先后次序定原络

在表里两经同时出现病变的情况下，以先病经脉的原穴配后病经脉的络穴。例如手太阴肺经先病，出现咳嗽、喘息、气急、胸闷等肺部症状，后又出现腹痛、腹泻或便秘等手阳明大肠经病候，就以手太阴之原穴太渊配手阳明之络穴偏历；反之，如果是大肠经先病，肺经后病，则应以手阳明之原穴合谷配手太阴之络穴列缺。

（二）以表里经脉病变的主次轻重定原络

即以主要病经的原穴（主）配次要病经的络穴（客）。例如病变以肺经为主，症见咳嗽、喘息、气急、胸闷、咽痛，伴轻微发热、头痛等，就以肺经之原穴太渊为主，配大肠经之络穴偏历为客；反之，如果病变以大肠经为主，症见发热、头项强痛、鼻塞、大便失调，伴轻度咳嗽，则应以手阳明之原穴合谷为主，配手太阴之络穴列缺为客。

现将十二经原穴、络穴列表如下（表5－3）。

表5－3 十二经原穴与络穴

经脉	原穴	络穴
手太阴肺经	太渊	列缺
手厥阴心包经	大陵	内关
手少阴心经	神门	通里
足太阴脾经	太白	公孙
足厥阴肝经	太冲	蠡沟
足少阴肾经	太溪	大钟
手阳明大肠经	合谷	偏历
手少阳三焦经	阳池	外关
手太阳小肠经	腕骨	支正
足阳明胃经	冲阳	丰隆
足少阳胆经	丘墟	光明
足太阳膀胱经	京骨	飞扬

第三节　俞穴和募穴的临床应用

俞穴和募穴均为脏腑、经脉之气输注、聚集的部位。二者脉气相通，故元·滑伯仁《难经本义·六十七难》曰："阴阳经络，气相交贯，脏腑腹背，气相通应。"但背俞和腹募的主治作用又各有特点。

一、俞穴应用

俞穴全部位于腰背部足太阳经夹脊第一侧线上，故通常又称之为"背俞穴"。《灵枢·背腧》篇曰："则欲得而验之，按其处，应在中而痛解，乃其腧也。"说明背俞穴往往是内脏疾患的病理反应点。其表现可有压痛、敏感、迟钝、麻木、皮下组织变异等等，并具有较高的诊断价值和很好的调治内脏疾病的作用。

背俞穴的治疗特点主要是扶正补虚、调节脏腑机能，偏于治疗相应脏腑的慢性虚弱性病症。同时，"五脏俞"还可用于治疗所开窍的五官病、所主持的五体病。如肝俞治肝，肾俞治肾，心俞、肺俞调理心肺，脾俞、胃俞调理脾胃。肝主筋，开窍于目，肝俞即可治疗筋病和目疾；肾主骨，开窍于耳和前后二阴，肾俞即能治疗骨病和耳疾、前后二阴病变。肺俞治疗咳嗽、气喘，属于脏腑病；肺开窍于鼻、系于咽喉、外合皮毛，故肺俞又分别治疗鼻病、咽喉病和皮肤病。脾俞主治腹胀、腹泻，属于脏腑病；脾开窍于口、其华在唇、主四肢肌肉，故脾俞又分别治疗口唇和四肢病变。湿痹久治不愈，致四肢关节、肌肉肿胀疼痛，也可以根据"脾主湿"之理，取脾俞进行治疗。

二、募穴应用

募穴位于胸腹部，与相应脏腑的位置接近。如果某一脏腑发生病变，常常会以多种不同形式的阳性反应从所属募穴上表现出来。例如肺结核患者可在中府穴出现压痛，膀胱结石患者可在中极穴触及到结节或条索状反应物等。

募穴的治疗特点是驱邪泻实，有通调脏腑、行气止痛之功。偏于治疗相应脏腑的急性实证。如中脘通调腑气，治脘腹疼痛；期门疏肝理气，止胁肋疼痛；关元、天枢调理肠道，止腹泻腹痛；中极清利膀胱，治癃闭、小腹胀痛。

三、俞募配穴

针灸临床上，同一脏腑的背俞穴和募穴常常配合使用，称“俞募配穴法”。寓“阴病行阳、阳病行阴”之义，为前后配穴法的代表。如咳喘前取中府，后取肺俞；胃病前取中脘，后取胃俞等。

俞募配穴法充分体现了经络的调节阴阳作用。二者一前一后，一阴一阳，相互协调，相辅相成，对治疗阴证、阳证俱见的脏腑病症疗效颇著。《素问·奇病论》所载“胆虚，气上溢，而口为之苦，治之以胆募、俞”，《灵枢·五邪》的“邪在肺，则病皮肤痛，寒热，上气，喘，汗出，咳动肩背。取之膺中外腧、背三节五脏之傍”（按：膺中外腧即肺之募穴中府，背三节五脏之傍即肺俞穴），就是俞募配穴法的早期应用实例。

《素问·阴阳应象大论》曰：“善用针者，从阴引阳，从阳引阴”。从阴引阳即阳病行阴，其治在腹募穴；从阳引阴即阴病行阳，其治在背俞穴。可见，腹募穴偏治腑病、阳证、热证、实证；背俞穴偏治脏病、阴证、寒证、虚证。这只是一般规律，因胸膈以上的背俞穴也可主治外感热证、喘急烦热、胸背引痛等阳性病症；腰脐以下的腹募穴也可主治虚劳羸瘦、遗精阳痿、崩漏、中风脱证等阴性病症。

现将脏腑的俞、募穴列表如下（表5-4）。

表5-4　　脏腑俞、募穴

脏　腑	俞穴	募穴
肺	肺俞	中府
心包	厥阴俞	膻中
心	心俞	巨阙
脾	脾俞	章门
肝	肝俞	期门
肾	肾俞	京门
大肠	大肠俞	天枢
三焦	三焦俞	石门
小肠	小肠俞	关元
胃	胃俞	中脘
胆	胆俞	日月
膀胱	膀胱俞	中极

第四节　郄会穴的临床应用

郄穴在生理上为气血深聚之处，在病理上也是脏腑、经脉病症的反应点。八会穴首见于《难经·四十五难》中，其论与《黄帝内经》之气街、四海理论颇为近似。是指人体脏、腑、气、血、筋、脉、骨、髓等精气聚会的8个穴位。即脏会章门，腑会中脘，气会膻中，血会膈俞，筋会阳陵泉，脉会太渊，骨会大杼，髓会悬钟（绝骨）。

一、郄穴应用

郄穴具有诊断和治疗疾病的双重作用。在诊断方面，许多急性或慢性病会在郄穴出现不同反应，为诊断疾病提供依据。例如心痛、胸闷患者，往往在患侧手厥阴心包经郄门穴出现压痛；月经不调、痛经患者常常在足太阴脾经郄穴地机有压痛；急性胃痛会在足阳明胃经郄穴梁丘出现压痛；大肠经郄穴温溜压痛，可提示消化道穿孔；手太阴肺经郄穴孔最出现压痛，可见于肺结核咳血或哮喘急性发作。

郄穴主要用于治疗本经脉、本脏腑的急性、发作性、疼痛性病症，其中阴经郄穴还可用于治疗各种出血证。例如胃经郄穴梁丘主治急性胃痛；心经郄穴阴郄、心包经郄穴郄门用于治疗心绞痛、呕血；小肠经郄穴养老治疗急性肩背疼痛、落枕；脾经郄穴地机用于治疗痛经、崩漏、便血；肺经郄穴孔最用于治疗哮喘急性发作、咯血、痔疮下血等。

现将各经脉郄穴列表如下（表5-5）。

表5-5　各经脉郄穴

经　脉	郄穴
手太阴肺经	孔最
手厥阴心包经	郄门
手少阴心经	阴郄
足太阴脾经	地机
足厥阴肝经	中都
足少阴肾经	水泉
阴维脉	筑宾
阴跻脉	交信
手阳明大肠经	温溜
手少阳三焦经	会宗
手太阳小肠经	养老
足阳明胃经	梁丘
足少阳胆经	外丘
足太阳膀胱经	金门
阳维脉	阳交
阳跻脉	跗阳

二、八会穴应用

人之一身，本以脏、腑、气、血、筋、脉、骨、髓八大组织组成。它们相互依赖、相互为用。其中脏与腑互为表里，一阴一阳，共同主持机体的各种活动；而气为血之帅，气行则血行，气止则血凝；筋为脉之使，筋动则脉急，筋静则脉缓；骨为髓所养，髓充则骨实，髓虚则骨软。由此可见，八大组织的生理表现和病理变化都不是单一的、孤立的，而是有着极为密切的内在联系。凡脏、腑、气、血、筋、脉、骨、髓的病变，也都可取其相聚会的腧穴进行治疗，如腑病取中脘、脏病取章门、气病取膻中、血病取膈俞等。

三、郄会配穴

临床上，郄穴与八会穴也可相互配用，称“郄会配穴法”。如哮喘发作取手太阴肺经郄穴孔最配气之会穴膻中；咳血顿作取手太阴肺经郄穴孔最配血之会穴膈俞；急性胃痛取足阳明胃经郄穴梁丘配腑之会穴中脘；颈项强痛取手太阳小肠经郄穴养老配髓之会穴悬钟等。

第五节　下合穴的临床应用

下合穴是指六腑之气下合于下肢足三阳经的腧穴，即大肠下合于足阳明经之上巨虚，小肠下合于足阳明经之下巨虚，三焦下合于足太阳经之委阳，胃下合于本经的足三里，胆下合于本经的阳陵泉，膀胱下合于本经的委中。

《灵枢·邪气脏腑病形》曰：“合治内腑”，《素问·咳论》曰：“治腑者，治其合。”指出下合穴主要用来治疗六腑病变。

六腑病多实证，治疗则应以通为用，以降为顺。下合穴是手足六阳经之经气内通六腑之所，故临证用下合穴治疗急腹症，以通降腑气，多获良效。如足三里治疗胃脘痛，上巨虚治疗痢疾、阑尾炎，下巨虚治疗小腹痛、腹泻，阳陵泉治疗黄疸、胆绞痛，委中、委阳治疗膀胱和三焦气化失常引起的尿频、癃闭等。

第六节　八脉交会穴的临床应用

八脉交会穴是十二经脉与奇经八脉发生互通关系的 8 个腧穴。它们是列缺、后溪、公孙、足临泣、内关、外关、照海、申脉。八脉交会穴是人体四肢部的要穴，临床应用十分广泛。故《医学入门·针灸子午八法》有“八法者，奇经八穴为要，乃十二经之大会……周身三百六十穴，统于手足六十六穴，六十六穴又统于八穴”之说。

八穴的主治范围比较广泛，不仅主治本经脉循行所过的四肢躯干（包括内脏）、头面五官病变，也主治奇经八脉的有关病变，且为治疗所通奇经病症的首选腧穴。如后溪主治脊柱强痛、角弓反张的督脉病变；公孙主治胸腹气逆而拘急、气上冲心的冲脉病变。

八脉交会穴既可以单独使用，也可以配伍应用。为增强疗效，针灸临床常将八穴分为四组，配成四对简易处方。组合的方法是内关配公孙、列缺配照海、后溪配申脉、外关配足临泣。一个上肢穴配一个下肢穴，为上下配穴法的典型代表。阴经两对按五行相生关系配伍，偏治五脏在里之疾；阳经两对按同名经同气相应关系配伍，偏治头面肢体在表之病。

一、内关配公孙

内关为手厥阴心包经之络穴，联络心包、三焦二经，调理三焦，宣上导下；穴通阴维脉，阴维脉从足至腹，行于胁肋、胸膈和咽喉，既主一身之里，又是手足三阴经之纲维。公孙为足太阴脾经之络穴，联络脾、胃二经，调理脾胃，疏通肠道；穴通冲脉，冲脉亦行于腹、胸、咽喉部位，发病时，气从少腹上冲，状如奔豚，胸腹胀满，胃脘而痛。二穴合于心、胸、胃，并主治相应病变。如胃痛，恶心，呕吐，嗳气，返酸，呃逆，腹胀，腹痛，气上冲心等。

二、列缺配照海

列缺为手太阴肺经之络穴，属肺络大肠，系于咽喉。穴与任脉相通，任脉循行于胸腹正中，上达咽喉。照海属足少阴肾经，通于阴跻，肾经和阴跻脉均与胸膈、肺系和咽喉相通。二穴合于胸膈、肺系、咽喉，并主治相应病症，如胸中满闷，咳嗽气喘，咽喉疼痛，声音嘶哑或失音，梅核气等。

三、后溪配申脉

后溪属手太阳小肠经，与督脉相通。申脉属足太阳膀胱经，通于阳跻，二穴在体表均与眼、耳、头项、肩胛、腰背等相连系，故共同主治耳、目内眦、头项、肩胛及腰背的病症。由于二穴所在的经脉均与督脉相连，通达于脑，故也可主治心、脑、肝、肾的病症，如头晕，头痛，失眠，癫狂，癔病，神昏，抽搐，面瘫，面肌痉挛等等。

四、外关配足临泣

外关为手少阳三焦经之络穴，与阳维脉相通，阳维脉主一身之表。足临泣属足少阳胆经，通于带脉。两穴之经脉均连系于耳、偏头、胸胁，故共同主治目外眦、偏头、胸胁的病症以及外感风邪引起的疾患。

现将八脉交会穴的配伍及主治病症列表如下（表5-6）。

表5-6 八脉交会穴配伍及主治

穴名	所属经脉	所通经脉	主治范围
列缺	手太阴肺经	任脉	肺系、咽喉、胸膈病症
照海	足少阴肾经	阴跻脉	
后溪	手太阳小肠经	督脉	耳、目内眦、头项、肩胛、腰背病症
申脉	足太阳膀胱经	阳跻脉	

（续表）

穴　名	所属经脉	所通经脉	主治范围
公孙	足太阴脾经	冲脉	心、胸、胃病症
内关	手厥阴心包经	阴维脉	
足临泣	足少阳胆经	带脉	耳、目外眦、侧头、颈肩、胸胁病症
外关	手少阳三焦经	阳维脉	

第七节　交会穴的临床应用

交会穴指2条或2条以上经脉相交会之腧穴。人体全身的交会穴约有90个左右。其中，有的是在体表交会，有的则在体内贯通。主要用于治疗交会经脉所属脏腑、组织的病变。例如大椎为诸阳经之交会穴，能通一身之阳；头维是足阳明、足少阳两经的交会穴，可同时治疗阳明、少阳两型头痛（即偏正头痛）；三阴交为足三阴经交会穴，调理脾、肝、肾有独到之处；关元、中极为任脉与足三阴经交会穴，故能广泛用于治疗属于任脉、足三阴经的病变。

现将人体交会穴归纳、整理如下（表5－7）。

表5－7　　交会穴（○为经脉归属，√为交会经脉）

经名 交会 穴名	手太阴经	手少阴经	手厥阴经	手阳明经	手太阳经	手少阳经	足阳明经	足太阳经	足少阳经	足太阴经	足少阴经	足厥阴经	任脉	督脉	冲脉	带脉	阴维脉	阳维脉	阴跻脉	阳跻脉	出处及说明
中府	○									√											王冰注《素问》
天池			○						√			√									《针灸聚英》
肩髃				○		√														√	《奇经八脉考》
巨骨				○																√	《针灸甲乙经》
迎香				○			√														同上
臑俞					○													√		√	同上
秉风				√	○	√			√												同上
颧髎					○	√															同上
听宫					○	√			√												同上
天髎						○												√			王冰注《素问》
翳风						○			√												《针灸甲乙经》
角孙						○			√												《铜人腧穴针灸图经》
和髎						○			√												《外台秘要》
承泣							○							√						√	《针灸甲乙经》。还应与手少阴经、足厥阴经交会
巨髎				√			○													√	《针灸大成》
地仓				√			○							√						√	《针灸聚英》
下关							○		√												《针灸甲乙经》
头维							○		√									√			同上

穴名＼交会＼经名	手太阴经	手少阴经	手厥阴经	手阳明经	手太阳经	手少阳经	足阳明经	足太阳经	足少阳经	足太阴经	足少阴经	足厥阴经	任脉	督脉	冲脉	带脉	阴维脉	阳维脉	阴跻脉	阳跻脉	出处及说明
气冲							○								√						《难经》
睛明					√		√	○											√	√	王冰注《素问》
大杼					√			○	√					√							《奇经八脉考》
风门								○						√							《针灸甲乙经》
附分					√			○													《外台秘要》
跗阳								○												√	《针灸甲乙经》
申脉								○												√	同上
仆参								○												√	同上
金门								○										√			同上
瞳子髎						√			○												同上
上关						√	√		○												同上
颔厌						√	√		○												同上
悬厘						√	√		○												同上
曲鬓								√	○												《针灸甲乙经》
天冲								√	○												王冰注《素问》
率谷								√	○												《针灸甲乙经》
浮白								√	○												同上
头窍阴								√	○												同上
完骨								√	○												同上
本神									○									√			同上
阳白						√	√		○									√			《针灸聚英》
头临泣								√	○									√			《针灸甲乙经》
目窗									○									√			同上
正营									○									√			同上
承灵									○									√			同上
脑空									○									√			同上
风池						√			○									√			《针灸聚英》。还应与足太阳经交会
肩井						√	√		○									√			《针灸聚英》
日月									○	√								√			《铜人腧穴针灸图经》。还应与足厥阴经交会
带脉									○						√						王冰注《素问》
五枢									○						√						同上
维道									○						√						《针灸甲乙经》
居髎									○											√	同上
环跳								√	○												王冰注《素问》
阳交									○									√			《针灸甲乙经》
三阴交										○	√	√									同上
冲门										○		√									同上

交会经名＼穴名	手太阴经	手少阴经	手厥阴经	手阳明经	手太阳经	手少阳经	足阳明经	足太阳经	足少阳经	足太阴经	足少阴经	足厥阴经	任脉	督脉	冲脉	带脉	阴维脉	阳维脉	阴跻脉	阳跻脉	出处及说明
府舍										○		√					√				同上
大横										○							√				同上
腹哀										○							√				同上
照海											○								√		同上
交信											○								√		同上
筑宾											○						√				同上
横骨											○				√						同上
大赫											○				√						同上
气穴											○				√						同上
四满											○				√						同上
中注											○				√						同上
肓俞											○				√						同上
商曲											○				√						同上
石关											○				√						同上
阴都											○				√						同上
通谷											○				√						同上
幽门											○				√						同上
章门										√		○									同上
期门										√		○					√				同上
承浆				√			√						○	√							《针灸聚英》。还应与足厥阴经交会
廉泉													○				√				《针灸甲乙经》
天突													○				√				同上
膻中					√	√				√	√		○								《针灸大成》。还应与手三阴经交会
上脘					√		√						○								《针灸甲乙经》
中脘					√	√	√						○								《针灸聚英》
下脘										√			○								《针灸甲乙经》
阴交											√		○		√						《外台秘要》
关元										√	√	√	○								《针灸甲乙经》
中极										√	√	√	○								同上
曲骨												√	○								同上
会阴													○	√	√						同上
神庭							√	√						○							同上
水沟				√			√							○							同上
龈交				√			√						√	○							《针灸聚英》。还应与足厥阴经交会
百会								√	√			√		○							《类经图翼》。还应与阳维脉、阳跻脉交会

穴名＼交会经名	手太阴经	手少阴经	手厥阴经	手阳明经	手太阳经	手少阳经	足阳明经	足太阳经	足少阳经	足太阴经	足少阴经	足厥阴经	任脉	督脉	冲脉	带脉	阴维脉	阳维脉	阴跷脉	阳跷脉	出处及说明
脑户								√						○							《针灸甲乙经》
风府								√						○				√			《针灸聚英》
哑门														○				√			《针灸甲乙经》。还应与足太阳经交会
大椎				√	√	√	√	√	√					○							《针灸甲乙经》
陶道								√						○							同上
长强											√			○							同上

注：根据经络在人体的分布与联系，交会穴还应有足阳明经缺盆（手、足三阳经交会）、足太阳经至阴（与足少阴经交会）、足少阳经京门（与足厥阴经交会）

中篇　各论

第一章　内科病症

第一节　痹证（附：股外侧皮神经炎）

痹证是由风、寒、湿、热等病邪引起，以肢体关节肌肉酸痛、麻木、重着、屈伸不利或关节灼热、肿大等为主症的一类病症。古代痹证的概念比较广泛，包括肢体痹和内脏痹，本节主要讨论肢体的痹证。常见于西医学的风湿性关节炎、风湿热、类风湿性关节炎、骨性关节炎等病。

本病与外感风、寒、湿、热等病邪及人体正气不足有关。风、寒、湿、热之邪侵入机体，痹阻关节肌肉经络，导致气血痹阻不通，产生本病。正如《素问·痹论》所说："风寒湿三气杂至，合而为痹也"。根据感受邪气的相对轻重和临床表现特点，常分为行痹（风痹）、痛痹（寒痹）、着痹（湿痹）；若感受热邪，留注关节，或素体阳盛、阴虚火旺，复感风寒湿邪，邪从热化，可见关节红肿热痛兼发热，为热痹。

【临床表现】

本病以关节肌肉疼痛、屈伸不利等为主症。

风湿性关节炎急性期常有发热及游走性、不对称性关节红、肿、疼痛，特别是膝、肘、腕及踝关节，一般1～4周内症状消失，不留后遗症，但常反复发作。实验室检查可有血沉加快、抗链球菌溶血素"O"阳性。

类风湿性关节炎常累及手足小关节，以关节肿痛、活动受限、"晨僵"为特点。大多数呈对称性、游走性多关节炎，伴关节腔内渗液，近端指关节常呈梭形肿胀，最终导致关节僵硬、畸形，症状缓解与反复呈多次交替发作，本病可破坏骨质。实验室检查类风湿因子（RF）阳性占80%。

骨性关节炎以关节软骨退行性变及关节韧带附着处骨质增生为特点。X线检查可见关节边缘尖锐，有唇样骨刺或骨桥形成，关节间隙不匀称、狭窄等。

1. **行痹（风痹）**　疼痛游走，痛无定处，时见恶风发热，舌淡、苔薄白，脉浮。

2. **痛痹（寒痹）**　疼痛较剧，痛有定处，遇寒痛增，得热痛减，局部皮色不红，触之不热，苔薄白，脉弦紧。

3. **着痹（湿痹）**　肢体关节酸痛，重着不移，或有肿胀，肌肤麻木不仁，阴雨天加重或发作，苔白腻，脉濡缓。

4. 热痹 关节疼痛，局部灼热红肿，痛不可触，关节活动不利，可累及多个关节。伴有发热、恶风、口渴烦闷。苔黄燥，脉滑数。

【治疗方法】

1. 基本治疗

治则：通经活络止痛，行痹兼活血祛风，痛痹兼温经散寒，着痹兼除湿化浊，热痹兼清热消肿；行痹、痛痹、着痹针灸并用，泻法；热痹只针不灸，泻法。

处方：局部取穴并根据部位循经选穴。

肩部：肩髃　肩髎　臑俞

肘部：曲池　天井　尺泽　少海　小海

腕部：阳池　外关　阳溪　腕骨

脊背：大椎　身柱　腰阳关　夹脊

髀部：环跳　居髎　秩边

股部：伏兔　殷门　承扶　风市　阳陵泉

膝部：膝眼　梁丘　阳陵泉　膝阳关

踝部：申脉　照海　昆仑　丘墟

方义：病痛局部取穴及循经选穴可疏通经络气血，使营卫调和而风、寒、湿、热等邪无所依附，"通则不痛"，痹痛遂解。

加减：行痹加膈俞、血海活血调血，遵"治风先治血，血行风自灭"之义；痛痹加肾俞、关元温补阳气、祛寒外出；着痹加阴陵泉、足三里健脾除湿；热痹加大椎、曲池清泻热毒；各部位均可加阿是穴。

操作：各部腧穴常规针刺。大椎、曲池可点刺出血；肾俞、关元用灸法或温针灸法。

2. 其他疗法

（1）皮肤针：用皮肤针重叩脊背两侧和关节病痛部位，使出血少许并加拔火罐。

（2）电针：针刺得气后，接通电针仪，用连续波刺激 10～20 分钟。

（3）穴位注射：选用当归、防风、威灵仙等注射液，在病痛部位选穴，每穴注入 0.5～1ml。注意勿注入关节腔内。每隔 1～3 日注射 1 次。

【验案举例】

姚某，男，39 岁。患者自述两膝关节疼痛肿胀不断加重已近月余，坐卧均痛，屈伸不利，步履艰难，夜不能寐，甚则不敢站立。近 2 日来，两手腕关节及腰部均有痛感。诊断为"痛痹"。取梁丘、膝眼、阳陵泉、足三里、阳池、合谷、肾俞、气海俞等穴，平补平泻，针后加灸。治疗 2 次后关节疼痛显著减轻，行动自如。共治疗 20 余次诸症消失（中国中医研究院．针灸学简编．第 2 版．人民卫生出版社．1980:374）。

【文献摘录】

1.《针灸资生经》：飞扬治历节风、足趾不得屈伸。

2.《针灸大成》：四肢风痛，曲池、风市、外关、阳陵泉、三阴交、手三里。

3.《神灸经纶》：臂腕五指疼痛，腕骨、支正……风膝肿痛，足三里、阳陵泉、阴陵泉、太冲、昆仑……五痹，曲池、外关、合谷、中渚、膏肓、肩井、肩髃……上中下三部痹痛，足三里。

【按语】

1. 针灸治疗痹证有较好的效果，尤其对风湿性关节炎。由于类风湿性关节炎病情缠绵反复，属于顽痹范畴，非一时能获效。

2. 本病应注意排除骨结核、肿瘤，以免延误病情。

3. 患者平时应注意关节的保暖，避免风寒湿邪的侵袭。

附：股外侧皮神经炎

股外侧皮神经炎是皮神经炎中最常见的一种，又称“感觉异常性股痛”，是由于股外侧皮神经受损而产生的大腿前外侧皮肤感觉异常及疼痛的综合征。股外侧皮神经为感觉神经，通过腹股沟韧带的下方穿出，浅行于大腿前外侧。本病是由无菌性炎症、神经受压或外伤等，引起该神经末梢代谢障碍，血供受限而发病。常由外伤、腰椎退行性病变、腰大肌压迫、糖尿病、肥胖、妊娠、腹部手术等情况引起。

本病可归属中医学的肌肉痹证范畴，《针灸甲乙经》中有“髀痹引膝股外廉痛，不仁”的记载，颇似对股外侧皮神经炎临床表现的描述。中医学认为，本病的病机为外感风寒湿邪，致营卫不和；或外伤、受压等因素导致经络阻滞，不通则痛；肌肤失养则麻木不仁。

【临床表现】

在大腿前外侧面出现疼痛、麻木、烧灼感、针刺感。常为单侧性，局部痛觉和触觉减退，无肌肉萎缩，无膝反射改变。

【治疗方法】

1. 基本治疗

治则：疏经通络、行气活血，针刺为主（寒湿引起者加灸），泻法或平补平泻。

处方：以股外侧局部和足少阳胆经腧穴为主。

风市　环跳　伏兔　血海　阿是穴

方义：风市、环跳为足少阳经穴，且风市位于病变局部，可疏通少阳经气；伏兔、血海通行气血；阿是穴可疏通局部经络，活血化瘀。

加减：腰椎病变或腰大肌压迫引起者加腰夹脊、大肠俞。

操作：局部阿是穴采用围刺法，或用隔姜灸，加拔火罐；余穴常规操作。

2. 其他疗法

（1）皮肤针：在病变局部用皮肤针叩刺，以局部渗血为度。

（2）三棱针：在病变局部用三棱针点刺或散刺出血，再加拔火罐。适用于病程长、以麻木为主者。

（3）电针：在病变局部围刺后，接通电针仪，以疏密波中等刺激20分钟。

【验案举例】

周某，女，32岁。因分娩后受凉，自感右大腿外侧麻木及针刺样疼痛，长久站立或行走后疼痛加重，得热则舒，遇寒加重。曾服中西药治疗，效果不显。查：右侧股外侧部有

8cm×12cm 的麻木区，痛觉及温觉明显减退。诊为“股外侧皮神经炎”。取血海、环跳、风市、阿是穴。局部围刺后加刺络拔罐，出血量3ml左右，隔日1次。治疗4次后，麻木感明显减轻，麻木范围缩小至6.5cm×10cm，10次后基本痊愈（天津中医学院第一附属医院．石学敏针灸临证集验．第1版．天津科学技术出版社．1990:273）。

【文献摘录】

1.《针灸甲乙经》：髀痹引膝股外廉痛、不仁、筋急，阳陵泉主之……寒气在分肉间，痛上下，痹不仁，中渎主之。

2.《备急千金要方》：阳辅、阳交、阳陵泉，主髀枢膝骨痹不仁。

3.《针灸资生经》：浮郄治髀枢不仁……跗阳治髀枢股痛……膝以上宜灸环跳、风市。

【按语】

1. 针灸治疗本病有较好的效果。对于有明显的致病因素者，应积极治疗原发病。

2. 患者应注意病变局部的保暖，避免受凉。

第二节　腰　　痛

腰痛又称“腰脊痛”，以自觉腰部疼痛为主症。腰痛的病因非常复杂，临床上常见于西医学的腰部软组织损伤、肌肉风湿、腰椎病变、椎间盘病变及部分内脏病变等。

中医学认为，腰痛主要与感受外邪、跌仆损伤和劳欲太过等因素有关。感受风寒，或坐卧湿地，或长期从事较重的体力劳动，或腰部闪挫撞击伤未完全恢复，均可导致腰部经络气血阻滞，不通则痛。素体禀赋不足，或年老精血亏衰，或房劳过度，损伤肾气，“腰为肾之府”，腰部脉络失于温煦、濡养，可致腰痛。从经脉循行上看，主要归足太阳膀胱经、督脉、带脉和肾经（贯脊属肾）。故腰脊部经脉、经筋、络脉的不通和失荣是腰痛的主要病机。

【临床表现】

以腰部疼痛为主要表现。疼痛在腰脊正中部，为督脉病症；疼痛部位在腰脊两侧，为足太阳经病症。

腰椎X光片及CT、妇科相关检查有助于本病的诊断。

1. **寒湿腰痛**　腰部有受寒史，天气变化或阴雨风冷时加重，腰部冷痛重着、酸麻，或拘挛不可俯仰，或疼痛连及下肢。

2. **瘀血腰痛**　腰部有劳损或陈伤史，晨起、劳累、久坐时加重，腰部两侧肌肉触之有僵硬感，痛处固定不移。

3. **肾虚腰痛**　起病缓慢，腰部隐隐作痛（以酸痛为主），乏力易倦，脉细。

【治疗方法】

1. **基本治疗**

治则：寒湿腰痛温经散寒，瘀血腰痛活血化瘀，均针灸并用，泻法；肾虚腰痛益肾壮腰，针灸并用，补法。

处方：以督脉和足太阳膀胱经腧穴为主。

委中　脊中　腰阳关　肾俞　大肠俞　阿是穴

方义：委中是腰背足太阳经两分支在腘窝的汇合点，“腰背委中求”，可疏调腰背部经脉之气血；腰为肾之府，肾俞可壮腰益肾；大肠俞、脊中、腰阳关、阿是穴可疏通局部经脉、络脉及经筋之气血，通经止痛。

加减：寒湿腰痛加灸腰俞温阳散寒；瘀血腰痛加膈俞活血化瘀；肾虚腰痛加灸命门益肾壮腰。

操作：诸穴均常规操作；寒湿腰痛和瘀血腰痛可于局部拔罐或刺络拔罐；肾虚腰痛者，命门穴以隔附子灸法为佳。

2. 其他疗法

（1）皮肤针：在腰痛局部用皮肤针叩刺出血，并加拔火罐。适用于寒湿腰痛和瘀血腰痛。

（2）耳针：取患侧腰骶椎、肾、神门。毫针刺并嘱患者活动腰部；或用揿针埋藏；或用王不留行籽贴压。

（3）电针：在针刺的基础上，接电针治疗仪，连续波刺激 20～30 分钟。

（4）穴位注射：取地塞米松 5ml 和普鲁卡因 2ml 混合液于痛点注射，每穴 0.5～1ml。每日 1 次。

【验案举例】

王某，男，45 岁，搬运工，2003 年 5 月 8 日初诊。腰痛 1 年，加重 2 个月。近 1 年来患者自觉腰脊两侧经常出现酸痛，遇劳加重，休息后缓解。2 个月前因搬家劳累，腰部疼痛加重。腰椎 CT 检查：未见椎间盘异常，腰椎轻度增生。查体：腰脊柱无压痛，两侧腰大肌僵硬感，有固定压痛。诊断为腰痛（腰肌劳损），治以活血通络、舒筋止痛。用阿是腰痛方（阿是穴、大肠俞、委中），局部刺络拔罐。治疗 1 次后疼痛大减，10 次而愈（杜元灏．针灸处方学．第 1 版．江苏科学技术出版社．2004:108）。

【文献摘录】

1. 《素问·刺腰痛》：足太阳脉令人腰痛，引项脊尻背如重状，刺其郄中。太阳正经出血……少阳令人腰痛，如以针刺其皮中，循循然不可以俯仰，不可以顾，刺少阳成骨之端出血，成骨在膝外廉之骨独起者……足少阴令人腰痛，痛引脊内廉，刺少阴于内踝上二痏。

2. 《摘英集》：寒湿腰痛，灸腰俞；闪着腰痛及本脏气虚，针气海。

3. 《丹溪心法》：腰痛，血滞于下，委中刺出血，仍灸肾俞、昆仑。

4. 《席弘赋》：气滞腰痛不能立，横骨、大都宜救急。

5. 《针灸大全》：肾虚腰痛，举动艰难，取足临泣、肾俞、脊中、委中。

【按语】

1. 针灸治疗腰痛因病因不同，疗效常有差异。风湿性腰痛和腰肌劳损疗效最好；腰椎病变和椎间盘突出引起的腰痛，针灸可明显缓解症状；腰部小关节周围的韧带撕裂疗效较差；内脏疾患引起的腰痛要以治疗原发病为主；因脊柱结核、肿瘤等引起的腰痛，则不属针灸治疗范围。

2. 平时常用两手掌根部揉按腰部，早、晚各 1 次，可减轻和防止腰痛。

3. 对于椎间盘突出引起的腰痛可配合推拿、牵引等疗法。

第三节 坐骨神经痛

坐骨神经痛是指沿坐骨神经通路（腰部、臀部、大腿后侧、小腿后外侧及足外侧）以放射性疼痛为主要特点的综合征。

中医学对本病早有认识，古代文献中称为“坐臀风”、“腿股风”、“腰腿痛”等。在《灵枢·经脉》记载足太阳膀胱经的病候中有“脊痛，腰似折，髀不可以曲，腘如结，腨如裂……”，形象地描述了本病的临床表现。腰部闪挫、劳损、外伤等原因可损伤筋脉，导致气血瘀滞，不通则痛；久居湿地，或涉水、冒雨，衣着单薄、汗出当风，风寒湿邪入侵，痹阻腰腿部；或湿热邪气浸淫，或湿浊郁久化热，或机体内蕴湿热，流注足太阳、少阳经脉，均可导致腰腿痛。本病主要属足太阳、足少阳经脉及经筋病症。

【临床表现】

以腰部或臀部、大腿后侧、小腿后外侧及足外侧出现放射性、电击样、烧灼样疼痛为主症。患肢不敢伸直，常呈保护性体位，身体向健侧倾斜，直腿抬高试验阳性。通常分为根性坐骨神经痛和干性坐骨神经痛两种，临床上以根性坐骨神经痛多见。

根性坐骨神经痛的病位在椎管内脊神经根处，常继发于腰椎管狭窄、腰椎间盘突出症、脊柱炎、脊柱裂（结核）等。主要表现为自腰部向一侧臀部、大腿后侧、小腿后外侧直至足背外侧放射，腰骶部、脊柱部有固定而明显的压痛、叩痛，小腿外侧、足背感觉减退，膝腱、跟腱反射减退或消失，咳嗽或打喷嚏等导致腹压增加时疼痛加重。

干性坐骨神经痛的病变部位在椎管外沿坐骨神经分布区，常见于髋关节炎、骶髂关节炎、臀部损伤、盆腔炎及肿物、梨状肌综合征等疾患。腰痛不明显，臀部以下沿坐骨神经分布区疼痛，在坐骨孔上缘、坐骨结节与大转子之间、腘窝中央、腓骨小头下、外踝后等处有压痛，小腿外侧足背感觉减退，跟腱反射减退或消失，腹压增加时无影响。

腰椎 X 光片、肌电图、CT 等检查有助于本病的诊断。

【治疗方法】

1. 基本治疗

治则：通经活络、疏筋止痛，针灸并用，泻法。

处方：以足太阳、足少阳经腧穴为主。

（1）足太阳经型：环跳　阳陵泉　秩边　承扶　殷门　委中　承山　昆仑

（2）足少阳经型：环跳　阳陵泉　风市　膝阳关　阳辅　悬钟　足临泣

方义：由于坐骨神经痛有沿足太阳经、足少阳经放射疼痛两种情况，故循经取足太阳经穴和足少阳经穴以疏导两经闭阻不通之气血，达到“通则不痛”的治疗目的。环跳为两经交会穴，一穴通两经；阳陵泉乃筋之会穴，可疏筋通络止痛，故可通用。

加减：有腰骶部疼痛者，加肾俞、大肠俞、腰阳关、腰夹脊、阿是穴疏调腰部经络之气；与天气变化有关者，加灸大椎、阿是穴温经止痛；气滞血瘀者，加膈俞、合谷、太冲化瘀止痛。

操作：诸穴均常规针刺，用提插捻转泻法，以出现沿腰腿部足太阳经、足少阳经向下放射感为佳。

2. 其他疗法

（1）刺络拔罐：用皮肤针叩刺腰骶部；或用三棱针在压痛点刺络出血，并加拔火罐。

（2）电针：根性取腰$_{4\sim5}$夹脊、阳陵泉或委中；干性取秩边或环跳、阳陵泉或委中。针刺得气后接通电针仪，用密波或疏密波，刺激量逐渐由中度到强度。

（3）穴位注射：用10%葡萄糖注射液10～20ml，加维生素$B_1$100mg或维生素B_{12}100μg混合，注射腰$_{2\sim4}$夹脊及秩边等穴，在出现强烈向下放射的针感时稍向上提，将药液迅速推入，每穴5～10ml。疼痛剧烈时亦可用1%普鲁卡因注射液5～10ml，注射于阿是穴或环跳穴。

【验案举例】

何某，女，56岁。右下肢持续掣痛2天，加重1天。因夜晚睡觉时下肢感受寒凉而致。白天不能活动，夜间无法入眠，疼痛难忍，不可言状。由家人抬来诊治。当时患者呻吟不止，哭号不已。查：右下肢疼痛自臀部沿股后向小腿放散；腰部无明显压痛；右下肢屈曲，呈保护性体位；髀枢和腓肠肌部位以及委中、昆仑穴多处压痛；直腿抬高试验强阳性，约30°时即呼痛不止。诊断为“干性坐骨神经痛”（足太阳经型）。急取患肢环跳、殷门、委中、阳陵泉、承山、昆仑6穴，以电针连续波、快频率强刺激30分钟，当即疼痛大减，停止哭号、呻吟。次日自己拄拐杖前来复诊，3次即告痊愈。半年后随访未见复发（王启才．针医心悟．第1版．中医古籍出版社．2001:489）。

【按语】

1. 针灸治疗坐骨神经痛效果显著。如因肿瘤、结核等引起者，应治疗其原发病；腰椎间盘突出引起的可配合牵引或推拿治疗。

2. 急性期应卧床休息，椎间盘突出者须卧硬板床，腰部宜束阔腰带。

3. 劳动时须采取正确姿势。平时注意防寒保暖。

第四节 痿证（附：末梢神经炎）

痿证是以肢体筋脉弛缓、软弱无力，日久因不能随意运动而致肌肉萎缩的一种病症。临床上以下肢痿弱较为多见，故称“痿躄”。“痿”指肢体痿弱不用，“躄”指下肢软弱无力，不能步履之意。本病主要见于西医学的运动神经元病、周围神经损伤、急性感染性多发性神经根炎、脑瘫、外伤性截瘫等。

中医学认为本病与外邪侵袭（湿热毒邪）、饮食不节、久病体虚等因素有关。外感湿热毒邪，或高热不退，或病后余热燔灼，伤津耗气，使肺热叶焦，不能输布津液；坐卧湿地或冒雨、涉水，湿邪浸淫，郁而化热，湿热阻闭经络；饮食不节，脾胃虚弱，气血津液生化不足；或久病体虚，或劳伤过度，精血亏虚均可使经络阻滞，筋脉功能失调，筋肉失于气血津液的濡养而成痿证。

【临床表现】

以肢体软弱无力、筋脉弛缓，甚则瘫痪或肌肉萎缩为主症。

CT、肌电图、腰椎X光片等检查有助于本病的诊断。

1. **肺热伤津** 发热多汗，热退后突然出现肢体软弱无力，心烦口渴，小便短黄，舌红、苔黄，脉细数。

2. **湿热浸淫** 肢体逐渐痿软无力，下肢为重，微肿而麻木不仁，或足胫热感，小便赤涩，舌红、苔黄腻，脉滑数。

3. **脾胃虚弱** 肢体痿软无力日久，食少纳呆，腹胀便溏，面浮不华，神疲乏力，舌淡或有齿印、苔腻，脉细无力。

4. **肝肾亏虚** 起病缓慢，下肢痿软无力，腰脊酸软，不能久立，或伴眩晕耳鸣，甚至步履全废，腿胫肌肉萎缩严重，舌红、少苔，脉沉细。

【治疗方法】

1. 基本治疗

治则：肺热伤津、湿热浸淫者，清热祛邪、通行气血，只针不灸，泻法；脾胃虚弱、肝肾亏虚者，补益气血、濡养筋脉，针灸并用，补法。

处方：以手、足阳明经穴和夹脊穴为主。

上肢：肩髃　曲池　手三里　合谷　外关　颈、胸夹脊

下肢：髀关　伏兔　足三里　丰隆　风市　阳陵泉　三阴交　腰夹脊

方义：阳明经多气多血，主润宗筋。选上、下肢阳明经穴位，可疏通经络，调理气血，取“治痿独取阳明”之意；夹脊穴位于督脉之旁，又与膀胱经第一侧线的脏腑背俞穴相通，可调脏腑阴阳，通行气血；外关、风市分属手、足少阳经，辅佐阳明经通行气血；阳陵泉乃筋之会穴，能通调诸筋；三阴交可健脾、补肝、益肾，以达强筋、壮骨、起痿之目的。

加减：肺热津伤加鱼际、尺泽、肺俞清肺润燥；湿热浸淫加阴陵泉、中极利湿清热；脾胃虚弱加脾俞、胃俞、章门、中脘补益脾胃；肝肾亏虚加肝俞、肾俞、太冲、太溪补益肝肾。

操作：鱼际、尺泽针用泻法，或三棱针点刺出血；上肢肌肉萎缩手阳明经排刺；下肢肌肉萎缩足阳明经排刺；余穴均常规操作。

2. 其他疗法

（1）皮肤针：用皮肤针反复叩刺背部肺俞、脾俞、胃俞、膈俞和手、足阳明经线。隔日1次。

（2）电针：在瘫痪肌肉处选取穴位，针刺得气后接电针仪，用断续波中强度刺激，以患肢出现规律性收缩为佳。每次20～30分钟。

【验案举例】

张某，男，19岁。四肢瘫痪1天。3天前因早锻炼汗出较多，自感头部发紧，周身疲乏，次日即觉四肢无力。第3天病情迅速发展，出现四肢瘫痪。查：四肢呈完全性瘫，肌张力减弱，肌容量正常，深浅感觉无变化，四肢腱反射消失，未引出病理反射，舌黯、苔白腻，脉细数。诊断：中医——痿证（湿热浸淫）；西医——急性感染性多发性神经根炎。治以清热利湿、通经活络。取华佗夹脊穴、大椎、曲池、鱼际、尺泽、极泉、委中、阳陵泉、肩髃、外关、环跳、十二井穴。针刺泻法，十二井穴点刺出血。每日2次。首次治疗后，双

下肢屈伸即有力，3 日后四肢运动功能明显改善，15 日后四肢功能完全恢复，痊愈出院（天津中医学院第一附属医院．石学敏针灸临证集验．第 1 版．天津科学技术出版社．1990:224）。

【文献摘录】

1.《针灸甲乙经》：痿不相知，太白主之……痿厥寒、足腕不收、躄、坐不能起、髀枢脚痛，丘墟主之。

2.《备急千金要方》：冲阳、三里、仆参、飞扬、复溜、完骨，主足痿失履不收。

3.《标幽赋》：悬钟、环跳，华佗刺躄足而立行。

4.《针灸聚英》：痿有湿热、有痰、有无血而虚、有气弱、有瘀血，针中渎、环跳，灸三里、肺俞。

5.《针灸逢源》：痿躄，环跳、中渎、足三里；足不能行，三里、三阴交、复溜、行间。

【按语】

1. 本病采用针灸疗法可获得较好效果，但久病畸形者应配合其他疗法。

2. 卧床患者应保持四肢功能体位，以免造成足下垂或内翻，必要时可用护理架及夹板托扶。还应采取适当活动体位等措施，避免褥疮发生。

3. 在治疗的同时，应加强主动及被动的肢体功能锻炼，以助及早康复。

附：末梢神经炎

末梢神经炎是由多种原因如感染、中毒、营养代谢障碍、过敏及变态反应等损害了诸多周围神经末梢，从而引起肢体远端（尤其是下肢）对称性的感觉、运动及植物神经功能障碍的一种疾病。

本病属中医学痿证的范畴。由于人体正气不足，感受湿热毒邪；病后余热，灼伤津液；脾胃虚弱，气血生化不足；脾失健运，痰湿内生，阻滞经络；久病体虚，肝肾亏虚，精血不足，经气不畅，筋脉失于气血的濡养，导致肢体筋脉弛缓不收或肌肉萎缩而成。

【临床表现】

由于病因不同，临床表现的症状轻重也不一致。轻者仅有肢端麻木、疼痛，而无感觉缺失或运动障碍，重者可有肢体瘫痪。由呋喃西林类药物中毒、糖尿病所致者，还伴有肢体剧烈疼痛。

1. **感觉障碍** 初期以疼痛、感觉异常或过敏、烧灼感等刺激症状为主，逐渐出现足袜式或手套式感觉减退，肌肉压痛，少数患者可有深感觉障碍。

2. **运动障碍** 肢体远端软弱无力，肌张力低下，腱反射减弱或消失，久病可见肌肉萎缩或肢体挛缩畸形。

3. **植物神经功能障碍** 肢端皮肤苍白、发凉、少汗或多汗，皮肤光滑、菲薄或干燥脱屑，趾（指）甲失去正常光泽，角化增强等。

主要病理改变为末梢神经轴索变性及节段性髓鞘脱失。肌电图、血生化、血流变等检查有助于本病的诊断。

【治疗方法】

1. **基本治疗**

治则：早期疏经通络、活血化瘀，只针不灸，泻法；后期补益肝肾、养血柔筋，针灸并用，补法或平补平泻。

处方：以手、足阳明经腧穴为主。

上肢：曲池　合谷　手三里　外关　八邪

下肢：伏兔　足三里　丰隆　环跳　风市　阳陵泉　八风

方义："治痿独取阳明"，曲池、合谷、手三里属手阳明大肠经穴，伏兔、足三里、丰隆属足阳明胃经穴，均可疏经通络、行气活血，丰隆还有化痰通络作用；外关、八邪、八风疏调局部经络之气；环跳、风市、阳陵泉疏通少阳经气血，阳陵泉又为筋会穴，可疏调经筋。

加减：早期加太冲、膈俞以助活血化瘀之力；后期加血海、三阴交、太溪补益肝肾、养血柔筋。

操作：八邪、八风可点刺出血；余穴常规操作。

2. **其他疗法**

（1）皮肤针：用皮肤针在病变部位沿经脉轻轻叩刺，以局部出现潮红为度。

（2）三棱针：在肢体末端部位用三棱针循经轻轻点刺，出血少量。隔日1次。

（3）电针：选择病变部位的穴位，接通电针仪，早期宜用连续波，后期宜用断续波，每次30分钟。

【验案举例】

李某，男，62岁。近1年来患者感觉双足酸胀、麻木，尤以阴雨天加重。查：双足颜色发白，感觉减退，掐之不痛，触之发凉，舌淡、苔白腻，脉细缓。诊断为"末梢神经炎"。以祛风散寒、疏经通络为治法。取髀关、足三里、阳陵泉、悬钟、三阴交、八风。针刺后接通电针。每日1次，10次为1个疗程。1个疗程后，症状明显减轻。第2个疗程用三磷酸腺苷20mg、辅酶A50U、维生素$B_1$100mg、维生素B_{12}250μg、注射用水10ml穴位注射，每次选4～6个穴位，每穴注入0.5～2ml。隔日1次。结果：2个疗程后痊愈，随访1年未复发（黄子黎．针刺配合穴位注射治疗末梢神经炎。中国针灸　1995；15（2）:26）。

【按语】

1. 针灸治疗本病有较好的疗效，但疗程较长。

2. 本病在急性期应注意休息，饮食应富含营养和易于消化。

3. 本病可出现肢体瘫痪，卧床期间应经常翻身，防止褥疮，并注意肢体末端的防寒保暖。

4. 在治疗期间，应加强主动及被动的肢体功能锻炼，以助及早康复。

第五节　中　　风

中风是以突然昏倒、不省人事，伴口角㖞斜、语言不利、半身不遂，或不经昏仆仅以口㖞、半身不遂为临床主症的疾病。因发病急骤，病情变化迅速，与风之善行数变特点相似，故名"中风"、"卒中"。相当于西医学的急性脑血管病，如脑梗塞、脑出血、脑栓塞、蛛网膜下腔出血等。总体上可分为出血性和缺血性两类。

中风的发生是多种因素所导致的复杂的病理过程，风、火、痰、瘀是其主要的病因。肝肾阴虚，水不涵木，肝风妄动；五志过极，肝阳上亢，引动心火，风火相煽，气血上冲；饮食不节，恣食厚味，痰浊内生；气机失调，气滞而血运不畅，或气虚推动无力，日久血瘀；风、火、痰浊、瘀血等病邪上扰清窍，导致脑络阻滞，神失其用；或“窍闭神匿，神不导气”则发生中风。

【临床表现】

以突然意识障碍或无意识障碍、半身不遂为主要临床表现。临床上根据意识有无障碍而分为中经络、中脏腑两端。

颅脑 CT、MRI 检查对本病有确切的诊断意义。

1. 中经络

凡以半身不遂、舌强语謇、口角㖞斜而无意识障碍为主症者属中经络。

（1）肝阳暴亢：兼见面红目赤，眩晕头痛，心烦易怒，口苦咽干，尿黄便秘，舌红或绛、苔黄或燥，脉弦有力。

（2）风痰阻络：兼见肢体麻木或手足拘急，头晕目眩，苔白腻或黄腻，脉弦滑。

（3）痰热腑实：兼见口黏痰多，腹胀便秘，舌红、苔黄腻或灰黑，脉弦滑大。

（4）气虚血瘀：兼见肢体软弱，偏身麻木，手足肿胀，面色淡白，气短乏力，心悸自汗，舌黯、苔白腻，脉细涩。

（5）阴虚风动：兼见肢体麻木，心烦失眠，眩晕耳鸣，手足拘挛或蠕动，舌红、苔少，脉细数。

2. 中脏腑

凡以神志恍惚、迷蒙、嗜睡或昏睡，甚者昏迷、半身不遂为主症者属中脏腑。

（1）闭证：兼见神昏，面赤，呼吸急促，喉中痰鸣，牙关紧闭，口噤不开，肢体强痉，二便不通，苔黄腻，脉洪大而数。

（2）脱证：兼见面色苍白，瞳神散大，气息微弱，手撒口开，汗出肢冷，二便失禁，苔滑腻，脉散或微。

【治疗方法】

1. 基本治疗

（1）中经络

治则：调神通络、行气活血，以针刺为主，平补平泻。

处方：水沟或百会　内关　极泉　尺泽　委中　三阴交　足三里

方义：督脉入络脑，水沟、百会均为督脉要穴，可调脑神、通脑络；心主血脉，内关为心包经络穴，可调理心气，促进气血的运行；三阴交为足三阴经交会穴，可滋补肝肾；极泉、尺泽、委中、足三里疏通肢体经络。

加减：肝阳暴亢加太冲、太溪镇肝潜阳；风痰阻络加丰隆、合谷化痰熄风；痰热腑实加曲池、内庭、丰隆清热豁痰；气虚血瘀加气海、血海益气活血；阴虚风动加太溪、风池滋阴潜阳；口角㖞斜加颊车、地仓；上肢不遂加肩髃、曲池、手三里、合谷；下肢不遂加环跳、阳陵泉、阴陵泉、风市；头晕加风池、完骨、天柱；足内翻加绝骨、纠内翻、丘墟透照海；足外翻加中封、太溪、纠外翻；足下垂加解溪、胫上；便秘加丰隆、支沟；尿失禁、尿潴留加中极、曲骨、关元。

操作：水沟用雀啄术，百会、内关用捻转泻法，持续运针1~3分钟；三阴交、足三里用提插补法；刺极泉时，在原穴位置下2寸心经上取穴，避开腋毛，直刺进针，用提插泻法，以患者上肢有麻胀和抽动感为度；尺泽、委中直刺，提插泻法，使肢体有抽动感。

（2）中脏腑

治则：醒脑开窍，闭证兼开窍启闭，只针不灸，泻法；脱证兼回阳固脱，重用灸法，补法。

处方：以督脉腧穴为主。

水沟　素髎　百会　内关

方义：脑为元神之府，督脉入络脑，素髎、水沟为督脉穴，可醒脑开窍，调神导气；百会位于头顶，属督脉，内络于脑，醒神开窍作用明显；心主血脉，内关为心包经络穴，可调理心气，促进气血运行。

加减：闭证加刺十宣、合谷、太冲开窍启闭；脱证加灸关元、气海、神阙回阳固脱；呼吸衰竭加气舍益宗气而调呼吸。

操作：内关用捻转泻法，持续运针1~3分钟；素髎、水沟用雀啄法，以患者面部表情出现反应为度；十宣用三棱针点刺出血；太冲、合谷用泻法，强刺激。关元、气海用大艾炷灸法，神阙用隔盐灸法，直至四肢转温为止。

2. 其他疗法

（1）电针：在患侧上、下肢体各选2个穴位，针刺得气后接通电针仪，用断续波或疏密波中度刺激，以肌肉出现规律性收缩为佳。

（2）头针：选顶颞前斜线、顶旁1线及顶旁2线，毫针平刺入头皮下，快速捻转2~3分钟，每次留针30分钟，留针期间反复捻转2~3次。行针后鼓励患者活动肢体。

【验案举例】

赵某，女，72岁。有高血压病史20余年，1990年10月2日清晨上厕所时感心痛、头昏、左侧肢体麻木、酸软无力，随即瘫倒于厕，但无意识障碍、失语和恶心呕吐。即送医院急救。查：左侧上下肢肌力Ⅱ~Ⅲ级，伴口角歪斜，脑CT显示：右侧丘脑部位有一1.31cm×1.31cm高密度区。经急诊室观察处理后转针灸病房治疗。首次针灸取双侧合谷、左侧地仓透颊车、曲池、足三里、阳陵泉、丰隆、太冲，中强刺激，加以语言暗示，动留针30分钟。起针后，即能在家属搀扶之下行走数十米。5次治疗后，便可独自依杖而行，左侧上下肢肌力Ⅳ级，仅存左侧口角及指趾端麻木。3周后痊愈出院（王启才．针医心悟．第1版．中医古籍出版社．2001:485）。

【文献摘录】

1.《普济方》：治风失音不语，穴合谷，各灸三壮……治口喎斜，耳垂下麦粒大，艾灸三壮，左灸右，右灸左……治中风，气塞涎上，不语昏危者，百会、风池、大椎、肩井、曲池、间使、三里等七穴。

2.《玉龙经》：中风半身不遂，先于无病手足针，宜补不宜泻；次针其有病手足，宜泻不宜补。合谷一、手三里二、曲池三、肩井四、环跳五、血海六、阴陵泉七、阳陵泉八、足三里九、绝骨十、昆仑十一。

3.《针灸大成》：凡初中风跌倒，卒暴昏沉，痰涎壅滞，不省人事，牙关紧闭，药水不下，急以三棱针刺手十指十二井穴，当去恶血……但未中风时，一两月前或三四个月前，不时足胫上发酸重麻，良久方解，此将中风之候也。便宜急灸三里、绝骨四处，各三壮……中风，左瘫右痪，三里、阳溪、合谷、中渚、阳辅、昆仑、行间。

【按语】

1. 针灸治疗中风疗效较满意，尤其对于神经功能的康复如肢体运动、语言、吞咽功能等有促进作用，治疗越早效果越好。治疗期间应配合功能锻炼。

2. 中风急性期，出现高热、神昏、心衰、颅内压增高、上消化道出血等情况时，应采取综合治疗措施。

3. 中风患者应注意防止褥疮，保证呼吸道通畅。

4. 本病应重在预防，如年逾四十，经常出现头晕头痛、肢体麻木，偶有发作性语言不利、肢体痿软无力者，多为中风先兆，应加强防治。

第六节　面瘫（附：面肌痉挛）

面瘫是以口、眼向一侧歪斜为主要表现的病症，又称为“口眼㖞斜”。本病可发生于任何年龄，多见于冬季和夏季。发病急速，以一侧面部发病为多。手、足阳经均上头面部，当病邪阻滞面部经络，尤其是手太阳和足阳明经筋功能失调，可导致面瘫的发生。

本病相当于西医学的周围性面神经麻痹，最常见于贝尔麻痹。认为局部受风或寒冷刺激，引起面神经管及其周围组织的炎症、缺血、水肿，或自主神经功能紊乱，局部营养血管痉挛，导致组织水肿，使面神经受压而出现炎性变化。

中医学认为劳作过度，机体正气不足，脉络空虚，卫外不固，风寒或风热乘虚入中面部经络，致气血痹阻，经筋功能失调，筋肉失于约束，出现㖞僻。周围性面瘫包括眼部和口颊部筋肉症状，由于足太阳经筋为“目上冈”，足阳明经筋为“目下冈”，故眼睑不能闭合为足太阳和足阳明经筋功能失调所致；口颊部主要为手太阳和手、足阳明经筋所主，因此，口歪主要系该三条经筋功能失调所致。

【临床表现】

以口眼歪斜为主要特点。常在睡眠醒来时发现一侧面部肌肉板滞、麻木、瘫痪，额纹消失，眼裂变大，露睛流泪，鼻唇沟变浅，口角下垂歪向健侧，病侧不能皱眉、蹙额、闭目、露齿、鼓颊；部分患者初起时有耳后疼痛，还可出现患侧舌前2/3味觉减退或消失，听觉过敏等症。病程迁延日久，可因瘫痪肌肉出现挛缩，口角反牵向患侧，甚则出现面肌痉挛，形成“倒错”现象。

肌电图检查多表现为单相波或无动作电位，多相波减少，甚至出现正锐波和纤颤波。病理学检查示面神经麻痹的早期病变为面神经水肿和脱髓鞘。

1. **风寒证** 见于发病初期，面部有受凉史，舌淡、苔薄白，脉浮紧。

2. **风热证** 见于发病初期，多继发于感冒发热，舌红、苔薄黄，脉浮数。

3. **气血不足** 多见于恢复期或病程较长的患者，肢体困倦无力，面色淡白，头晕等症。

【治疗方法】

1. 基本治疗

治则：活血通络、疏调经筋，针灸并用，平补平泻。

处方：以面颊局部和足阳明经腧穴为主。

阳白 四白 颧髎 颊车 地仓 翳风 合谷

方义：面部腧穴可疏调局部经筋气血，活血通络；合谷为循经远端选穴（面口合谷收），与近部腧穴翳风相配，祛风通络。

加减：风寒证加风池祛风散寒；风热证加曲池疏风泻热；抬眉困难加攒竹；鼻唇沟变浅加迎香；人中沟歪斜加水沟；颏唇沟歪斜加承浆；恢复期加足三里补益气血、濡养经筋。

操作：面部腧穴均行平补平泻法，恢复期可加灸法；在急性期，面部穴位手法不宜过重，肢体远端的腧穴行泻法且手法宜重；在恢复期，合谷行平补平泻法，足三里施行补法。

2. 其他疗法

（1）皮肤针：叩刺阳白、颧髎、地仓、颊车，以局部潮红为度。适用于恢复期。

（2）刺络拔罐：用三棱针点刺阳白、颧髎、地仓、颊车，然后拔罐。每周2次。适用于恢复期。

（3）电针：取太阳、阳白、地仓、颊车，针刺得气后接通电针仪，以断续波刺激10~20分钟，强度以患者面部肌肉微见跳动而能耐受为度。适用于恢复期。

（4）穴位贴敷：选太阳、阳白、颧髎、地仓、颊车。将马钱子锉成粉末约1~2分，撒于胶布上，然后贴于穴位处，5~7日换药1次；或用蓖麻仁捣烂加麝香少许，取绿豆粒大一团，贴敷穴位上，每隔3~5日更换1次；或用白附子研细末，加冰片少许做面饼，贴敷穴位。每日1次。

【验案举例】

冉某，男，54岁。左侧口眼㖞斜5天。患者因沐浴后汗出较多，室外乘凉，入睡前自觉左耳有不适感。次日晨起左耳后跳痛，左口角麻木，漱口流涎，至中午左侧闭目露睛，左侧额纹及鼻唇沟消失，鼓腮漏气。曾予中药及维生素 B_1、B_{12} 注射液肌肉注射，症状无变化。诊为“面瘫”。取风池、翳风、阳白、头维、攒竹、丝竹空、四白、颧髎、下关、地仓透颊车、健侧合谷。治疗10次后，病情明显好转。32次后基本痊愈，巩固治疗1周出院（天津中医学院第一附属医院针灸科. 石学敏针灸临证集验. 第1版. 天津科学技术出版社. 1990: 116）。

【文献摘录】

1.《灵枢·经筋》：卒口僻……治在燔针劫刺，以知为数，以痛为腧。

2.《针灸甲乙经》：口僻不正，翳风主之。

3.《铜人腧穴针灸图经》：客主人，治偏风口歪斜。

4. 《玉龙歌》：口眼㖞斜最可嗟，地仓妙穴连颊车。

5. 《针灸大成》：中风口㖞眼斜，听会、颊车、地仓；凡㖞向左者，宜灸右；向右者，宜灸左，各㖞陷中二七壮，艾炷如麦粒大，频频灸之，取尽风气，口眼正为度。

【按语】

1. 针灸治疗面瘫具有良好疗效，是目前治疗本病安全有效的首选方法。

2. 面部应避免风寒，必要时应戴口罩、眼罩；因眼睑闭合不全，灰尘容易侵入，每日点眼药水 2～3 次，以预防感染。

3. 周围性面瘫的预后与面神经的损伤程度密切相关，一般而言，由无菌性炎症导致的面瘫预后较好，而由病毒导致的面瘫（如亨特氏面瘫）预后较差。

4. 本病应与中枢性面瘫相鉴别。

附：面 肌 痉 挛

面肌痉挛是以阵发性、不规则的一侧面部肌肉不自主抽搐为特点的疾病，属于中医学的"面风"、"筋惕肉瞤"等范畴。本病以神经炎症、神经血管压迫等神经损伤为主要原因，但确切的机制尚不清楚。诱发本病的因素有膝状神经节受到病理性刺激、精神紧张、疲劳、面部随意运动、用眼过度等。

中医学认为：本病属于面部经筋出现筋急的病变。外邪阻滞经脉，或邪郁化热、壅遏经脉，可使气血运行不畅，筋脉拘急而抽搐；阴虚血少、筋脉失养，导致虚风内动而抽搐。

【临床表现】

一侧面部肌肉阵发性抽搐，起初多为眼轮匝肌阵发性痉挛，逐渐扩散到一侧面部、眼睑和口角，痉挛范围不超过面神经支配区。少数患者阵发性痉挛发作时，伴有面部轻微疼痛。后期可出现肌无力、肌萎缩和肌瘫痪。

本病的主要病理为面神经的损伤，出现异常兴奋，肌肉放电较随意运动时的频率为高，肌电图检查可出现肌纤维震颤和肌束震颤波。

【治疗方法】

1. 基本治疗

治则：疏筋通络、熄风止搐，只针不灸，泻法或平补平泻。

处方：以面颊局部取穴为主。

翳风　攒竹　太阳　颧髎　合谷　太冲

方义：翳风、攒竹、太阳、颧髎均位于面部，疏调面部经筋、脉络之气；合谷为手阳明经原穴，从手走头面，"面口合谷收"；肝经贯面颊，太冲为肝经原穴，配合谷又称为"四关"，与诸穴合用加强熄风止搐之功。

加减：风寒阻络加风池祛风散寒；风热袭络加曲池、内庭之功清泻郁热；虚风内动加太溪、三阴交滋养肾阴而熄风。

操作：先刺合谷，后刺翳风及面部穴，用捻转泻法；面部穴操作手法不宜重。

2. 其他疗法

（1）皮内针：取面部扳机点，将揿针埋入，胶布固定。3～5天后更换穴位，重新埋针。

（2）三棱针：取颧髎、太阳、颊车，用三棱针点刺出血，或加闪罐法。

（3）耳针：取神门、眼、面颊，针刺或用王不留行籽贴压。

（4）穴位注射：选患侧翳风穴，用2%的利多卡因2ml注入。

【验案举例】

胡某，女，38岁。左侧面肌抽动7年，呈阵发性、不规则的面部肌肉抽搐。屡治无效，乃求针灸治疗。针刺风池、太阳、颧髎、禾髎、攒竹、列缺（右）。用九六补泻法的泻法，得气后留针20分钟。经治20次，面肌痉挛逐渐减轻而愈（杨依方．杨永璇中医针灸经验选．第1版．上海科学技术出版社．1984：40）。

【按语】

1. 针灸治疗面肌痉挛一般可缓解症状，减少发作次数和程度。但对于病程较长而症状较重者疗效差，可作为辅助治疗。

2. 患者应保持心情舒畅，防止精神紧张及急躁。

3. 癫痫小发作也可以引起局限性面肌痉挛，多见于口角部位，常伴有口眼转动，有时可累及肢体抽搐，脑电图有异常放电现象，可作鉴别。

第七节　三叉神经痛

三叉神经痛是以三叉神经分布区出现放射性、烧灼样抽掣疼痛为主症的疾病，是临床上最典型的神经痛。本病多发于40岁以上的女性，有原发性和继发性之分，属于中医学“面痛”、“面风痛”、“面颊痛”等范畴。

中医学认为本病多与外感风邪、情志不调、外伤等因素有关。风寒之邪侵袭面部阳明、太阳经脉，寒性收引，凝滞筋脉，气血痹阻；或因风热毒邪侵淫面部，经脉气血壅滞，运行不畅；外伤或情志不调，或久病入络，使气滞血瘀；面部经络气血痹阻，经脉不通，产生面痛。眼部痛主要属足太阳经病症；上颌、下颌部痛主要属手、足阳明和手太阳经病症。

【临床表现】

面部疼痛突然发作，呈闪电样、刀割样、针刺样、火灼样剧烈疼痛。伴面部潮红、流泪、流涎、流涕，面部肌肉抽搐，持续数秒到数分钟，常因说话、吞咽、刷牙、洗脸、冷刺激、情绪变化等诱发。发作次数不定，间歇期无症状。

1. **风寒证**　有感受风寒史，面痛遇寒则甚、得热则轻，鼻流清涕，苔白，脉浮紧。

2. **风热证**　痛处有灼热感，流涎，目赤流泪，苔薄黄，脉浮数。

3. **气血瘀滞**　常有外伤史，或病程日久，痛点多固定不移，舌暗或有瘀斑，脉涩。

【治疗】

1. 基本治疗

治则：疏通经络、祛风止痛，以针刺为主，泻法。

处方：以面颊局部和手、足阳明经腧穴为主。

四白 下关 地仓 攒竹 合谷 内庭 太冲

方义：四白、下关、地仓、攒竹疏通面部经络；合谷为手阳明经原穴，“面口合谷收”，与太冲相配可祛风通络、止痛定痉；内庭可清泻阳明经风热之邪。

加减：眼支痛加丝竹空、阳白；上颌支痛加颧髎、迎香；下颌支痛加承浆、颊车、翳风；风寒加列缺疏散风寒；风热加曲池、外关疏风清热；气血瘀滞加内关、三阴交活血化瘀。

操作：针刺时宜先取远端穴。面部诸穴均宜透刺，但刺激强度不宜大，应柔和、适中；风寒证酌情施灸。

2. 其他疗法

（1）皮内针：在面部寻找扳机点，将揿针刺入，外以胶布固定。2～3 天更换 1 次。

（2）刺络拔罐：选颊车、地仓、颧髎，用三棱针点刺，行闪罐法。隔日 1 次。

（3）耳针：取面颊、额、颌、神门。针刺或埋针。

【验案举例】

周某，男，51 岁。2 年前出现右侧牙齿酸胀不适，午餐中右侧牙槽突发闪电样剧烈疼痛，放射至右侧面颊部，不能张口、洗脸。冷热刺激均诱发疼痛，每次发作约 2～3 分钟，严重时呈连续性发作。口服扑巅痛等，病情有所缓解。1 周前因劳累及感受外寒而再次发作。诊为“三叉神经痛”。取四白、下关、合谷、地仓、颊车。每日针 2 次，留针 1 小时。针刺后并在下关、颧髎处刺络拔罐，出血量为每穴 3～5ml。经治 1 周后疼痛明显减轻，间断发作，持续时间明显缩短。经 3 周治疗后痊愈。半年后追访，未见复发（天津中医学院第一附属医院针灸科．石学敏针灸临证集验．第 1 版．天津科学技术出版社．1990:284）。

【文献摘录】

1.《备急千金要方》：攒竹、龂交、玉枕，主面赤、颊肿痛。

2.《针灸资生经》：中渚，主颞颥痛、颌颅热痛、面赤。

【按语】

1. 三叉神经痛是一种顽固性难治病症，针刺治疗有一定的止痛效果。对继发性三叉神经痛要查明原因，采取适当措施，根除原发病。

2. 针刺治疗时局部穴宜轻刺而久留针，远端穴位可用重刺激手法，尤其在发作时宜在远端穴位行持续强刺激手法。

第八节 头 痛

头痛，又称“头风”，是指以头部疼痛为主要临床表现的病症。常见于西医学的紧张性头痛、血管神经性头痛以及脑膜炎、高血压、脑动脉硬化、头颅外伤、脑震荡后遗症等疾病。

头为“髓海”，又为诸阳之会、清阳之府，五脏六腑之气血皆上会于头。若外邪侵袭或内伤诸疾皆可导致气血逆乱，瘀阻脑络，脑失所养而发生头痛。

【临床表现】

头痛的部位多在前额、巅顶、一侧额颞，或左或右或呈全头痛而辗转发作。疼痛的性质有昏痛、隐痛、胀痛、跳痛、刺痛或头痛如裂。

十二经脉中，六阳经及足厥阴经循行于头的不同部位，故针灸临床上可将前头痛、偏头痛、后头痛、头顶痛辨位归经为阳明头痛、少阳头痛、太阳头痛和厥阴头痛。

1. **阳明头痛** 即前额痛，包括眉棱骨痛和因眼（如青光眼）、鼻（如鼻窦炎）、上牙病引起的疼痛在内。

2. **少阳头痛** 即偏头痛，包括耳病引起的疼痛在内。

3. **太阳头痛** 即后枕痛，包括落枕、颈椎病引起的疼痛在内。

4. **厥阴头痛** 即巅顶痛，包括高血压引起的疼痛在内。

5. **全头痛** 即整个头部的疼痛，难以分辨出具体的疼痛部位。

【治疗方法】

1. **基本治疗**

治则：疏经活络、通行气血，以针为主，虚补实泻。

处方：以局部取穴为主，配合循经远端取穴。

（1）阳明头痛：印堂 上星 阳白 攒竹透鱼腰及丝竹空 合谷 内庭

（2）少阳头痛：太阳 丝竹空 角孙 率谷 风池 外关 足临泣

（3）太阳头痛：天柱 风池 后溪 申脉 昆仑

（4）厥阴头痛：百会 通天 太冲 行间 太溪 涌泉

（5）全头痛：百会 印堂 太阳 头维 阳白 合谷 风池 外关

方义：头痛乃头部经络气血瘀滞不通或经络气血亏虚不荣所致，本方以局部取穴为主（腧穴所在，主治所在），远部取穴为辅（经脉所通，主治所及），配合使用，共奏疏经活络、通行气血之功，使头部经络之气“通则不痛。”

加减：外感风邪加风池、风门，风寒加灸大椎，风热针泻曲池，风湿针泻三阴交，宣散风邪、清利头目；痰浊上扰加丰隆、足三里化痰降浊、通络止痛；气滞血瘀加合谷、太冲、膈俞行气活血、化瘀止痛；气血不足加气海、血海、足三里益气养血、补虚止痛；肝阳上亢治同厥阴头痛；偏正头痛用印堂、太阳、头维、阳白、合谷、内庭、外关、足临泣；各部头痛均可加阿是穴。

操作：头部腧穴大多应平刺，少数腧穴如太阳、天柱、风池可直刺，但风池穴应严格注意针刺的方向和深浅，防止伤及延髓；外感风邪、痰浊上扰、气滞血瘀、肝阳上亢针刺用泻法；气滞血瘀、肝阳上亢可在阿是穴点刺出血；气血不足针用补法，加灸。急性头痛每日治疗1～2次，每次留针30分钟至1小时；慢性头痛每日或隔日1次。

2. **其他疗法**

（1）皮肤针：皮肤针重叩印堂、太阳、阿是穴，每次5～10分钟，直至出血。适用于风寒湿邪侵袭或肝阳上亢型。

（2）三棱针：头痛剧烈时，取印堂、太阳、百会、大椎、攒竹等穴，以三棱针刺血，每穴3～5滴。

（3）电针：取合谷、风池、太阳、阿是穴等，针刺得气后接电针仪，用连续波中强度刺激。适用于气滞血瘀型或顽固性头痛。

（4）耳针：取枕、颞、额、皮质下、肝阳、神门。每次选2～3穴，毫针强刺激，留针时间视头痛缓解情况而定；也可用王不留行籽贴压；顽固性头痛还可取耳背静脉刺血。

（5）穴位注射：根据中医证型，分别选用柴胡注射液、当归注射液、丹参注射液、川芎注射液、维生素 B_1 或维生素 B_{12} 注射液，常规取2～3穴，每穴0.5ml。

【验案举例】

孙某，男，17岁。前额疼痛2个月，旁及两侧太阳穴处。痛时面红筋胀，甚则恶心呕逆，午后为甚，不思饮食，小便黄。服西药过敏，服中药10余剂未效。查：血压108/60mmHg，舌前有小红点、苔腻微黄，脉弦滑数。针治取太阳、攒竹、合谷、内庭、曲池诸穴，泻法，针后痛止。后来疼痛相对固定于头部两侧，改针风池、太阳、外关、足临泣、合谷、太冲，泻法，手足四穴均上下交替捻转行针。共治10次乃愈。2年后随访，未再复发（胡熙明．针灸临证指南．第1版．人民卫生出版社．1991:337）。

【文献摘录】

1.《针灸资生经》：前顶、后顶、颔厌，主风眩偏头痛。

2.《玉龙歌》：偏正头风痛难医，丝竹金针亦可施，沿皮向后透率谷，一针两穴世间稀。

3.《神灸经纶》：偏正头痛，脑空、风池、列缺、太渊、合谷、解溪，均灸。

4.《针灸大全》：偏正头痛及两额角痛，取后溪、头临泣、丝竹空、太阳、列缺、合谷。

5.《百症赋》：强间、丰隆之际，头痛难禁。

【按语】

1. 针灸治疗头痛疗效显著，对某些功能性头痛能够达到治愈的目的。对器质性病变引起的头痛，针灸也能改善症状，但应同时注意原发病的治疗，以免贻误病情。

2. 部分患者由于头痛反复发作，迁延不愈，故易产生消极、悲观、焦虑、恐惧情绪。在针灸治疗的同时，应给予患者精神上的安慰和鼓励。

第九节 眩　晕

眩晕，又称“头眩”、“掉眩”、“冒眩”、“风眩”等。“眩”是指眼花，“晕”指头晕，是以头晕目眩、视物旋转为主要表现的一种自觉症状。常见于西医学的美尼尔综合征、颈椎病、椎-基底动脉系统血管病以及贫血、高血压病、脑血管病等疾病。

中医学认为本病病位在脑，与忧郁恼怒、恣食厚味、劳伤过度和气血虚弱有关。有因情志不舒、气郁化火、风阳升动、肝阳上亢而发者；有因恣食肥厚、脾失健运、痰湿中阻、清阳不升而发者；有因劳伤过度、肾精亏损、不能上充于脑而发者；病后体虚、气血虚弱、脑失所养亦能发生眩晕。

【临床表现】

本病以头晕目眩、视物旋转为主要表现。轻者如坐车船，飘摇不定，闭目少顷即可复常；重者两眼昏花缭乱，视物不明，旋摇不止，难以站立，昏昏欲倒，甚则跌仆。可伴有恶心呕吐、眼球震颤、耳鸣耳聋、汗出、面色苍白等症状。

1. **风阳上扰** 眩晕耳鸣，头目胀痛，烦躁易怒，失眠多梦，面红目赤，口苦，舌红、苔黄，脉弦数。

2. **痰浊上蒙** 头重如裹，视物旋转，胸闷恶心，呕吐痰涎，口黏纳差，舌淡、苔白腻，脉弦滑。

3. **气血不足** 头晕目眩，面色淡白或萎黄，神倦乏力，心悸少寐，腹胀纳呆，舌淡、苔薄白，脉弱。

4. **肝肾阴虚** 眩晕久发不已，视力减退，少寐健忘，心烦口干，耳鸣，神倦乏力，腰酸膝软，舌红、苔薄，脉弦细。

【治疗方法】

1. **基本治疗**

治则：风阳上扰者平肝潜阳、清利头目，只针不灸，泻法；痰浊上蒙者健脾除湿、化痰通络，针灸并用，平补平泻；气血不足者补益气血、充髓止晕，针灸并用，补法；肝肾阴虚者补益肝肾、滋阴潜阳，以针为主，平补平泻。

处方：以头部和足少阳经腧穴为主。

百会 风池 头维 太阳 悬钟

方义：眩晕病位在脑，脑为髓之海，无论病因为何，其病机皆为髓海不宁。故治疗首选位于巅顶之百会穴，因本穴入络于脑，可清头目、止眩晕；风池、头维、太阳均位于头部，近部取穴，疏调头部气机；悬钟乃髓之会穴，充养髓海，为止晕要穴。

加减：风阳上扰加行间、太冲、太溪滋水涵木、平肝潜阳；痰浊上蒙加内关、中脘、丰隆健脾和中、除湿化痰；气血不足加气海、血海、足三里补益气血、调理脾胃；肝肾阴虚加肝俞、肾俞、太溪滋补肝肾、培元固本。

操作：针刺风池穴应正确把握进针的方向、角度和深浅；其他腧穴常规针刺；痰浊上蒙者可在百会加灸。重症每日治疗2次，每次留针30分钟至1小时。

2. **其他疗法**

（1）三棱针：眩晕剧烈时可取印堂、太阳、百会、头维等穴，三棱针点刺出血1~2滴。

（2）耳针：取肾上腺、皮质下、枕、脑、神门、额、内耳；风阳上扰加肝、胆；痰浊上蒙加脾、缘中；气血不足加脾、胃；肝肾阴虚加肝、肾。每次取一侧3~5穴，毫针中等刺激，留针20~30分钟；还可用王不留行籽贴压。

（3）头针：取顶中线、枕下旁线。中等刺激，留针20~30分钟。每日1次。

（4）穴位注射：选针灸处方中2~3穴，注入5%葡萄糖液或维生素B_1、维生素B_{12}注射液、当归注射液，每穴0.5ml。

【验案举例】

王某，男，50岁。有高血压及眩晕病史多年，数月一发或一月数发不等，发则头晕眼花，自感天旋地转，耳鸣如蝉噪不休，须闭目仰卧，体位稍稍更动则头旋加剧，呕恶频作，舌苔腻，脉弦滑有力。以平肝熄风、清化痰浊为治法，取风池、外关、丰隆、太冲，反复行针，捻转泻法，留针30分钟。连续治疗2～3次后病情好转，但仍有发作（间隔时间延长，且症状较轻）。遂改用调补肝肾之法，取肝俞、肾俞、三阴交、太溪等穴，每周2～3次。连治3个月遂愈，观察年余未再复发（胡熙明．针灸临证指南．第1版．人民卫生出版社．1991:246）。

【文献摘录】

1.《铜人腧穴针灸图经》：强间，治脑眩目运、头痛不可忍、烦心呕吐涎沫、发即无时、颈项强、左右不得顾。

2.《针灸资生经》：风眩，后顶、玉枕、颔厌。

3.《玉龙经》：眩晕呕吐者，针风府；头眩善呕烦满者取神庭、承光；头旋耳鸣取络却；头晕面赤不欲言，泻攒竹、三里、合谷、风池。

4.《针灸大全》：痰厥头晕及头目昏沉，外关、大敦、肝俞、百会。

5.《针灸聚英》：头眩、夹痰气、虚火动其痰，针上星、风池、天柱。

【按语】

1. 针灸治疗本病效果较好，但应分辨标本缓急。眩晕急重者，先治其标；眩晕较轻或发作间歇期，注意求因治本。

2. 为明确诊断，在治疗的同时应测血压，查血色素、红细胞计数及心电图、电测听、脑干诱发电位、眼震电图、颈椎X光片以及CT、磁共振等检查。

3. 眩晕发作时，令患者闭目安卧（或坐位），以手指按压印堂、太阳等穴，使头面部经气疏畅，眩晕症状可减轻。

4. 痰浊上蒙者应以清淡食物为主，少食油腻厚味之品，以免助湿生痰，酿热生风。也应避免辛辣食品，戒除烟酒，以防风阳升散之虞。

第十节　原发性高血压

原发性高血压是一种常见的慢性疾病，以安静状态下持续性动脉血压增高（140/90mmHg以上）为主要表现。本病发病率较高，且有不断上升和日渐年轻化的趋势。病因至今未明，目前认为是在一定的遗传易感性基础上由多种后天因素作用所致，与遗传、年龄、体态、职业、情绪、饮食等有一定的关系。

根据临床上的主要证候、病程转归以及并发症，本病可归属于中医“头痛”、“眩晕”、“肝风”等范畴。《素问·至真要大论》曰：“诸风掉眩，皆属于肝”，“肾虚则头重高摇，髓海不足则脑转耳鸣”。认为本病与肾阴不足、肝阳偏亢有关，多因精神因素、饮食失节等诱发。

【临床表现】

高血压病早期约半数病人无明显症状，常在体检时偶然发现。如血压波动幅度大可有较多症状，常见头痛，头晕，头胀，眼花，耳鸣，心悸，失眠，健忘等。随着病情的发展，血压明显而持续性地升高，则可出现脑、心、肾、眼底等器质性损害和功能障碍。

1. **肝火亢盛**　眩晕头痛，惊悸，烦躁不安，面红目赤，口苦，尿赤便秘，舌红、苔干黄，脉弦。

2. **阴虚阳亢** 眩晕头痛，头重脚轻，耳鸣，五心烦热，心悸失眠，健忘，舌质红、苔薄白，脉弦细而数。

3. **痰湿壅盛** 眩晕头痛，头重，胸闷，心悸，食少，呕恶痰涎，苔白腻，脉滑。

4. **气虚血瘀** 眩晕头痛，面色萎黄，心悸怔忡，气短乏力，纳差，唇甲青紫，舌质紫暗或见有瘀点，脉细涩。

5. **阴阳两虚** 眩晕头痛，面色萎暗，耳鸣，心悸，动则气急，甚则咳喘，腰腿酸软，失眠或多梦，夜间多尿，时有浮肿，舌淡或红、苔白，脉细。

【治疗方法】

1. **基本治疗**

治则：肝火亢盛、阴虚阳亢者，滋阴降火、平肝潜阳，只针不灸，泻法；痰湿壅盛者，健脾化痰、清利头目，针灸并用，平补平泻；气虚血瘀者，益气养血、化瘀通络，针灸并用，补泻兼施；阴阳两虚者，滋阴补阳、调和脏腑，针灸并用，补法。

处方：百会　曲池　合谷　太冲　三阴交

方义：百会居于巅顶，为诸阳之会，并与肝经相通，针之泻诸阳之气，平降肝火；曲池、合谷清泻阳明，理气降压；太冲为肝经原穴，疏肝理气，平降肝阳；三阴交为足三阴经交会穴，调补脾肝肾，配伍应用以治其本。

加减：肝火亢盛加风池、行间平肝泻火；阴虚阳亢加太溪、肝俞滋阴潜阳；痰湿壅盛加丰隆、足三里健脾化痰；气虚血瘀加血海、膈俞益气活血；阴阳两虚加关元、肾俞调补阴阳；头晕头重加印堂、太阳清利头目；心悸怔忡加内关、神门宁心安神。

操作：痰湿壅盛、气虚血瘀、阴阳两虚者，百会可加灸；太冲应朝涌泉方向透刺，以增滋阴潜阳之力；其他腧穴常规针刺。

2. **其他疗法**

（1）皮肤针：叩刺项后、腰骶部和气管两侧，力度依病情虚实和病人体质强弱而定。每日1次。

（2）三棱针：取耳尖、百会、大椎、印堂、太冲、曲池等穴。每次选1~2穴，点刺出血3~5滴。2~3天1次。

（3）耳针：取降压沟、肾上腺、耳尖、交感、神门、心等。每次选3~4穴，针刺或埋针；也可用王不留行籽贴压；血压过高还可在降压沟和耳尖点刺出血。

【验案举例】

阚某，男，76岁。头晕，眼花，性情急躁，易怒，血压高达210/110mmHg，终日难以自持。舌暗淡、苔白厚腻，脉弦细数。治以疏肝理气、滋阴潜阳。取太冲透涌泉、四神聪、丰隆等穴，得气后留针，不施行手法。治疗3次后，头昏、眩晕明显减轻，血压下降到160/100mmHg。坚持治疗2周，血压稳定，眩晕消失（胡熙明．针灸临证指南．第1版．人民卫生出版社．1991:255）。

【文献摘录】

1.《透刺疗法》：高血压病，取百会透后顶、曲池透下廉、足三里透丰隆、太冲透行间、心俞透膈俞、肝俞透肾俞。

2.《中国特种针法》：高血压病，取印堂、太阳、头维、率谷、风池。

【按语】

1. 针灸对1、2期高血压病有较好的效果，对3期高血压可改善症状，但应配合降压药物治疗。高血压危象时慎用针灸。

2. 长期服用降压药物者，针灸治疗时不要突然停药。治疗一段时间，待血压降至正常或接近正常、自觉症状明显好转或基本消失后，再逐渐减小药量。

3. 高血压也可作为某些疾病的一种症状，如心脑血管疾病、内分泌疾病、泌尿系统疾病等发生的高血压，称为“症状性高血压”或“继发性高血压”，须与高血压病相区别。

第十一节 低血压症

低血压症是指成年人的血压持续低于90/60mmHg（老年人低于100/70mmHg）。西医学分为体质性、体位性、继发性三类。体质性低血压最为常见，一般认为与体质瘦弱和遗传有关，多见于20~50岁的妇女和老年人；体位性低血压是患者长时间站立或从卧位到坐位、站立位时，因血压调节不良，突然出现血压下降超过20mmHg，并伴有相应症状；继发性低血压多由某些疾病或药物引起，如腹泻、大出血、风湿性心肌病、心肌梗塞、脊髓空洞症、中风、降压药或抗抑郁药等。

本病属于中医学“眩晕”、“虚损”的范畴。以气虚为本，涉及心、肺、脾、肾等脏器。心主血脉，肺朝百脉，心肺之气不足，不能推动血行脉中；脾气不足，无以化生气血；肾气亏虚，气血运行无力均可导致血不充养于脉而生本病。

【临床表现】

病情轻微时，仅有头晕，头痛，食欲不振，疲劳，面色苍白，消化不良，易晕车船以及情绪自控能力差，反应迟钝或精神不振奋等。严重时表现为心悸，站立性眩晕，呼吸困难，发音含糊，共济失调，四肢厥冷甚至昏厥。

1. **心阳不振** 头晕健忘，精神萎靡，神疲嗜睡，面色苍白，四肢乏力，手足发凉，舌质淡、舌体胖嫩，脉沉细或缓而无力。

2. **中气不足** 头晕，气短，自汗，四肢酸软，食欲不振，舌淡、苔白，脉缓无力。

3. **心肾阳虚** 头晕耳鸣，心悸怔忡，腰膝酸软，汗出肢冷，手足发凉，性欲减退，夜尿多，舌质淡、苔薄白，脉沉细。

4. **阳气虚脱** 头晕，面色苍白，恶心呕吐，汗出肢冷，步态不稳，不能站立，神志恍惚，甚则晕厥，舌质淡，脉沉细无力。

【治疗方法】

1. **基本治法**

治则：补益心脾、调和气血、补肾充髓、温阳化气，针灸并用，补法。

处方：以足太阳经背俞穴为主。

百会 气海 心俞 脾俞 肾俞 足三里

方义：百会位于巅顶，属于督脉，为诸阳之会，内络于脑，可提升阳气；气海位于脐下，属于任脉，可补气升压；足三里补中健脾、化生气血；心俞、脾俞、肾俞调补心脾肾，益气养血升压。

加减：心阳不振加膻中、厥阴俞振奋心阳；中气不足加中脘、胃俞补中益气；心肾阳虚加内关、太溪温补心肾；阳气虚脱加神阙、关元施灸以回阳固脱；头晕头痛加印堂、太阳健脑止晕；失眠健忘加四神聪安神益智；四肢不温加灸大椎、命门温经通阳；危急情况下可加内关、素髎穴回阳升压。

操作：所有腧穴均常规刺灸，补法；背俞穴注意针刺的方向、角度和深浅；百会重灸；足三里宜常年施灸。

2. 其他疗法

（1）皮肤针：按针灸处方选穴叩刺。每次每穴2~3分钟。

（2）耳针：取心、肾上腺、升压点；头晕加肾、枕；乏力加脾；记忆力减退加皮质下、缘中；心悸、胸闷加胸、神门。选3~5穴，用王不留行籽贴压，中、弱刺激。2日1次，两耳交替。

【文献摘录】

《实用针灸学》：低血压取穴：①内关、素髎；②关元、足三里；配穴大椎、命门。

【按语】

1. 针灸对本病有较好的升压作用，但因低血压多伴有或继发于相关疾病，因此应明确诊断，积极治疗相关病症。血压过低、病情危急时应作急救处理。

2. 老年低血压患者，平时行动不可过快过猛，从卧位或坐位起立时，动作应缓慢进行。

3. 患者应积极参加体育锻炼，改善体质，增加营养，多饮水，多吃汤类食品，每日食盐略多于常人。

第十二节 贫 血

贫血是指周围血液单位容积内红细胞数、血红蛋白量及/或血细胞比容低于正常状态，一般以血红蛋白量低于正常参考值95%下限作为诊断标准（成年男性血红蛋白＜120g/L，成年女性血红蛋白＜110g/L，妊娠妇女血红蛋白＜100g/L）。按程度不同可分为轻度贫血（血红蛋白在90g/L与正常参考值下限之间）、中度贫血（血红蛋白在60~90g/L）、重度贫血（血红蛋白在30~60g/L）、极重度贫血（血红蛋白＜30g/L）。主要由于血液的生成不足或损耗过多。可以是一种综合征，也可以是许多疾病的一个症状。常见有营养不良性贫血、缺铁性贫血、溶血性贫血、再生障碍性贫血等。

本病属于中医学“血虚”、“虚劳”、“黄胖病”的范畴。中医学认为其发病机理主要责之于脾胃，所谓“饮食入胃，中焦受气取汁，变化而赤是为血”，由于饮食中营养物质的缺乏，或脾胃失于健运而使气血生化无源；另外，精血同源，肾生髓藏精，肾气不足则生髓藏精的功能受损，精不足也可导致血虚。血液损耗过多见于多种失血、妊娠、儿童生长期、诸虫症、毒性理化因素殃及诸脏虚损等。

【临床表现】

头晕眼花，心悸气短，疲乏无力，食欲不振，腹胀恶心，皮肤、黏膜苍白等。或伴有舌炎、皮肤干燥、毛发干脱、指甲脆裂或反甲，甚则发热、轻度浮肿、性欲降低。溶血性贫血则见有黄疸、脾肿大、蛋白尿等。

1. **心脾两虚** 面色苍白，倦怠乏力，头晕心悸，舌胖而淡、苔薄，脉濡细。

2. **脾胃虚弱** 面色萎黄或淡白，神疲乏力，纳少便溏，舌质淡、苔薄腻，脉细弱。

3. **脾肾阳虚** 面色苍白，倦怠乏力，少气懒言，畏寒肢冷，自汗，腰酸腿软，遗精阳痿，月经不调，舌胖大而淡、苔薄白，脉沉细。

4. **肾阴亏虚** 面色苍白，倦怠乏力，两颧潮红，头晕目眩，腰膝酸软，咽干喉燥，低热盗汗，五心烦热，失眠，遗精，月经过多或崩漏不止，舌质红、苔少，脉弦细。

【治疗方法】

1. **基本治疗**

治则：补益心脾肾、调养气血，针灸并用，补法（肾阴亏虚者只针不灸，平补平泻）。

处方：以足太阳经背俞穴为主。

气海 血海 膈俞 心俞 脾俞 肾俞 悬钟 足三里

方义：贫血以虚为本，补虚为治疗贫血第一要旨。取气海、血海气血双补；配以血之会穴膈俞、髓之会穴悬钟补血养髓；心俞、脾俞、肾俞滋养心、脾、肾；足三里调理脾胃，以助气血生化之源。

加减：头晕加百会补脑止晕；心悸加内关宁心定悸；纳差加中脘健胃增食；潮热盗汗、五心烦热加劳宫清热除烦；两颧潮红加太溪益肾滋阴；遗精阳痿加关元固肾培元；月经不调、月经过多或崩漏不止加灸关元、三阴交、隐白理脾调经。

操作：所有穴位常规针刺，背部穴位应当注意针刺的角度、方向和深度。

2. **其他疗法**

（1）耳针：取皮质下、肝、肾、膈、内分泌、肾上腺。每次选用3～4穴，毫针中度刺激；或用耳穴压丸法。

（2）穴位注射：取血海、膈俞、脾俞、足三里。用当归注射液或黄芪注射液，每穴注射0.5ml；或维生素B_{12}注射液，每穴注射100μg。每日1次。

（3）穴位埋线：取血海、肾俞、脾俞。用羊肠线埋藏。每月2次。

（4）割治疗法：取膈俞、公孙、然谷。每次选1～2个穴位，切口长1cm，取出少量脂肪，用消毒纱布贴敷。

【验案举例】

张某，女，8岁。食欲不振，面色萎黄，精神疲乏，大便不畅3个月。伴心慌、气短、睡眠不安、上课精神不集中。检查：心前区可闻及收缩期2级杂音，脉律不齐，心率108次/分；血常规：Hb 9.6g/L，RBC 3.92×10^{12}/L，MCV 60μm^3，血清铁60μg/dl；心电图提示：心律失常、心肌损伤。舌淡、苔薄黄、剥脱，脉滑。诊断为“营养性缺铁性贫血”、

“继发心肌损伤”。针灸治疗宗补心安神、健脾养胃、益气生血之法，取内关、足三里。运用呼吸补泻之轻补手法，留针 15 分钟。每周治疗 3 次，6 次为 1 个疗程。经治 1 个疗程后，饮食二便自调，睡眠安稳，面色红润，舌红、苔薄白，脉象平和，心音有力，心律整齐。心电图正常，血常规结果：Hb 12g/L，RBC 4.02×10^{12}/L，MCV $82\mu m^3$，血清铁 $60\mu g/dl$（李一卿．针刺治疗小儿营养性贫血继发心肌损伤 150 例。中国针灸　1998；（8）：463）。

【文献摘录】

1.《针灸资生经》：凡饮食不思，心腹膨胀，面色萎黄，世谓之脾肾病者，宜灸中脘。

2.《古今图书集成医部全录》：五劳羸瘦，取足三里。

3.《针灸集成》：虚劳羸瘦……昆仑、肾俞（年壮）、照海、绝骨。

4.《实用针灸学》：贫血取穴：①足三里、风池、膏肓；②大椎、肾俞、安眠；③合谷、命门、曲池；④膏肓、胆俞、肝俞；⑤胆俞、大椎、安眠；⑥内庭、足三里、肾俞。每天 1 组，交替使用。

【按语】

1. 针灸有较好的改善贫血作用，但必须首先明确病因，在针灸治疗的同时采取针对性治疗。如缺铁性贫血适当补充铁剂，营养不良性贫血则补充营养，出血性疾病应及时止血等。

2. 对于中、重度贫血应采取综合治疗措施，必要时可予以输血。

第十三节　白细胞减少症

白细胞减少症是指循环血液中的白细胞计数持续低于 4.0×10^9/L，可分为原发性和继发性两类。多由理化因素、感染以及相关疾病，通过人体变态反应和对造血细胞的直接毒性作用，或抑制骨髓的造血功能，或破坏周围血液的白细胞而引起。

本病属于中医学“虚劳”、“虚损”的范畴。多因脾胃气虚，气血生化无源，不能化血生精，益肾生髓，致使精血不足，肌体失养所致。

【临床表现】

多数病人病程短暂呈自限性，无明显临床症状。持续性白细胞减少可有头晕眼花，神疲肢倦，少气懒言，腰酸背痛，嗜睡困倦，健忘，耳鸣，自汗，纳呆等。

1. **气血不足**　面色萎黄或淡白，头晕气短，神疲乏力，嗜睡困倦，纳少便溏，舌淡、苔薄，脉细。

2. **脾肾阳虚**　除脾气虚弱症状以外，还可见少气懒言，畏寒肢冷，自汗，腰膝酸楚，遗精阳痿，月经不调，舌胖大而淡、苔薄白，脉沉细。

【治疗方法】

1. **基本治疗**

治则：健脾益气、温肾固本，针灸并用，补法。

处方：以足太阳经穴为主。

气海　大椎　膈俞　脾俞　肾俞　膏肓　足三里

方义：本病以气虚、阳虚为本，故取气海、大椎补气通阳；取脾、肾之背俞穴健运脾土、温补肾阳；膈俞乃血之会穴，与膏肓、足三里为益气补虚之常用主穴。数穴合用，相得益彰。

加减：气血不足加中脘、胃俞补胃健脾；脾肾阳虚加灸关元、命门温肾固本。

操作：所有穴位均常规针刺；膏肓、大椎以灸治为主，每次重灸 30 分钟以上；背部穴位应当注意针刺的角度、方向和深度。

2. 其他疗法

（1）耳针：取脾、胃、肾、内分泌、皮质下。毫针轻刺激，留针期间捻针 2～3 次；亦可用药丸耳穴贴压，每 3～5 天更换 1 次，两耳交替。

（2）穴位注射：取足三里、血海。选用参麦注射液、黄芪注射液、当归注射液等，常规剂量分别注入各穴。每 2～3 天 1 次。

【验案举例】

某男，39 岁。有 10 年接触有毒化学物质史，平时感觉头昏乏力，胸闷气急，嗜睡，且易感冒。检查：面色苍白，舌质淡、苔薄白，脉细数。血象：白细胞 $3.2\times10^9/L$，中性 73%，淋巴 25%，单核 1%。取四花穴（即膈俞、胆俞），加足三里、悬钟及背部督脉经穴，常规针刺，留针 15 分钟，并指压上述穴位各 2 分钟，配合捏脊 20 遍，小鱼际擦督脉 30 次，以透热为度。经治 30 次后查白细胞数 $5.7\times10^9/L$，中性 73%，淋巴 25%，单核 2%，自觉症状也明显好转。3 个月后随访，疗效巩固（孙德斌，等. 针刺推拿治疗白细胞减少症 128 例. 上海针灸杂志　1999；18（5）:15）。

【按语】

1. 针灸对本病的疗效较好，但应同时治疗原发病。

2. 注重预防，避免滥用药物，控制放、化疗剂量，尽量减少理化因素的刺激。

第十四节　心　　悸

心悸，又名“惊悸”、“怔忡”，是指心跳异常、自觉心慌不安的病症。多见于西医学的心神经官能症、风湿性心脏病、冠状动脉硬化性心脏病、肺原性心脏病、贫血、甲状腺功能亢进等。

中医学认为本病的病位在心，无论是心脏本身的原因如心气不足、心血亏虚、心阳不振，还是其他脏腑的病变影响到心脏，均可使心失濡养或心脉痹阻而导致心悸。

【临床表现】

自觉心动异常，或快速，或缓慢，或跳动过重，或忽跳忽止，呈阵发性或持续不解，神情紧张，心慌不安。可伴有头晕、胸闷不适、心烦不寐、颤抖乏力等。中老年患者还可伴有心胸疼痛、喘促不安、汗出肢冷、晕厥。脉象可见数、促、结、代、缓、迟等。常因情志刺激、惊恐、紧张、劳倦、饮酒等因素诱发。

血常规、血沉、抗“O”、T_3、T_4 及心电图、X 线胸部摄片、测血压等检查有助于明确诊断。

1. **心阳不振** 心悸动则为甚，头晕，面色苍白，胸闷气短，畏寒肢冷，舌胖大而淡、苔白，脉沉细迟或结代。

2. **心胆气虚** 心悸常因惊恐而发，气短自汗，神倦乏力，少寐多梦，舌淡、苔薄白，脉细弦。

3. **心脾两虚** 心悸不安，失眠健忘，面色淡白，头晕乏力，胸闷气短，自汗，纳差，舌淡、苔薄白，脉弱无力。

4. **阴虚火旺** 心悸不宁，思虑劳心尤甚，五心烦热，少寐多梦，头晕目眩，耳鸣，口干，面颊烘热，舌质红、苔薄黄，脉细弦数。

5. **心血瘀阻** 心悸怔忡，胸闷心痛阵发，或面唇紫暗，舌有紫气或见瘀斑，脉细涩或结代。

6. **水气凌心** 心悸怔忡不已，胸闷气喘，不能平卧，咳吐大量泡沫痰涎，面浮足肿，尿少，苔白腻或白滑，脉弦滑数。

【治疗方法】

1. 基本治疗

治则：养心安神、宁心定悸，针灸并用，补法（阴虚火旺者只针不灸，平补平泻）。

处方：以心经、心包经腧穴和相应俞、募穴为主。

神门　内关　通里　心俞　厥阴俞　巨阙　膻中

方义：神门为心经原穴，宁心安神以定惊悸；内关为心包经之络穴，通里为心经之络穴，功在宁心通络、安神定悸；心俞、厥阴俞、巨阙、膻中分别为心和心包之俞穴、募穴，两对俞募配穴可调补心气以定悸。

加减：心阳不振加关元、足三里振奋心阳；心虚胆怯加百会、胆俞补心壮胆；心脾两虚加脾俞、足三里补益心脾；阴虚火旺加劳宫、太溪滋阴降火；心血瘀阻加曲泽、膈俞活血化瘀；水气凌心加水分、阴陵泉行水降逆、宁心定悸。

操作：所有腧穴常规针刺；背部穴位应当注意针刺的角度、方向和深度。急性发作可用泻法，留针 30 分钟至 1 小时，以症状消失或减缓为度。

2. 其他疗法

（1）皮肤针：取气管两侧、颌下部、后颈、骶部以及内关、膻中、三阴交、人迎，中度刺激至局部出现红晕略有出血点为度。发作时可每日治疗 2 次。

（2）耳针：取心、交感、神门、皮质下、小肠。毫针轻刺激，留针中行针 2～3 次。每日 1 次。

（3）穴位注射：按常规选穴，用维生素 B_1、B_{12} 注射液，每穴注射 0.5ml。每日 1 次。

【验案举例】

顾某，女，48 岁。心慌不能自控 1 年有余。伴胸闷、气短、乏力、失眠、头晕。舌尖红、苔薄白，脉沉细结代。心电图检查为频发性室性期前收缩，呈二联律。诊为“心悸”、“怔忡”（气阴两虚型）。取内关、神门、安眠，疾徐补法，徐缓得气，针感弱而舒适，动留针20分钟。心悸、胸闷当即消失，心电图检查已有明显好转。经治10次，心电图恢复正常。4个月后随访，患者已正常上班（胡熙明．针灸临证指南．第1版．人民卫生出版社．1991:194）。

【文献摘录】

1.《备急千金要方》：通里，主心下悸。

2.《针灸资生经》：惊悸，神门、蠡沟、巨阙。

3.《针灸大全》：心中虚惕、神思不安，取内关、百会、神门……；心脏诸虚、怔忡、惊悸，取内关、阴郄、心俞、通里。

4.《神应经》：心惊恐，取曲泽、天井、灵道、神门、大陵、鱼际、二间、液门、少冲、百会、厉兑、通谷、巨阙、章门。

【按语】

1. 心悸可因多种疾病引起，针灸治疗的同时应积极查找原发病，针对病因进行治疗。

2. 针灸治疗心悸不仅能控制症状，而且对疾病的本身也有调整和治疗作用。但在器质性心脏病出现心衰倾向时，则应及时采用综合治疗措施，以免延误病情。

3. 患者在治疗的同时，应注重畅达情志，避免忧思、恼怒、惊恐等刺激。

第十五节　失眠（附：嗜睡）

失眠又称“不寐”、“不得眠”、“不得卧”、“目不眠”。常见于西医学的神经衰弱、神经官能症以及贫血等疾病中。

中医学认为本病的病位在心。凡思虑忧愁，操劳太过，损伤心脾，气血虚弱，心神失养；或房劳伤肾，肾阴亏耗，阴虚火旺，心肾不交；或脾胃不和，湿盛生痰，痰郁生热，痰热上扰心神；或抑郁恼怒，肝火上扰，心神不宁等均可导致失眠。

【临床表现】

患者不能获得正常睡眠，轻者入寐困难或寐而易醒，醒后不寐；重者彻夜难眠。常伴有头痛、头昏、心悸、健忘、多梦等症。

1. **心脾两虚**　多梦易醒，伴心悸、健忘、头晕目眩、神疲乏力、面色不华，舌淡、苔白，脉细弱。

2. **心胆气虚**　心悸胆怯，善惊多恐，夜寐多梦易惊，舌淡、苔薄，脉弦细。

3. **阴虚火旺**　心烦不寐，或时寐时醒，手足心热，头晕耳鸣，心悸，健忘，颧红潮热，口干少津，舌红、苔少，脉细数。

4. **肝郁化火**　心烦不能入睡，烦躁易怒，胸闷胁痛，头痛眩晕，面红目赤，口苦，便秘尿黄，舌红、苔黄，脉弦数。

5. **痰热内扰**　睡眠不安，心烦懊侬，胸闷脘痞，口苦痰多，头晕目眩，舌红、苔黄腻，脉滑数。

【治疗方法】

1. **基本治疗**

治则：调和阴阳、宁心安神。心脾两虚者补益心脾，心胆气虚者补心壮胆，均针灸并用，补法；阴虚火旺者育阴潜阳，只针不灸，平补平泻。肝郁化火者平肝降火，痰热内扰者清热化痰，均只针不灸，泻法。

处方：神门　内关　百会　安眠

方义：失眠一症，主因为心神不宁。治疗首选心经原穴神门、心包经之络穴内关宁心安神，为治疗失眠之主穴；百会穴位于巅顶，入络于脑，可清头目宁神志；安眠为治疗失眠的经验效穴。诸穴合用，养心安神，恰合病机。

加减：心脾两虚加心俞、脾俞、三阴交补益心脾、益气养血；心胆气虚加心俞、胆俞、丘墟补心壮胆、安神定志；阴虚火旺加太溪、太冲、涌泉滋阴降火、宁心安神；肝郁化火加行间、太冲、风池平肝降火、解郁安神；痰热内扰加中脘、丰隆、内庭清热化痰、和胃安神。

操作：所有腧穴常规针刺；背俞穴注意针刺的方向、角度和深度。以睡前 2 小时、病人处于安静状态下治疗为佳。

2. **其他疗法**

（1）皮肤针：用皮肤针轻叩印堂、百会、颈项部及腰背部背俞穴，每次 5 ~ 10 分钟，以局部皮肤潮红为度。每日 1 次。

（2）耳针：取心、脾、神门、皮质下、交感。每次选 2 ~ 3 穴，轻刺激，留针 30 分钟。每日 1 次。

【验案举例】

金某，男，56 岁。因工作不顺心，气郁引起失眠 5 年余。伴头痛、头晕、心烦易怒、记忆力减退、纳食不香、口苦咽干、腰膝酸软，时有耳鸣。经多方治疗效果不显，每天服安眠药亦只能睡 2 ~ 3 小时，醒后头晕胀痛，严重时彻夜不眠，心情极为苦恼。查：面色黯黄，舌质略红、苔薄黄，脉弦数。证属肾阴不足、心肝火旺。嘱其停服安眠药，施以艾灸涌泉之法。次日，患者十分欣喜来告：昨夜施灸后即安静入睡 8 小时，这是近几年睡的第一个好觉。由于信心增强，又灸治 6 次，已能完全正常入睡。嘱其再灸 1 周巩固疗效。半年后随访，未再复发（胡熙明. 针灸临证指南. 第 1 版. 人民卫生出版社. 1991:233）。

【文献摘录】

1. 《针灸甲乙经》：隐白、天府、阴陵泉，治不得卧。

2. 《备急千金要方》：气海、阴交、大巨，主惊不得卧。

3. 《铜人腧穴针灸图经》：神庭，主惊悸不得安寝。

4. 《针灸经验录》：惊悸不得安卧，取神庭、气海、阴交、大巨……不嗜卧，取公孙……心热不寐，泻解溪，补涌泉。

【按语】

1. 针灸治疗失眠有较好的疗效，但在治疗前应作各种检查以明确病因。如由发热、咳喘、疼痛等其他疾病引起者，应同时治疗原发病。

2. 因一时情绪紧张或因环境吵闹、卧榻不适等而引起失眠者，不属病理范围，只要解除有关因素即可恢复正常。老年人因睡眠时间逐渐缩短而容易醒觉，如无明显症状，则属生理现象。

附：嗜　睡

嗜睡是一种以睡眠节律紊乱而时时欲睡为特征的病症。可见于西医学的原发性睡眠增多症、发作性睡病等。

本病属于中医学“多寐”、“嗜卧”的范畴。其病机不外乎虚实两端，实证为实邪干扰，困阻清窍；虚证为正气不足，髓海空虚。但无论虚实，均与脾肾功能失调相关，尤以脾虚湿盛为关键。

【临床表现】

经常昏昏欲睡，睡眠较常人明显增多，甚则一日之内可有数次至数十次睡潮来袭。伴有体倦乏力、头晕头痛、记忆力减退等。严重者在清醒时突发卒倒，出现睡眠性麻痹或入睡后幻觉。

1. **湿浊困脾**　终日昏昏欲睡，头目昏沉，少气懒言，身体重着，形体肥胖，时有冷感，舌胖大而淡、边有齿痕、苔白腻，脉濡或细滑。

2. **胆经湿热**　头晕嗜睡，时时如入梦境，甚则喃喃梦呓。兼见胸闷、口苦、恶心、小便黄赤。舌质红、苔黄腻，脉滑数。

3. **气血亏虚**　嗜睡多卧，睡则多梦，眩晕头重，神疲乏力，面色萎黄，动则汗出，爪甲不荣，形体消瘦，唇淡无华，舌淡、脉细弱无力。

4. **肾精不足**　昏昏欲睡，神疲乏力，耳鸣目眩，健忘，腰膝酸软，腰骶部发凉，小便频数，舌淡、苔白，脉沉细或弱。

【治疗方法】

1. 基本治疗

治则：交通阴阳、调神醒脑，胆经湿热者只针不灸，泻法；湿浊困脾、气血亏虚、肾精不足者针灸并用，补法或平补平泻。

处方：以督脉腧穴为主。

百会　四神聪　印堂　丰隆　足三里

方义：百会、四神聪位于头颅之巅，为醒脑之要穴，也为前人治疗昏困多寐的经验穴；印堂位于两目之间，重在调神；丰隆、足三里意在调理中焦、和胃安神。

加减：湿浊困脾加脾俞、三阴交健脾利湿；胆经湿热加胆俞、至阳清利湿热；气血亏虚加气海、心俞、脾俞补益气血；肾精不足加关元、肾俞补益肾精。

操作：四神聪针刺时针尖都朝向百会；其余腧穴常规针刺。

2. 其他疗法

（1）耳针：取脑点、枕、内分泌、脾、肝、神门。每次选用3～5穴，毫针浅刺，留针30分钟；也可用王不留行籽贴压。

（2）穴位注射：根据中医辨证，分别选用丹参注射液、参附注射液或生脉注射液等，也可选用维生素 B_1 或维生素 B_{12} 注射液，按常规取 2～3 穴，每穴 2～4ml。

【验案举例】

某男，52 岁。多寐、睡意频现难以控制已 5 年。近 1 个月来经常嗜睡，常常在工作时入睡，发作前感周身疲乏。针灸双侧心俞、脾俞穴。留针 20 分钟后施温和灸。每日 1 次。共治 17 次痊愈，随访 2 年未复发（唐桂文．嗜睡针灸治验．陕西中医　1986；17（10）：460）

【文献摘录】

1.《针灸甲乙经》：嗜卧，身体不能动摇，大湿，三阳络主之。

2.《备急千金要方》：膈俞，主嗜卧怠惰不欲动摇。

3.《百症赋》：倦言嗜卧，通里、大钟。

4.《针灸大成》：嗜卧，百会、天井、三间、二间、太溪、照海、厉兑、肝俞。

【按语】

1. 针灸治疗本病有较好的疗效，但在治疗时应明确诊断，排除抑郁症等其他类别的神经症。

2. 在针灸治疗的同时，患者应忌暴饮、忌浓茶、节肥甘，合理安排作息时间并适当进行体育锻炼。

第十六节　痴　呆

痴呆，又称“痴证”、“呆病”。是指意识清楚的病人由于各种躯体疾病而引起持续性高级神经功能的全面障碍，包括记忆力、解决日常生活问题的能力，已习得的技能，正确的社交技能和控制情绪反应能力的障碍，最终导致精神功能衰退的一组后天获得的综合征。多发于老年人或儿童，常见于西医学的老年性痴呆（真性老年痴呆）、早老性痴呆和脑血管性痴呆、小儿大脑发育不全等病。

中医学认为引起本病的基本原因是肝肾亏虚、气血不足、经脉失养、髓海不充，此外还有痰浊瘀血阻滞经络等继发因素。病变脏腑主要在肾，其次为心、脾。

【临床表现】

起病缓慢，主要是精神功能障碍和出现神经系统的症状。早期仅表现为记忆力和思维敏捷性和创造性的轻度减退，对环境的适应能力下降，难以持久从事某一工作，易于疲劳、焦虑和精力不充沛等。继而出现记忆障碍、认知障碍、人格改变、情感障碍、言语障碍和精神异常，并可出现各种神经功能障碍如肢体失用、震颤麻痹、共济失调、癫痫、锥体束征等。最后生活完全不能自理，无自主运动，缄默不语，成为植物人状态。

1. **肝肾亏虚**　记忆力减退，暴发性哭笑，易怒，易狂。伴有头昏眩晕、手足发麻、振颤、失眠，重者发作癫痫。舌质红、苔薄黄，脉弦数。

2. 气血不足　行为表情失常，终日不言不语，或忽笑忽歌，喜怒无常，记忆力减退甚至丧失，步态不稳，面色淡白，气短乏力，舌淡、苔白，脉细弱无力。

3. 痰浊闭窍　表情呆板，行动迟缓，终日寡言，坐卧不起，记忆力丧失，二便失禁，舌胖嫩而淡、边有齿印、苔白厚而腻，脉滑。

4. 瘀血阻络　神情淡漠，反应迟钝，常默默无语，或离奇幻想，健忘易惊，舌质紫暗、有瘀点或瘀斑，脉细涩。

【治疗方法】

1. 基本治疗

治则：补肾填精、健脑益智，肝肾亏虚、气血不足者针灸并用，补法；痰浊中阻、瘀血阻络者以针为主，平补平泻。

处方：百会　四神聪　太溪　大钟　悬钟　足三里

方义：本病病位在脑，“脑为髓之海”。百会、四神聪均位于巅顶，通过督脉内入络脑，乃局部取穴，以醒神开窍、健脑益智；肾主骨生髓，补肾即能生髓，太溪、大钟可补肾养髓；悬钟为髓之会穴，补之亦可补养脑髓，髓海得充，可健脑益智；足三里补益后天、化生气血以助生髓之源。诸穴合用，共奏益肾补髓、健脑醒神之效。

加减：肝肾阴虚加肝俞、三阴交补益肝肾；气血虚弱加气海、膈俞益气养血；痰浊中阻加丰隆、中脘化痰通络；瘀血阻络加膈俞、委中以活血化瘀。

操作：各腧穴均常规针刺；四神聪刺向百会穴；百会针后加灸20分钟以上，每天或隔天治疗1次。

2. 其他疗法

（1）头针：取顶中线、额中线、颞前线、颞后线。每次选2～3穴，毫针强刺激；还可配合使用电针，疏密波中强度刺激。

（2）耳针：取心、肝、肾、枕、脑点、神门、肾上腺。每次选用3～5穴，毫针浅刺、轻刺，留针30分钟；也可用王不留行籽贴压。

【验案举例】

黄某，男，3岁。患儿3个月前曾患中毒性脑病及败血症，现后遗痴呆，神情淡漠，反应迟钝，言语不清。针刺取大陵、神门宁神开窍，百会升提阳气，再补太溪以通肾窍。经4个月治疗后，患儿神志清爽，舌体灵活，能说简单话语，已无痴呆之象（高忻洙．古今针灸医案医话荟萃．第1版．安徽科学技术出版社．1990:49）。

【文献摘录】

《针灸大成》：失志痴呆，神门、鬼眼、百会、鸠尾……呆痴，神门、少商、涌泉、心俞。

【按语】

1. 西医学认为痴呆与神经递质、受体、神经肽有关，实验表明针灸可调节神经递质和神经肽，能控制和延缓疾病的进展，有一定的治疗作用。

2. 针灸治疗本病以早期效果较好，晚期疗效较差。有明确病因者在针灸治疗的同时还应积极治疗原发病。

3. 戒酒，少用安眠镇静的药物。

第十七节　癫　　病

癫病以精神抑郁、表情淡漠、沉默痴呆、语无伦次、静而少动为特征。多见于西医学的忧郁症、强迫症、精神分裂症等。常因情志刺激、意欲不遂等因素而诱发，或有家族史。

本病属于中医学"郁证"的范畴，认为本病的发生乃阴气过旺（所谓"重阴则癫"），多因情志所伤、思虑太过、所愿不遂，以致肝气郁结，心脾受损，脾失健运，痰浊内生，痰气上逆，蒙蔽心神，神明失常，发为本病。

【临床表现】

精神抑郁，多疑多虑，焦急胆怯，自语少动，悲郁善哭，呆痴叹息等。

1. **痰气郁结**　精神抑郁，神志呆钝，胸闷、恶心欲呕，喜叹息，忧虑多疑，自语或不语，不思饮食，舌苔薄白而腻，脉弦细或弦滑。

2. **气虚痰凝**　精神抑郁，淡漠少语，甚则目瞪若呆，妄闻妄见，面色萎黄，大便稀溏，小便清长，舌胖而淡，苔白腻，脉滑或脉弱。

3. **心脾两虚**　神志恍惚，言语错乱，心悸易惊，善悲欲哭，夜寐不安，食少倦怠，舌淡、苔白，脉细弱。

4. **阴虚火旺**　神志恍惚，多言善惊，心烦易躁，不寐，形瘦面红，口干，舌红、少苔或无苔，脉细数。

【治疗方法】

1. **基本治疗**

治则：涤痰开窍、养心安神，心脾两虚者针灸并用，补法；痰气郁结、气虚痰凝、阴虚火旺者以针刺为主，泻法或平补平泻。

处方：神门　丰隆　心俞　脾俞

方义：心为神之舍，取心经原穴神门、心之背俞穴心俞调养心神、醒脑开窍；脾为生痰之源，取脾之背俞穴脾俞、胃之络穴丰隆健脾胃、化痰湿以治其本。标本同治，癫病当除。

加减：痰气郁结加中脘、太冲调气解郁；气虚痰凝加足三里、中脘益气健脾；心脾两虚加足三里、三阴交健脾养心、益气安神；阴虚火旺加肾俞、太溪、大陵、三阴交滋阴降火。

操作：所用腧穴均常规针刺；背俞穴注意针刺的方向、角度和深度，以防伤及内脏。

2. **其他疗法**

（1）耳针：取心、皮质下、肾、枕、神门。每次选用 3～5 穴，毫针浅刺、轻刺激，留针 30 分钟；也可用王不留行籽贴压。

（2）电针：取百会、水沟、通里、丰隆。针刺得气后在四肢穴位接电针仪，用疏密波强刺激 15～30 分钟。

（3）穴位注射：取心俞、膈俞、间使、足三里、三阴交。每次选 1～2 穴，用 25～50mg 氯丙嗪注入，每天注射 1 次。

【验案举例】

鲍某，男，29 岁。患精神分裂症 2 个月余。入院后表现为拒食，衣冠不整，不知秽洁，思维逻辑障碍，有被迫害妄想，无内省力。检查：心肺（－），神经系统体征（－）。经氯丙嗪、泰尔登及胰岛素低血糖治疗后病情好转，但象征性思维和强迫观念仍存在。当时泰尔登用量 600mg/d。加用耳针，取肾、皮质下、肾上腺穴，并加针阳陵泉，接电针仪，用疏密波刺激 25 分钟。5 次后症状减轻。后改用阳陵泉配百会、定神穴。10 次后精神症状基本消失。出院后随访半年，表现正常（陈巩荪．耳针的临床应用．第 1 版．江苏科学技术出版社．1982:248）。

【文献摘录】

1.《针灸甲乙经》：癫疾，上星主之，先取譩譆，后取天牖、风池。

2.《针灸大成》：癫疾，百会、经渠、前谷。

3.《万病回春》：癫，其状不欲见人，如有时对语，时独言笑，灸鬼哭穴七壮。

4.《神应经》：癫疾，取上星、百会、风池、曲池、尺泽、阳溪、腕骨、解溪、申脉、昆仑、商丘、然谷、通谷、承山，针三分，速出，灸百会。

【按语】

针灸对本病有一定疗效，但在治疗过程中，须结合心理治疗，家属应积极配合对患者加强护理。

第十八节 狂 病

狂病以精神亢奋、躁扰不宁、打人毁物、动而多想为特征，多见于青少年。相当于西医学的精神分裂症、狂躁型精神病等。多有情志刺激、意愿不遂或脑外伤等诱发因素，或有家族史。

中医学认为狂病的发生是由于阳气暴亢（所谓“重阳则狂”），恼怒悲愤，伤及肝胆，不得宣泄，郁而化火，煎熬津液，结为痰火，痰火上扰，蒙蔽心窍，神志逆乱，狂躁不宁，成为狂病。

【临床表现】

精神错乱，哭笑失常，妄语高歌，狂躁不安，不避亲疏，打人毁物等。

1. **痰火扰神** 彻夜不眠，头痛躁狂，两目怒视，面红目赤，甚则狂乱莫制，打人毁物，逾垣上屋，高歌狂呼，舌质红绛、苔多黄腻或黄燥，脉弦大滑数。

2. **火盛伤阴** 狂躁日久，病势较缓，时而烦躁不安，时而多言善惊，恐惧不安，形瘦面红，心烦不寐，口干唇红，舌质红、无苔，脉细数。

3. **气血瘀滞** 躁扰不安，恼怒多言，甚则登高而歌，或妄闻妄见，面色暗滞，胸胁满闷，头痛心悸，舌质紫暗或有瘀斑，脉弦数或细涩。

【治疗方法】

1. **基本治疗**

治则：清心降火、宁神定志，只针不灸，痰火扰神、气血瘀滞用泻法；火盛伤阴者平补平泻。

处方：以督脉、心包经腧穴为主。

水沟 大椎 风池 劳宫 大陵 丰隆

方义：水沟、大椎均属督脉，督脉为阳脉之海，又与脑相通，二穴合用可醒脑开窍、安神定志；风池接近大脑，能醒脑宁神；劳宫清心包而泻心火，安神定志；大陵为心包经原穴，可醒神开窍、宁心定志；丰隆化痰通络、醒脑开窍。

加减：痰火扰神加中脘、神门清心豁痰；火盛伤阴加神门、大钟、三阴交滋阴降火、安神定志；气血瘀滞加合谷、太冲、血海、膈俞活血化瘀、通窍醒神。

操作：所有腧穴常规针刺（针大椎、风池二穴时需控制病人乱动，以免发生意外）。急性发作时针刺可不留针，并可配合刺血治疗。

2. **其他疗法**

（1）三棱针：取大椎、水沟、百会、中冲（十宣或十二井），点刺出血。

（2）耳针：取心、皮质下、肾、枕、神门。每次选用3~4穴，强刺激，留针30分钟。

（3）电针：取百会、水沟、通里、丰隆。针后在四肢穴位通以脉冲电流，用连续波作时间较长的刺激。

（4）穴位注射：取心俞、膈俞、间使、足三里、三阴交。每次选1~2穴，用25~50mg氯丙嗪，每穴注入0.5~1ml。每日1次。

【验案举例】

张某，男，24岁。患者平素性情暴躁，半年前又因工作不顺利，常无故与人吵闹，甚则怒骂叫吼，毁物打人，伴头晕、耳鸣、失眠、便秘、口苦等症。诊为“精神分裂症”，予氯丙嗪等药物后情绪略能安稳。因后来拒绝服药，特改针灸治疗。选用肝俞、太冲、阳陵泉、大陵、巨阙、神门、心俞、丰隆，泻法。每日1次。4次后症状减轻。复加三阴交、太溪穴，补法。续针6次，诸症消失，精神正常（石学敏．针灸治疗学．第1版．上海科学技术出版社．1998:88）。

【文献摘录】

1.《针灸甲乙经》：身热狂走，谵语见鬼，身柱主之……狂疾，液门主之，又侠溪、丘墟、光明主之。

2.《备急千金翼方》：狂走癫厥如死人，灸足大敦九壮……狂鬼语，针其足大拇指爪甲下少许即止。

3.《针灸大全》：发狂不识人，取巨阙……心悸发狂、不识亲疏，取内关、少冲、心俞、中脘、十宣。

4.《神应经》：发狂，取少海、间使、神门、合谷、后溪、复溜、丝竹空。

【按语】

1. 针灸治疗本病有较好的效果。在治疗过程中，要对患者进行严密的监护，防止自杀以及伤人毁物。

2. 本病易复发，应在病症缓解后的间歇期继续治疗，以巩固疗效。

第十九节　痫　　病

痫病，俗称“羊痫风”。是以卒然昏仆、强直抽搐、醒后如常人为特征且与家族遗传有关的发作性疾病。相当于西医学的癫痫（包括原发性癫痫和继发性癫痫）。

中医学认为本病是由痰、火、血瘀以及先天因素等使气血逆乱、蒙蔽清窍而致。

【临床表现】

起病急骤，每因惊恐、劳累、情志过极等诱发。发作前常有眩晕、胸闷等先兆。大发作时突然昏倒，项背强直，四肢抽搐，口吐白沫，醒后如常人，常反复发作；小发作时仅两目瞪视，呼之不应，头部低垂，肢软无力；局限性发作时可见多种形式，如口、眼、手等局部抽搐，或幻视、呕吐、多汗，或有言语障碍，出现无意识动作等。

脑电图检查多有异常放电现象。

1. 实证

多见于痫证初期，卒然昏倒，不省人事，牙关紧闭，口吐白沫，角弓反张，筋急抽搐，或有吼叫声。发作后肢体酸痛疲乏，略加休息即可恢复正常。

（1）痰火扰神：卒然仆倒，不省人事，四肢强痉拘挛，口中有声，口吐白沫，烦躁不安，气高息粗，痰鸣辘辘，口臭便干，舌质红或暗红、苔黄腻，脉弦滑。

（2）风痰闭阻：卒然昏仆，目睛上视，口吐白沫，手足抽搐，喉中痰鸣，苔白腻，脉滑。

（3）血瘀阻络：既往有脑外伤（或产伤）史，发作时卒然昏仆，抽搐，或仅见口角、眼角、肢体抽搐，颜面口唇青紫，舌质紫暗或有瘀点，脉弦或涩。

2. 虚证

多见于痫证后期，发作次数频繁，抽搐强度减弱，苏醒后精神萎靡，表情痴呆，智力减退。

（1）血虚风动：卒然仆倒，面部烘热，或两目瞪视，或局限性抽搐（四肢抽搐无力、手足蠕动），二便自遗，舌淡、少苔，脉细弱。

（2）心脾两虚：久发不愈，卒然昏仆，或仅见头部低垂，四肢无力。伴面色苍白、口吐白沫、四肢抽搐无力、口噤目闭、二便自遗。舌淡、苔白，脉弱。

（3）肝肾阴虚：卒然昏仆，或手足蠕动，四肢逆冷，语謇，失眠，健忘，腰膝酸软，舌质红绛、少苔或无苔，脉弦细数。

【治疗方法】

1. 基本治疗

治则：豁痰开窍、熄风止痫，实证只针不灸，泻法；虚证以针刺为主，平补平泻。

处方：以督脉腧穴为主。

水沟　长强　筋缩　鸠尾　丰隆　阳陵泉

方义：水沟为督脉要穴，可醒脑宁神；长强属督脉，鸠尾属任脉，两穴乃任督之络穴，合用能交通任督、调整阴阳，是治疗痫病的重要组穴；阳陵泉为筋会，配以筋缩可舒缓筋肉、解痉止搐；丰隆和胃降浊、清热化痰。诸穴合用，共奏豁痰开窍、熄风止痫之功。

加减：痰火扰神加行间、内关、合谷豁痰开窍、清泻肝火；风痰闭窍加本神、风池、太冲平肝熄风、豁痰开窍；血瘀阻络加百会、太阳、膈俞活血通络、醒神止搐；血虚风动加血海、三阴交养血柔筋、熄风止搐；心脾两虚加心俞、脾俞补益心脾、益气养血；肝肾阴虚加肝俞、肾俞、太溪补益肝肾、潜阳安神；病在夜间发作加照海、白昼发作加申脉通调阴阳；眩晕加合谷、百会祛风通窍。

操作：水沟向鼻中隔深刺、强刺；针长强穴不留针，可点刺出血；针刺鸠尾应掌握正确的针刺方向、角度和深度，以防伤及肝、脾等腹腔脏器；其他腧穴常规针刺。

2. 其他疗法

（1）耳针：取胃、皮质下、神门、心、枕、脑点。每次选2～3穴，毫针强刺激，留针30分钟，间歇行针。

（2）穴位注射：取足三里、内关、大椎、风池。每次选2～3穴，用维生素 B_1 注射液，每穴注入0.5ml。

【验案举例】

张某，女，11岁。3岁起患抽搐，时常发作。数天或数月发作1次，每次发作抽搐剧烈，口吐白沫，约10余分钟才能停止。经精神病院诊断为“癫痫”，常服西药控制症状。患儿在间歇期智力如常。取百会、间使、神门、足三里、丰隆、四神聪、肝俞、太冲、筋缩、照海等穴，每次针3～5穴。隔日1次，连针3个月，其间癫痫竟未发作，家长自动停了西药。又针3个月以巩固疗效，遂复学读书。追访3年，未见复发（杨长森．针灸治疗学．第1版．上海科学技术出版社．1985:70）。

【文献摘录】

1.《备急千金要方》：痫之为病，目反、四肢不举，灸风府……又灸项上、鼻人中、下唇承浆，皆随年壮。

2.《针灸资生经》：风痫目戴上不识人，神庭、丝竹空。

3.《扁鹊心书》：痫，中脘灸五十壮。

4.《针灸大成》：癫痫，涌泉、心俞、三里、鸠尾、中脘、少商、巨阙……风痫，神庭、百会、前顶、涌泉、丝竹空、神阙（一壮）、鸠尾（三壮）……食痫，鸠尾、中脘、少商……痫症，鸠尾、中脘、肩髃、曲池。

5.《医学纲目》：癫痫，鸠尾、后溪、涌泉、心俞、阳交、三里、太冲、间使、上脘。

【按语】

1. 针灸治疗癫痫有一定的疗效，但应作脑电图等检查以明确诊断。有条件者应作脑 CT、磁共振检查，以与中风、厥证、癔病等相鉴别。对继发性癫痫更应重视原发病的诊断、治疗。

2. 对癫痫间歇期也应坚持辨证治疗，以治其本。

3. 对癫痫持续发作伴有高热、昏迷等危重病例必须采取综合疗法。

4. 应避免精神刺激和过度劳累；注意饮食起居，以防复发。

第二十节　郁　　病

郁病是以抑郁善忧、情绪不宁、胸胁及脘腹胀闷疼痛，或易怒善哭为主症的疾病。类似于西医学的神经官能症、癔病等，是一种心因性情志疾病。临床以心情抑郁、情绪不宁，或易怒善哭，或咽中如有异物梗阻为主要表现。

中医学认为郁病多由情志不舒、气机郁滞、思虑伤脾所致。肝气郁结则化火，脾气郁滞则生湿，气机失常，郁滞为患，日久则心情愈加抑郁，饮食减少，气血不足，引起脾气虚弱或肾阴亏耗等病理变化。脾气虚则不能为胃行其津液，肾阳虚则不能上济心火，虚火妄动，以致心神不宁，终致五脏气机失和而发病。

【临床表现】

患者常有多种原因的情志所伤史。常常忧郁不畅，胸闷胁胀，善太息，不思饮食，失眠多梦，易怒善哭等。部分病人会伴发突然失明、失听、失语、肢体瘫痪和意识障碍等。

1. **肝气郁结**　精神抑郁，胸胁作胀，或脘腹痞闷，嗳气频作，善太息；或咽中不适，如有物阻，吞之不下，咯之不出，但饮食吞咽无碍（梅核气）；女子或见月经不调；苔白，脉弦。

2. **气郁化火**　急躁易怒，哭笑无常，胸闷胁胀，头痛目赤，口苦，嘈杂泛酸，便结尿黄，舌红、苔黄，脉弦数。

3. **心脾两虚**　苦思多虑，胸闷心悸，失眠健忘，面色萎黄，头晕目眩，神疲倦怠，易出汗，纳谷不香，舌淡、苔白，脉弦细或细数。

4. **阴虚火旺**　病程日久，虚烦少寐，烦躁易怒，哭笑无常，头晕心悸，午后颧红，手足心热，口干咽燥，或见盗汗，舌红、苔薄，脉弦细或细数。

【治疗方法】

1. **基本治疗**

治则：理气解郁、养心安神，肝气郁结、气郁化火者，只针不灸，泻法；阴虚火旺者，只针不灸，平补平泻；心脾两虚者，针灸并用，补法。

处方：以手、足厥阴经腧穴为主。

神门　大陵　内关　期门　心俞　合谷　太冲

方义：本病总由心神失调，故取心经原穴神门、心包经原穴大陵宁心安神；心包经之络穴内关宽胸解郁；心之背俞穴心俞补益心气而安神；肝之募穴期门、原穴太冲疏肝理气以解郁；合谷配太冲为“开四关”之法，有醒神开窍作用。

加减：肝气郁结加行间、肝俞疏肝理气解郁；气郁化火加行间、内庭、支沟清泻肝火、解郁和胃；忧郁伤神加百会、通里、日月疏肝解郁、醒神开窍；心脾两虚加脾俞、三阴交、足三里、中脘健脾益气、养心安神；阴虚火旺加三阴交、太溪、肾俞滋阴降火、养心安神；梅核气加天突、列缺、照海清利咽喉。

操作：期门穴针刺宜平刺或斜刺，不可直刺过深，防止导致气胸或伤及肝脏；背俞穴刺时注意针刺的方向、角度和深度，以防伤及内脏；其他腧穴常规针刺。

2. 其他疗法

(1) 耳针：取心、枕、脑点、肝、内分泌、神门。每次选3～5穴，毫针浅刺或加电针，用强刺激手法，留针20分钟。恢复期可用埋针法或王不留行籽贴压。

(2) 电针：取足三里、内关、太冲、三阴交。每次选2～3穴，针刺并通电10～20分钟。

(3) 穴位注射：取风池、心俞、脾俞、足三里。用注射用水或丹参注射液、参麦注射液，每穴注入0.5～1ml，如失眠则在睡前注射。

(4) 穴位埋线：取肝俞、心俞、脾俞、足三里，按操作常规埋入消毒肠线，敷盖无菌纱布固定。每月2次。

【验案举例】

刘某，女，19岁。生气后骤然默默不语，夜不入寐4个月。靠服用镇静剂缓解症状。诊时头晕发呆，问答迟钝，表情差，腿痛无力，足跟亦痛，苔白腻，脉缓少力。取后溪、申脉配太冲、神门、三阴交等穴，并嘱所服之药减量。治疗2次，症有好转。先后治疗共计40余次，诸症消失而痊愈（石学敏．针灸治疗学．第1版．上海科学技术出版社．1998:82）。

【文献摘录】

1.《备急千金要方》：心懊侬微痛烦逆，灸心俞百壮。

2.《扁鹊心书》：厥证，形无所知，其状若尸，由忧思惊恐，此症妇人多有之。灸中脘穴五十壮。

3.《资生经》：善悲太息，商丘、日月。

4.《神应经》：喜哭，百会、水沟。

5.《针灸大成》：咽中如梗，间使、三阴交。

【按语】

1. 本病是一种心因性的情志病，治疗时不能忽视语言的暗示作用，应该恰如其分地解除患者的思想顾虑，树立战胜疾病的信心。

2. 应作各系统检查和实验室检查以排除器质性疾病。注意与癫病、狂病以及脑动脉硬化、脑外伤等所产生的精神症状作鉴别。

第二十一节 震颤麻痹

震颤麻痹又称“帕金森病”，属于中医学“颤证”、“震掉”的范畴。是一种常见的中枢神经系统变性的锥体外系疾病，以静止性震颤、肌强直、运动徐缓为主要特征。

西医对本病未发现任何确切原因的称为“原发性震颤麻痹”，对有确切原因的则称为“继发性震颤麻痹”或“震颤麻痹综合征”、“帕金森综合征”。原发性震颤麻痹好发于50~60岁，男多于女，少数人有家族史。继发性震颤麻痹多见于脑炎、动脉硬化、颅脑损伤、基底节肿瘤、甲状旁腺机能减退或基底节钙化、慢性肝脑变性及一氧化碳或二硫化碳等化学物质中毒等。

中医学很早就对本病有所认识，明·王肯堂《杂病证治准绳·诸风门·颤振》中说：“颤，摇也；振，动也。筋脉约束不住而莫能任持，风之象也……此病壮年鲜有，中年以后乃有之，老年尤多。”其基本病机多由肝肾亏虚，气血不足，脾湿痰浊阻滞脉络，经筋失养，虚风内动而致。病位在脑，病变脏腑主要在肝，涉及肾、脾，病性属本虚标实。

【临床表现】

起病隐匿缓慢，多数病人在患病2年之后方能明确诊断。以震颤、肌强直、运动徐缓为三大主症。

震颤多自一侧上肢手部开始，呈“搓丸样”，情绪激动时加重，肢体运动时减轻，睡眠时消失。肌强直可见全身肌肉紧张度增高，被动运动时呈“铅管样强直”，若同时有震颤则有“齿轮样强直”；面肌强直使表情和眨眼减少，出现“面具脸”；若舌肌、咽喉肌强直，可表现说话缓慢、吐字含糊不清，严重者可出现吞咽困难。运动徐缓表现为随意运动始动困难，动作缓慢和活动减少；一旦起步可表现为“慌张步态”；病人因失去联合动作，行走时双手无前后摆动；坐时不易起立，卧时不易翻身；书写时可出现“写字过小症”。

部分病人有其他植物神经症状，如怕热，大量出汗，皮脂溢出，排尿不畅，顽固性便秘，直立性低血压等。部分病人还有精神症状，如失眠，情绪抑郁，反应迟钝，智力衰退及痴呆等。

1. **肝肾亏虚** 筋脉拘紧，肌肉强直，动作笨拙，头及四肢震颤（静止时明显，情绪激动时加剧，随意运动时减轻或消失），头晕目眩，耳鸣，失眠或多梦，腰酸肢软，肢体麻木，舌体瘦、质暗红，脉细弦。

2. **气血不足** 筋脉拘紧，肌肉强直，运动减少，肢体震颤，四肢乏力，精神倦怠，头晕目眩，面色无华，舌质暗淡、苔白，脉细无力。

3. **痰浊动风** 筋脉拘紧，肌肉强直，动作困难（震颤时重时轻，常可自我控制），胸脘痞闷，食少腹胀，头晕目眩，舌胖大、质淡、有齿痕、苔腻，脉弦滑。

【治疗方法】

1. **基本治疗**

治则：补益肝肾、益气养血、化痰通络、熄风止颤，针灸并用，肝肾亏虚、气血不足用补法，痰浊动风则平补平泻。

处方：百会　四神聪　风池　合谷　太冲　阳陵泉

方义：本病病位在脑，病脏主要在肝。百会、四神聪均位于巅顶部，通过督脉内入络脑，乃局部取穴以醒脑、宁神、定惊；风池祛风、宁神定痉；合谷属手阳明，可通经络、行气血；太冲乃肝经原穴，可平肝熄风，与合谷相配为“四关”穴，可通行气血、调和阴阳；肝藏血、主筋，阳陵泉为筋之会穴，可养血柔筋、疏筋通络。诸穴合用，共奏柔肝熄风、宁神定颤之效。

加减：肝肾亏虚加肝俞、肾俞、三阴交补益肝肾；气血不足加气海、血海、足三里益气养血；痰浊动风加丰隆、中脘、阴陵泉化痰通络；震颤甚者加大椎，僵直甚者加大包、期门以除颤止僵。

操作：各腧穴均常规针刺；四神聪针刺时针尖都朝向百会；震颤甚者大椎深刺，使病人产生触电感并向四肢放射为度，有此感觉则迅速出针，不提插、不捻转、不留针，或用三棱针刺大椎，再加拔大玻璃火罐，使之出血少许，每周施术1次；僵直甚者大包、期门加灸，每穴灸10分钟；百会、大椎二穴若用灸法，应加灸20分钟以上，使病人感到艾灸热力达到颅内和穴位深层。

2. 其他疗法

（1）电针：头部穴位针刺后选2~3对加用电针，用疏密波强刺激20~30分钟。

（2）耳针：取皮质下、缘中、神门、枕、颈、肘、腕、指、膝。每次选2~4穴，以毫针中度刺激；或加用电针；也可用药丸贴压法。

（3）头针：取顶中线、顶颞后斜线、顶旁1线、顶旁2线。动留针30分钟左右。

（4）穴位注射：取天柱、大椎、曲池、手三里、阳陵泉、足三里、三阴交、风池等。每次选用2~3穴，用芍药甘草注射液或当归注射液、丹参注射液、黄芪注射液等，也可用10%葡萄糖注射液或0.25%普鲁卡因注射液（使用前先作皮试），每穴注入药液0.5~2ml。

【验案举例】

赵某，男，55岁。肢体颤抖、运动迟缓2年余。长期口服“安坦”、“左旋多巴”等药物，症状缓解不明显。CT检查：颅脑无异常，曾行“颅脑组织移植术”，术后症状无明显改善。查：四肢麻木乏力，不自主颤抖，四肢张力增强，呈铅管样变，双手指精细动作差，协调性差，双肱二头肌、肱三头肌、膝跟腱反射亢进；运动迟缓，行走呈前冲步态，面容呆滞，呈面具脸，反应迟钝，说话缓慢，声音小，纳差，痰多，心情抑郁，舌质暗红夹青、苔薄白腻，脉细弦。中医诊断：颤证。按照Webten's评分法评为19分，系中度帕金森综合征。取百会、风池、合谷、阳陵泉、三阴交、太冲、复溜、肝俞、足三里、气海、关元；头针取枕顶线、额顶线、运动区、舞蹈震颤区；舌针取心、肝、脾、肾、上肢、下肢、聚泉。每日针治1次，10次为1个疗程。经治7个疗程，按Webten's评分法评为15分，好转出院（郑翎，等．针刺治疗震颤麻痹52例临床观察。中国针灸　1998；（2）：79）

【文献摘录】

《透刺疗法》：震颤麻痹，取神道透腰阳关，大椎透至阳，内关透外关，足三里透承山，阳陵泉透阴陵泉，太冲透涌泉。

【按语】

1. 本病属疑难病，目前尚无特效治疗方法。西药不能阻止病情进展，需要终身服药，药物副作用非常明显。针灸治疗本病可取得一定疗效，病程短者疗效较好，对僵直症状的改善比对震颤症状的改善明显。

2. 除常规治疗外，应鼓励患者量力活动，并可配合体疗、理疗。晚期患者应加强护理和生活照顾，加强营养，防止并发症，延缓全身衰竭的发生。

3. 原发性震颤麻痹引起脑组织变性的原因尚不清楚，故预防比较困难。一般说来应注意精神调养，保持心情愉快，避免忧思郁怒等不良精神刺激。起居有节，饮食清淡，劳逸适度，适当参加体育锻炼。此外，注意环境保护，避免一氧化碳、锰、汞、氰化物侵害以及抗忧郁剂、利血平等药物的使用都是必要的。

第二十二节 感 冒

感冒是常见的呼吸道疾病，因病情轻重不同而分为伤风、重伤风和时行感冒。四季均可发生，尤以冬、秋两季多发。

中医学认为本病系感受风邪所致，与人的体质强弱密切相关。常因起居失常、冷暖不调、涉水淋雨、过度疲劳、酒后当风等导致机体抵抗力下降而发病，患有各种慢性病的体弱者则更易罹患。风邪多与寒、热、暑湿之邪夹杂为患，由皮毛、口鼻侵入，伤及肺卫，出现一系列的肺卫症状。秋冬多风寒，春夏多风热，长夏多暑湿。因患者机体有阴阳偏盛偏衰之别，故感受同一外邪亦有从寒而化和从热而化之分。若感邪深重或误治失治，体虚无力抗邪，则时邪病毒可由表入里，产生化火动风、逆传心包等变证。

【临床表现】

以鼻塞、流涕、咳嗽、头痛、恶寒发热、全身酸楚等为主症。

1. **风寒证** 鼻塞，流清涕，咳嗽，痰液清稀，咽喉微痒，喷嚏，恶寒重，发热轻，无汗，头痛，肢体酸重，口不渴或渴喜热饮，舌苔薄白，脉浮或浮紧。

2. **风热证** 鼻塞而干，少涕或流浓涕，咳嗽声重，咯痰色黄而黏，咽喉肿痛，恶寒轻，发热重，有汗热不解，头痛或昏胀，面红目赤，口干渴喜冷饮，尿黄、便干，舌苔薄黄，脉多浮数。

3. **暑湿证** 咳声重浊不扬，咯吐白色黏痰，身热不扬，汗出不畅，肢体酸重，头昏重而胀，胸脘痞闷，纳呆，腹胀，大便溏泻，尿少、色黄，舌苔白腻或淡黄腻，脉濡。

【治疗方法】

1. **基本治疗**

治则：风寒证祛风散寒、宣肺解表，针灸并用，泻法；风热证疏散风热、清利肺气；暑湿证清暑化湿、疏表和里，均只针不灸，泻法。

处方：风池 大椎 列缺 合谷 外关

方义：风邪与寒、热、暑湿之邪夹杂伤表，故取风池、大椎、外关疏风祛邪解表；合谷祛风清暑、解表清热，列缺宣肺止咳，二穴相配乃原络配穴之法，加强宣肺解表作用。

加减：风寒证加风门、肺俞祛风散寒；风热证加曲池、尺泽疏散风热；暑湿证加中脘、足三里和中化湿；邪盛体虚加肺俞、足三里扶正祛邪；鼻塞流涕加迎香宣肺通窍；头痛加印堂、太阳祛风止痛；咽喉肿痛加少商清热利咽。

操作：风寒者大椎、风门、肺俞、足三里针灸并用；风热者大椎、少商用三棱针点刺出血；其他腧穴常规针刺。伤风每日 1 次，重伤风和时行感冒每日 1 ~2 次。

2. 其他疗法

（1）三棱针：取耳尖、委中、尺泽、太阳、少商。每次选 1 ~2 穴，点刺出血。适用于风热证。

（2）拔罐：取肺俞、风门、大椎、身柱。每次选 2 ~3 穴，留罐 10 分钟，或于背部膀胱经走罐。适用于风寒证。

（3）耳针：取肺、内鼻、气管、咽喉、额、肾上腺。每次选 2 ~3 穴，毫针浅刺，留针 30 分钟；也可用王不留行籽贴压。

【验案举例】

张某，男，39 岁。头痛，发热，咳嗽，鼻塞，腰痛 4 天。查：体温 38.5℃，咽部充血，心肺无异常，肝脾未扪及，腹软，苔薄黄腻，脉象滑数。证属时行感冒（流行性感冒），治当疏风解表。针大椎、风门、风池、肺俞、合谷、肾俞、足三里。每日 1 次。2 次而愈（肖少卿．实用针灸治病法精华．第 1 版．山西科学技术出版社．1992:97）。

【文献摘录】

1.《灵枢·经脉》：凡刺寒热者，皆多血络，必间日而一取之，血尽而止，乃调其虚实。

2.《伤寒论》：太阳病，初服桂枝汤，反烦不解者，先刺风池、风府。

3.《针灸摘英集》：伤寒在表，发热恶寒、头顶痛、腰脊强、无汗、脉浮，刺合谷。

【按语】

1. 本病须与流脑、乙脑、流行性腮腺炎等传染病的前驱症状作鉴别诊断。

2. 针灸治疗本病疗效明显，但若出现高热持续不退、咳嗽加剧、咯吐血痰等症时，宜尽快采取综合治疗措施。

3. 感冒流行期间应保持居室内空气流通，少去公共场所。并可灸大椎、足三里等穴进行预防。

第二十三节　咳　　嗽

咳嗽是肺系疾患的常见病症。“咳”指肺气上逆，有声无痰；“嗽”指咯吐痰液，有痰无声。临床上一般多声痰互见，故并称“咳嗽”。根据发病原因可分为外感咳嗽和内伤咳嗽两大类。外感咳嗽多属急性病症，调治失当可转为慢性咳嗽；内伤咳嗽多为慢性病症，复感外邪亦可急性发作。若迁延不愈，或年老体弱，肺气大伤，则可并发喘息，遂成“咳喘”。

常见于西医学的上呼吸道感染，急、慢性支气管炎，支气管扩张等。

外感咳嗽多因风寒、风热、燥热等外邪侵袭所致。外邪入侵，首先犯肺，肺主气，肺失宣肃，津液失于敷布，聚而成痰，阻塞气道，引起咳嗽、咯痰。内伤咳嗽因病情迁延日久，多与肺、脾、肾三脏功能失调有关。肺虚则宣降失司，气无所主；脾虚则水湿内停，湿聚成痰；肾虚则摄纳无权，息短气促；若肝火犯肺，肺热伤津，则咳嗽阵作，甚则痰中带血。外感咳嗽多为实证，内伤咳嗽以虚证多见或为本虚标实之证。

【临床表现】

1. 外感咳嗽

起病较急，病初干咳，咽喉或痒或痛，数日后咯出少量黏痰或稀痰。可伴有发热、恶寒、流涕、头身酸痛等表证。

（1）风寒束肺：咳嗽白痰，鼻塞流涕，恶寒发热，头痛，全身酸楚，舌淡、苔薄白，脉浮紧。

（2）风热犯肺：咳嗽黄痰，黏稠难以咳出，口干咽痛，头痛身热，舌尖红、苔薄黄，脉浮数。

（3）燥热伤肺：干咳无痰或痰少而黏，甚则痰中带血，咯痰不爽，鼻燥咽干，胸闷而痛，头痛发热，便干尿赤，舌红少津、苔薄白，脉细数。

2. 内伤咳嗽

病程较长，反复咳嗽、咯痰，或伴有喘息。一般秋冬加重，春夏减轻，甚者常年咳嗽不断，发为咳喘重症。

（1）痰湿阻肺：咳嗽痰多，色白，呈泡沫状，易于咯出，咳声重浊，胸部满闷或喘促短气，纳呆腹胀，舌淡、苔白腻，脉濡滑。

（2）肺肾阴虚：干咳无痰或少痰，痰黏带血，口干咽燥，五心烦热，潮热盗汗，形体消瘦，舌红、少苔，脉细数。

（3）脾肾阳虚：咳嗽气喘，动则尤甚，痰液清稀，面色淡白，形寒肢冷，或肢体浮肿，小便不利，舌淡、苔薄白微腻，脉沉细。

（4）肝火灼肺：咳嗽气逆，阵阵而作，痰少而黏，咯吐不易，甚则痰中带血，胁肋胀痛，咽喉干痒，目赤口苦，便秘尿赤，舌边尖红、苔薄黄，脉弦数。

【治疗方法】

1. 基本治疗

治则：外感咳嗽宣通肺气、驱邪止咳，以针刺为主（风寒加灸），泻法；内伤咳嗽调理脏腑机能，补肺、健脾、益肾、清肝、化痰止咳，痰湿阻肺者针灸并用，泻法；脾肾阳虚者针灸并用，补法；肺肾阴虚者只针不灸，平补平泻；肝火灼肺者只针不灸，泻法。

处方：以手太阴肺经腧穴和肺的俞、募穴为主。

肺俞　中府　列缺　太渊

方义：咳嗽病变在肺，按俞募配穴法取肺俞、中府调理肺脏气机、宣肺化痰；列缺为手太阴络穴，配肺俞可宣通肺气；太渊为肺经原穴，配肺俞可宣肺化痰。诸穴合用可收驱邪化痰、宣肺止咳之功。

加减：风寒束肺加风门、合谷祛风宣肺；风热犯肺加大椎、曲池、尺泽祛风清热；燥热伤肺加太溪、照海润燥止咳；痰湿阻肺加足三里、丰隆化痰止咳；肝火灼肺加行间、鱼际泻肝清肺；肺肾阴虚加肾俞、膏肓、太溪滋阴降火；脾肾阳虚加脾俞、肾俞、关元、足三里培补脾肾；胸痛加膻中宽胸理气；胁痛加阳陵泉疏利少阳；咽喉干痒加照海滋阴利咽；痰中带血加孔最清肺止血；盗汗加阴郄滋阴敛汗；肢体浮肿、小便不利加阴陵泉、三阴交健脾利湿。

操作：针刺太渊注意避开桡动脉；中府、风门、肺俞、脾俞、肾俞等穴不可直刺、深刺，以免伤及内脏；其他腧穴常规操作。外感咳嗽者每日治疗 1 ~ 2 次，内伤咳嗽者每日或隔日治疗 1 次。

2. 其他疗法

（1）皮肤针：取项后、背部第 1 胸椎至第 2 腰椎两侧足太阳膀胱经、颈前喉结两侧足阳明胃经。外感咳嗽者叩至皮肤隐隐出血，每日 1 ~ 2 次；内伤咳嗽者叩至皮肤潮红，每日或隔日 1 次。

（2）拔罐：取肺俞、风门、膏肓等穴。留罐 10 ~ 15 分钟。适用于外感风寒咳嗽者。

（3）穴位敷贴：取肺俞、膏肓、大椎、大杼、身柱、定喘、天突、中府、膻中。用白芥子、甘遂、细辛、延胡索、肉桂、天南星等制成膏药，每次敷贴 3 ~ 4 穴，3 日换药 1 次。适用于内伤咳嗽者。

（4）耳针：取肺、脾、肾、气管、神门、肾上腺、皮质下。每次选 2 ~ 3 穴，毫针针刺，外感咳嗽者用强刺激；内伤咳嗽者用中等刺激；动留针 30 分钟。也可用王不留行籽贴压。

（5）电针：按针灸处方或加减每次选 2 ~ 3 对穴。外感咳嗽者用密波，较快频率；内伤咳嗽者用疏密波，每次通电 20 ~ 30 分钟。外感咳嗽者每日治疗 1 ~ 2 次，内伤咳嗽者每日或隔日治疗 1 次。

（6）穴位注射：取肺俞、天突、定喘、胸$_{1\sim7}$夹脊。每次选 2 ~ 3 穴。外感咳嗽者选用青霉素、链霉素等抗生素，每次治疗剂量不超过肌肉注射量的 1/5 ~ 1/2，并作皮试；亦可选用板蓝根、鱼腥草注射液；内伤咳嗽者可用复方当归注射液、黄芪注射液、胎盘组织注射液，按 4:2:1 的比例混合后注射，每穴 0.5 ~ 1ml。外感咳嗽者每日或隔日治疗 1 次；内伤咳嗽者每隔 3 日治疗 1 次。

【验案举例】

曹某，女，58 岁。有慢性支气管炎病史 10 余年，每遇天冷即频作咳喘。白天咳嗽较轻，尚能忍受，夜间阵咳加剧，无法入眠。咳喘发作时，喉中痰鸣，咳痰浓稠量多，双肺下部听诊可闻及哮鸣音和少许湿性啰音。先后服用大量中西药物，病情未减，病人要求针灸治疗。先针天突穴，强刺泻法不留针，后取双侧肺俞、定喘穴，轻刺补法，留针 30 分钟。针治 1 次后，当夜咳喘大减。续治 3 次，咳喘即平（王启才．针医心悟．第 1 版．中医古籍出版社．2001:491）。

【文献摘录】

1.《灵枢·五邪》：邪在肺，则病皮肤痛、寒热、上气喘、汗出、咳动肩背，取之膺中外俞，背三节五脏之傍，以手疾按之，快然，乃刺之，取之缺盆中以越之。

2.《针灸甲乙经》：咳逆上气、舌干、胁痛、心烦、肩寒、少气不足以息、腹胀、喘，尺泽主之。

3.《备急千金翼方》：肝咳刺足太冲，心咳刺手神门，脾咳刺足太白，肺咳刺手太渊，肾咳刺足太溪。

4.《类经图翼》：咳嗽面赤热，取支沟……热痰取肺俞、膻中、尺泽、太溪。

5.《针灸大成》：久咳不愈，肺俞、足三里、膻中、乳根、风门、缺盆。

【按语】

1. 内伤咳嗽病程较长，易反复发作，应坚持长期治疗。急性发作时宜标本兼顾；缓解期须从调整肺、脾、肾三脏功能入手，重在治本。

2. 本病若出现高热、咯吐脓痰、胸闷喘促气短等重症时，应采用综合治疗措施。

3. 感冒流行期间应减少外出，避免因感冒诱发本病。咳嗽发作时应注意休息，谨防病情加重。

4. 平时注意锻炼身体，增强体质，提高机体防御疾病的能力及对寒冷环境的适应能力。

第二十四节 哮 喘

哮喘是一种以发作性喉中哮鸣、呼吸困难甚则喘息不得平卧为特点的过敏性病症，常见于西医学的支气管哮喘、喘息性支气管炎和阻塞性肺气肿等疾病。“哮”为喉中痰鸣有声，“喘”为气短不足以息。可发生于任何年龄和任何季节，尤以寒冷季节和气候骤变时多发。

中医学认为本病主要因痰饮伏肺而引发。外感风寒或风热，吸入花粉、烟尘等可致肺失宣肃而凝津成痰；饮食不当，脾运失健则聚湿生痰；每当气候突变、情志失调、过分劳累、食入海腥发物等而触引内伏之痰饮，痰随气升，气与痰结，壅塞气道，肺气上逆而发为哮喘。病初在肺，多属实证；若反复发作，则致脾、肺、肾、心诸脏俱虚。脾虚则运化失常，酿生痰浊；肺虚则气无所主，短气喘促；肾虚则摄纳无权，动则喘甚；心虚则脉动无力，唇甲青紫，汗出肢冷，甚则出现神昏、烦躁等危候。

【临床表现】

多数病人在发作前会出现鼻咽发痒、咳嗽、喷嚏、胸闷等先兆症状。典型发作时突感胸闷，呼吸困难，喉中哮鸣，呼气延长，不得平卧，烦躁，汗出，甚则紫绀。发作可持续数分钟、数小时或更长时间。发作将停时，常咯出较多稀薄痰液，随之气促减轻，哮喘缓解。

发作时胸部多较饱满，叩诊呈过度反响，听诊两肺布满哮鸣音。

1. **寒饮伏肺** 遇寒触发，胸膈满闷，呼吸急促，喉中痰鸣，咯痰稀白，初起多兼恶寒发热，头痛无汗，鼻流清涕，舌淡、苔白滑，脉浮紧。

2. **痰热壅肺** 喘急胸闷，喉中哮鸣，声高息涌，痰黄质稠，咯吐不爽，发热口渴，舌质红、苔黄腻，脉滑数。

3. **肺脾气虚** 咳喘气短，动则加剧，咳声低怯，痰液清稀，畏风自汗，神疲倦怠，食少便溏，舌淡、苔薄白，脉濡细。

4. **肺肾阴虚** 短气而喘，咳嗽痰少，头晕耳鸣，腰膝酸软，潮热盗汗，舌红、少苔，脉细数。

5. **心肾阳虚** 喘促短气，呼多吸少，气不得续，畏寒肢冷，尿少浮肿，甚则喘急烦躁，心悸神昧，冷汗淋漓，唇甲青紫，舌质紫暗或有瘀点、瘀斑、苔薄白，脉沉细或微弱而结代。

【治疗方法】

1. **基本治疗**

治则：寒饮伏肺者温肺散寒、止哮平喘，针灸并用，泻法；痰热壅肺者清热润肺、化痰平喘，只针不灸，泻法；肺肾阴虚者滋阴润肺、平降喘逆，多针少灸，补法或平补平泻；肺脾气虚者培土生金、扶正固本，心肾阳虚者补益心肾、温阳平喘，均针灸并用，补法。

处方：以手太阴肺经腧穴和肺的俞、募穴为主。

肺俞 中府 天突 膻中 孔最 定喘 丰隆

方义：痰饮伏肺，壅塞气道，肺气上逆，发为哮喘。取肺之俞、募穴肺俞、中府调理肺脏机能、止哮平喘；天突降逆顺气、祛痰利肺；膻中为气之会穴，宽胸理气、舒展气机；孔最为肺经郄穴，主急性发作性病症，肃肺化痰、降逆平喘；定喘为止哮平喘之经验效穴；丰隆为豁痰要穴。诸穴合用可收降气化痰、止哮平喘之功。

加减：寒饮伏肺加风门、太渊疏风宣肺；痰热壅肺加大椎、曲池、太白清化痰热；肺脾气虚加脾俞、足三里培土生金；肺肾阴虚加肾俞、关元、太溪滋肾益肺；心肾阳虚加心俞、肾俞、气海、关元、内关补益心气、振奋元阳；潮热盗汗加阴郄、复溜滋阴敛汗。

操作：风门、肺俞、脾俞、肾俞、心俞等穴不可直刺、深刺，以免伤及内脏；心肾阳虚气海、关元加灸；其他腧穴常规针刺；顽固性哮喘可施行瘢痕灸。严重发作者每日针治2次或数次，缓解期每隔1～2日治疗1次。

2. **其他疗法**

（1）皮肤针：取两侧胸锁乳突肌、第7颈椎至第2腰椎旁开1.5寸处足太阳膀胱经、鱼际至尺泽穴手太阴肺经。每个部位循序叩刺，以皮肤潮红或微渗血为度。适用于发作期。

（2）穴位敷贴：取肺俞、膏肓、膻中、脾俞、肾俞。用白芥子、甘遂、细辛、肉桂、天南星等药制成膏药，在“三伏”期间贴敷。适用于缓解期。

（3）耳针：取对屏尖、肾上腺、气管、肺、皮质下、交感。每次选3穴，毫针强刺激，留针30分钟。发作期每日治疗1～2次；缓解期用弱刺激，每周治疗2次。

（4）电针：按针刺处方每次选2～3对穴，针刺得气后接电针仪，用疏密波刺激30～40分钟，哮喘持续者可适当延长刺激时间。多用于发作期。

（5）穴位注射：发作期选天突、定喘，每穴注入0.1%肾上腺素0.2ml，每日1次；缓解期选胸$_{1\sim7}$夹脊、肺俞、膏肓、脾俞、肾俞，每次选用2～3穴，用胎盘组织液、黄芪注射液按1:2比例混合，每穴注入0.5～1ml，每周2～3次。

【验案举例】

家母，年逾古稀，患支气管哮喘10余年，并有高血压心脏病史。春节前夕因受厨房油烟的刺激，导致哮喘急性发作。症见呼吸困难，喉中痰鸣，张口抬肩，不能平卧，口唇青紫，缺氧现象极为严重，家人皆惊慌失措。当时，余正探亲在家，查：两肺布满哮鸣音，苔薄白，脉濡缓。迅速以针刺急救，取孔最、内关、天突、定喘四穴，中等刺激，持续行针。约10分钟后，哮喘平息，化险为夷（王启才．针灸急症验案。针灸学报 1991；7（4）：34）。

【文献摘录】

1.《备急千金要方》：天府，主上气喘不得息……扶突，主咳逆上气、咽中鸣喘……天池，主上气喉鸣……肺俞、肾俞，主喘咳少气百病。

2.《针灸资生经》：凡有哮喘者，为按肺俞，无不酸痛，皆为缪刺肺俞，令灸而愈。

3.《针灸聚英》：喘，灸中府、云门、天府、华盖、肺俞。

4.《类经图翼》：诸喘气急，天突、璇玑、华盖、膻中、乳根、期门、气海、背脊中第七椎节下穴。

5.《针灸大成》：哮吼嗽喘，俞府、天突、膻中、肺俞、三里、中脘、膏肓、气海、关元、乳根……喘息不能行，中脘、期门、上廉。

【按语】

1. 针灸治疗哮喘有较好的效果，在急性发作期以控制症状为主；在缓解期以扶助正气、提高抗病能力、控制或延缓急性发作为主。

2. 哮喘发作持续24小时以上，或经针灸治疗12小时以上仍未能控制者，易导致严重缺氧、酸碱平衡破坏及电解质紊乱，出现呼吸、循环衰竭，宜采取综合治疗措施。

3. 在缓解期间，可用艾条灸风门、肺俞、膏肓、脾俞、肾俞、关元、气海、足三里等穴。每次选用3~5穴，灸至皮肤潮红为度。每日1次，连续灸治3~6个月，常有较好的防治作用。

4. 平时积极锻炼身体，增强体质，提高抗病能力。认真查找过敏源，避免接触而诱发。防寒保暖，力戒烟酒，不吃或少食肥甘厚腻之品及海腥发物。

第二十五节 肺 结 核

肺结核是由结核杆菌引起的慢性呼吸道传染病，以咳嗽、咳血、潮热、盗汗、胸痛、消瘦等为主要特征。临床上分为原发性和继发性两大类。人群普遍易感，好发于严重感染结核杆菌而抵抗力低下者。自然感染或接种卡介苗而产生特异性免疫力者对本病有很强的免疫力。本病最主要的传染源为长期排菌的慢性纤维空洞型肺结核患者，绝大多数通过呼吸道传播。结核杆菌在体内引起炎症，具有渗出、变质和增生的病理变化，三种病变可先后发生，同时存在，往往以一种病变为主。结核结节和干酪样坏死是本病最显著的病理特征。

本病属于中医学“肺痨”范畴。其发病之因一为外感痨虫，一为内伤体虚。正气不足，以致痨虫侵入体内而直伤肺阴，肺失清肃，出现咳嗽、吐痰、气喘、胸痛；如损伤肺络，则见咯血；肺阴既伤，内热即起，故潮热不休；肺伤则皮毛不固，内热蒸腾，发为盗汗。若正气强盛，则可抵御痨虫，使病变限于肺脏，并逐渐好转；若正气日虚，则由肺累及脾肾，终致三脏皆虚，出现短气、喘息、浮肿等阴损及阳之候。

【临床表现】

全身症状主要为午后低热，乏力，食欲不振，体重减轻，盗汗等。当肺部病灶急剧进展播散时，可有高热，女性可出现月经不调或闭经。

呼吸系统症状表现为干咳或有少量痰液，继发感染时有黏痰或脓痰。约1/3的患者出现咯血，大咯血时可发生休克，有时血块阻塞大气道，引起窒息。炎症波及壁层胸膜时可有胸痛。慢性重症肺结核时可出现渐进性呼吸困难，甚则紫绀。并发气胸或胸腔大量积液时，可突然发生呼吸困难。

1. **肺阴亏虚** 干咳少痰，咳声短促，咯血或痰中带血丝，午后手足心热，胸闷并隐隐作痛，咽干舌燥，盗汗，疲乏，舌质红、少苔，脉细数。

2. **肺脾气虚** 咳嗽痰多，痰液清稀或夹少量血丝，午后低热，自汗或盗汗，食少，肠鸣，便溏，腹胀，神疲，面色㿠白，舌淡、少苔，脉虚大无力。

3. **肺肾亏虚** 呛咳气急，痰少质黏，咯吐鲜血，胸痛，午后潮热，盗汗，颧红，心烦口渴，失眠，心悸，消瘦，男子梦遗滑精，女子经闭，舌质红绛、苔光剥，脉沉细而数。

4. **阴阳俱虚** 喘息气促，痰呈泡沫状或带血，自汗畏寒，声音嘶哑，形体消瘦或面浮脚肿，便溏泄泻，舌淡少津、苔光剥，脉虚无力。

【治疗方法】

1. 基本治疗

治则：肺阴亏虚者滋阴润肺，只针不灸或多针少灸，平补平泻；脾肺气虚者补益脾肺之气，针灸并用，补法；肺肾亏虚者滋补肺肾，针灸并用，补法；阴损及阳者温阳补气滋阴，针灸并用，补法。

处方：肺俞　膏肓　大椎　足三里　结核穴

方义：病位主要在肺脏，取肺俞直达巢穴以撼其根；肺痨缠绵难愈，非膏肓难以起沉疴痼疾；大椎通达诸阳，且善治骨蒸潮热；足三里补气健脾，四穴合用，意在治本。结核穴为治痨之经验效穴。本方旨在标本兼治，诸穴共奏扶正固本、驱邪治痨之功。

加减：肺阴亏虚加中府、太渊、尺泽滋阴润肺；脾肺气虚加脾俞、天突、中脘补益脾肺之气；肺肾亏虚加肾俞、肝俞、三阴交、太溪滋补肺肾之阴；阴损及阳加关元、神阙、气海、太溪补气温阳滋阴；痰多加丰隆运化痰浊；咯血加孔最、鱼际滋阴清热凉血；胸痛加内关、阿是穴宽胸理气；潮热加鱼际、复溜滋阴清热；盗汗加阴郄滋阴敛汗；便溏加命门、气海温肾暖土；心烦不寐加神门清心安神；遗精滑泄加精宫、关元固摄精关；经闭加关元、血海补气益血调经；喘息加气海、膻中补气利肺。

操作：肺俞、膏肓、结核穴、中府、肝俞、脾俞、天突等穴不可直刺、深刺，以免伤及重要脏器；神阙只灸不针；脾肺气虚者脾俞、中脘加灸；阴损及阳者关元、神阙、气海加灸；便溏者命门、气海加灸；滑泄者精宫、关元加灸；喘息者气海加灸；其他腧穴常规针刺。脾肺气虚、阴损及阳者可施行瘢痕灸，1~3日治疗1次。

2. 其他疗法

（1）耳针：取肺、脾、肾、内分泌、神门。每次选2~3穴，毫针用中等强度刺激，留针30分钟。2~3日1次；也可用王不留行籽贴压，2~3日更换1次；或用奴佛卡因0.1ml加链霉素10mg或异烟肼5~10mg，选择耳穴敏感点缓慢注入，每日1次。

（2）穴位注射：取中府、肺俞、结核穴、膏肓、脾俞、肾俞、足三里、三阴交，每次选2~3穴。用维生素$B_1$100mg或链霉素200mg注射，每日1次。

【验案举例】

患者，男，25岁。1955年发现患肺结核，1958年左上肺出现2cm×2cm的空洞1个。入院后即内服异烟肼、对氨柳酸、氨硫脲，先后并用异烟肼、链霉素、黄连素等气管滴入，8个月空洞仍存在，痰内细菌培养仍呈阳性。1960年3月起加用针灸治疗，取肺俞、膏肓、腰眼、足三里、三阴交为主穴，加减施治。5月2日胸透复查，空洞消失，痰内细菌培养转阴性。针灸前的潮热、咳嗽、胸痛、盗汗、心悸等症状消失，出院恢复工作（中国中医研究院．针灸学简编．第2版．人民卫生出版社，1976:341）。

【文献摘录】

1.《针灸大成》：咳嗽红痰，百劳、肺俞、中脘、足三里。

2.《医学正传》：骨蒸劳热，元气未脱者，灸崔氏四花穴。

3.《灸法秘传》：久咳劳热者，灸肺俞。

4.《神应经》：唾血内损，鱼际、尺泽、间使、神门、太渊、劳宫、曲泉、太溪、然谷、太冲、肺俞灸百壮，肝俞灸三壮，脾俞灸二壮。

5.《扁鹊心书》：虚劳用关元灸，累积至五百壮。

【按语】

1. 本病初期和病情较轻者可单独使用针灸治疗。若见病情复杂、症状严重、全身衰弱明显和有并发症等，应与其他疗法同用。

2. 结核活动期应卧床休息，保持充足的阳光和新鲜的空气。注意防寒保暖，切忌疲劳，戒除烟酒，饮食应富有营养而易于消化。

3. 对痰结核杆菌阳性患者应作适当隔离，定期进行胸部X线检查，早期发现，早期治疗。

4. 禁止随地吐痰，对患者的痰液及污物须正确处理和消毒。提高生活水平，增强体质，改善环境卫生，接种卡介苗并注意及时复种有助于预防本病。

第二十六节 疟 疾

疟疾是由感染疟原虫而引起的传染病。以寒战、高热、汗出热退以及周期性发作为主要特征。好发于夏秋季节。根据休作时间分为每日疟、间日疟、三日疟等。

中医学认为本病主要为感受疟邪所致，可兼受风寒、暑湿、瘴气等邪。邪伏于半表半里，出入于营卫之间，邪正交争而发病。邪入与阴相争则寒；邪出与阳相争则热；疟邪伏藏则寒热休止。故可见寒热交作，起伏有时。如久疟不愈，耗伤气血，邪阻气机，津液凝聚成痰，瘀结少阳之络，则胁下结聚成块，发为“疟母”（脾肿大）。

【临床表现】

以寒战、高热、汗出热退以及周期性发作为主症。发作时先为呵欠、乏力、寒战鼓颌、肢体酸楚，继则内外皆热，体若燔炭，头痛如裂，面赤唇红，烦渴引饮，汗出后热退身凉。

疟原虫检查是确诊本病的主要依据，可作周围或骨髓穿刺涂片检查。

1. **温疟** 热多寒少或但热不寒，汗出不畅，口渴欲饮，大便干结，小便短赤，舌质红、苔黄腻，脉弦滑。

2. **寒疟** 寒多热少，口不干渴，胸胁痞闷，时有呕恶，神疲乏力，面色少华，舌质淡、苔薄白，脉弦迟。

3. **久疟** 每逢劳累或饮食不当而作，寒热不甚，自汗，面色萎黄，倦怠乏力，饮食减少，大便或干或溏，舌质淡、苔薄，脉细弱。

4. **疟母** 左胁下有痞块，隐隐作痛，或寒热时作，肌肉瘦削，神疲倦怠，甚则唇甲色白，舌质淡，脉多弦细。

如感受疟邪深重，正不胜邪，内陷心包，引动肝风者，可见神昏、谵语、痉厥等危重证候。

【治疗方法】

1. 基本治疗

治则：和解少阳、截疟驱邪，温疟只针不灸，泻法；寒疟、久疟和疟母针灸并用，补法或平补平泻。

处方：以督脉穴为主。

大椎 陶道 中渚 间使 后溪

方义：大椎属督脉，为诸阳之会穴，合陶道能振奋阳气，为截疟要穴；疟邪客居少阳则寒热往来，休作有时，故取手少阳经的中渚、心包经穴间使以和解少阳之邪；后溪宣发太阳经气，引邪外出。诸穴合用可收和解少阳、截疟驱邪之功。

加减：温疟加曲池、外关清泻邪热；寒疟加至阳、期门助阳驱邪；久疟加脾俞、足三里、三阴交补中健脾；疟母加痞根、章门、太冲软坚散结；呕吐甚加内关、公孙和胃止呕；高热加十宣、委中泻热驱邪；腹痛、腹泻加天枢、气海、足三里行气止泻；神昏谵语加水沟、中冲、劳宫、涌泉醒脑开窍；烦热盗汗加太溪、复溜滋阴清热；倦怠自汗加关元、气海培元固本；唇甲色白加膈俞、脾俞、三阴交健脾生血。

操作：期门、章门、肝俞、脾俞、膈俞等穴不可直刺、深刺，以免伤及内脏；倦怠、自汗者关元、气海加灸；其他腧穴常规操作。温疟、寒疟在发作前 2 小时左右针灸，每日 1 次；久疟及疟母每隔 2～3 日 1 次。

2. 其他疗法

（1）皮肤针：取大椎、陶道、身柱、风府、间使、合谷、太冲、大杼、胸$_5$至骶夹脊。发作前 2 小时左右反复叩刺至皮肤潮红为度。

（2）三棱针：取大椎、十宣、委中、曲泽等穴。于寒战开始时点刺出血数滴。

（3）耳针：取肾上腺、皮质下、内分泌、脾、肝等穴。于发作前 2 小时左右针刺，强刺激，留针 1 小时，每隔 10 分钟行针 1 次。

(4) 穴位注射：取大椎、陶道、间使、合谷、太冲、曲池等穴。发作前 2 小时左右将注射用水注入，每穴 1ml。根据疟疾的类别，每日、隔日或 3 日注射 1 次。

【验案举例】

周某，男，14 岁。患疟疾 3 日，每日上午 10 时左右发作。取大椎、后溪、内关穴，于上午 8 时针刺。当日针后疟疾即未发作。共针 5 次，血检疟原虫已转阴（杨介宾. 针灸治疗疟疾案。四川中医　1987；5（6）：45）。

【文献摘录】

1.《素问·刺疟论》：凡治疟，先发如食倾乃可以治，过之则失时也……一刺则衰，二刺则知，三刺则已。不已，刺舌下两脉出血；不已，刺郄中盛经出血；又刺项以下夹脊者，必已。

2.《针灸聚英》：疟，先寒后热用绝骨、百会、膏肓、合谷；先热后寒用曲池、绝骨、百会；热多寒少用后溪、间使、百劳、曲池；寒多热少用后溪、百会、曲池。

3.《神应经》：温疟取《内经》五十九刺，又取中脘、大椎。

4.《针灸大全》：疟，先寒后热，取公孙、后溪、曲池、劳宫；疟先热后寒，取公孙、曲池、百劳、绝骨。

5.《针灸大成》：疟，寒多热少，取大钟、后溪、百劳、曲池。

【按语】

1. 针灸治疗本病疗效肯定。一般认为，在发作前 2 小时左右针灸疗效较好，但若在发作期间针灸也有治疗作用。

2. 发作时应卧床休息，做好降温、补液、抗休克和预防并发症等对症治疗。

3. 脾大患者的肿块处腧穴不可直刺或深刺，以防误伤脾脏。

4. 恶性疟中的脑型疟疾病情凶险，死亡率高，且易留后遗症，应采取综合措施救治。

5. 控制传染源，及时发现和治疗所有疟疾病人及无症状原虫携带者。加强防蚊、灭蚊措施，减少接触机会，进入疫区者应预防性服药。也可在高发季节用艾条灸足三里、关元、气海等穴，每次 10 分钟；或用大艾炷灸，每穴 3～5 壮。每日 1 次，有一定的预防作用。

第二十七节　胃　　痛

胃痛，又称“胃脘痛”。常见于西医学的急、慢性胃炎、消化性溃疡、胃痉挛、胃扭转、胃下垂、胃黏膜脱垂症、胃神经官能症等疾病中。

古代文献中的“心痛”、“心下痛”多指胃痛而言。本病的病位在胃，无论是胃腑本身的原因还是其他脏腑的病变影响到胃腑，均可使胃络不通或胃失濡养而导致胃痛。多由寒邪客胃、饮食伤胃、肝气犯胃、脾胃虚弱等各种病因引发。其中，实证常因于肝，虚证多涉及脾。但无论何种胃痛，胃气失和、胃络不通、胃失濡养是其基本病机，常因饮食不慎、情志不畅、劳累、受寒等因素而诱发或加重。

【临床表现】

以上腹胃脘部疼痛为主症。常伴有胃脘部痞闷或胀满、恶心呕吐、食欲不振、吞酸嘈杂等症状。

上消化道X线钡餐透视或纤维胃镜等检查可见胃、十二指肠黏膜炎症、溃疡等病变。

1. **脾胃虚寒** 胃痛发作较缓，隐隐作痛，喜暖喜按，空腹加重，食后痛减，劳累、受凉、饮食生冷后发作或加重，舌淡、苔白，脉虚弱。

2. **胃阴不足** 胃脘灼痛，饥不欲食，咽干口燥，大便干结，舌红少津，脉弦细或细数。

3. **寒邪犯胃** 胃痛因感受寒邪而暴作，畏寒喜暖，苔薄白，脉弦紧。

4. **食积伤胃** 因暴饮暴食而胃脘疼痛，胀满拒按，嗳腐吞酸，或呕吐不消化食物，吐后痛减，苔厚腻，脉滑。

5. **肝气犯胃** 胃脘胀满而痛，连及两胁，嗳气返酸，喜叹息，情绪不佳则痛作或痛甚，脉弦。

6. **瘀血停滞** 胃脘部刺痛，痛有定处，按之痛甚，舌质紫暗或有瘀点、瘀斑，脉涩不利。

【治疗方法】

1. 基本治疗

治则：脾胃虚寒、寒邪犯胃者温经散寒止痛，针灸并用，虚补实泻；胃阴不足者养阴清热、益胃止痛，只针不灸，补法或平补平泻；肝气犯胃者疏肝理气、和胃止痛，食积伤胃者消食化滞、行气止痛，瘀血停滞者行气活血、化瘀止痛，均只针不灸，泻法。

处方：中脘　足三里　内关　公孙

方义：胃为六腑之中心，以通降为顺。中脘是胃之募、腑之会穴，足三里乃胃之下合穴，凡胃脘疼痛，不论其寒热虚实，均可用之通调腑气、和胃止痛；内关为手厥阴心包经之络穴，沟通三焦，功擅理气降逆，又为八脉交会穴，通于阴维脉，“阴维为病苦心痛”（《难经·二十九难》），取之可畅达三焦气机、和胃降逆止痛；公孙为足太阴脾经之络穴，调理脾胃而止疼痛，也为八脉交会穴，通于冲脉，“冲脉为病，逆气里急”（《素问·骨空论》），与内关相配，专治心、胸、胃病症。

加减：脾胃虚寒加神阙、气海、脾俞、胃俞温中散寒；胃阴不足加胃俞、太溪、三阴交滋阴养胃；寒邪犯胃加神阙、梁丘散寒止痛；饮食停滞加梁门、建里消食导滞；肝气犯胃加期门、太冲疏肝理气；瘀血停滞加膈俞、阿是穴化瘀止痛。

操作：寒邪犯胃和脾胃虚寒者，中脘、气海、神阙、足三里、脾俞、胃俞施行艾条灸法或隔姜灸（中脘、气海、足三里还可施行温针灸），并可加拔火罐；期门、膈俞等穴不可直刺、深刺，以免伤及内脏；其他腧穴常规针刺。急性胃痛每日1~2次，慢性胃痛每日或隔日1次。

2. 其他疗法

（1）指针：取中脘、至阳、足三里等穴，用双手拇指或中指点压、按揉，力度以患者能耐受并感觉舒适为度。同时令病人行缓慢腹式呼吸。连续按揉3~5分钟即可止痛。

（2）耳针：取胃、十二指肠、脾、肝、神门、交感。每次选用3~5穴，毫针浅刺，留针30分钟；也可用王不留行籽贴压。

（3）穴位注射：根据中医辨证，分别选用当归注射液、丹参注射液、参附注射液或生脉注射液等，也可选用维生素 B_1 或维生素 B_{12} 注射液，按常规取2～3穴，每穴注入药液2～4ml。

（4）兜肚法：取艾叶30g，荜茇、干姜各15g，甘松、山萘、细辛、肉桂、吴茱萸、元胡、白芷各10g，大茴香6g。共研为细末，用柔软的棉布摺成15cm直径的兜肚形状，将上药末均匀放入，紧密缝好，日夜兜于中脘穴或疼痛处。适用于脾胃虚寒胃痛。

【验案举例】

金某，男，24岁。5年前曾行急性阑尾炎手术，术后经常脘腹胀痛，大便干结。检查：面黄体瘦，腹平软，胃脘部无明显压痛，肠鸣音稍亢强，舌质红、苔薄黄。胃钡餐透视提示：胃扭转。诊断：胃脘痛（胃扭转）。针内关、中脘、足三里、公孙，平补平泻，留针30分钟。每日1次。共住院治疗1个月，症状消失。胃钡餐透视复查结果：上消化道未见器质性病变，痊愈出院（张登部．针灸疑难奇症医案荟萃．第1版．山东科学技术出版社．1989:24）。

【文献摘录】

1.《灵枢·邪气脏腑病形》：胃病者，腹䐜胀，胃脘当心而痛，上支两胁，膈咽不通，食饮不下，取之三里也。

2.《灵枢·杂病》：心痛，当九节刺之，按已刺，按之立已；不已，上下求之，得之立已。

3.《标幽赋》：脾冷胃痛，泻公孙而立愈。

4.《扁鹊神应玉龙经》：九般心痛及脾痛，上脘穴中宜用针，脾败还将中脘泻，两针成败免灾侵。

5.《针灸大成》：腹内疼痛，内关、三里、中脘。

【按语】

1. 针灸治疗胃痛疗效显著，往往针灸1次或数次即有明显止痛效果。但慢性胃痛需坚持治疗才能取得较好的远期疗效。

2. 饮食调理、生活规律和精神调节对胃痛的康复具有重要意义。饮食宜定时、定量，勿过饥、过饱；忌食生冷、刺激性食物；力戒烟酒；保持心情舒畅。

3. 胃痛证候有时可与肝胆疾患、胰腺炎、心肌梗塞等有相似的临床表现，须注意鉴别，以免延误病情。

4. 对溃疡病出血、胃穿孔等重症胃痛，应及时采取综合治疗措施或转外科治疗。

第二十八节 胃 下 垂

胃下垂是指胃的位置低于正常以下。主要由于胃膈韧带和胃肝韧带无力或腹壁肌肉松弛所致。多发生于身体瘦高的女性。

胃下垂属于中医学“胃痛”、“胃缓”、“痞满”、“腹胀”等范畴。主要因为素体脾胃虚弱，或长期饮食失节、劳倦过度等损伤脾胃，脾虚气陷，肌肉不坚，无力托举胃体所致。

【临床表现】

患者形体消瘦，轻者可无明显症状，重者常见上腹坠胀、疼痛不适，多在食后、久立及劳累后加重，平卧后减轻或消失。站立时腹主动脉搏动明显，平卧或双手由下腹部向上托起则上腹坠胀减轻。常伴有胃脘饱胀、厌食、恶心、嗳气、腹泻或便秘等症状。甚者还可出现站立性昏厥、低血压、心悸、乏力、眩晕等“循环无力症”的表现。也可同时伴有肝、肾、结肠等脏器的下垂。

X线钡餐透视可以确诊，可见胃小弯切迹或幽门管低于髂嵴连线，胃呈长钩型或无力型，上窄下宽，或几乎整个胃都位于腹腔左侧。根据胃下垂的程度分可为Ⅰ、Ⅱ、Ⅲ度。

中医辨证本病为脾虚气陷，症见形体消瘦，面色无华，心悸眩晕，食少乏力，脘腹隐痛，坠胀不适，久立、劳累、饮食后加重，平卧后减轻，舌淡、苔薄，脉细弱。若兼见痞满、恶心等为脾气不升，胃失和降；兼见嗳气、喜叹息等为肝郁气滞，克伐脾胃。

【治疗方法】

1. 基本治疗

治则：健脾益气、升阳举陷，针灸并用，补法。

处方：以任脉腧穴和脾、胃的背俞穴为主。

中脘　气海　百会　胃俞　脾俞　足三里

方义：胃下垂病变在胃，故取胃之背俞穴与胃之募穴中脘、下合穴足三里补益胃气；脾俞、气海可健脾益气、补中和胃；百会可益气固脱、升阳提气。

加减：痞满、恶心者加公孙、内关和降胃气；嗳气、喜叹息者加太冲、期门疏肝理气。

操作：诸穴均常规针刺；主穴均用补法，配穴均用平补平泻法；上腹部和背部穴针后加灸或加拔火罐。

2. 其他疗法

(1) 耳针：取胃、脾、交感、皮质下。毫针刺法，也可埋针或用王不留行籽贴压。

(2) 穴位注射：取穴同针灸处方，每次选1~3穴。用人参、黄芪、当归、生脉注射液，或维生素B_1、低渗葡萄糖溶液、三磷酸腺苷（ATP）注射液，每次每穴注2~4ml，每日或隔日1次。

(3) 穴位埋线：取中脘、脾俞、胃俞、气海、足三里等穴。行常规穴位埋线。2周1次。

(4) 芒针提胃法：取提胃（中脘穴旁开4寸）、升胃（下脘穴旁开4寸）。用5~6寸长的芒针分别朝肚脐（或脐下）方向斜刺，得气后先用行针辅助方法——搓法造成人为滞针现象，然后双手持针柄向上提拉30~50次（也可以在针刺得气的基础上接电针仪，用断续波中强刺激3~5分钟，以腹肌出现阵发性规律收缩为佳），间歇5分钟左右再重复进行。反复操作3~5次。

【验案举例】

刘某，女，39岁。主诉：脘腹胀痛伴下坠感4年。病史：常年胃痛，腹部坠胀（饭后尤甚），纳差，时有呕吐现象。曾在当地作X线钡餐拍片检查为胃下垂，服中西药治疗无明显效果。近期胃痛、腹胀及下坠感加重，胃纳极少。由门诊以胃下垂（Ⅱ度）收入院针灸治疗。查体：身高1.64m，形体偏瘦，体重46kg；腹部膨隆，有振水音；舌淡、苔白，脉细弱。胃B超提示：饮水后胃下极位于脐下8cm，排空功能差；钡餐透视及拍片提示：胃角隅部在髂嵴连线下4cm，胃下极9cm，胃蠕动减弱，排空功能差。针灸取主穴提胃（中脘穴旁开4寸）、升胃（下脘穴旁开4寸），配中脘、气海、百会、胃俞、脾俞、足三里。提胃、升胃二穴用3寸以上的毫针分别朝肚脐或脐下方向斜刺，得气后先用行针辅助手法——搓法，造成人为滞针现象，然后双手持针柄向上提拉30~50次。间歇5分钟左右再重复进行，反复操作3~5次。最后将针按反方向单向捻转，待针体松动后即可出针。每日治疗1次，20次为1个疗程，每个疗程完成后作B超和胃钡餐透视或拍片复查。治疗5次后症状开始好转，1个疗程后各种症状明显减轻。复查：体重49kg；胃B超示：饮水后胃下极位于脐下6cm，排空加速；钡餐透视及拍片示：胃角隅部在髂嵴连线下2.5cm，胃下极7cm，胃蠕动增强，排空有力。续治2个疗程，诸症消失。B超和胃钡餐检查：胃恢复到正常位置，胃蠕动力强，排空正常。临床治愈而出院（王启才．长针提胃法治疗胃下垂26例．中国针灸2006；26（3）：218）。

【文献摘录】

1.《灵枢·邪气脏腑病形》：胃病者，腹中䐜胀、胃脘当心而痛、上支两胁、膈咽不通、食饮不下，取之三里也。

2.《针灸甲乙经》：腹满不能食，刺脊中……心腹胀满、噫、烦热、善呕、膈中不利，巨阙主之。

【按语】

1. 针灸治疗本病有一定疗效，但病程较长，须坚持治疗。

2. 平时应注意饮食有节，少吃多餐，以减轻胃的负担。起居有时，调畅情志，对本病的治疗有重要作用。

3. 平时要积极参加体育锻炼，运动量可由小到大，不宜久站和剧烈跳动。气功锻炼对本病也有较好效果。

第二十九节　呕　　吐

呕吐是指胃失和降、气逆于上而致的以胃的内容物从口中吐出为主要临床表现的病症。有物有声为“呕”，有物无声为“吐”，无物有声为“干呕”。因呕与吐常同时出现，故并称为“呕吐”。常见于西医学的急性胃炎、幽门痉挛（或梗阻）、胃下垂、十二指肠壅积症、胃神经官能症、胆囊炎、胰腺炎等病。

呕吐的病因虽多，但无外乎虚实两端，虚者因胃腑自虚，胃失和降；实者因外邪、饮食、痰饮、郁气、瘀血等邪气犯胃，胃气上逆。基本病机是胃失和降，胃气上逆。呕吐病变部位在胃，病变脏腑除胃外，还与脾、肝有关，虚证多涉及到脾，实证常责之于肝。多由饮食不慎、寒暖失宜、情志不畅、闻及特殊气味、晕车晕船、药物反应、妊娠等因素而诱发。

【临床表现】

以呕吐食物、痰涎、水液、胆汁诸物或干呕无物为主症。常伴有脘腹不适、恶心纳呆、吞酸嘈杂等症状。

上消化道X线检查及内窥镜检查有助于诊断及鉴别诊断。

1. **外邪犯胃** 突发呕吐，呕吐量多。伴有发热恶寒、头身疼痛等表证。舌苔白，脉濡缓。

2. **饮食停滞** 因暴饮暴食或饮食不洁而呕吐酸腐，脘腹胀满，吐后反快，苔厚腻，脉滑实。

3. **肝气犯胃** 每因情志不畅而呕吐或吐甚，嗳气吞酸，胸胁胀满，脉弦。

4. **痰饮内停** 呕吐清水痰涎，脘痞纳呆，眩晕心悸，苔白滑或白腻，脉滑。

5. **脾胃虚弱** 素来脾虚胃弱，饮食稍有不慎即发呕吐，时作时止，呕而无力，面色无华，少气懒言，纳呆便溏，舌淡、苔薄，脉弱。

6. **胃阴不足** 呕吐反复发作，呕量不多或时作干呕，饥不欲食，咽干口燥，舌红少津，脉细数。

【治疗方法】

1. **基本治疗**

治则：理气和胃、降逆止呕，饮食停滞、肝气犯胃者只针不灸，泻法；外邪犯胃、脾胃虚弱、痰饮内停者针灸并用，补法；胃阴不足者只针不灸，平补平泻。

处方：中脘　胃俞　内关　足三里

方义：呕吐病变在胃，总由胃气上逆所致。故首取胃的募穴中脘配胃之背俞穴为俞募配穴法以和胃止呕；内关功擅理气降逆，为止呕要穴；足三里为胃腑下合穴，“合治内腑”（《灵枢·邪气脏腑病形》），以通调腑气、降逆止呕。

加减：外邪犯胃加外关、大椎解表散邪；饮食停滞加梁门、天枢消食止呕；肝气犯胃加太冲、期门疏肝理气；痰饮内停加丰隆、公孙化痰消饮；脾胃虚弱加脾俞、公孙健脾益胃；胃阴不足加脾俞、三阴交滋胃养阴。

操作：诸穴均常规针刺；脾胃虚弱者可行艾条灸、隔姜灸或温针灸；上腹部穴和背俞穴针后可加拔罐。每日1次，呕吐甚者每日可治疗2次。

2. **其他疗法**

（1）耳针：根据病变部位取胃、贲门、幽门、十二指肠、胆、肝、脾、神门、交感。每次选用2～4穴，毫针浅刺；也可埋针或用王不留行籽贴压。

（2）穴位注射：取足三里、至阳、灵台等穴。每穴注射生理盐水1～2ml。

（3）穴位敷贴：取神阙、中脘、内关、足三里等穴。切2～3分厚生姜片如硬币大，贴于穴上，用伤湿止痛膏固定。本法也可预防晕车、晕船引起的呕吐，临乘车船前半小时贴药

（不用生姜，仅在上述穴位上贴伤湿止痛膏也有良效）。

【验案举例】

张某，女，45岁。有胃痛、呕吐史5年余。偶因情绪不畅而诱发，发则胃脘剧痛，呕吐频作。曾经钡餐透视，未发现器质性病变，诊断为“胃神经官能症”。屡治罔效，要求针灸治疗。刻诊：患者脘胁胀闷，烦躁易怒，气逆作呕，舌苔微腻，脉象弦数。此属肝气犯胃，治宜疏肝和胃、降逆止呕。乃取中脘、内关、足三里、公孙、阳陵泉、太冲，平补平泻，留针30分钟，每隔10分钟行针1次。经针10次后，诸恙消失。再针2次巩固，12次痊愈（肖少卿．中国针灸处方学．第1版．宁夏人民出版社．1986:83）。

【文献摘录】

1.《灵枢·四时气》：邪在胆，逆在胃，胆液泄则口苦，胃气逆则呕苦，故曰呕胆。取三里以下胃气逆，则刺少阳血络以闭胆逆，却调其虚实以去其邪。

2.《针灸甲乙经》：伤寒热盛，烦呕，大椎主之。

3.《备急千金翼方》：干呕不止，所食即吐不止停，灸间使三十壮。

4.《针灸资生经》：胃俞，主呕吐、筋挛、食不下。

5.《神灸经纶》：伤酒呕吐痰眩，率谷。

【按语】

1. 针灸治疗各种原因引起的呕吐效果良好。

2. 上消化道严重梗阻、癌肿引起的呕吐以及脑源性呕吐，除用针灸止吐外，还应高度重视原发病的治疗。

3. 平时宜注意饮食调理，忌暴饮暴食，少食肥甘厚味及生冷、辛辣食物，以免损伤胃气。

第三十节 呃　　逆

呃逆，古称“哕”，又称“哕逆”。是因气逆动膈，致喉间呃呃有声，声短而频，不能自控的病症。相当于西医学的膈肌痉挛。除单纯性膈肌痉挛外，胃肠神经官能症、胃炎、胃扩张、胃癌、肝硬化晚期、脑血管病、尿毒症、胃或食道术后等亦可引起本病。

本病病位在膈，基本病机为气逆动膈。凡上、中、下三焦诸脏腑气机上逆或冲气上逆均可动膈而致呃逆。如上焦肺气或虚或郁，失于肃降；中焦胃气失于和降，或胃肠腑气不通，浊气上逆；下焦肝气郁结，怒则气上；肾不纳气，虚则厥逆等均可动膈。临床以胃气上逆动膈最为常见，多由饮食不当、情志不舒和突然吸入冷空气而引发。

【临床表现】

以气逆上冲、喉间呃呃连声、声音短促、频频发出、不能自控为主症。常伴有胸膈痞闷、胃脘不适、情绪不安等。偶然发作者多可短时间内不治自愈；也有持续数日甚至数月、数年不愈者。

1. **胃寒积滞**　呃逆常因感寒或饮冷而发作，呃声沉缓有力，遇寒则重，得热则减，苔薄白，脉迟缓。

2. **胃火上逆** 呃声洪亮有力，冲逆而出，口臭烦渴，喜冷饮，尿赤便秘，苔黄燥，脉滑数。

3. **肝郁气滞** 呃逆常因情志不畅而诱发或加重，呃声连连，胸胁胀满，苔薄白，脉弦。

4. **脾胃阳虚** 呃声低沉无力，气不得续，脘腹不适，喜暖喜按，身倦食少，四肢不温，舌淡、苔薄，脉细弱。

5. **胃阴不足** 呃声低微，短促而不得续，口干咽燥，饥不欲食，舌红、少苔，脉细数。

【治疗方法】

1. 基本治疗

治则：胃寒积滞、脾胃阳虚者温中散寒、通降腑气，针灸并用，虚补实泻；肝郁气滞、胃火上逆者疏肝理气、和胃降逆，只针不灸，泻法；胃阴不足者养阴清热、降逆止呃，只针不灸，平补平泻。

处方：以任脉腧穴为主。

天突　中脘　膻中　膈俞　内关　足三里

方义：本病病位在膈，故不论何种呃逆，均可用膈俞利膈止呃；内关穴通阴维脉，且为手厥阴心包经络穴，可宽胸利膈，畅通三焦气机，为降逆要穴；中脘、足三里和胃降逆，不论胃腑寒热虚实所致胃气上逆动膈者用之均宜；天突位于咽喉，可利咽止呃；膻中穴位近膈，又为气会穴，功擅理气降逆，使气调则呃止。

加减：胃寒积滞、胃火上逆、胃阴不足者加胃俞和胃止呃；脾胃阳虚者加脾俞、胃俞温补脾胃；肝郁气滞者加期门、太冲疏肝理气。

操作：诸穴常规针刺；膈俞、期门等穴不可深刺，以免伤及内脏；胃寒积滞、脾胃阳虚者，诸穴可用艾条灸或隔姜灸；中脘、内关、足三里、胃俞亦可用温针灸，并可加拔火罐。

2. 其他疗法

（1）指针：翳风、攒竹、鱼腰、天突。任取一穴，用拇指或中指重力按压，以患者能耐受为度，连续按压1~3分钟，同时令患者深吸气后屏住呼吸，常能立即止呃。

（2）耳针：取膈、胃、神门、相应病变脏腑（肺、脾、肝、肾）。毫针强刺激；也可耳针埋藏或用王不留行籽贴压。

（3）穴位贴敷：麝香粉0.5g，放入神阙穴内，用伤湿止痛膏固定，适用于实证呃逆，尤其以肝郁气滞者取效更捷；吴茱萸10g，研细末，用醋调成膏状，敷于双侧涌泉穴，胶布或伤湿止痛膏固定，可引气火下行，适用于各种呃逆，对肝、肾气逆引起的呃逆尤为适宜。

【验案举例】

张某，女，18岁。呃逆反复发作1年。1年前正值月经期间被人踢伤右肋，从而发生呃逆。呃逆时周身抖动，手足随之而动，状如舞蹈。平时三五日动辄发作1次，发则终日不休。月经期间发作更甚。面色赤，舌质干，脉沉数，右寸尤为明显。针刺膻中、巨阙、内关、太冲，泻法，数分钟后呃逆即止。半年以后，因经期生气而有小发作，仍取上四穴，应针而愈（刘冠军．现代针灸医案选．第1版．人民卫生出版社．1985:147）。

【文献摘录】

1.《灵枢·杂病》：哕，以草刺鼻，嚏，嚏而已；无息而疾迎引之，立已；大惊之，亦可已。

2.《针灸资生经》：哕……灸中脘、关元百壮；未止，肾俞百壮。

3.《针灸正宗》：呃逆……针天突以降逆，针中脘以和胃。

【按语】

1. 针灸治疗呃逆有显著疗效，往往能针到呃止，手到病除。

2. 对于反复发作的慢性、顽固性呃逆，应积极查明并治疗引起呃逆的原发病。

3. 年老体弱和慢性久病患者出现呃逆，往往是胃气衰败、病情加重之象，针灸疗效欠佳。

第三十一节　腹　　痛

腹痛是指胃脘以下、耻骨联合以上部位发生的以疼痛为主要表现的病症。因腹内有许多脏腑，且为诸多经脉所过之处，所以不论何种病因，如外邪、饮食、情志等，凡导致有关脏腑气机不利或经脉气血不通时，均可引起腹痛。

腹痛是临床上的常见症状，可见于内科、妇科、外科等多种疾病中，以肠道疾病和妇科病引起的腹痛较为多见。西医学的急、慢性肠炎、胃肠痉挛、肠易激综合征等疾病引起的腹痛，可参照本节进行治疗。

【临床表现】

以腹部疼痛为主症，可分别表现为全腹痛、脐腹痛、小腹痛、少腹痛等。其发作或加重多与饮食、情志、受凉、劳累等诱因有关。可反复发作，常伴有饮食、大便异常。

下消化道钡餐透视、纤维结肠镜、腹部B超等检查有助于明确诊断。

1. **饮食停滞**　暴饮暴食后脘腹胀痛、拒按，嗳腐吞酸，恶食，得吐泻后痛减，舌苔厚腻，脉滑。

2. **肝郁气滞**　侧腹胀痛，痛则欲便，便后痛缓，喜叹息，得嗳气或矢气则减，遇恼怒则剧，苔薄白，脉弦。

3. **寒邪内阻**　多因感寒饮冷突发腹部拘急剧痛，得温痛减，遇寒更甚，舌苔白，脉沉紧。

4. **脾阳不振**　腹痛隐隐，时作时止，喜温喜按，每食生冷或饥饿、劳累后加重，进食及休息后痛减，舌淡、苔薄，脉沉细。

【治疗方法】

1. **基本治疗**

治则：饮食停滞、肝郁气滞者调气化滞，只针不灸，泻法；寒邪内阻者温中散寒，针灸并用，泻法；脾阳不振者温补脾阳，针灸并用，补法。

处方：以任脉和足阳明胃经腧穴为主。

中脘　天枢　关元　足三里

方义：中脘在脐上，是胃之募穴、腑之会穴，天枢在脐旁，为大肠募穴，关元在脐下，为小肠募穴，故不论何种腹痛，均可在局部选用上穴疏调胃肠气机；“肚腹三里留”（《针灸大全·四总穴歌》），腹痛应首选足三里。诸穴合用，相得益彰。

加减：饮食停滞加里内庭消食导滞；肝郁气滞加太冲疏肝理气；寒邪内阻加神阙、气海温中散寒；脾阳不振加神阙、脾俞健脾温中。

操作：诸穴均常规针刺；寒邪内阻和脾阳不振者可用灸法或温针灸；神阙穴可采用隔盐灸法。

2. 其他疗法

（1）耳针：取腹、大肠、小肠、神门、脾、肝、交感。每次选用3～5穴，毫针强刺激；也可耳针埋藏或贴压王不留行籽。

（2）穴位注射：取异丙嗪和阿托品各50mg混合，注入天枢、足三里穴，每穴0.5ml。

（3）药熨：取麦麸50g，葱白（切碎）、生姜（切碎）各30g，食盐15g，白酒30ml，食醋15ml。混匀，放铁锅内炒热，布包，乘热熨疼痛处。药凉后再炒热再熨。适用于虚寒腹痛。

【验案举例】

国际友人，男，37岁。5年前始觉少腹有凉感，并逐渐加重，继则少腹作痛，缠绵不休。查：面色淡白无华，少腹及手足清冷，舌淡、少苔，脉沉细。证属下元虚冷所致。治当温补下元。乃取神阙、关元，施灸20分钟，患者感到有温热感从体表直透腹里。灸治4次后少腹冷痛大减，7次后冷痛全消。又灸治3次以巩固疗效。半年后随访，一切正常（刘冠军．现代针灸医案选．第1版．人民卫生出版社．1985:168）。

【文献摘录】

1.《灵枢·杂病》：腹痛，刺脐左右动脉，已刺按之，立已；不已，刺气街，已刺按之，立已。

2.《灵枢·邪气脏腑病形》：大肠病者，肠中切痛而鸣濯濯，冬日重感于寒即泄，当脐而痛，不能久立，与胃同候，取巨虚上廉。

3.《备急千金要方》：凡脐下绞痛，流入阴中，发作无时，此冷气，灸关元百壮……天枢主腹中尽痛。

4.《医学入门》：腹痛公孙内关尔……腹痛轻者只针三里。

5.《针灸大成》：腹内疼痛，内关、三里、中脘……如不愈，复刺关元、水分、天枢。

【按语】

1. 针灸治疗腹痛有较好的疗效，但针刺止痛后应明确诊断，积极治疗原发病。

2. 急腹症引起的腹痛，在针灸治疗的同时应严密观察，必要时应采取其他治疗措施或转手术治疗。

第三十二节　泄　　泻

泄泻是以大便次数增多、便质清稀甚至如水样为主要特征的病症。常见于西医学的急、慢性肠炎、肠结核、胃肠功能紊乱、肠道激惹综合征、慢性非特异性溃疡性结肠炎等疾病中。

泄泻的病位在肠，但关键病变脏腑在脾胃，此外尚与肝、肾有密切关系。不论是肠腑本身的原因还是由于其他脏腑的病变影响到肠腑，均可导致大肠的传导功能和小肠的泌别清浊功能失常而发生泄泻。由于“大肠、小肠皆属于胃”（《灵枢·本输》），所以，泄泻的病机主要在于脾胃的功能障碍，脾虚湿盛是其关键。正如《素问·阴阳应象大论》所说：“湿盛则濡泻”。常因外邪、饮食、情志等因素而诱发，多反复发作。

【临床表现】

以大便次数增多、便质清稀甚至如水样或完谷不化为主症。多伴有腹痛、肠鸣等症状。

大便常规、大便细菌培养可见脓细胞、致病菌等。纤维结肠镜及钡剂灌肠可见结肠充血、水肿、糜烂、溃疡、癌变、息肉等病变。

1. **寒湿困脾**　腹泻因感受寒湿而发，大便清稀或如水样，腹痛肠鸣，泻后痛减，得热则舒，恶寒食少，苔白滑，脉濡缓。

2. **肠腑湿热**　腹痛即泻，泻下急迫，大便黄褐臭秽，肛门灼热，发热，腹痛拒按，泻后痛减，舌红、苔黄腻，脉濡数。

3. **食滞胃肠**　暴饮暴食后腹满胀痛、拒按，泻后痛减，大便臭如败卵，纳呆，嗳腐吞酸，苔垢厚腻，脉滑。

4. **肝郁气滞**　泄泻、腹痛、肠鸣每因情志不畅而发，舌红、苔薄白，脉弦。

5. **脾气虚弱**　大便溏薄，夹有不消化食物，稍进油腻饮食则便次增多，腹部隐痛喜按，神疲乏力，舌淡、苔薄白，脉细。若病久不愈，脾虚下陷，可导致脱肛。

6. **肾阳亏虚（五更泻）**　晨起泄泻，夹有不消化食物，脐腹冷痛，喜暖喜按，形寒肢冷，面色㿠白，舌胖而淡、苔白，脉沉细。

【治疗方法】

1. 基本治疗

治则：寒湿困脾、脾气虚弱、肾阳亏虚者健脾益肾、温化寒湿，针灸并用，虚补实泻；肝郁气滞、食滞胃肠、肠腑湿热者行气化滞、通调腑气，只针不灸，泻法。

处方：以大肠的俞、募、下合穴为主。

天枢　神阙　大肠俞　上巨虚　三阴交

方义：本病病位在肠，故取大肠募穴天枢、大肠背俞穴而成俞募配穴，与大肠之下合穴上巨虚合用，调理肠腑而止泻；三阴交健脾利湿兼调理肝肾，各种泄泻皆可用之；神阙穴居中腹，内连肠腑，无论急、慢性泄泻，用之皆宜。诸穴合用，标本兼治，泄泻自止。

加减：寒湿困脾加脾俞、阴陵泉健脾化湿；肠腑湿热加合谷、下巨虚清利湿热；饮食停滞加中脘、建里消食导滞；肝郁气滞加期门、太冲疏肝理气；脾气亏虚加脾俞、足三里健脾益气；脾气下陷加百会升阳举陷；肾阳亏虚加肾俞、命门、关元温肾固本。

操作：诸穴均常规针刺；神阙穴肠腑湿热可针，其他宜用隔盐灸或隔姜灸；寒湿困脾、脾气亏虚者可施隔姜灸、温和灸或温针灸；肾阳亏虚者可用隔附子饼灸。急性泄泻每日治疗1~2次，慢性泄泻每日或隔日治疗1次。

2. 其他疗法

（1）耳针：取大肠、小肠、腹、胃、脾、神门。每次选3~5穴，毫针浅刺；也可用王不留行籽贴压。

（2）脐疗：取五倍子适量，研末，用食醋调成膏状敷脐，以伤湿止痛膏固定。2~3日一换。适用于久泻。

（3）穴位注射：取天枢、上巨虚，用黄连素注射液或维生素 B_1、维生素 B_{12} 注射液，每穴注射0.5~1ml。

【验案举例】

肖某，男，48岁。拂晓腹痛、腹泻2年，每日3~4次，大便不成形。内科诊断为“慢性肠炎”，给黄连素、四神丸等口服暂能缓解，但停药即发。查：精神疲乏，面黄体瘦，纳差，腹痛肠鸣，腹冷喜暖，腰酸腿软，四肢发冷，舌淡、苔白，脉沉细。证属脾肾阳虚、寒湿下注。治以温补脾肾、固肠止泻。取中脘、关元、肾俞、天枢、大肠俞、上巨虚，针灸并用，补法。治疗2个疗程（24次）痊愈。1年后随访，未见复发（刘冠军．现代针灸医案选．第1版．人民卫生出版社．1985:188）。

【文献摘录】

1.《灵枢·四时气》：飧泄，补三阴之上，补阴陵泉，皆久留之，热行乃止。

2.《针灸资生经》：若灸溏泄，脐中第一，三阴交等穴乃其次也。

3.《丹溪心法》：久病大肠气泄……用艾炷如麦粒，于百会穴灸三壮。

4.《神灸经纶》：久泄滑脱下陷，百会、脾俞、肾俞。

【按语】

1. 针灸治疗泄泻有显著疗效。若急性胃肠炎或溃疡性结肠炎等因腹泻频繁而出现脱水现象者，应适当配合输液治疗。

2. 治疗期间应注意清淡饮食，忌食生冷、辛辣、油腻之品，注意饮食卫生。

第三十三节 痢 疾

痢疾，古称“肠澼”、“滞下”、“下利”。以剧烈腹痛、腹泻、下痢赤白脓血、里急后重为主要特征。多发于夏秋季节。相当于西医学的细菌性痢疾、阿米巴痢疾。

本病病位在肠，多因外感时疫邪毒、内为饮食所伤，使寒湿、湿热、积滞、疫毒等壅塞肠中，气血与之搏结凝滞，肠道传化失司，脉络受伤，腐败化为脓血而成。

【临床表现】

以剧烈腹痛、腹泻、下痢脓血黏液、里急后重为主症。可伴有发热、神疲、纳呆，重者可出现壮热、不能进食、神昏谵语、烦躁不安。

大便常规检查和细菌培养、X线钡剂造影及直肠、结肠镜检查有助于本病的诊断。

1. **寒湿痢** 下痢赤白黏冻，白多赤少或纯为白冻，脘腹胀满，头身困重，苔白腻，脉濡缓。

2. **湿热痢** 下痢赤白脓血，赤多白少，肛门灼热疼痛，小便短赤，苔黄腻，脉滑数。

3. **疫毒痢** 发病急骤，腹痛剧烈，痢下鲜紫脓血，壮热，口渴，头痛，甚至神昏痉厥，躁动不安，舌质红绛、苔黄燥，脉滑数。

4. **噤口痢** 下痢赤白脓血，恶心呕吐，不能进食，苔腻，脉滑。

5. **休息痢** 下痢时发时止，日久不愈，常因饮食不慎、受凉、劳累而发，发则大便次数增多，便中带有赤白黏冻，或伴有脱肛。舌淡、苔腻，脉细。

【治疗方法】

1. 基本治疗

治则：寒湿痢温化寒湿，针灸并用，泻法；湿热痢清热利湿，只针不灸，泻法；疫毒痢泻热解毒、镇痉宁神，只针不灸，泻法；噤口痢降逆止呕，针刺为主，平补平泻；休息痢健脾理肠，针灸并用，补泻兼施。

处方：以大肠的募穴、下合穴为主。

天枢 上巨虚 合谷 阴陵泉

方义：痢疾为邪滞肠腑，故取大肠募穴天枢、大肠下合穴上巨虚、大肠经原穴合谷，三穴同用能通调大肠腑气，使肠腑气调而湿化滞行；阴陵泉助化湿之力。四穴合用，痢疾自止。

加减：寒湿痢加关元、三阴交温寒化湿；湿热痢加曲池、内庭清利湿热；疫毒痢加大椎、中冲、水沟泻火解毒、镇痉醒神；噤口痢加内关、中脘和胃开噤；休息痢加脾俞、神阙、足三里调理脾肾；久痢脱肛加气海、百会益气固脱。

操作：诸穴均常规针刺；寒湿痢、休息痢可行温和灸、温针灸、隔姜灸或隔附子饼灸。急性痢疾每日治疗2次，慢性痢疾每日治疗1次。

2. 其他疗法

(1) 耳针：取大肠、直肠下段、小肠、腹、脾、肾。每次选3～5穴，毫针浅刺；也可用王不留行籽贴压。

(2) 穴位注射：取天枢、上巨虚。用黄连素注射液或5%葡萄糖注射液、维生素B_1注射液，每穴注入1ml。

【验案举例】

赵某，男，28岁。恶寒发热1天，继而出现腹痛、下痢赤白，里急后重，大便日行20余次，肛门坠胀不爽。伴有脘闷、食少恶心、恶寒发热、汗少、肢体酸痛。查：体温39.4℃；大便常规：脓球（+），红细胞（+++），有吞噬细胞；大便培养：2次均见宋氏痢疾杆菌。苔薄白，脉浮数。诊为“痢疾”（湿热型）。治以解表化湿、清腑降浊。针合谷、曲池、风池、天枢、上巨虚、中脘、内庭，泻法，留针30分钟，每隔5分钟行针1次。日针2次。经治8次后诸症消失，10次后细菌培养转阴而告痊愈（刘冠军．现代针灸医案选．第1版．人民卫生出版社．1985:182）。

【文献摘录】

1.《丹溪心法》：久痢……灸天枢、气海。

2.《针灸逢源》：中气虚寒、腹痛泻痢，天枢、神阙。

3.《针灸集成》：赤白痢，脐中百壮，神效。

4.《神灸经纶》：久痢，中脘、脾俞、天枢、三焦俞、大肠俞、足三里、三阴交。

5.《灸法秘传》：初患赤白痢疾者，法当灸其天枢，兼之中脘。

【按语】

1. 针灸治疗急性菌痢有显著疗效，不仅能迅速控制症状，而且能消灭痢疾的病原体。

2. 中毒性菌痢病情急重，需采取综合治疗措施。

3. 急性菌痢发病期间应进行床边隔离，注意饮食。

第三十四节　便　秘

便秘是指大便秘结，排便周期或时间延长，或虽有便意但排便困难的病症。可见于多种急、慢性疾病中。西医学的功能性便秘、肠道易激综合征、直肠及肛门疾病所致便秘、药物性便秘、内分泌及代谢性疾病的便秘，以及肌力减退所致的便秘等，均可参照本节治疗。

本病病位在肠，但与脾、胃、肺、肝、肾等功能失调均有关联。外感寒热之邪、内伤饮食情志、阴阳气血不足等均可使肠腑壅塞或肠失温润，大肠传导不利而产生便秘。

【临床表现】

以排便困难为主症，临床上有各种不同的表现：或2日以上至1周左右大便1次，粪质干硬，排出困难；或虽然每日大便1次，但粪质干燥坚硬，排出困难；或粪质并不干硬，也有便意，但排出困难等。常伴有腹胀、腹痛、头晕、便血等症状。

X线钡剂透视、纤维结肠镜等有关检查有助于本病的诊断。

1. **热秘**　大便干结，腹胀腹痛，面红身热，口干口臭，小便短赤，舌红、苔黄燥，脉洪大而数。

2. **气秘**　大便秘结，欲便不得，腹痛连及两胁，得矢气或便后则舒，嗳气频作或喜叹息，苔薄腻，脉弦。

3. **冷秘**　大便秘结，腹部拘急冷痛，拒按，手足不温，苔白腻，脉弦紧或沉迟。

4. **虚秘**　虽有便意但排便不畅，或数日无便却腹无所苦，临厕努挣乏力，心悸气短，面色无华，舌质淡，脉细弱。

【治疗方法】

1. **基本治疗**

治则：通调腑气、润肠通便，热秘、气秘只针不灸，泻法；冷秘针灸并用，泻法；虚秘针灸并用，补法。

处方：以大肠的俞、募、下合穴为主。

天枢　大肠俞　上巨虚　支沟　照海

方义：便秘病位在肠，故取天枢与大肠俞同用属俞募配穴，再加下合穴上巨虚“合治内腑”（《灵枢·邪气脏腑病形》），三穴共用，通调大肠腑气；支沟、照海合用为治疗便秘之经验效穴，支沟调理三焦气机以通腑气，照海养阴以增液行舟。

加减：热秘加合谷、曲池清泻腑热；气秘加中脘、太冲疏调气机；冷秘加灸神阙、关元通阳散寒；虚秘加脾俞、气海健运脾气以助通便。

操作：诸穴均常规针刺；冷秘、虚秘可用温针灸、温和灸、隔姜灸或隔附子饼灸。

2. 其他疗法

（1）耳针：取大肠、直肠下段、三焦、腹、肝、脾、肾。每次酌选 3～5 穴，毫针浅刺；也可用王不留行籽贴压。

（2）脐疗：取生大黄、芒硝各 10g，厚朴、枳实、猪牙皂各 6g，冰片 3g。共研为细末，每取 3～5g，加蜂蜜调成膏状，敷贴于神阙穴，胶布固定。2～3 日换药 1 次。

【验案举例】

刘某，男，79 岁。大便秘结 25 年，8～10 日一行。伴有头晕、全身瘙痒等症。主穴取天枢、足三里、上巨虚（均双侧）；配穴取气海、关元，交替使用。补法，留针 20 分钟，并加艾条灸，每穴灸 15 分钟。每日 1 次。治疗 15 次后，大便 5～6 日一行。又以王不留行籽贴压耳穴大肠、直肠下段、便秘点、皮质下、交感。每 3 日换贴 1 次，双耳交替。又治半月，大便 2～3日一行，通畅无忧（侯风琴．针灸治愈便秘 25 年案。四川中医　1988；（4）：49）。

【文献摘录】

1.《灵枢·杂病》：腹满、食不化、腹响响然、不能大便，取足太阴……腹满、大便不利、腹大、亦上走胸嗌、喘息喝喝然，取足少阴。

2.《针灸甲乙经》：腹中不便，取三里，盛则泻之，虚则补之。

3.《针灸资生经》：承山、太溪治大便难。

4.《针灸大成》：脾虚不便，商丘、三阴交三十壮。

5.《针灸十四经治疗诀》：大便虚秘天枢间，中极腹结连大横，大肠俞与支沟会，足三里穴及大敦。

【按语】

1. 针灸治疗便秘有较好效果。如经多次治疗无效者，应查明病因。

2. 患者应多吃新鲜蔬菜、水果；进行适当体育活动；并养成定时排便的习惯。

第三十五节　胁　　痛

胁痛是以一侧或两侧胁肋部疼痛为主要表现的病症。常见于西医学的急、慢性肝炎、肝硬化、肝癌和急、慢性胆囊炎、胆石病、胆道蛔虫症等肝胆病变以及肋间神经痛等。

胁肋为肝、胆经所过之处，所以，胁痛的产生主要责之于肝、胆，此外尚与脾、胃的病变有关。不论是气滞、瘀血、湿热等实邪闭阻胁肋部经脉，还是精血不足，引起胁肋部经脉失养，均可导致胁痛。

【临床表现】

以一侧或两侧胁肋部疼痛为主症。疼痛性质有胀痛、刺痛、隐痛、闷痛、窜痛等，常反复发作。

血常规、肝功能、乙肝五项、胆囊造影、B超、CT等检查有助于明确诊断。

1. **肝气郁结** 胁肋胀痛，走窜不定，疼痛每因情志变化而增减，胸闷，喜叹息，得嗳气或矢气则舒，纳呆食少，脘腹胀满，苔薄白，脉弦。

2. **瘀血阻络** 胁肋刺痛，固定不移，入夜尤甚，舌质紫暗，脉沉涩。

3. **湿热蕴结** 胁肋胀痛，触痛明显，拒按，口干苦，胸闷，纳呆，厌食油腻，恶心呕吐，小便黄赤，或有黄疸，舌苔黄腻，脉弦滑而数。

4. **肝阴不足** 胁肋隐痛，绵绵不已，遇劳加重，咽干口燥，头晕目眩，两目干涩，舌红、少苔，脉弦细或细数。

【治疗方法】

1. **基本治疗**

治则：疏利肝胆、行气止痛，以针刺为主，泻法（肝阴不足者平补平泻）。

处方：期门　支沟　阳陵泉　足三里

方义：肝、胆经布于胁肋，故近取肝经期门、远取胆经阳陵泉疏利肝胆气机，行气止痛；取支沟以疏通三焦之气；配足三里和胃消痞，取“见肝之病，知肝传脾，当先实脾”（《金匮要略·脏腑经络先后病脉证篇》）之意。

加减：肝气郁结加行间、太冲疏肝理气；瘀血阻络加膈俞、阿是穴化瘀止痛；湿热蕴结加中脘、三阴交清热利湿；肝阴不足加肝俞、肾俞补益肝肾。

操作：诸穴均常规针刺；期门、膈俞、肝俞等穴不可直刺、深刺，以免伤及内脏；瘀血阻络者膈俞、期门、阿是穴可用三棱针点刺出血或再加拔火罐。

2. **其他疗法**

（1）皮肤针：用皮肤针轻轻叩刺胁肋部痛点及胸$_{7\sim10}$夹脊穴，并加拔火罐。适用于瘀血胁痛。

（2）耳针：取肝、胆、胸、神门，毫针浅刺；也可用王不留行籽贴压。

（3）穴位注射：用10%葡萄糖注射液10ml，或加维生素B_{12}注射液1ml，注入相应节段的夹脊穴。适用于肋间神经痛。

【验案举例】

张某，女，42岁。由于邻居关系不和，争吵后导致两胁疼痛，已历时3个月。曾服逍遥丸等未效。刻诊：两胁胀痛，走窜不定，胸闷脘痞，嗳气频频，善怒烦躁，苔薄，脉弦。证属肝郁气滞、络脉瘀阻。乃取肝的募穴期门、原穴太冲以疏肝解郁；又取胆经合穴阳陵泉、三焦经穴支沟理气镇痛。仅针2次而获痊愈（肖少卿．中国针灸处方学．第1版．宁夏人民出版社．1986:229）。

【文献摘录】

1.《灵枢·五邪》：邪在肝，则两胁中痛，寒中，恶血在内，行善掣节，时脚肿。取之行间，以引胁下；补三里，以温胃中；取血脉以散恶血；取耳间青脉，以去其掣。

2.《素问病机气宜保命集》：两胁痛，针少阳经丘墟。

3.《扁鹊神应针灸玉龙经》：一切游走气攻胸胁疼痛，语言咳嗽难不可转侧，支沟，右疼泻左，左疼泻右，委中出血。

4.《针灸聚英》：胁痛，肝火盛，木气实，有死血、痰注、肝急，针丘墟、中渎。

5.《针灸易学》：胁痛，支沟、章门、阳陵泉、委中。

【按语】

1. 针灸治疗胁痛有较好的效果。但急性胁痛用针灸止痛后应注意查明病因，必要时采取综合治疗。

2. 饮食宜清淡，忌食肥甘厚味。保持心情舒畅，切忌恼怒。

第三十六节　黄　　疸

黄疸是指因胆汁外溢而致目黄、身黄、小便发黄，其中尤其以目黄为确定黄疸的主要依据。

中医学认为本病的发生与感受疫毒湿热之邪、饮食所伤、肝胆湿热、脾胃虚弱等因素有关。其基本病机是湿邪阻滞，胆液不循常道外溢而发黄。涉及脏腑主要是肝、胆、脾、胃等。若中阳偏盛则湿从热化而成阳黄；中阳不足则湿从寒化而成阴黄。

【临床表现】

以目黄、身黄、小便黄等“三黄”证为主症，尤以眼睛巩膜发黄最为明显。患病之初可无黄疸，而以恶寒发热、纳呆、恶呕、身重肢倦等类似感冒症状为主，三五日后才逐渐出现黄疸。病人常有饮食不节、肝炎患者接触史或使用化学制品、药物等病史。

血清总胆红素、尿胆红素、尿胆原、直接胆红素测定，血清谷丙转氨酶、谷草转氨酶测定、B 超、CT、胆囊造影等检查有助于本病的病因诊断。

1. **阳黄**　巩膜和皮肤黄色鲜明，口干，发热，小便黄赤，大便秘结，苔黄腻，脉滑数。

2. **阴黄**　巩膜和皮肤黄色晦暗，神疲乏力，纳呆便溏，舌淡、苔腻，脉沉细或濡缓。

【治疗方法】

1. **基本治疗**

治则：阳黄清热利湿，以针刺为主，泻法；阴黄温中化湿，针灸并用，泻法或平补平泻。

处方：胆俞　阳陵泉　阴陵泉　至阳

方义：黄疸成于肝胆，因于脾胃，总由湿邪熏蒸、胆汁外溢，故取胆之背俞穴及其下合穴阳陵泉以疏调胆腑，胆腑功能正常则胆汁自循常道；阴陵泉健脾利湿，令湿邪从小便而出；至阳为治疗黄疸的经验用穴，可宣通阳气以化湿退黄。

加减：阳黄加内庭、太冲以疏利肝胆、清热利湿；阴黄加脾俞、中脘、足三里以健脾化湿；热甚者加大椎清热；恶心呕吐者加内关止呕；便秘或泄泻者加天枢调理肠腑；黄疸甚者加腕骨退黄。

操作：诸穴均常规针刺；胆俞不宜直刺、深刺，以免伤及内脏；阴黄者可用温针灸。

2. 其他疗法

（1）耳针：取肝、胆、脾、胃，毫针浅刺；也可用王不留行籽贴压。

（2）穴位注射：按针灸处方，每次选1～3穴，用板蓝根注射液、田基黄注射液或维生素B_1、维生素B_{12}注射液，每穴注入0.5～1ml。

【验案举例】

赵某，女，46岁。皮肤、眼睛发黄3日。患者先感食欲不振，肢体乏力，继则眼睛、皮肤发黄，头昏，恶心，厌油腻饭菜，小便短黄，大便不爽。查：皮肤、巩膜中度黄染，体温38.5℃，苔黄腻，脉弦数。诊断：黄疸（阳黄）。取中脘、阳陵泉、合谷、内庭、期门、太冲。每日1次。针2次后体温正常，6次黄疸尽退，10次痊愈（石学敏．针灸治疗学．第1版．上海科学技术出版社．1998:73）。

【文献摘录】

1.《针灸甲乙经》：黄疸，刺脊中……黄疸，热中善渴，太冲主之。

2.《扁鹊神应针灸玉龙经》：浑身发黄，至阳灸，委中出血。

3.《针灸大全》：黄疸，四肢俱肿，汗出染衣，公孙……至阳一穴，百劳一穴，腕骨二穴，中脘一穴，三里二穴。

4.《针灸逢源》：发黄身如烟熏、目如金色、口燥而热结，砭刺曲池出血，或用锋针刺肘中曲泽之大络，使邪毒随恶血而出，极效。

5.《灸法秘传》：黄疸，其病皆不离乎湿也。应灸之穴有四，即上脘、肝俞、胆俞、脾俞是也。

【按语】

1. 针灸治疗急性黄疸性肝炎有显著疗效。但应严格隔离，以防传染。

2. 对于其他原因引起的黄疸，针灸治疗的同时还应配合中西医综合治疗。

第三十七节　水　　肿

水肿是指体内水液潴留、泛溢肌肤而引起头面、眼睑、四肢、腹背甚至全身浮肿。常见于西医学的急、慢性肾炎、慢性充血性心力衰竭、肝硬化、贫血、内分泌失调以及营养障碍等疾病所出现的水肿。

本病又名“水气”，可分为阳水和阴水两大类，是全身气化功能障碍的一种表现。其病本在肾，其标在肺，其制在脾，肺、脾、肾三脏功能失调，膀胱气化无权，三焦水道失畅，水液停聚，泛溢肌肤而成水肿。

【临床表现】

以头面、眼睑、四肢、腹背或全身浮肿为主症。

三大常规、心功能、肝功能、肾功能以及静脉、淋巴管造影等检查有助于本病的病因诊断。

1. **阳水** 多为急性发作，初起面目微肿，继则遍及全身，肿势以腰部以上为主，皮肤光泽，按之凹陷易复，胸中烦闷，甚则呼吸急促，小便短少而黄。伴有恶寒发热、咽痛。苔白滑或腻，脉浮滑或滑数。

2. **阴水** 多为慢性发病，初起足跗微肿，继而腹、背、面部等渐见浮肿，肿势时起时消，按之凹陷难复，气色晦滞，小便清利或短涩，舌淡、苔白，脉沉细或迟。脾虚者兼见脘闷纳少、大便溏泻；肾虚者兼见肢冷神疲、腰膝酸软。

【治疗方法】

1. **基本治疗**

治则：阳水疏风利水，以针刺为主，泻法；阴水温阳利水，针灸并用，补法。

处方：水分 水道 三焦俞 委阳 阴陵泉

方义：水分、水道为通利水道、利尿行水效穴；委阳乃三焦之下合穴，配三焦俞温阳化气、利水消肿；阴陵泉利水渗湿。诸穴相配，水道可通，肿胀可除。

加减：阳水加肺俞、列缺、合谷疏风宣肺、通调水道；阴水以脾虚为主者加脾俞、足三里、三阴交健脾渗湿利水；以肾虚为主者加灸肾俞、关元、足三里温阳化气行水。

操作：肺俞、脾俞不宜直刺、深刺；肾虚者关元穴重灸；其他腧穴常规操作。

2. **其他疗法**

（1）皮肤针：在背部膀胱经第 1 侧线和第 2 侧线自上而下轻轻叩刺，以皮肤稍有红晕为度。隔日 1 次。

（2）三棱针：取腰俞、肾俞、委中、阴陵泉。以三棱针点刺出血数滴。适用于慢性肾炎引起的水肿。

（3）耳针：取肺、脾、肾、膀胱。毫针中度刺激；也可埋针或用王不留行籽贴压。

（4）穴位敷贴：取车前子 10g 研为细末，与独头蒜 5 枚、田螺 4 个共捣成泥，敷神阙穴；或用蓖麻籽 50 粒、薤白 3～5 个，共捣烂敷涌泉。每日 1 次，连敷数次。

【验案举例】

高某，男，42 岁。全身浮肿无力半年。诊见颜面、肢体浮肿，睑肿尤甚，下肢有明显压痕。苔白腻，脉沉微。诊为“阴水”（慢性肾炎），治以温肾健脾、助阳利水。取穴：①脾俞、肾俞、水道、足三里；②胃俞、三焦俞、天枢、委阳；③水分、关元、气海、阴陵泉。①②组穴位交替使用，皆用泻法，留针 20 分钟，每日针 1 次。③组穴用艾条温和灸为主，施以补法，日灸 1 次。经 2 个月治疗痊愈（王雪苔．中国当代针灸名家医案．第 1 版，吉林科学技术出版社，1991：258）。

【文献摘录】

1.《针灸资生经》：水肿，针水沟，灸水分。

2.《针灸聚英》：水肿，皮水、正水、石水、风火、因气湿食，刺胃仓、合谷、石门、水沟、三里、复溜、曲泉、四满。

3.《景岳全书》：水肿，灸脾俞、水分、肝俞。

4.《神灸经纶》：腹面肿，取中府、间使、合谷。

【按语】

1. 针灸治疗水肿有一定疗效。但当水肿出现胸满腹大、喘咳、心慌、神昏等水毒凌心犯肺症状时，应采取综合治疗措施。

2. 水肿初期应吃无盐饮食，肿势渐退后（约3个月）可进少盐饮食，待病情好转后逐渐增加食盐量。

3. 注意摄生，慎防感冒，避免劳倦，节制房事。

第三十八节　癃　　闭

癃闭是指尿液排出困难。小便不利、点滴而出为"癃"；小便不通、欲解不得为"闭"，统称为"癃闭"。多见于老年男性、产后妇女及手术后患者。相当于西医学的尿潴留。

本病的病位在膀胱，膀胱气化不利是导致本病的直接原因。而膀胱的气化又与三焦密切相关，其中尤以下焦最为重要。造成膀胱和三焦气化不利的具体原因多为湿热下注、肝郁气滞、尿路阻塞和肾气亏虚。

【临床表现】

以排尿困难为主症，常伴小腹胀满。病情严重时，可见头晕，心悸，喘促，浮肿，恶心呕吐，视物模糊，甚至昏迷抽搐等尿毒内攻症状。

尿常规、X线、B超、CT等检查有助于本病的诊断。

1. **湿热下注**　小便量少难出，点滴而下，严重时点滴不出，小腹胀满，口苦口黏，口渴不欲饮，大便不畅，舌红、苔黄腻，脉沉数。

2. **肝郁气滞**　小便不通或通而不畅，小腹胀急，胁痛，口苦，苔薄白，脉弦。

3. **瘀浊闭阻**　小便滴沥不畅，或时而通畅时而阻塞，小腹胀满疼痛，舌紫暗或有瘀点，脉涩。

4. **肾气亏虚**　小便不通，或滴沥不畅，排出无力，腰膝酸软，精神不振，舌淡，脉沉细弱。

【治疗方法】

1. **基本治疗**

治则：调理膀胱、行气通闭，湿热下注、肝郁气滞、瘀浊闭阻者针刺为主，泻法；肾气亏虚者针灸并用，补法。

处方：关元　三阴交　阴陵泉　膀胱俞

方义：关元、三阴交均为足三阴经交会穴，可调理肝、脾、肾，助膀胱气化；阴陵泉清利下焦湿热、通利小便；膀胱俞疏调膀胱气化功能。

加减：湿热下注加中极、行间清利湿热；肝郁气滞加太冲、支沟疏理气机；瘀浊阻塞加血海、膈俞化瘀散结；肾气亏虚加肾俞、太溪补肾利尿。

操作：针刺中极时针尖向下，不可过深，以免伤及膀胱；其他穴位均常规针灸。

2. 其他疗法

（1）脐疗：取神阙穴，将食盐炒黄待冷放于神阙穴填平，再用2根葱白压成0.3cm厚的饼置于盐上，艾炷置葱饼上施灸，至温热入腹内有尿意为止；还可以用大田螺1只、葱白1根，捣烂如泥，加麝香、冰片各少许，敷于肚脐之上。一般5～10分钟即可见效。

（2）耳针：取膀胱、肾、三焦、尿道。每次选1～3穴，毫针中度刺激，留针40～60分钟；或用王不留行籽贴压。

（3）电针：取双侧维道穴，针尖向曲骨沿皮刺2～3寸，得气后接电针仪，以疏密波刺激15～30分钟。

【验案举例】

患者女性，60岁。食管癌术后2天，导尿管拔除后不能自行排尿而接受针灸治疗。诊见患者小腹膨隆，膀胱充盈至脐下3指。取三阴交、阴陵泉用电针；关元、中极、归来用附子饼灸。灸到第2壮时，患者有尿意。灸治结束，自行排尿约400ml，1次即愈（彭惠婷．针灸治疗肿瘤术后尿潴留的临床观察。上海针灸杂志 1999；18（2）：21）。

【文献摘录】

1.《灵枢·四时气》：小腹痛肿，不得小便，邪在三焦约，取之太阳大络，视其络脉与厥阴小络结而血者，肿上及胃脘，取三里。

2.《针灸资生经》：曲泉，主癃闭……行间，主癃闭、茎中痛……胞肓、秩边，主癃闭下重、不得小便。

3.《备急灸法》：转胞不得溺，取关元、曲骨……转胞、小便不通、烦闷气促，用盐填脐中，大艾炷灸三七壮，未通更灸，已通即住。

4.《针灸大成》：小便不通，阴陵泉、气海、三阴交……复刺阴交、大陵。

5.《神灸经纶》：小便不通利，三焦俞、小肠俞、三阴交、中极、太冲、至阴，均灸。

【按语】

1. 针灸治疗癃闭效果满意。若膀胱充盈过度，经针灸治疗1小时后仍不能排尿者，应及时采取导尿措施。

2. 癃闭患者往往伴有精神紧张，在针灸治疗的同时，应消除精神紧张，反复作腹肌收缩、松弛的交替锻炼。

3. 癃闭兼见哮喘、神昏时应采取综合治疗措施。

第三十九节 淋证（附：前列腺炎）

淋证是以小便频急、淋沥不尽、尿道涩痛、小腹拘急或痛引腰腹为主要特征的病症。常见于西医学的急性尿路感染、结石、结核、肿瘤和急、慢性前列腺炎、膀胱炎、乳糜尿等。

中医学历代对淋证分类有所不同，根据症状和病因病机，一般分为热淋、石淋、血淋、气淋（肝郁气滞）、膏淋（湿热下注）和劳淋六种类型。本病的病位在肾与膀胱，且与肝脾有关。主要因湿热蕴结下焦，导致膀胱气化不利；或年老体弱，肾虚不固；或阴虚火旺，虚火灼伤脉络所致。

【临床表现】

以尿频、尿急、尿痛为主症，常伴有排尿不畅、小腹拘急或痛引腰腹等症状。

尿常规检查可见有白细胞。X线检查可见结石、梗阻、输尿管压迫等病变。

1. **热淋** 小便频急，灼热刺痛，尿色黄赤，小腹拘急胀痛，或有恶寒发热，口苦呕恶，苔黄腻，脉滑数。

2. **石淋** 小便艰涩，尿中夹有砂石，或排尿时突然中断，尿道窘迫疼痛，少腹拘急，或腰腹绞痛难忍，尿中带血，舌红、少苔，脉弦细。

3. **血淋** 小便热涩刺痛，尿色深红或夹有血块。伴发热、心烦口渴、大便秘结。舌红、苔黄，脉弦或涩。

4. **气淋** 小便涩滞，淋沥不畅，少腹胀痛，苔薄黄，脉沉弦。

5. **膏淋** 小便浑浊如米泔水，置之沉淀如絮状，上有浮油如脂，或夹有凝块，或混有血液，尿道热涩疼痛，舌红、苔黄腻，脉濡数。

6. **劳淋** 小便赤涩不甚，但淋沥不已，时作时止，遇劳即发，腰膝酸软，神疲乏力，舌淡，脉虚弱。

【治疗方法】

1. **基本治疗**

治则：清热化湿、利水通淋、健脾益肾、通调气机，以针刺为主，虚补实泻。

处方：以足太阴脾经腧穴和膀胱的俞、募穴为主。

中极　膀胱俞　三阴交　阴陵泉

方义：淋证以膀胱气机不利为主，故取膀胱之募穴中极、背俞穴膀胱俞，此为俞募配穴法，以疏利膀胱气机；阴陵泉为脾经之合穴，三阴交为脾、肝、肾三经交会穴，可通利小便、疏调气机。

加减：热淋加行间泻热通淋；石淋加秩边透水道、委阳通淋排石；气淋加肝俞、太冲疏肝理气；血淋加血海、膈俞凉血止血；膏淋加气海、足三里分清泌浊；劳淋加脾俞、肾俞、关元、足三里补益脾肾、益气通淋。

操作：针刺中极前应排空小便，不可进针过深，以免刺伤膀胱。急性期和症状较重者，每日治疗1~2次；慢性期、症状较轻者，可每日或隔日治疗1次。

2. **其他疗法**

（1）皮肤针：取三阴交、曲泉、关元、曲骨、归来、水道、腹股沟部、第3腰椎至第4骶椎夹脊。用皮肤针叩刺，至皮肤红润为度。

（2）耳针：取膀胱、肾、交感、肾上腺。每次选2~4穴，毫针强刺激。

（3）电针：取肾俞、三阴交。针刺得气后予高频脉冲电流刺激5~10分钟。

【验案举例】

仇某，女，32岁。小便频急、尿道刺痛1年多。曾先后服多种抗菌素治疗，效果不明显。用中药调治半年多，症状稍见减轻，但仍腰间酸楚，晚上小便频数而刺痛。精神萎顿，纳呆不寐，舌尖有红刺、根部现滤泡、舌苔薄白，脉细弦滑，两尺均弱。为湿热下注，久病而脾肾两亏之证。治以清热利湿、补肾宣络。取穴：①阴谷、阴陵泉、复溜、中极、气海；②肾俞、上髎、次髎。第1组穴留针20分钟，第2组穴不留针。经治15次，各症状消失。又治4次，以资巩固（陆焱垚．陆瘦燕朱汝功针灸学术经验选．第1版，上海中医药大学出版社，1994:249）。

【文献摘录】

1.《针灸资生经》：石淋，灸关元或气门或大敦各三十壮。

2.《针灸大全》：血淋，取复溜、丹田……赤淋，取次髎……小便淋血不止、阴气痛，取照海、阴谷、涌泉、三阴交。

3.《针灸大成》：小便淋沥，阴谷、关元、气海、三阴交、阴陵泉。

4.《神灸经纶》：淋痛，列缺、中封、膈俞、肝俞、脾俞、肾俞、气海，均灸。

5.《针灸编翼》：劳淋，灸三阴交……房劳即发、痛引气冲，取肾俞、横骨……砂石淋，灸关元、气门、大敦……茎痛不得溺，内有如砂石作痛者，取行间、三阴交。

【按语】

1. 针灸治疗本病急性期可迅速缓解症状。

2. 石淋患者应多饮水，多做跑跳运动，以促进排石。若并发严重感染，肾功能受损，或结石体积较大，针灸难以奏效，则采用其他疗法。

3. 膏淋、劳淋气血虚衰者应适当配合中药以补气养血。

附：前列腺炎

前列腺炎是中青年男性生殖系统感染而致前列腺长期充血、腺泡淤积、腺管水肿引起的炎症改变。临床有急、慢性之分，急性前列腺炎以脓尿及尿路刺激症状为特征；慢性前列腺炎症状不典型，脓尿较少，常伴有不同程度的性功能障碍。

本病属中医学淋证、癃闭范畴。多由于下焦湿热，膀胱泌别失职；肾阴亏虚，阴虚内热，热移膀胱，清浊不分；脾虚气陷，精微下渗；肾阳不足，失于固摄所致。病位在下焦，主要涉及肾、膀胱、脾等脏腑。

【临床表现】

排尿频繁，下腹部、会阴部或阴囊部疼痛，尿道口时有白色黏液溢出，有时可见血尿，严重者可有阳痿、早泄、血精及遗精。伴见头痛、头晕、乏力等神经衰弱症状。急性期可出现尿频、尿急、尿痛、脓尿及终末血尿，或伴畏寒发热，腰骶部、会阴区、大腿内侧不适感觉。

前列腺液检查每个高倍视野白细胞计数超过10个。尿三杯试验第一、第三杯尿液可呈混浊状态。肛门指检可扪及前列腺肿胀，腺体较硬，表面不光滑或有压痛。

【治疗方法】

1. 基本治疗

治则：急性期以清利下焦湿热为主，只针不灸，泻法；慢性期以健脾补肾、分清别浊为主，针灸并用，补法或平补平泻。

处方：以足太阴脾经腧穴为主。

中极 关元 三阴交 秩边 阴陵泉

方义：中极、关元位于小腹，是任脉与足三阴经的交会穴，三阴交为足三阴经的交会穴，二穴相配，调理肝、脾、肾，主治各种泌尿、生殖系病；秩边通利膀胱气机，泌清别浊；阴陵泉清利下焦湿热。

加减：湿热下注加曲骨、次髎清热利湿；脾虚气陷加气海、脾俞益气升阳；肾气不足加肾俞、太溪补肾固摄。

操作：诸穴均常规针刺。中极宜向上斜刺透关元或向下斜刺透曲骨，不可直刺、深刺，以免伤及膀胱。

2. 其他疗法

（1）皮肤针：中度叩刺腰椎至骶椎两侧、腹股沟部、会阴。适用于慢性前列腺炎。

（2）芒针：取气海、关元、秩边、归来，配肾俞、三阴交。气海、关元以泻法为主，久病体虚可补气海、秩边、归来。要求针感传至前阴。

（3）耳针：取肾、膀胱、尿道、盆腔。毫针强刺激。

【验案举例】

刘某，男，47岁。尿频、尿急、尿痛1年。伴腰脊酸痛，少腹、会阴胀痛。精神不振，表情痛苦，以手托住会阴部可使坠胀感减轻，舌质淡、苔薄黄，脉弦。诊为“慢性前列腺炎”，治以疏肝理气通淋。取气海、关元、肾俞、肝俞、太冲。经35次治疗，临床治愈（天津中医学院第一附属医院针灸科．石学敏针灸临证集验．第1版．天津科学技术出版社，1990:393）。

【按语】

1. 前列腺炎是一种较顽固的疾病，由于其病变部位较为特殊，故药物治疗效果不显著。针灸有较好疗效，但需长期坚持治疗。

2. 合理安排性生活，治疗期间节制房事。

3. 注意防寒保暖，不吃刺激性食物，禁酒。

第四十节 尿 失 禁

尿失禁是在清醒状态下小便不能控制而自行流出的一种疾病。可分为充溢性尿失禁、无阻力性尿失禁、反射性尿失禁、急迫性尿失禁及压力性尿失禁五类。充溢性尿失禁是由于尿路有较严重的机械性（如前列腺增生）或功能性梗阻引起尿潴留，当膀胱内压上升到一定程度并超过尿道阻力时，尿液自尿道中滴出；无阻力性尿失禁是由于尿道阻力完全丧失，膀胱内不能储存尿液，患者站立时尿液全部由尿道流出；反射性尿失禁是由上运动神经元病变导致患者不自主地间歇排尿（间歇性尿失禁），排尿无感觉；急迫性尿失禁是由于逼尿肌无抑制性收缩而发生尿失禁；压力性尿失禁是当腹压增加时（如咳嗽、打喷嚏、上楼梯或跑步）即有尿液从尿道排出。

本病属中医学“小便不禁”范畴。多由于劳伤、忧思、疲劳、病后气虚、老年肾亏等，使下元不固、膀胱失约而致。其他如湿热或瘀血积于膀胱、产后伤脬等亦可致尿失禁。

【临床表现】

在清醒状态下小便不能控制而自行流出，或因咳嗽、喷嚏、行走、直立、用力、心情急躁、激动、大笑、高声呼叫、突受惊吓或听到滴水声时，小便自行流出。

小便常规检查一般正常。膀胱尿道造影可确定有无梗阻、梗阻部位及程度。

1. **肾气不固**　小便不禁，尿液清长，神疲怯寒，腰膝酸软，两足无力，舌质淡、苔薄，脉沉细无力。

2. **脾肺气虚**　尿意频急，时有尿自遗，甚则在咳嗽、谈笑时也可出现尿失禁，小腹时有坠胀，面白气短，舌淡，脉虚软无力。

3. **湿热下注**　小便频数，排尿灼热，时有尿自遗，溲赤而臭，舌质偏红、苔黄腻，脉细滑数。

4. **下焦瘀滞**　小便不禁，小腹胀满隐痛，或可触及肿块，舌质暗或有紫斑、苔薄，脉涩。

【治疗方法】

1. **基本治疗**

治则：肾气不固、脾肺气虚者补气固本，针灸并用，补法；湿热下注、下焦瘀滞者清热化湿、通瘀固脬，以针刺为主，泻法。

处方：以肾和膀胱的俞、募穴为主。

中极　膀胱俞　肾俞　三阴交

方义：中极、膀胱俞为俞募配穴法，可调理膀胱气机，增强膀胱对尿液的约束能力；肾俞补肾固涩；三阴交为足三阴经交会穴，可调理脾、肝、肾的气机。四穴相配，共奏益肾固脬之功。

加减：肾气不固加关元、命门补肾固本；脾肺气虚加肺俞、脾俞、足三里补益肺脾；湿热下注加阴陵泉、行间清利湿热；下焦瘀滞加次髎、太冲活血行滞。

操作：刺中极、关元时针尖朝向会阴部；肺俞、脾俞不可直刺、深刺；关元、命门多用灸法；其他腧穴常规针刺。

2. **其他疗法**

（1）耳针：取膀胱、尿道、肾。毫针针刺，或用王不留行籽贴压。

（2）电针：取气海、关元、中极、足三里、三阴交，腹部三穴针刺时要求针感放射至前阴部，接电针用疏密波或断续波刺激 30 分钟。每日 1～2 次。

【验案举例】

韩某，男，67 岁。中风后遗症患者，经用针刺、中西药物综合治疗 4 个多月，瘫痪肢体功能恢复良好，但二便失禁症状未见丝毫改善。经用中极、关元、会阴、长强、四神聪诸穴，每日以电针低频率、疏密波刺激 30 分钟，并以当归、黄芪、维生素 B_1、B_{12} 注射液各 2ml 注射于会阴、长强二穴。治疗 1 周后，患者白天即能自己上厕所排便。续治 1 周后，夜间也可以自醒起床排便。至此，大小便完全得以控制，痊愈出院（王启才．针医心悟．第1版．中医古籍出版社．2001:527）。

【文献摘录】

1.《针灸聚英》：小便不禁，灸阴陵泉、阳陵泉。

2.《针灸大成》：小便不禁，承浆、阴陵、委中、太冲、膀胱俞、大敦。

3.《古今医统》：小便失禁，阴陵泉、气海，并宜灸。

4.《针灸学手册》：尿失禁，针承浆、曲骨、膀胱俞、阴陵泉、太冲，灸曲骨、大敦。

【按语】

1. 针灸治疗本病有较好疗效，但应注重对原发病的治疗。

2. 加强锻炼，增强体质。经常作收腹、提肛练习。

第四十一节　遗　精

遗精是指不因性生活而精液频繁遗泄的病症，又称“失精”。有梦而遗精，称为“梦遗”；无梦而遗精，甚至清醒时精液流出，称“滑精”。常见于西医学的成年健康男子性功能障碍、前列腺炎、神经衰弱、精囊炎及睾丸炎等疾病之中。未婚或已婚但无正常性生活的成年健康男子每月遗精2~4次者属正常现象。

遗精病位在肾，多由肾气不能固摄所致。肾为先天之本，藏精之所，水火之脏。若所求不遂，情欲妄动，沉湎房事，精脱伤肾，劳倦过度，气不摄精，饮食不节，湿浊内扰等均可使肾不固摄，精关失守而致遗精滑泄。

【临床表现】

频繁遗精，或梦遗，或滑精，每周2次以上。伴见头晕目眩、神疲乏力、精神不振、腰膝酸软等。

1. **肾虚不固**　遗精频作，甚则滑精，面色少华，头晕目眩，耳鸣，腰膝酸软，畏寒肢冷，舌淡、苔薄白，脉沉细而弱。

2. **心脾两虚**　遗精常因思虑过多或劳倦而作，心悸怔忡，失眠健忘，面色萎黄，四肢倦怠，食少便溏，舌淡、苔薄，脉细弱。

3. **阴虚火旺**　梦中遗精，夜寐不宁，头昏头晕，耳鸣目眩，心悸易惊，神疲乏力，尿少色黄，舌尖红、苔少，脉细数。

4. **湿热下注**　梦中遗精频作，尿后有精液外流，小便短黄混浊且热涩不爽，口苦烦渴，舌红、苔黄腻，脉滑数。

【治疗方法】

1. **基本治疗**

治则：肾虚不固、心脾两虚者益气养血、补虚固本，针灸并用，补法；阴虚火旺者育阴潜阳、护肾摄精，只针不灸，补法或平补平泻；湿热下注者清热利湿、调气固精，只针不灸，泻法。

处方：以任脉、足太阳经腧穴为主。

会阴 关元 肾俞 次髎 三阴交

方义：会阴为任、督二脉交会穴，可交通阴阳；关元调补肝、脾、肾；肾俞补肾固精；次髎调肾固精；三阴交为足三阴经交会穴，善调脾、肝、肾之气而固摄精关。

加减：肾虚不固加志室、太溪补肾固精；心脾两虚加心俞、脾俞养心健脾；阴虚火旺加太溪、神门滋阴降火；湿热下注加中极、阴陵泉清利湿热。

操作：会阴穴适当深刺；次髎穴最好刺入骶骨孔中；其他腧穴常规操作。

2. 其他疗法

（1）皮肤针：取关元、中极、三阴交、太溪、心俞、肾俞、志室或腰骶两侧夹脊穴及足三阴经膝关节以下的腧穴，用皮肤针叩刺至皮肤轻度红晕。每晚1次。

（2）耳针：取内生殖器、内分泌、神门、肝、肾。每次选2~4穴，毫针中度刺激；或用埋针、药丸按压法。

（3）穴位注射：取关元、中极、志室。用维生素B_1或当归注射液，每穴注入0.5~1ml，要求针感向前阴传导。

（4）穴位埋线：取关元、中极、肾俞、三阴交。每次选2穴，埋入肠线。每月1~2次。

【验案举例】

王某，男，28岁。遗精1年多，加重3个月。服金锁固精丸、封髓丹等中药，均未获效。近3个月来，每周遗精3~5次，夜间无梦自遗，白天思念即下。伴腰膝酸软、头晕耳鸣、形体消瘦、神疲乏力、食欲不振、记忆力减退。舌红、苔少，脉细数。证属肾精亏耗、心肾不交，治以益肾固精。取心俞、肾俞、神门、太溪、气海、关元、三阴交、会阴、志室。平补平泻。隔日1次。经治16次后诸症消失而痊愈（王雪苔．中国当代针灸名家医案．第1版．吉林科学技术出版社．1991:228）。

【文献摘录】

1.《针灸大成》：遗精白浊，肾俞、关元、三阴交……梦遗失精，曲泉（百壮）、中封、太冲、至阴、膈俞、脾俞、三阴交、肾俞、关元、三焦俞。

2.《医学纲目》：遗精白浊，心俞、肾俞、关元、三阴交。

3.《针灸逢源》：遗精，膏肓俞、脾俞、肾俞、中极（以上灸随年壮）、三阴交、曲泉（兼膝胫冷痛者效）、中封。

4.《神灸经纶》：梦遗精滑鬼交，春秋冬三时可灸膏肓、肾俞（灸随年壮）、命门（遗精不禁5壮立效）、白环俞、中极、三阴交、中封、然谷、三里、关元、气海、大赫、精宫、丹田。

【按语】

1. 针灸治疗本病可获得满意疗效。对于器质性疾病引起者应同时治疗原发病。

2. 遗精多属功能性，在治疗的同时应消除患者的思想顾虑。

3. 节制性欲，杜绝手淫；禁看淫秽书刊和黄色录像。

4. 睡眠养成侧卧习惯，被褥不宜过厚，衬裤不宜过紧。

第四十二节 阳痿（附：阳强）

阳痿又称“阴痿”，是指男子未到性功能衰退年龄出现性生活中阴茎不能勃起或勃起不坚，影响性生活的病症。常见于西医学的男子性功能障碍及某些慢性虚弱性疾病之中。

本病的发生多因房室不节，手淫过度；或过于劳累、疲惫；异常兴奋、激动；高度紧张、惊恐伤肾；命门火衰、宗筋不振；或嗜食肥甘、湿热下注、宗筋弛缓而致。与肾、肝、心、脾的功能失调密切相关。

【临床表现】

性生活时阴茎不能勃起，或勃起而不坚、临房早泄，随之痿软；或虽能性交，但不经泄精而自行痿软。

血浆睾丸酮水平检查含量常低于正常。

1. **命门火衰** 面色淡白，腰膝酸软，头晕目眩，精神萎靡，畏寒肢冷，耳鸣，舌淡、苔白，脉沉细。

2. **心脾两虚** 面色萎黄，食欲不振，精神倦怠，失眠健忘，胆怯多疑，心悸自汗，舌淡、苔薄白，脉细弱。

3. **惊恐伤肾** 精神抑郁或焦虑紧张，心悸易惊，夜寐不宁，舌红、苔薄白，脉细弦。

4. **湿热下注** 阴囊潮湿气臊，尿黄，舌红、苔黄腻，脉滑数。

【治疗方法】

1. 基本治疗

治则：命门火衰者温肾壮阳、补命门真火，心脾两虚者调理心脾、益气养血，均针灸并用，补法；惊恐伤肾者交通心肾、镇惊宁神，以针刺为主，补法或平补平泻；湿热下注者清利湿热、调理下焦，只针不灸，泻法。

处方：以任脉腧穴为主。

关元 中极 肾俞 三阴交

方义：关元、中极均为任脉与足三阴经的交会穴，能调补肝、脾、肾，温下元之气，直接兴奋宗筋；肾俞可补益元气、培肾固本；三阴交是肝、脾、肾三经的交会穴，既可健脾益气、补益肝肾，又可清热利湿、强筋起痿。

加减：命门火衰加命门、志室、气海温肾助阳；心脾两虚加心俞、脾俞、足三里补益心脾；惊恐伤肾加命门、百会、神门交通心肾、安神定志；湿热下注加阴陵泉透阳陵泉、曲骨清利湿热。

操作：关元、中极穴针尖向下斜刺，力求针感向前阴传导；气海、命门、肾俞采用隔附子灸法；其他腧穴常规操作。

2. 其他疗法

（1）耳针：取外生殖器、内生殖器、内分泌、肾、神门。每次选2~4穴，毫针中度刺激；或埋针、药丸按压。

（2）电针：取次髎、秩边或关元、三阴交，针刺得气后接电针仪，用疏密波刺激20~30分钟。

（3）穴位注射：取关元、中极、肾俞，注入维生素$B_1$150mg加维生素B_{12}0.1mg。每日1次。

（4）穴位埋线：取肾俞、关元、中极、三阴交。每次选1~3穴，按操作常规埋入“0”号医用羊肠线。每月1~2次。

【验案举例】

严某，男，35岁。阳痿4年余，性欲淡漠。服中药数百剂无效。现头昏耳鸣，畏寒肢冷，腰膝酸软，夜尿频，舌淡、苔少而滑，脉沉细而弱。以温肾壮阳为治法，取肾俞、次髎、关元、足三里、三阴交、太溪。关元施灸，其他腧穴针刺。经治疗20次，阳事正常。后其妻怀孕，产一男孩（王雪苔．中国当代针灸名家医案．第1版．吉林科学技术出版社．1991:405）。

【文献摘录】

1.《黄帝明堂经》：曲泉，立丈夫癞疝、闭癃、阴痿……阴谷，主男子女蛊、阴萎不用。

2.《针灸大成》：阴痿丸骞，阴谷、阴交、然谷、中封、太冲。

3.《类经图翼》：阳不起，灸命门、肾俞、气海、然谷。

4.《神灸经纶》：阳痿，命门、肾俞、气海、然谷、阴谷，均灸。

【按语】

1. 针灸治疗阳痿有一定疗效。收到疗效后仍要注意节制房事。

2. 阳痿多属功能性，夫妻按摩对治疗本病有相当好的效果。在性生活中，男方要消除紧张心理，克服悲观情绪，树立信心。

附：阳　强

阳强又称“强中”，以阴茎挺举持续不倒为主要表现。相当于西医学的阴茎异常勃起。

本病多由肝胆气盛，郁而化火；或妄服壮阳之药，耗伤肾阴，相火亢盛而无所制；或嗜食肥甘，蕴湿生热；或忍精不泄，败精瘀阻；或跌仆坠落，伤于会阴，血络受损，瘀阻不通，以致阴茎异常勃起。

【临床表现】

在无性欲要求的情况下阴茎自动勃起，持续数小时乃至数日不软。即使性交也无射精或很少射精，且射精后阴茎仍勃起不软。自感阴茎胀大不适，甚至疼痛。

1. **阴虚阳亢**　阴茎坚挺，胀痛不适，口苦咽干，两颧红赤，舌红、少苔，脉细数。

2. **湿热下注**　阴茎胀痛，小便短黄，口干口苦，舌红、苔黄腻，脉弦滑数。

3. **瘀血内阻**　阴茎坚挺麻木，皮色紫暗，痛如针刺，舌紫暗，脉弦涩。

【治疗方法】

1. 基本治疗

治则：阴虚阳亢者育阴潜阳，只针不灸，平补平泻；湿热下注、瘀血内阻者利湿化瘀，只针不灸，泻法。

处方：以足厥阴肝经腧穴为主。

大敦　行间　蠡沟　侠溪　三阴交

方义：大敦、行间、蠡沟均属足厥阴肝经穴，肝主筋，前阴乃宗筋所聚，肝经又"循股阴，入毛中，过阴器，抵小腹"，配侠溪施泻法，能强泻肝胆之火；三阴交为脾、肝、肾经的交会穴，可调理前阴经气。诸穴相配，共同作用于宗筋，使宗筋弛缓，阳强得除。

加减：阴虚阳亢加肾俞、太溪、太冲育阴潜阳；湿热下注加阴陵泉、曲骨清热利湿；瘀血内阻加膈俞、合谷、太冲活血消肿。

操作：瘀血内阻者可在膈俞、太冲用三棱针点刺出血；其他腧穴常规操作。

2. 其他疗法

（1）耳针：取外生殖器、内生殖器、内分泌、肾、神门。每次选2～4穴，毫针中度刺激；或埋针、药丸按压。

（2）电针：取中极、三阴交或次髎、太冲，针刺得气后接电针仪，用连续波强刺激，至阴茎软缩为止。

（3）握药疗法：取芒硝适量，置双手劳宫穴处握热，液化后换芒硝再握，至阴茎软缩为止。

【按语】

1. 本病属急症，宜及时治疗，否则易致阴茎水肿或小便艰涩、癃闭。

2. 针灸治疗本病效果较好。若疗效欠佳者可配合使用安定、度冷丁等镇静止痛药。

第四十三节　早　　泄

早泄是指阴茎插入阴道不到1分钟甚至刚触及阴道口便发生射精，不能进行正常性交的病症。常见于西医学的男子性功能障碍。

本病常因房事不节或手淫过度，致肾气亏虚、肾阴不足、相火妄动或湿热下注、流于阴器；肝气郁结、疏泄失职；或大病、久病、思虑过度，致心脾两虚、肾失封藏、固摄无权而引起。

【临床表现】

准备性交时男女双方刚接触或尚未接触男方即射精；或性交中阴茎插入阴道后上下抽动数下即射精，阴茎随即痿软。

1. **肾虚不固**　泄后疲乏，腰膝酸软，性欲减退，小便频数，舌淡、苔薄，脉弱。

2. **心脾两虚**　肢体倦怠，面色少华，心悸气短，失眠多梦，舌淡、少苔，脉细无力。

3. **阴虚火旺**　遗精，阴茎易举，腰膝酸软，五心烦热，潮热盗汗，舌红、少苔，脉细数。

4. **肝经湿热**　阴部潮湿，口苦纳呆，少腹胀痛，小便黄赤，舌红、苔黄腻，脉弦数。

5. **肝郁气滞**　精神抑郁，焦躁不安，少腹不舒，牵引睾丸，胸闷叹息，少寐多梦，舌边红、苔薄白，脉弦。

【治疗方法】

1. **基本治疗**

治则：肾虚不固者补肾固精，心脾两虚者补益心脾，均针灸并用，补法；阴虚火旺者养阴清热，只针不灸，平补平泻；肝经湿热、肝郁气滞者清热解郁，只针不灸，泻法。

处方：关元　三阴交　肾俞　精宫

方义：关元、三阴交均为足三阴经之交会穴，调养肝脾肾，以固精关；肾俞乃肾之背俞穴，配精宫可助益肾固精之力。

加减：肾虚不固加命门、太溪补肾固精；心脾两虚加心俞、脾俞补益心脾；阴虚火旺加太溪、照海养阴清热；肝经湿热加阴陵泉、行间清热利湿；肝郁气滞加太冲、行间理气解郁。

操作：诸穴均常规针刺；肾虚不固者于关元、肾俞、命门等穴施灸。

2. **其他疗法**

(1) 皮肤针：重点叩刺颈项及腰骶部夹脊穴，配合刺激下腹部、腹股沟和阴茎根部。一般用轻度刺激或中等度刺激（阴茎根部可用重度刺激），以局部皮肤出现红晕为度。

(2) 耳针：取内生殖器、外生殖器、神门、内分泌、心。每次选2~4穴，毫针中度刺激；或施行埋针、药丸按压法。

(3) 穴位敷贴：取露蜂房、白芷各10g，研末，醋调成饼，临睡前敷神阙穴，胶布固定，次晨取下。每日1次。

【文献摘录】

1.《针灸正宗》：病早泄……非灸关元、气海、中极、肾俞无功效也，且须灸至百壮。

2.《实用针灸疗法》：早泄，①肾俞、气海、三阴交；②关元、归来、阴陵泉。中度刺激，留针3~4分钟；肾俞、气海、关元、归来宜针后加灸。

【按语】

1. 针灸治疗本病有一定疗效。

2. 治疗期间应节制房事。

3. 克服悲观情绪，消除思想顾虑，树立起自信心。

第四十四节　男性不育症

凡育龄夫妇同居2年以上、性生活正常又未采用任何避孕措施，由于男方原因使女方不能受孕者称为“男性不育症”。属中医学“无子”、“无嗣”范畴。

影响男性生育能力的因素主要有睾丸生精功能缺陷、内分泌功能紊乱、精子抗体形成、精索静脉曲张、输精管阻塞、外生殖器畸形和性功能障碍等。多数患者缘于精子数量少、质量差、活力低；部分患者因于射精障碍。见于西医学的精子减少症、无精子症、死精子症、精液不化症、不射精症、逆行射精症等。

中医学认为，本病与肾、心、肝、脾有关，尤其与肾的关系最为密切。多由于肾精亏虚、气血不足、肝郁血瘀和湿热下注等因素而致精少、精弱、精寒、精薄、精瘀等。

【临床表现】

男子婚后2年以上在有正常性生活而未行避孕的情况下不能使女方怀孕，睾丸过小、过软，性交中无精液射出或仅有微量精液射出。

精液常规检查：一次排精量低于2ml，射出的精液中无精子或仅有少量活精子，精子总数少于4000万/ml，精子密度小于2000万/ml，畸形精虫>20%，50%以上的精虫无活动能力，精液在室温下60分钟不液化，pH值偏酸性。

除精液常规检查之外，睾丸活检、输精管造影、内分泌功能测定、细胞遗传学检查等有助于明确病因诊断。

1. **肾精亏损** 精液量少，或死精过多，或精液黏稠不化，精神疲惫，腰膝酸软，头晕耳鸣，舌红、少苔，脉细弱。

2. **肾阳不足** 精冷，腰酸，畏寒肢冷，面色无华，舌淡、苔白，脉沉细。

3. **气血虚弱** 面色萎黄，少气懒言，体倦乏力，心悸失眠，头晕目眩，纳呆便溏，舌淡无华，脉沉细弱。

4. **气滞血瘀** 睾丸坠胀，精索曲张，胸闷不舒，舌质暗，脉沉弦。

5. **湿热下注** 死精过多。或伴遗精、小便短少、尿后滴白、口苦咽干。舌红、苔黄腻，脉滑数。

【治疗方法】

1. **基本治疗**

治则：肾精亏损、肾阳不足、气血虚弱者益气养血、补肾填精，针灸并用，补法；气滞血瘀、湿热下注者行气活血、清热利湿，只针不灸，泻法。

处方：以任脉、足太阳经腧穴为主。

气海 关元 三阴交 肾俞 次髎 秩边 足三里

方义：气海位于小腹，为元气之海，关元、三阴交为足三阴经交会穴，三穴既可健脾益气，又可滋补肝肾；肾俞、次髎、秩边属足太阳经，位于腰骶部，调补下元、益肾填精；足三里补后天之气，使精血生化之源旺盛。诸穴相配，先后天得补，肾、肝、脾得调，不育症可愈。

加减：肾精亏损加太溪补肾填精；肾阳不足加灸神阙大补元阳；气血虚弱加脾俞、胃俞益气养血；心悸失眠加神门、内关宁心安神；气滞血瘀加太冲、膈俞行气活血；湿热下注加阴陵泉、中极清热利湿。

操作：次髎、秩边宜朝前阴方向深刺，使针感向前阴放散；肾精亏损、肾阳不足、气血虚弱者气海、关元、肾俞多行灸法；其他腧穴常规操作。

2. 其他疗法

(1) 皮内针：取关元、三阴交。用图钉型揿针垂直刺入，胶布固定。每2~3日1次。

(2) 耳针：取肾、外生殖器、内生殖器、内分泌。毫针中度刺激；或王不留行籽贴压。

(3) 穴位注射：取足三里、关元、肾俞、三阴交，每次选2个穴位，用绒毛膜促性腺激素500U注入穴位浅层。每日1次。

【验案举例】

张某，男，32岁。结婚4年未育（经妇科检查排除女方因素）。曾服用激素类药及补肾壮阳中药医治无效。现体倦乏力，精神不振，腰膝酸软，畏寒肢冷，小便频数、清长，舌淡、苔薄白，脉沉细。治以温肾壮阳、益肾填精。取穴：①关元、气海、三阴交、足三里；②命门、肾俞、次髎、太溪。两组交替使用，补法。针后加灸关元、气海、肾俞、命门。经治疗3个月，诸症悉除。1个月后，其妻怀孕，足月产一女婴（王雪苔．中国当代针灸名家医案．第1版．吉林科学技术出版社．1991:357）。

【按语】

1. 针灸治疗本病有较满意的效果。

2. 戒烟戒酒。避免有害因素的影响，如放射性物质、毒品、高温环境等。

3. 治疗期间宜节制房事，注意选择同房日期，以利受孕。

第四十五节 糖 尿 病

糖尿病是内分泌系统的一种常见的新陈代谢障碍性疾病，隶属于中医学“消渴”的范畴。以多饮、多食、多尿、消瘦、尿糖及血糖增高为特征。可分为原发性和继发性两大类。原发性又分为1型和2型（非胰岛素依赖型）；继发性为数不多。

糖尿病的发病机理主要是由于胰岛素的绝对或相对不足，导致糖代谢的紊乱，使血糖、尿糖含量过高。进而又导致脂肪和蛋白质代谢的紊乱。多见于中年以后，男性略高于女性。

本病以阴虚为本，燥热为标。燥热在肺，肺燥津伤，则口渴多饮；热郁于胃，消灼胃液，则消谷善饥；虚火在肾，肾虚精亏，封藏失职，则尿多稠浑。燥热盛则阴愈虚，阴愈虚则燥热更甚，形成恶性循环。如病久不愈，阴损及阳，则可见气阴两伤、阴阳俱虚之候。

【临床表现】

本病是一种慢性进行性疾病，早期常无症状，多因其他疾病或体检中检测尿糖时才被发现。中、晚期以多饮、多食、多尿和体重减轻（所谓“三多一少”）为主要症状。病程较长或治疗不当的患者易出现心脑血管、肾、眼及神经系统等的慢性损害，如脑动脉硬化、高血压、冠心病、视网膜炎、白内障、尿道感染、皮肤瘙痒、手足麻木等。亦可并发各种化脓性感染和结核病。急性并发症为酮症酸中毒、高渗性昏迷、乳酸性酸中毒等，常可危及生命。

实验室检查：血糖升高（空腹≥7mmol/L，饭后≥11mmol/L）和尿糖阳性是诊断本病的主要依据，也是判断疗效的重要指标；空腹或饭后血糖未达以上指标者应作葡萄糖耐量试验；2型糖尿病伴肥胖患者多有血脂升高；胰岛素释放试验有助于鉴别1型和2型。

1. **上消证** 口干舌燥，烦渴多饮，舌尖红、苔薄黄，脉数。

2. **中消证** 胃中嘈杂，多食善饥，烦热，汗多，形体消瘦，大便干结，小便量多、浑黄，苔黄而燥，脉数。

3. **下消证** 小便频数、量多、浑浊，渴而多饮，头晕，视物模糊，颧红，虚烦，多梦，遗精，腰膝酸软，皮肤干燥，全身瘙痒，舌红、少苔，脉细数。

4. **阴阳两虚** 小便频数，浑浊如膏，面色黧黑，憔悴，耳轮焦干，腰膝酸软，四肢乏力欠温，性欲减退，舌干、苔白，脉沉细无力。

【治疗方法】

1. **基本治疗**

治则：上消清热润肺、生津止渴，中消清胃泻火、和中养阴，均只针不灸，泻法或平补平泻；下消滋阴益肾、培元固本，阴阳两虚益肾固摄、阴阳双补，以针为主，酌情加灸，补法。

处方：以相应背俞穴为主。

肺俞 脾俞 胃俞 肾俞 胃脘下俞 足三里 三阴交 太溪

方义：糖尿病因肺燥、胃热、肾虚所致，故取肺俞以清热润肺、生津止渴；取脾俞、胃俞、足三里、三阴交清胃泻火、和中养阴；取肾俞、太溪以益肾滋阴、增液润燥；胃脘下俞为治疗糖尿病之经验效穴。诸穴合用，共奏生津滋阴、清热润燥之功。

加减：上消加太渊、少府泻心火以清肺热；中消加中脘、内庭清降胃火；下消加太冲、照海滋肝肾之阴；阴阳两虚加阴谷、气海、命门补肾阴肾阳；心悸加内关、心俞，不寐加神门、百会宁心安神；视物模糊加太冲、光明清肝明目；肌肤瘙痒加风市、血海、蠡沟凉血润燥；手足麻木加八邪、八风通经活络。

操作：肺俞、心俞、脾俞、胃俞、肾俞、胃脘下俞等穴不可直刺、深刺，以免伤及内脏；其他腧穴常规针刺。

2. **其他疗法**

（1）皮肤针：轻度或中度叩刺第3胸椎至第2腰椎两侧。隔日1次。

（2）耳针：取胰、内分泌、肾、三焦、心、肝、神门、耳迷根等。每次选2~4穴，毫针轻刺激，留针30分钟；或加用电针；也可用耳穴压籽法。

（3）穴位注射：依照针灸处方每次选2~4穴，用当归注射液、黄芪注射液或小剂量胰岛素，每穴注入0.5~2ml。隔日1次。

【验案举例】

王某，女，35岁。口渴、咽干、多饮、尿多3个月。疲乏无力，眼花、腰痛、面色微黄，精神欠佳，逐渐消瘦，全身皮肤干燥，大便2~3次/日，舌红、苔薄白，脉沉细。Bp18/11kPa，空腹血糖9.7mmol/L，尿糖（卌）。西医诊为“2型糖尿病”，中医诊为“消渴”（肾气不足、脾失健运）。治宜滋阴补肾。取肾俞、足三里、曲池、三阴交、中脘、关元、支沟。肾俞、关元行捻转补法，余穴均用平补平泻法。每日1次，15次为1个疗程。经治3个疗程后，自觉症状基本消失，空腹血糖4.6mmol/L，尿糖转阴而告痊愈。半年后随访，血糖、尿糖均正常（李正荣．针刺治疗糖尿病30例。中国针灸 2001；21

(5):307)。

【文献摘录】

1.《针灸甲乙经》:消渴、身热、面目黄,意舍主之……消渴嗜饮,承浆主之。

2.《备急千金要方》:消渴、小便数,灸两手小指头及两足小趾头,并灸项椎佳。

3.《针灸大成》:消渴,水沟、承浆、金津玉液、曲池、劳宫、太冲、行间、商丘、然谷、隐白(百日以上者,切不可灸)。

4.《针灸集成》:食渴,取中脘、三焦俞、胃俞、太渊、列缺,针皆泻。

5.《神灸经纶》:消渴,承浆、太溪、支正、阳池、照海、肾俞、小肠俞、手小指头,用灸法。

【按语】

1. 针灸治疗糖尿病对早、中期患者及轻型患者效果较好,若病程长而病重者应积极配合药物治疗。

2. 糖尿病患者的皮肤极易并发感染,在针刺过程中应注意严格消毒。

3. 严格控制饮食,限制碳水化合物的摄入,饮食增加蔬菜、蛋白质和脂肪类食物。

4. 患者出现恶心、呕吐、腹痛、呼吸困难、嗜睡,甚至出现血压下降、循环衰竭、昏迷、呼吸深大而快、呼气中有酮味(如烂苹果味)者,是糖尿病引起的酸中毒,病情凶险,应采取综合措施及时抢救。

第四十六节 瘿 病

瘿病又称"瘿气",俗称"大脖子病"。是以颈前喉结两侧肿大结块、不痛不溃、逐渐增大、缠绵难消为特点的病症。以高原地带及山区多发,中青年女性多见。西医学的单纯性甲状腺肿、甲状腺炎、甲状腺腺瘤和甲状腺功能亢进等可参照本节治疗。

中医学将本病分为气瘿、血瘿、筋瘿、肉瘿、石瘿五种类型。本节所论乃气瘿为病,多因居住地区饮用水质过偏,损伤脾胃,湿聚痰凝;或情志不畅,忧恚郁结,气滞痰凝;或素体阴虚,炼液成痰,气滞痰凝,遂成血瘀,气、痰、瘀三者互结于颈部而发为本病。病位在颈前喉结两旁,涉及肝、心、脾、胃、肾,与肝关系尤为密切。

【临床表现】

起病缓慢,颈部逐渐粗大,漫肿或结块,皮色如常,不痛不溃,随吞咽而上下移动,缠绵难消。初起一般无全身症状,其后可兼见阴虚火旺或气阴两虚等证候。

实验室检查:基础代谢率(BMR)和血清蛋白结合碘正常或偏低,T_3(血总三碘甲状腺原氨酸)正常,T_4(血总甲状腺素)及游离 T_4 偏低;甲状腺吸碘率明显高于正常;尿排碘率低;甲状腺扫描可见甲状腺弥漫性增大。

1. **气滞痰凝** 颈部漫肿,边缘不清,皮色如常,质软不痛,喜消怒长,苔薄腻,脉弦滑。见于气瘿初期。

2. **阴虚火旺** 颈部轻度或中度肿大,急躁易怒,五心烦热,心悸多汗,头晕,目胀眼突，手、舌震颤，舌红、少苔，脉弦细数。

3. **气阴两虚** 瘿肿日久，肿势加重，颈部明显增粗或结块，神疲乏力，胸闷气短，呼吸不利，声音嘶哑，苔薄腻，脉细弦。

【治疗方法】

1. **基本治疗**

治则：气滞痰凝者疏肝解郁、行气化痰，只针不灸，泻法；阴虚火旺者滋阴降火、行气化痰，气阴两虚者益气养阴、理气化痰，均以针刺为主，平补平泻。

处方：以颈部和任脉、足阳明经腧穴为主。

瘿肿局部　天突　膻中　合谷　足三里　三阴交　丰隆

方义：瘿肿结于喉部，故取天突、瘿肿局部以疏通局部经气、降气化痰消瘿；膻中、合谷行气活血、化痰散结消肿；足三里、三阴交、丰隆运脾化痰消瘿。

加减：气滞痰凝加太冲、内关疏肝行气化痰；阴虚火旺加太溪、复溜、阴郄滋阴降火；气阴两虚加关元、照海益气养血；声音嘶哑加扶突、廉泉滋阴利咽。

操作：天突穴先直刺0.2～0.3寸，然后将针柄竖起，针尖向下，沿胸骨后缘刺入1～1.5寸左右；瘿肿局部根据肿块大小施行围刺法，用4根1寸毫针分别以45°角刺入囊肿周围，再用1根针从囊肿顶部刺入，直达囊肿基底部，小幅度捻转提插，注意勿伤及颈总动脉及喉返神经；扶突直刺入0.5～0.8寸；气阴两虚者可灸大椎、关元；其他腧穴常规针刺。

2. **其他疗法**

（1）皮肤针：取瘿肿局部、第5～11胸椎夹脊、脊柱两侧膀胱经和翳风、肩井、曲池、合谷、足三里等穴。反复轻叩，以皮肤潮红为度。隔日1次。

（2）耳针：取神门、内分泌、皮质下、交感、对屏尖、颈。每次选2～3穴，毫针浅刺，留针30分钟；也可埋针或用王不留行籽贴压。

（3）电针：取瘿肿局部阿是穴4处，针刺得气后，同侧接正、负极，用疏密波中度刺激20～30分钟。2日1次。

【验案举例】

董某，女，33岁。右侧颈前肿大4天，进食时有阻碍感，但无疼痛。外科诊断为“右侧甲状腺叶囊腺瘤”，建议手术治疗。患者因惧怕手术，故求治于针灸。查：右侧甲状腺肿大，可触及一肿块，表皮肤色无改变，表面光滑质硬，可随吞咽动作上下移动。B超显示：甲状腺右侧体积增大，探及一3.8cm×2.2cm×2.7cm液性暗区，边界清楚，包膜较厚完整。同位素放免检查：T_3（血清总三碘甲状腺原氨酸）0.9μg/ml，T_4（血清总甲状腺素）32.3μg/ml。局部围刺，捻转得气后接电针，用连续波中强度刺激25分钟。每日1次。治疗5次后，B超复查囊肿缩小为1cm×0.9cm×0.5cm。续治7次，囊肿消失。随访2年半未见复发（路伟.针灸医案2则。针灸临床杂志　1998；14（12）：24）。

【文献摘录】

1.《针灸甲乙经》：瘿，天窗及臑会主之……瘤瘿，气舍主之。

2.《备急千金要方》：天府、臑会、气舍，主瘿瘤气咽肿……脑户、通天、消泺、天突，主颈有大气……通天主瘿，灸五十壮。

3.《针灸资生经》：臑会治项瘿气瘤……浮白疗瘿……肺俞疗瘿气。

4.《针灸大全》：五瘿，列缺、扶突、天突、天窗、缺盆、俞府、膺俞、膻中、合谷、十宣（出血）。

【按语】

1. 针灸对单纯性甲状腺肿疗效较好，若能同时加用碘剂治疗，则疗效更佳。

2. 在本病流行地区，除改善饮用水源外，应以食用碘化食盐作集体性预防，最好用至青春期以后。平时应多食海带、紫菜等含碘食物。发育期的青少年、妊娠期和哺乳期的妇女更应注意补碘。

3. 甲状腺明显肿大而出现压迫症状时可考虑手术治疗。

4. 甲状腺机能亢进者出现高热、呕吐、谵妄等症状时应考虑甲亢危象之可能，须采取综合抢救措施。

第四十七节　单纯性肥胖症

单纯性肥胖症是指无明显内分泌－代谢原因，且排除因水钠潴留或肌肉发达等蛋白质增多诸因素引起实际体重超过标准体重20%以上的一种疾患。目前，中国“肥胖问题工作组”根据20世纪90年代中国人群有关数据的汇总分析报告，提出了适合我国成人的肥胖标准：正常体重指数［体重（kg）÷身高^2（m^2）］是18.5～23.9，大于或等于24为超重；大于或等于28为肥胖。男性腰围大于或等于85cm、女性腰围大于或等于80cm为腹部肥胖标准。临床上所称的肥胖症大多指单纯性肥胖。

正常成年人的能量摄入和机体的能量消耗长期维持在平衡状态，脂肪量亦维持在一定水平，使体重保持相对稳定。若神经、精神、遗传、饮食等因素使摄入能量过多或消耗能量过少，多余的能量除了以肝糖原、肌糖原形式贮存之外，脂肪就成为多余能量的主要贮存形式。长期能量代谢障碍可引起肥胖症。按发病年龄和脂肪组织病理可分为体质性肥胖和获得性肥胖两类。体质性肥胖与遗传有关，且营养过度，幼年起即有肥胖，全身脂肪细胞增生肥大；获得性肥胖多自青少年时代因营养过度、活动减少等因素而发病，脂肪细胞仅有肥大而无增生。

本病的发生总因多吃、贪睡、少动，与肺、肝、脾、胃、肾等诸多脏腑的功能失调有关。肺气不宣，腠理闭塞，汗无以出，炼而生痰；肝气郁结，克伐脾胃，运化受损，郁而增肥；脾胃功能失常，虚则水湿不化，酿生痰浊；实则胃肠腑热，食欲偏旺，消谷善饥，多食而生浊脂；肾阳不足，气不化水，二便排泄无力而肌肤肿胀。在上述诸多因素的影响下，遂致痰湿浊脂滞留肌肤而形成肥胖。

病机主要有肺失宣降、胃肠腑热、肝郁气滞、脾肾阳虚、痰湿闭阻，痰湿闭阻又是其中最主要的环节。

【临床表现】

单纯性肥胖症者脂肪分布均匀，面肥颈壅，项厚背宽，腹大腰粗，臀丰腿圆。轻度肥胖者多无明显症状；中度肥胖者常怕热多汗，易感疲乏，呼吸短促，头晕心悸等；重度肥胖者行动不便，胸闷气急，甚则端坐呼吸等。中、重度肥胖者常可并发高血压、冠心病、糖尿病、痛风、胆石病及关节退行性变等。

1. **痰湿闭阻** 肥胖以面、颈部为甚，按之松弛，头身沉重，心悸气短，胸腹满闷，嗜睡懒言，口黏纳呆，大便黏滞不爽，间或溏薄，小便如常或尿少，身肿，舌胖大而淡、边有齿印、苔腻，脉滑或细缓无力。

2. **胃肠腑热** 体质肥胖，上下匀称，按之结实，消谷善饥，食欲亢进，口干欲饮，怕热多汗，急躁易怒，腹胀便秘，小便短黄，舌质红、苔黄腻，脉滑有力。

3. **肝郁气滞** 胸胁胀满，连及乳房和脘腹，时有微痛，走窜不定，每因情志变化而增减，喜叹息，得嗳气或矢气则舒，纳呆食少，苔薄白，脉弦。

4. **脾肾阳虚** 尿频，小便多，肢体倦怠，腰腿酸软，面足浮肿，纳差腹胀，大便溏薄，舌淡、苔白，脉沉细无力。

【治疗】

1. 基本治疗

治则：痰湿闭阻者治宜健运脾胃、化痰除湿，针灸并用，平补平泻；胃肠腑热者清胃泻火、通利肠腑，肝郁气滞者治宜疏肝解郁、理脾和胃，只针不灸，泻法；脾肾阳虚者治宜健脾益肾、温阳化气，针灸并用，补法。

处方：以任脉足太阴、足阳明经腧穴为主。

中脘　水分　关元　天枢　大横　曲池　支沟　内庭　丰隆　上巨虚　三阴交　阴陵泉

方义：肥胖之症多责之脾胃肠腑。中脘乃胃募、腑会，曲池为手阳明大肠经的合穴，天枢为大肠的募穴，上巨虚为大肠的下合穴，四穴合用可通利肠腑，降浊消脂；大横健脾助运；丰隆、水分、三阴交、阴陵泉分利水湿、蠲化痰浊；支沟疏调三焦；内庭清泻胃腑；关元调理脾、肝、肾。诸穴共用可收健脾胃、利肠腑、化痰浊、消浊脂之功。

加减：痰湿闭阻加内关、足三里化痰除湿；胃肠腑热加合谷清泻胃肠；肝郁气滞加期门、太冲疏肝理气；脾肾阳虚加气海、脾俞、肾俞、足三里健脾益肾；少气懒言加太白、气海补中益气；心悸加神门、心俞宁心安神；胸闷加膻中、内关宽胸理气；嗜睡加照海、申脉调理阴阳。

操作：心俞、脾俞、三焦俞、肾俞不可直刺、深刺，以免伤及内脏；脾胃虚弱、真元不足者可灸天枢、上巨虚、阴陵泉、三阴交、气海、关元、脾俞、足三里、肾俞等穴；其他腧穴视患者肥胖程度及取穴部位的不同而比常规刺深0.5～1.5寸。

2. 其他疗法

（1）皮肤针：按针灸主方及加减选穴，或取肥胖局部阿是穴，用皮肤针叩刺。实证重力叩刺，以皮肤渗血为度；虚证中等力度叩刺，以皮肤潮红为度。2日1次。

（2）耳针：取口、胃、脾、肺、三焦、饥点、内分泌、皮质下等穴。每次选3～5穴，毫针浅刺，中强刺激，留针30分钟，每日或隔日1次；或用埋针法、药丸贴压法，留置和更换时间视季节而定，其间嘱患者餐前或有饥饿感时自行按压穴位2～3分钟，以增强刺激。

（3）电针：按针灸处方，在针刺得气的基础上接电针治疗仪（或直接用电极板贴压腧穴及肥胖部位），用连续波或疏密波刺激30～40分钟。每日或2日1次。

【验案举例】

梁某，女，38岁。身体肥胖12年，身高163cm，体重86kg，腹围107cm。空腹血糖14mmol/L，血清总胆固醇9.8mmol/L，甘油三酯4.1mmol/L，低密度脂蛋白4.86mmol/L，舌质红、苔黄厚，脉数有力。诊为“中度单纯性肥胖”。取梁丘、公孙、天枢、支沟穴，提插捻转泻法，产生较强针感，接电针治疗仪，用疏密波强刺激，留针30分钟。起针后于天枢穴及其附近拔罐并施走罐术，至皮肤潮红为度。又取耳穴口、胃、肺、脾、三焦、皮质下、内分泌、饥点，用草决明籽贴压，两耳交替。隔日1次，10次为1个疗程。结果：1个疗程后体重下降至65kg，腹围减至86cm；6个月后体重下降至56kg，腹围80cm，空腹血糖6mmol/L，血清总胆固醇5.8mmol/L，甘油三酯1.65mmol/L，低密度脂蛋白2.7mmol/L（刘运珠．针刺为主治疗单纯性肥胖疗效观察。中国针灸 2002；22（2）：93～94）。

【按语】

1. 针灸对单纯性肥胖症有较好疗效。在取得疗效后仍应调控饮食，坚持运动，以防体重回升。

2. 指导患者改变不良的饮食和生活习惯。食物宜清淡，少食肥甘厚腻及煎炸之品；用餐须细嚼慢咽；限定食量，少吃零食；忌过度睡眠；坚持适度的体力劳动和体育运动。

第二章 儿科病症

第一节 急惊风

急惊风俗称“抽风”，是以四肢抽搐、颈项强直、两目上视、牙关紧闭甚或神昏为主要表现的儿科常见危急病症。相当于西医学的小儿惊厥，可见于多种疾病如高热、乙型脑炎、流行性脑膜炎（或脑炎、脑膜炎的后遗症）、原发性癫痫等。以1~5岁的小儿最为多见。

本病病因较为复杂，以外感时邪、痰热内蕴或暴受惊恐为主要因素。小儿肌肤薄弱，腠理不密，易感风热时邪，化火动风；小儿元气未充，如暴受惊恐，气机逆乱，可致惊惕不安；如饮食不节或误食污染毒邪之物，郁结肠胃，痰热内生，蒙蔽心包，也可引动肝风。

【临床表现】

以四肢抽搐、颈项强直、两目上视、牙关紧闭、神志昏迷等为主症。

1. **外感时邪** 发病急骤，高热头痛，咳嗽咽红，面红唇赤，气急鼻扇，烦躁不安；继而神志昏迷，脊背强直，四肢抽搐或颤动，两目上视，牙关紧闭，苔薄黄，脉浮数。

2. **痰热内蕴** 发热，痰多色黄，咳吐不利，呼吸急促，纳呆呕吐，腹胀腹痛，便秘，目瞪发呆，或神昏痉厥，苔腻，脉滑。

3. **暴受惊恐** 夜寐不安，躁动抽搐或昏睡不醒，频频惊叫，醒后啼哭，惊惕频作，面色乍青乍赤，苔薄，脉细数。

【治疗方法】

1. **基本治疗**

治则：清热熄风、豁痰开窍、镇惊宁神，只针不灸，泻法。

处方：水沟 中冲 合谷 太冲

方义：水沟为督脉腧穴，可开窍镇惊、醒神启闭；中冲为心包经井穴，可泻热开窍、镇惊宁神；合谷、太冲两穴合用谓之“四关”，可通行气血、熄风镇惊。

加减：外感时邪加外关、风池解表退热；痰热内蕴加中脘、丰隆导滞化痰；暴受惊恐加印堂、承浆镇惊宁神；高热加大椎、曲池泻热镇惊；头痛加印堂、太阳疏风止痛；牙关紧闭加下关、颊车通络开窍、熄风止痉；角弓反张加大椎、筋缩疏调督脉。

操作：水沟刺向鼻中隔，强刺激；中冲、大椎可点刺出血；印堂、承浆可在针刺之后行灯火灸；余穴常规针刺。

2. **其他疗法**

（1）指针：用拇指指甲重掐水沟、印堂、十宣、合谷、太冲，以抽搐停止为度。

（2）三棱针：取十宣或十二井点刺出血。

（3）耳针：取心、肝、交感、神门、皮质下。毫针强刺激。

【验案举例】

刘某，男，5岁。发热、头痛、咽痛1天。予抗生素、退热药物等，症状未见好转。今晨患儿突然高热、烦躁不安，神志不清，四肢抽搐，两目上视，牙关紧闭。查：面赤，体温39℃，心率120次/分。急取水沟中度刺激，反复提插捻转，至患儿苏醒为止；又针内关，平补平泻，太冲提插泻法。留针20分钟。中冲（双侧）点刺出血数滴。取针后患儿神清，四肢抽搐停止（赵国文．针刺在急症中的临床应用。中国针灸 1997；7（8）：497）。

【文献摘录】

1.《针灸甲乙经》：小儿惊痫，本神及前顶、囟会、天柱主之；如反视，临泣主之。

2.《黄帝明堂灸经》：小儿急惊风，灸前顶一穴三壮，若不愈，须灸两眉头及鼻下人中一穴，炷如小麦大……小儿身强、角弓反张，灸鼻上入发际三分三壮，次灸大椎下节间三壮，如小麦大。

3.《杂病穴法歌》：小儿惊风少商穴，人中、涌泉泻莫深。

4.《马丹阳天星十二穴治杂病歌》：太冲能医惊痫风。

【按语】

1. 针灸治疗本病疗效肯定。但必须查明病因，采取相应的治疗和预防措施。

2. 惊风伴痰涎过多者，应注意保持呼吸道通畅；保持室内安静，避免惊扰患儿。

第二节 百日咳

百日咳又称“顿咳”、“疫咳”、“天哮”，民间俗称“鸬鹚咳”。是以小儿阵发性痉挛咳嗽、咳后出现特殊的吸气性吼声为临床特征的一种病症。相当于西医学的百日咳综合征。四季均可发病，但以冬、春季节为多。患病年龄以学龄儿童为主，年龄越小其病情和伴发症状越重（由于计划免疫工作的开展，现在本病已明显减少）。病程较长，往往迁延2～3个月之久。

中医学认为本病主要由外感风寒或风热时邪，痰浊内伏，阻于气道，肺气失宣，上逆喉间而致。若痉咳日久，进一步伤及肺脾，则导致肺阴不足、脾胃虚弱。

【临床表现】

以阵发性痉挛咳嗽、咳后出现特殊的吸气性吼声（鸡鸣样回声）为主症。

1. **初咳期** 有类似感冒的症候群，如咳嗽、流涕、喷嚏、轻度恶寒发热等。

偏风寒者痰稀色白，苔薄白，脉浮紧；偏风热者痰黄稠不易咳出，咽红，苔薄黄，脉浮数。2天左右症状大多逐渐好转，唯咳嗽却日渐加剧。此期可持续1～2周。

2. **痉咳期** 咳嗽阵作，日轻夜重，咳时连续几十声而无吸气间隙。患儿常面红耳赤，泪涕交流，弯腰捧腹，两手紧握；继之咳嗽暂停，得以深长吸气，喉间发出一种吼鸣声；紧接着又是一阵阵剧烈咳嗽。如此反复多次，直至咳出大量痰涎或吐出胃内容物，痉咳才得以暂时缓解。每日痉咳可达十多次或数十次。部分病例可见眼胞浮肿，眼结膜下出血，鼻腔出血，痰中带血，舌下肿胀、溃疡。少数重症患儿可出现昏迷、抽搐。舌红、苔黄腻，脉滑数。此期可持续2~6周。

3. **恢复期** 咳嗽渐轻，咳声无力；脾气虚者形体虚弱，神疲乏力，面色淡白虚浮，气短声怯，痰稀而少，纳差便溏，舌淡、少苔，脉细弱；肺阴虚者干咳无痰，心烦不眠，两颧发红，盗汗，手足心热，舌红、少苔，脉细数无力。此期可持续2~3周。

【治疗方法】

1. **基本治疗**

治则：初咳期宣肺解表、镇咳化痰，针用泻法，风寒证加灸；痉咳期清热化痰、宣肺镇咳，只针不灸，泻法；恢复期健脾益肺、生化气血，针灸并用，补法。

处方：列缺　肺俞　风门　丰隆

方义：列缺为肺经之络穴，可疏风解表、宣肺止咳；肺俞、风门宣发肺卫、解表止咳；丰隆健脾、化痰、止咳。

加减：初咳期加合谷、外关宣肺解表；痉咳期加天突、孔最利咽镇咳；恢复期加太渊、太白、脾俞、足三里补益肺脾之气；痰中带血加鱼际、孔最、膈俞清热止血；咳吐频繁加内关、内庭镇咳止吐；形体虚弱加气海、膏肓、足三里补气养血。

操作：背部腧穴宜斜刺、浅刺，以防伤及内脏；天突沿胸骨后斜刺1~1.5寸，切勿进针过深或向两旁斜刺；其他穴位常规针刺。

2. **其他疗法**

（1）皮肤针：取天突、膻中、风门、肺俞、丰隆、足三里以及肺经太渊至尺泽和胸$_{1\sim4}$夹脊穴。叩刺至局部潮红或轻度渗血为度。每日1次。

（2）三棱针：取身柱穴。用三棱针挑刺使之出血，然后用小口径火罐吸拔5~10分钟。隔日1次。

（3）拔罐：取膻中、身柱、风门、肺俞、脾俞、膏肓等穴。用小罐吸拔。每日1次。

（4）耳针：取肺、气管、神门、交感、对屏尖。每次选2~3穴，毫针中度刺激，不留针；或用王不留行籽贴压。

（5）穴位注射：取肺俞、身柱、大杼。用0.25%普鲁卡因注射液，每穴注入0.5~1ml。每日1次。

【验案举例】

曲某，女，6岁。阵发性痉咳20天左右。查：体温正常，两眼球结膜下发红，两肺呼吸音粗糙，心音纯，心律齐，X线胸透正常，血液化验正常，苔薄腻，脉滑。诊断：百日咳。治以清热化痰、顺气降逆。取天突、大椎、尺泽、丰隆，强刺激，均不留针。每日1次。共治15次，诸症消失而痊愈（裴景春．天突穴的临床应用。中医药学报　2000；（6）：44）。

【文献摘录】

1.《针灸甲乙经》：咳、喉中鸣、咳唾血，大钟主之。

2.《针灸资生经》：天突治咳逆上气、胸中气噎、喉中如水鸡声……璇玑疗咳逆上喘、喉鸣。

【按语】

1. 针灸对本病有一定的镇咳效果，但重症或伴发肺炎者应用中西药物综合施治。

2. 痉咳期应注意防止黏痰难以咳出而造成呼吸困难。

3. 本病具有较强的传染性，治疗期间应隔离患儿。注意室内通风，保持空气清新。

第三节　厌　　食

厌食系指小儿较长时间的食欲不振。属于中医学“恶食”、“不嗜食”的范畴。

小儿厌食的原因很多，可以由消化系统疾病如胃肠炎、肝炎、便秘和全身性疾病如贫血、结核病、锌缺乏、维生素A或D中毒以及服用引起恶心呕吐的药物等引起。家长喂养不当，对小儿进食的过度关心以致打乱了进食习惯；或小儿好零食或偏食、喜香甜食物、盛夏过食冷饮；或小儿过度紧张、恐惧、忧伤等均可引起厌食；盛夏季节小儿不适应也是原因之一。

中医学认为本病是由于小儿脏腑娇嫩、脾常不足，或饮食不调，或病后失养，脾胃功能受损，导致受纳运化功能失常。

【临床表现】

长期食欲不振，食欲下降甚至拒食，形体偏瘦，面色少华，但精神尚好。病程日久则形体瘦弱，体重减轻，精神疲惫，抗病能力差。

1. **脾胃气虚**　面色萎黄，神疲乏力，大便多不成形或夹有不消化食物，舌淡、苔薄白，脉弱无力。

2. **脾胃不和**　面色少华，大便偏干，苔、脉无特殊改变。

3. **胃阴不足**　面色萎黄，口干，多饮甚至每食必饮，烦热不安，便干溲赤，舌红、苔净或花剥，脉细无力。

4. **肝旺脾虚**　好动多啼，性躁易怒，睡眠中咬齿磨牙，便溏溲少，舌光、苔净，脉弦细。

【治疗方法】

1. **基本治疗**

治则：和胃健脾、益气养阴，脾胃不和、脾胃气虚者针灸并用，补法；其他证型以针刺为主，平补平泻。

处方：以任脉、足阳明经腧穴为主。

中脘　建里　梁门　足三里

方义：中脘、建里、梁门疏调脘腹经气，以助胃纳和脾之运化；足三里是足阳明胃经合穴，可和胃健脾、补养气血。

加减：脾胃虚弱加脾俞、胃俞补中益气；脾胃不和加内关、公孙和胃健脾；胃阴不足加三阴交、内庭养阴清热；肝旺脾虚加太冲、太白泻肝健脾。

操作：背俞穴不宜直刺、深刺，灸法较为适宜；其余诸穴均常规操作。

2. 其他疗法

（1）耳针：取胃、脾、大肠、小肠、神门、皮质下。每次选2~3穴，用王不留行籽贴压，每日按揉3~5次。

（2）穴位注射：取双侧足三里。用维生素B_1或维生素B_{12}注射液，每侧穴注射1ml。每周2次。

【验案举例】

刘某，女，1岁半。厌食4个月。干呕，睡眠汗出，烦躁易惊，大便干结如羊粪，小便黄，舌红、苔花剥。查：体温37.6℃，形体消瘦，颧红，毛发稀黄成撮、无光泽。诊断：小儿厌食症。取四缝、天枢、足三里针刺，隔日1次，10次为1个疗程，并调节饮食。经治3个疗程后，诸症消失，体重增加2kg多。随访3年，饮食、发育均正常（张若芬，等.针刺治疗小儿厌食126例临床探讨。针灸临床杂志 1999；15（9）:9）。

【按语】

1. 针灸治疗小儿厌食效果满意。但应当积极寻找引起厌食的病因，采取相应措施。

2. 纠正不良的饮食习惯，保持良好的生活规律，有助于纠正厌食。

第四节 疳 证

疳证是由于喂养不当，致使脾胃受损，影响小儿生长发育的慢性疾病。相当于西医学的小儿营养不良及部分寄生虫病。多见于5岁以下的婴幼儿。

“疳者，甘也。”指本病的发病原因多因小儿喂养不当、乳食无度或断乳过早、挑食、偏食、恣食香甜肥甘之品而损伤脾胃，日久致气血生化乏源而形成疳疾；“疳者，干也。”则泛指本病有全身消瘦、肌肤干瘪等征象。

【临床表现】

以面黄肌瘦、头大颈细、头发稀疏、精神不振、饮食异常、腹胀如鼓或腹凹如舟、青筋暴露等为主要症状。

1. **疳气** 食欲不振或食多便多，大便干稀不调，形体略见消瘦，面色稍显萎黄，精神不振，好发脾气，苔腻，脉细滑。多见于本病的初期。

2. **疳积** 食欲减退或善食易饥，或嗜食生米、泥土等异物，大便下虫，形体明显消瘦，面色萎黄，毛发稀疏易落，脘腹胀大，青筋暴露，烦躁不安，或喜揉眉挖鼻，吮指磨牙，舌淡、苔淡黄而腻，脉濡细而滑。多见于本病的中期。

3. **干疳** 精神萎靡，极度消瘦，皮包骨头，皮肤干枯有皱纹，呈老人貌，啼哭无力、无泪，腹凹如舟，或见肢体浮肿，或有紫癜、鼻衄、齿衄等，舌淡或光红少津，脉弱。多见于本病的后期。

【治疗方法】

1. 基本治疗

治则：健运脾胃、补益气血、消积导滞，针灸并用，平补平泻。

处方：四缝　中脘　足三里　脾俞

方义：四缝是治疗疳积的经验效穴，现代研究表明，针刺四缝穴能增强多种消化酶的活性；中脘乃胃募、腑会穴，足三里是胃之合穴，合脾之背俞穴共奏健运脾胃、益气养血、通调腑气、理气消疳之功，以助小儿发育。

加减：疳气加章门、胃俞健运脾胃；疳积加建里、天枢、三阴交消积导滞；干疳加肝俞、膈俞调养气血；虫积加百虫窝驱虫消积。

操作：四缝穴应在严格消毒后用三棱针点刺，挤出少量黄水或乳白色黏液；背部腧穴和章门不可直刺、深刺，以防伤及内脏；其余腧穴常规针刺。不留或少留针。

2. 其他疗法

（1）捏脊：沿患儿背部脊柱由下而上用两手行捏法3～5遍。

（2）皮肤针：叩刺脊柱正中督脉及其两旁的华佗夹脊、足太阳经穴，以皮肤微红为度。隔日1次。

（3）穴位割治：在严格消毒后，用手术刀割开患儿手掌大鱼际处皮肤，创口长约0.5cm，挤出少许黄白色米脂状物并剪去。用绷带包扎数日。

【验案举例】

江某，女，1岁2个月。食欲不振、进食欲呕近20天。夜间哭闹，盗汗，腹胀，大便5～6日1次，干硬如丸，味臭，小便色黄。查：体重6.5kg，面色萎黄，形体消瘦，毛发稀疏、干枯，指纹暗紫。诊为“小儿疳证”（疳气型）。经针刺四缝穴4次，食欲增加，诸症全消，大便2日1次，质软。1个月后随访，患儿体重增加2kg，健康活泼（金红．针刺四缝穴治疗小儿疳证342例临床观察。湖南中医杂志　1991；（2）：37）。

【文献摘录】

1.《针灸甲乙经》：小儿腹满不能食饮，悬钟主之。

2.《备急千金要方》：章门，主食饮不化、不嗜食、羸瘦。

3.《黄帝明堂灸经》：小儿疳，灸合谷二穴各一壮，炷如小麦大。

4.《类经图翼》：食积腹大，脾俞、胃俞、肾俞。

【按语】

1. 针灸对疳气、疳积疗效较好。如感染虫疾还应配合药物治疗。

2. 婴儿应尽可能以母乳喂养，不要过早断乳，逐渐添加辅食，给予易消化而富有营养的食物。不让小儿养成挑食的习惯。

3. 常带小儿进行户外活动，呼吸新鲜空气，多晒太阳，增强体质。

第五节 遗 尿

遗尿又称“尿床”、“夜尿症”。是指3岁以上的小儿睡眠中小便自遗、醒后方知的一种病症。3岁以下的小儿由于脑髓未充，智力未健，正常的排尿习惯尚未养成，尿床不属病态。年长小儿因贪玩少睡、过度疲劳、睡前多饮等偶然尿床者也不作病论。

西医学认为本病为大脑皮层、皮层下中枢功能失调而引起。中医学认为本病多因肾气不足、下元亏虚，或脾肺两虚、下焦湿热等导致膀胱约束无权而发生。

【临床表现】

睡中尿床，数夜或每夜1次，甚至一夜数次。

1. **肾气不足** 面色淡白，精神不振，反应迟钝，白天小便亦多，甚或形寒肢冷，腰腿乏力，舌淡，脉沉细无力。

2. **肺脾气虚** 疲劳后尿床，面色无华，神疲乏力，少气懒言，大便溏薄，舌淡，脉细而无力。

3. **下焦湿热** 尿频量少，色黄腥臭，外阴瘙痒，夜梦纷纭，龂齿，急躁易怒，面赤唇红，口干，舌红、苔黄腻，脉多弦数。

【治疗方法】

1. **基本治疗**

治则：肾气不足、肺脾气虚者温补肾阳、补益肺脾，针灸并用，补法；下焦湿热者清热利湿、调理膀胱，只针不灸，泻法。

处方：以任脉和膀胱的俞、募穴为主。

中极 关元 膀胱俞 三阴交

方义：中极、膀胱俞分别是膀胱的募穴和俞穴，合而为用属俞募配穴，可调理膀胱，以助对尿液的约束能力；关元、三阴交为足三阴经交会穴，疏调脾、肝、肾而止遗尿。

加减：肾气不足加气海、肾俞以补肾培元；肺脾气虚加肺俞、脾俞、足三里补肺脾之气，以增收涩固脱之力；下焦湿热加曲骨、阴陵泉清利湿热、调理膀胱。

操作：中极、关元直刺或向下斜刺，使针感下达阴部为佳；肾俞、关元可行温针灸或隔附子饼灸；其余穴位常规针刺。

2. **其他疗法**

（1）皮肤针：取胸$_4$至腰$_2$夹脊、关元、气海、曲骨、肾俞、三阴交。用皮肤针叩刺，至皮肤发红为度。每日1次。

（2）耳针：取肾、膀胱、肝、皮质下、内分泌、尿道。每次选用3～4穴，毫针浅刺或埋针、药丸贴压。

（3）头针：取额旁3线、顶中线。缓缓进针后，反复行针5～10分钟。

（4）穴位注射：取会阴穴，以硝酸士的宁注射液皮下注射2ml。每日1次。

（5）激光照射：取关元、中极、足三里、三阴交。用氦－氖激光治疗仪每穴照射2～5

分钟。每日1次。

【验案举例】

姆莱·法娣玛，女，8岁，阿尔及利亚人。自幼患遗尿症，每晚尿床2~3次不等。体瘦，纳差，精神疲乏，舌淡、苔白，脉弱。先针关元、三阴交，中弱度刺激，补法，留针20分钟。取针后再用图钉型揿针垂直刺入二穴皮下肌层行埋针法，另以30号1寸毫针由列缺朝肘关节方向平刺入桡骨茎突沟中行埋针法。嘱患儿在埋针期间经常按揉埋针之处，以保持和加强刺激作用。取针后间隔2~3天再行第2次埋针。埋针和间隔期间针刺太溪、足三里、阳陵泉三穴，每日1次，不埋针。埋针2次即告痊愈（王启才．针医心悟．第1版．中医古籍出版社．2001:523）。

【文献摘录】

1.《针灸甲乙经》：遗溺，关门及神门、委阳主之。

2.《备急千金要方》：阴陵泉、阳陵泉，主失禁遗尿不自知。

3.《针灸资生经》：箕门、通里、大敦、膀胱俞、太冲、委中、神门，治遗溺……灸阳陵泉或足阳明，各随年。

4.《类经图翼》：遗溺，气海、关元、阴陵泉、大敦、行间。

5.《采艾编翼》：遗溺，大敦、肾俞、气海。

【按语】

1. 针灸治疗本病疗效确切。

2. 治疗期间应培养患儿按时排尿的习惯，夜间定时叫醒患儿起床排尿。

3. 平时勿使孩子过于疲劳，注意适当加强营养，晚上临睡前不宜过多饮水。

4. 对患儿要耐心教育，鼓励其自信心，切勿嘲笑和歧视他们，避免产生恐惧、紧张和自卑感。

第六节 脑 瘫

脑瘫是指脑损伤所致的非进行性中枢性运动功能障碍，属于中医学五迟、五软、五硬、痿证的范畴。主要由围产期和出生前各种原因引起颅内缺氧、出血等导致，如母孕期感染、胎儿窘迫、新生儿窒息、早产、脑血管疾病或全身出血性疾病等。

中医学认为本病多因先天不足、肝肾亏损或后天失养、气血虚弱所致。

【临床表现】

以肢体运动功能障碍为主症。痉挛型因锥体系受损而表现为受累肌肉的肌张力增高、腱反射亢进、锥体束征阳性，可出现单瘫、偏瘫、截瘫、三肢瘫、四肢瘫等；运动障碍型主要由于锥体外系损伤出现不自主和无目的的运动，可表现为手足徐动或舞蹈样动作等；共济失调型因小脑受损出现步态不稳，指鼻试验易错，肌张力减低，腱反射减弱等；兼见上述任何两型或两型以上症状的为混合型。常伴有智力障碍、癫痫、视力异常、听力减退和语言障碍等。

脑电图、头颅 X 线拍片、CT 等检查有助于本病的明确诊断。

1. **肝肾不足** 肢体瘫痪，智力低下，生长发育迟缓，筋脉拘急，屈伸不利，急躁易怒或多动秽语，舌红，脉弦或弦细。

2. **脾胃虚弱** 四肢痿弱，手不能举，足不能立，咀嚼乏力，口开不合，舌伸外出，涎流不禁，面色萎黄，神情呆滞，反应迟钝，少气懒言，肌肉消瘦，四肢不温，舌淡，脉沉细。

【治疗方法】

1. 基本治疗

治则：补益肝肾、益气养血、疏通经络、强筋壮骨，针灸并用，补法。

处方：以督脉腧穴为主。

大椎　身柱　风府　四神聪　悬钟　阳陵泉

方义：大椎、身柱疏通督脉经气；风府、四神聪健脑益智；悬钟为髓会，可养髓健脑充骨；筋会阳陵泉，可舒筋通络、强筋壮骨。

加减：肝肾不足加肝俞、肾俞、太溪、三阴交补养肝肾；脾胃虚弱加中脘、脾俞、足三里健运脾胃；上、下肢瘫痪分别加曲池、手三里、合谷、外关、伏兔、环跳、风市、委中、承山、丰隆等疏通肢体经气。

操作：风府朝鼻尖以下方向针刺 1 寸左右，切勿向上深刺，以免误入枕骨大孔；四神聪分别从 4 个不同方位刺向百会穴；背俞穴宜斜刺、浅刺；其余穴位常规针刺。

2. 其他疗法

（1）耳针：取皮质下、交感、神门、脑干、肾上腺、心、肝、肾、小肠；上肢瘫痪加肩、肘、腕；下肢瘫痪者加髋、膝、踝。每次选用 4 ~ 6 穴，针刺或用王不留行籽贴压。每日按压刺激 2 ~ 3 次。

（2）头针：取顶颞前斜线、顶旁 1 线、顶旁 2 线、颞前线、枕下旁线。毫针刺激，留针 1 ~ 4 小时。每日 1 次。

（3）穴位注射：取风池、大椎、肾俞、曲池、手三里、足三里、阳陵泉、承山等穴。每次选 2 ~ 3 穴，用胎盘组织液、灯盏花注射液、维生素 B_1、B_{12} 注射液等，每穴注入 0.5 ~ 1ml。每日 1 次。

【验案举例】

郑某，男，2 岁半。出生时难产窒息，2 岁多还不会独自站立、行走，扶站时脚跟不触地，但可独自支撑坐稳，不会自己翻身，抱起时有僵直感，面容痴呆，无听觉反应，不会讲话，右眼睑下垂。取四神针（百会穴前、后、左、右各 1.5 寸）、颞三针（耳尖直上为第 1 针，第 1 针同一水平线上前后各 1 寸为第 2、3 针）、脑三针（脑户和左、右脑空）等，同时采用维生素 B_{12}、维丁胶性钙、胎盘注射液、脑活素等注射液行肢体穴位注射。每日 1 次。治疗 1 个月后可在扶持下脚掌放平站立、慢行数步，听觉已有反应；3 个月后神志及运动明显好转，开始学讲话；5 个月后可独自行走 5m 远，表情灵活，右眼睑不再垂下，讲话增多并较前清楚（于海波．针刺治疗 142 例小儿脑瘫的疗效观察。四川中医　1997；15（1）：54）。

【按语】

1. 针灸治疗本病有一定的疗效，年龄小、病程短者效果较好。

2. 治疗期间嘱家长配合患儿进行肢体功能锻炼、语言和智能训练。

第七节 注意力缺陷多动症

注意力缺陷多动症是一种常见的儿童时期神经精神病综合征，习称“小儿多动症”。以多动、注意力不集中、参与事件能力差但智力基本正常为特点。属于中医学脏躁、躁动证的范畴，与健忘、失聪亦有关联。多见于学龄期儿童，男孩多于女孩。预后良好，绝大多数患儿到青春期逐渐好转而痊愈。

本病的发病原因尚不明了，一般认为可能有遗传倾向。还可能与脑损伤诸如早产、中枢神经系统感染、中毒等有关。心理因素可能是诱因。

中医学认为本病由先天不足、肾精亏虚，心脾两虚、脑髓不充，肝阳上亢、元神受扰而致。

【临床表现】

患儿好动，坐立不安，难以持久地集中注意力，很难有始有终地完成一种任务，易受外来影响而激动，难以控制的活动过多，说话过多，不守纪律，任性冲动，情绪不稳，参与事件能力差，但智力接近正常或完全正常。由于在学习中缺乏必要的注意力而导致学习成绩下降或学习困难，少数人有认知障碍。

1. **肾虚肝亢** 手足多动，动作笨拙，性格暴躁，冲动任性，难以静坐；或五心烦热，盗汗，大便秘结，舌红、苔薄，脉细弦。

2. **心脾两虚** 心神不宁，神疲乏力，形体消瘦或虚胖，多动而不暴躁，言语冒失，做事有始无终，眠差健忘，自汗盗汗，偏食纳少，面色无华，舌淡嫩、苔少或薄白，脉虚弱。

【治疗方法】

1. **基本治疗**

治则：肾虚肝亢者，调养肝肾、育阴潜阳，以针为主，平补平泻；心脾两虚者，补益心脾、安神定志，针灸并用，补法。

处方：神门 内关 三阴交 太溪 太冲 四神聪

方义：神门为心经原穴，内关为心包之络，合用可宁心镇定安神；三阴交乃脾、肝、肾三经交会穴，合肾经原穴太溪、肝经原穴太冲，可调养肝、脾、肾，育阴潜阳；四神聪位于头部，可安神定志、健脑益智。

加减：肾虚肝亢加肾俞、行间补肾填精、平降肝阳；心脾两虚加心俞、脾俞、足三里益养心脾。

操作：四神聪分别从 4 个不同方位刺向百会穴；背俞穴不宜直刺、深刺，以防伤及内脏；其余腧穴常规针刺。

2. 其他疗法

（1）耳针：取皮质下、心、肾、神门。针刺、埋针或用王不留行籽贴压。每周2次。

（2）头针：取顶颞前斜线、额中线、顶中线、顶旁1线、顶旁2线、颞前线。毫针刺入后，予疏密波电流刺激20分钟。隔日1次。

【验案举例】

刘某，男，8岁。上课注意力不集中，好小动作，打闹顽皮，回答问题争先恐后，引同学发笑，对书本不爱惜，作业粗心不认真，小差错不断，好看电视却不安坐。用干燥益智仁籽贴压耳穴肾、脑点、心、神门、脑干。早、中、晚按压3次，每次20下。每日1次，10次为1个疗程。治疗1个疗程即见明显效果，2个疗程治愈，随访1年疗效巩固（王尧. 益智仁耳压治疗儿童多动症68例。湖南中医杂志　1995；11（5）：39）。

【按语】

1. 针灸对本病有较好的治疗效果。

2. 在治疗期间应帮助患儿培养良好的生活习惯，对不良行为要耐心教育，多加关怀和爱护，切忌打骂、歧视和不耐烦，以免患儿自暴自弃。学习困难者应予指导、帮助，做功课可分部逐一完成，成绩有进步就予以表扬、鼓励，不断增强其信心。

第三章 妇科病症

第一节　经前期紧张综合征

经前期紧张综合征是妇女在经期前出现的一系列精神和躯体症状，随着月经来潮而消失。发病率可达行经者的50%左右。表现症状各异，病情轻重有别，轻者可以忍受，重者影响工作和生活。

根据其临床症状，中医学有“经行头痛”、“经行眩晕”、“经行乳房胀痛”、“经行情志异常”、“经行泄泻”等病名。

中医学认为本病的形成与经血注入冲任血海，全身阴血相对不足，阴阳失调，脏腑功能紊乱有关。涉及的脏腑以肝、脾、肾为主，常表现为两脏或三脏同时发病或气血同病。

【临床表现】

以月经来潮前精神紧张、神经过敏、烦躁易怒、乳房胀痛并随月经周期性发作为主症。伴见头痛、眩晕，甚者不能站立；部分病人可见腹泻、发热、吐衄等。

1. **气血不足**　心悸气短，少寐多梦，神疲体倦，月经量少、色淡、质稀，舌淡、苔薄，脉细弱。

2. **肝肾阴虚**　两乳作胀，腰膝酸软，两目干涩，咽干口燥，五心烦热，舌红少津，脉细数。

3. **痰浊上扰**　头晕头重，胸闷呕恶，纳呆腹胀，甚则神志不清。平素带下量多，色白质黏，月经量少、色淡，舌胖、质淡、苔厚腻，脉濡滑。

4. **气滞血瘀**　乳房胀痛连及两胁，疼痛拒按，经色紫黯或有块，舌质黯或有瘀点，脉沉弦有力。

【治疗方法】

1. **基本治疗**

治则：气血不足者益气养血，针灸并用，补法；肝肾阴虚者滋养肝肾，以针刺为主，平补平泻；痰浊上扰者化痰通络，气滞血瘀者行气活血，均以针刺为主，泻法。

处方：神门　百会　太冲　三阴交

方义：神门属于心经原穴，可镇静宁神；百会位于头顶，为督脉入脑之处，可安神宁志；太冲为肝经原穴，有疏肝解郁、清肝养血的作用；三阴交是脾、肝、肾三经交会穴，可健脾摄血、补肝益肾，为治疗妇科疾病的要穴。

加减：气血不足加足三里、脾俞培补后天之本；肝肾阴虚加太溪、肝俞补肝肾、益精血、养血柔肝；痰浊上扰加脾俞、丰隆祛湿化痰；气滞血瘀加合谷、膈俞行气活血；头痛、眩晕加印堂、太阳调神止痛；乳房胀痛加内关、期门行气止痛；情志异常、烦躁易怒加水沟、神庭安神定志。

操作：诸穴以常规针刺为主。脾俞、肝俞、膈俞穴向下或朝脊柱方向斜刺，不宜直刺、深刺，以免刺伤内脏。月经来潮前3～5天开始治疗。

2. 其他疗法

（1）皮肤针：在下腹部任脉、脾经、肝经和腹股沟以及下肢足三阴经循行线上轻轻叩刺，以局部皮肤潮红为度。

（2）耳针：取肝、肾、子宫、皮质下、内分泌。毫针中度刺激，留针15～30分钟；也可用埋针或压丸法。

【验案举例】

某女，39岁，已婚。经行前期头痛、头昏6年。以前额、眉棱骨疼痛为甚，严重时呕吐清水，每次持续7～10天。伴面色无华、神疲肢软。脉细。诊断：经期头痛（气血亏虚型）。治宜祛风通络、益气养血。取上星、头维、脾俞、气海、关元、足三里、三阴交、合谷、太溪，分两组交替针刺，补法为主。每周2次为1个疗程。经第1疗程治疗后，症状显著减轻；第2疗程基本治愈（顾妙珍．针刺治疗经期头痛41例。上海针灸杂志 1990；9（2）：19）。

【按语】

1. 针灸治疗本病有较好的疗效，可以从整体上调节神经内分泌的平衡。一般于经前3～5日症状尚未出现时开始治疗，可收到更好的防治效果。

2. 本病受心理因素影响较大，必须对患者做好解释工作，消除紧张情绪。注意生活起居的调适，保持心情舒畅。

第二节　月经不调

月经不调是以月经周期以及经量、经色、经质的异常为主症的月经病，临床有月经先期、月经后期和月经先后无定期几种情况。西医学的排卵型功能失调性子宫出血、生殖器炎症或肿瘤引起的阴道异常出血等疾病可参照本节治疗。

月经先期又称“经早”或“经期超前”。主要因于气虚不固或热扰冲任。气虚则统摄无权，冲任失固；血热则流行散溢，以致月经提前而至。月经后期又称“经迟”或“经期错后”，有实有虚。实者或因寒凝血瘀、冲任不畅，或因气郁血滞、冲任受阻，致使经期延后；虚者或因营血亏损，或因阳气虚衰，以致血源不足，血海不能按时满溢。月经先后无定期又称“经乱”，主要责之于冲任气血不调，血海蓄溢失常，多由肝气郁滞或肾气虚衰所致。本病与肾、肝、脾三脏及冲、任二脉关系密切。

【临床表现】

月经周期异常改变（包括月经先期、月经后期、月经先后无定期），并伴有经量、经色、经质的异常。

妇科检查、卵巢功能测定、超声波检查有助于本病的病因诊断。

1. **气虚**　经期多提前，月经色淡质稀，神疲肢倦，小腹空坠，纳少便溏，舌淡、苔白，脉细弱。

2. **血虚**　经期多错后，月经量少、色淡、质稀，小腹隐痛，头晕眼花，心悸少寐，面色苍白或萎黄，舌苔少，脉细弱。

3. **肾虚**　经期或前或后，月经量少、色淡、质稀，头晕耳鸣，腰骶酸痛，舌淡、苔薄，脉沉细。

4. **气郁**　经行不畅，经期或前或后，经量或多或少，色紫红、有血块，胸胁、乳房及少腹胀痛，喜叹息，苔薄黄，脉弦。

5. **血热**　经期提前，月经量多，色深红或紫红，经质黏稠，心胸烦热，面赤口干，大便秘结，舌红、苔黄，脉滑数者为实热证；经期提前，月经量少，色红质黏，潮热盗汗，手足心热，腰膝酸软，舌红、苔少，脉细弱者为虚热证。

6. **血寒**　经期错后，月经量少，色黯红、有血块，小腹冷痛，得热痛减，畏寒肢冷，苔白，脉沉紧。

【治疗方法】

1. 基本治疗

治则：气虚、血虚、肾虚者益气养血、补肾调经，针灸并用，补法；血寒者温经散寒、调理冲任，针灸并用，平补平泻；气郁、血热者疏肝理气、清热调经，只针不灸，泻法。

处方：关元　血海　三阴交

方义：冲任失调是本病的主要病机。关元为任脉要穴，又与足三阴经交会，任、冲同源，故关元是调理冲任的要穴；血海、三阴交均属脾经，三阴交还与肝、肾二经交会，为妇科理血调经要穴。

加减：气虚加足三里、脾俞健脾胃、益气血；血虚加脾俞、膈俞令气血生化之源旺盛；肾虚加肾俞、太溪调补肾气；气郁加太冲、期门疏肝解郁；血热加行间、地机清泻血分之热；血寒加灸归来、命门温通胞脉、活血通经。

操作：诸穴以常规操作为主。脾俞、膈俞穴向下或朝脊柱方向斜刺，不宜直刺、深刺；气虚或血寒者可在腹部穴位加灸。于月经来潮前3~5日开始治疗，若行经时间不能掌握，可于月经干净之日起针灸。隔日1次，直到月经来潮时为止。连续治疗2~3个月经周期。

2. 其他疗法

（1）皮肤针：在腰椎至尾椎、下腹部任脉、脾经、肝经和腹股沟以及下肢足三阴经循行线轻轻叩刺，以局部皮肤潮红为度。

（2）耳针：取肝、脾、肾、子宫、皮质下、内分泌。毫针中度刺激，留针15~30分钟；也可用药丸贴压法。

【验案举例】

丁某，女，28岁，已婚。婚后月经不调3年多，往往提前1周，量多、色紫红，少腹疼痛连及胁肋，两乳作胀，纳差，未孕，舌紫暗，脉弦数。曾服中西药物治疗未效，乃求治于针灸。证由肝气郁结、冲任失调所致，治以疏肝理气、清热调经。遵《百症赋》“妇人经事改常，自有地机、血海”之验，取地机、血海，配三阴交、行间、肝俞，行徐疾泻法，留针20分钟。隔日1次。经4次治疗，经期、经色、经量等均趋于正常。1个月之后怀孕，后生一子（刘冠军. 现代针灸医案选. 第1版. 人民卫生出版社. 1985:340）。

【文献摘录】

1. 《针灸甲乙经》：女子胞中痛、月水不以时休止，天枢主之。

2. 《针灸资生经》：阴包、交信，疗月水不调……血海、带脉，治月经不调。

3. 《丹溪心法》：夫人月经不调，刺窍阴三分，此穴大效，须待经完为度。

4. 《针灸大成》：月经不调，气海、中极、带脉（一壮）、肾俞、三阴交。

【按语】

1. 针灸对功能性月经不调有较好的疗效。如是生殖系统器质性病变引起者应采取综合治疗措施。

2. 把握治疗时机有助于提高疗效。一般多在月经来潮前3～5天开始治疗，直到月经干净为止。

3. 注意生活调养和经期卫生，如畅达情志、调节寒温、适当休息、忌食生冷和辛辣食物等。

第三节 痛 经

痛经又称“经行腹痛”，是指经期或行经前后出现的周期性小腹疼痛。以青年女性较为多见。西医学将其分为原发性和继发性两种。原发性系指生殖器官无明显异常者；后者多继发于生殖器官的某些器质性病变，如子宫内膜异位症、子宫腺肌病、慢性盆腔炎、子宫肌瘤等。

痛经的发生与冲、任二脉以及胞宫的周期生理变化密切相关，与肝、肾二脏也有关联。如若经期前后冲任二脉气血不和，脉络受阻，导致胞宫的气血运行不畅，“不通则痛”；或胞宫失于濡养，“不荣则痛”。此外，情志不调、肝气郁结、血行受阻；寒湿之邪客于胞宫，气血运行不畅；气血虚弱，肝肾不足均可使胞脉不通、胞宫失养而引起痛经。

【临床表现】

经期或行经前后小腹疼痛，随着月经周期而发作。疼痛可放射到胁肋、乳房、腰骶部、股内侧、阴道或肛门等处。一般于经期来潮前数小时即已感到疼痛，成为月经来潮之先兆。重者疼痛难忍，面青肢冷，呕吐汗出，周身无力甚至晕厥。

妇科检查、盆腔B超扫描和腹腔镜检查有助于诊断。

1. **寒湿凝滞** 经前或经期小腹冷痛，得热则舒，经血量少，色紫黯有块。伴形寒肢冷、小便清长，苔白，脉细或沉紧。

2. **气滞血瘀** 经前或经期小腹胀痛拒按，胸胁、乳房胀痛，经行不畅，经色紫黯、有血块，舌紫黯或有瘀斑，脉沉弦或涩。

3. **气血不足** 经期或经后小腹隐痛喜按，且有空坠不适之感，月经量少、色淡、质清稀，神疲乏力，头晕眼花，心悸气短，舌淡、苔薄，脉细弦。

【治疗方法】

1. **基本治疗**

治则：寒湿凝滞、气滞血瘀者温经散寒、化瘀止痛，针灸并用，泻法；气血不足者益气养血、调补冲任，针灸并用，补法。

处方：以足太阴经腧穴为主。

关元 三阴交 地机 十七椎

方义：关元属任脉，通于胞宫，与足三阴经交会，针之行气活血、化瘀止痛，灸之温经散寒、调补冲任；三阴交为足三阴经的交会穴，调理脾、肝、肾；地机为足太阴脾经郄穴，足太阴经循于少腹部，阴经郄穴治血证，可调血通经止痛；十七椎是治疗痛经的经验效穴。

加减：寒湿凝滞加灸水道温经止痛；气血瘀滞加合谷、太冲、次髎调气活血；气血不足加血海、脾俞、足三里益气养血止痛。

操作：针刺关元，宜用连续捻转手法，使针感向下传导；寒凝血瘀者针后在小腹部穴位加灸。月经来潮前3～5天开始治疗，发作期每日治疗1～2次，间歇期可隔日1次。

2. **其他疗法**

(1) 贴敷：取中极、关元、三阴交、肾俞、阿是穴。经前或经期用1cm见方的“痛舒宁硬膏”贴敷。每日换1次。

(2) 皮肤针：叩刺腰骶部夹脊和下腹部相关腧穴。中度刺激，以皮肤潮红为度。

(3) 耳针：取内分泌、内生殖器、肝、肾、皮质下、神门。每次选3～5穴，毫针中度刺激，留针15～30分钟；也可行埋针、药丸贴压法。

(4) 穴位注射：取肝俞、肾俞、脾俞、气海、关元、归来、足三里、三阴交。每次选2～3穴，用黄芪、当归、红花注射液等中药制剂或胎盘组织液、维生素B_{12}注射液，每穴注入药液1～2ml。

【验案举例】

李某，女，23岁。患者常有痛经现象，本次因经期下水田劳动又致小腹疼痛。当时满面通红，大汗淋漓，呻吟不止。查：腹痛拒按，舌红，脉弦紧。即急刺关元、三阴交、地机三穴，略加行针，腹痛顿消。临别在关元、三阴交各埋针1枚，以防复发。下一个月经周期后随访，未发痛经（王启才．针医心悟．第1版．中医古籍出版社．2001:488）。

【文献摘录】

1. 《针灸甲乙经》：小腹胀满、痛引阴中、月水至则腰脊痛、胞中瘕、子门有寒、引髌髀，水道主之。

2. 《针灸大全》：女子经水正行，头晕、少腹痛，照海、阳交、内庭、合谷。

3. 《针灸逢源》：经水正行，头晕、小腹痛，合谷、阳交、内庭……室女月水不调、脐腹疼痛，肾俞、关元、三阴交。

【按语】

1. 针灸对原发性痛经有显著疗效。治疗宜从经前3～5天开始，直到月经期末。连续治疗2~3个月经周期。一般连续治疗2~4个周期能基本痊愈。

2. 对继发性痛经，运用针灸疗法减轻症状后，应及时确诊原发病变，施以相应治疗。

3. 经期应避免精神刺激和过度劳累，防止受凉或过食生冷。

第四节 闭　经

女子年逾18周岁月经尚未来潮，或已行经而又中断3个周期以上者即为“闭经”。中医学统称为“女子不月”、“月事不来”、“经水不通”。西医学将前者称“原发性闭经”，后者称“继发性闭经”。至于青春期前、妊娠期、哺乳期以及绝经期没有月经属生理现象，不作病论。

中医学认为本病的病因不外虚、实两端：虚者因肝肾不足，气血虚弱，血海空虚，无血可下；实者由气滞血瘀，寒气凝结，阻隔冲任，经血不通。病位主要在肝，与脾、肾也有关联。

【临床表现】

3个周期以上无月经来潮，有月经初潮来迟和月经后期病史。可伴有体格发育不良、绝经前后诸症、肥胖、多毛或结核病等。由于病因不同，临床表现各异，一般是月经超龄未至，或先见月经周期延长，经量少，终至停闭。

妇科检查可见子宫体细小、畸形或过早退化，第二性征缺乏，附件炎性黏连或肿块等异常改变。甲状腺、肾上腺、卵巢激素等指标的测定对闭经亦有诊断意义。

1. **肝肾亏虚**　月经超龄未至，或由月经后期、量少逐渐至闭经，头晕耳鸣，腰膝酸软，舌红、少苔，脉沉弱或细涩。

2. **气血不足**　月经周期逐渐后延，经量少而色淡，继而闭经，面色无华，头晕目眩，心悸气短，神疲肢倦，食欲不振，舌质淡、苔薄白，脉沉缓或细弱无力。

3. **气滞血瘀**　月经数月不行，小腹胀痛拒按，精神抑郁，烦躁易怒，胸胁胀满，舌质紫黯或有瘀斑，脉沉弦或涩而有力。

4. **寒湿凝滞**　月经数月不行，小腹冷痛拒按，得热则减，形寒肢冷，面色青白，舌紫黯、苔白，脉沉迟。

【治疗方法】

1. **基本治疗**

治则：肝肾亏虚、气血不足者补益肝肾、充养气血，针灸并用，补法；气滞血瘀、寒湿凝滞者活血化瘀、温经散寒，针灸并用，泻法。

处方：关元　三阴交　天枢　合谷　肾俞

方义：关元、三阴交调理脾、肝、肾及冲、任二脉；天枢位于腹部，针之可活血化瘀，灸之可温经通络；合谷配三阴交能调畅冲任、调理胞宫气血；肾俞为肾之背俞穴，可补益肾气，肾气旺则经血自充。

加减：肝肾亏虚加肝俞、太溪补益肝肾、调理冲任；气血不足加气海、血海、脾俞、足三里健脾养胃以化生气血；气滞血瘀加太冲、期门、膈俞行气活血、化瘀通经；寒湿凝滞加命门、大椎温经散寒、祛湿行滞。

操作：膈俞、脾俞向下或朝脊柱方向斜刺，不宜直刺、深刺；气血不足、寒湿凝滞者可在背部穴或腹部穴加灸；气滞血瘀者可配合刺络拔罐。

2. 其他疗法

（1）皮肤针：叩刺腰骶部相应背俞穴和夹脊穴、下腹部相关经穴。

（2）耳针：取肾、肝、脾、心、内分泌、内生殖器、皮质下。每次选3～5穴，毫针中度刺激，留针15～30分钟；也可行埋针或压丸法。

（3）穴位注射：取肝俞、脾俞、肾俞、气海、关元、归来、气冲、三阴交。每次选2～3穴，用黄芪、当归、红花注射液等中药制剂或胎盘组织液、维生素B_{12}注射液，每穴注入1～2ml。

【验案举例】

钱某，女，31岁，已婚。月经不潮3年，每次行经需注射黄体酮。伴头晕、心烦、神怠体倦、纳差、便燥。查：形体较瘦，肌肤不润，面色不荣，腹软无压痛，舌绛苔剥，脉细弱，妇科检查正常。诊断为“闭经”（阴血不足）。取归来、关元、三阴交、肝俞、脾俞、膈俞、血海。针刺补法（血海先补后泻），均行针1分钟。每日1次。针3次后月经来潮，量少、色粉红。20次后月经正常来潮。续针5次以巩固疗效。追访半年，月经正常（天津中医学院第一附属医院针灸科．石学敏针灸临证集验．第1版．天津科学技术出版社．1990：421）。

【文献摘录】

1.《针灸甲乙经》：女子血不通，会阴主之……月水不通，阴交主之。

2.《针灸大成》：月经断绝，中极、肾俞、合谷、三阴交。

3.《针灸集成》：月经不通，合谷、阴交、血海、气冲。

4.《神灸经纶》：经闭，腰俞、照海，均灸。

【按语】

1. 闭经病因复杂，治疗难度较大。不同病因引起的闭经，针灸治疗效果各异。对感受寒邪、气滞血瘀、气血不足和精神因素所致的闭经疗效较好，而对严重营养不良、结核病、肾病、子宫发育不全等其他原因引起的闭经效果较差。

2. 必须进行认真检查，以明确发病原因，采取相应的治疗。因先天性生殖器官异常或后天器质性损伤所致无月经者，不属于针灸治疗范围。

3. 生活起居要有规律，经期忌受凉和过食冷饮。注意情绪调节，保持乐观心态。

第五节 崩 漏

女性不在行经期间阴道突然大量出血或淋漓不断者，称为“崩漏”。突然出血、来势急骤、血量多者为“崩”，又称“崩中”；淋漓下血、来势缓慢、血量少者为“漏”，又称

"漏下"。二者常交替出现，故概称"崩漏"。以青春期或更年期、产后最为多见。西医学的无排卵型功能失调性子宫出血、生殖器炎症和某些生殖器肿瘤引起的不规则阴道出血可参照本节治疗。

本病的病机主要是冲任损伤，不能固摄，以致经血从胞宫非时妄行。常见病因有血热、血瘀、肾虚、脾虚等。热伤冲任、迫血妄行，脾气虚弱、统摄无权，肾阳亏损、失于封藏，瘀血阻滞、血不归经，均可致冲任不固。病变涉及冲、任二脉及肝、脾、肾三脏。

【临床表现】

月经周期紊乱，出血时间长短不定，有时持续数日甚至数十日不等，出血量多如注或淋漓不断。常伴白带增多、不孕等证候。

妇科检查可无明显器质性病变，或有炎症体征、肿瘤等；卵巢功能的测定对功能失调性子宫出血的诊断有参考价值；盆腔B超扫描对子宫及附件的器质性病变有诊断意义。

1. **血热内扰** 经血量多或淋漓不净，血色深红或紫红，质黏稠夹有少量血块，面赤头晕，烦躁易怒，渴喜冷饮，便秘尿赤，舌红、苔黄，脉弦数或滑数。

2. **气滞血瘀** 月经漏下淋漓不绝或骤然暴下，色暗或黑，小腹疼痛，血下痛减，舌质紫黯或有瘀斑，脉沉涩或弦紧。

3. **肾阳亏虚** 经血量多或淋漓不净，色淡质稀，精神不振，面色晦暗，畏寒肢冷，腰膝酸软，小便清长，舌淡、苔薄，脉沉细无力。

4. **气血不足** 经血量少，淋漓不净，色淡质稀，神疲懒言，面色萎黄，动则气短，头晕心悸，纳呆便溏，舌胖而淡或边有齿痕、苔薄白，脉细无力。

【治疗方法】

1. **基本治疗**

治则：血热内扰、气滞血瘀者清热凉血、行气化瘀，只针不灸，泻法；肾阳亏虚、气血不足者温肾助阳、补气摄血，针灸并用，补法。

处方：以足太阴经腧穴为主。

关元　三阴交　隐白　血海　膈俞

方义：关元属任脉，又与足三阴经交会，有调冲任、理经血的作用；三阴交为足三阴经交会穴，可疏调足三阴之经气，以健脾胃、益肝肾、补气血、调经水；隐白、血海为足太阴脾经要穴，可止血调经；膈俞乃血之会，可调理经血，力专效宏。

加减：血热内扰加大敦、行间、期门清泻血中之热；气滞血瘀加合谷、太冲理气化瘀，使血有所归；肾阳亏虚加灸气海、命门温补下元；气血不足加灸脾俞、足三里补气摄血、养血调经。

操作：关元、气海针尖向下斜刺，使针感传至耻骨联合上下；膈俞、脾俞穴向下或朝脊柱方向斜刺，不宜直刺、深刺；气滞血瘀可配合刺络法；肾阳亏虚、气血不足可在腹部和背部穴施灸。

2. **其他疗法**

(1) 皮肤针：叩刺腰骶部督脉、足太阳经，下腹部任脉、足少阴经、足阳明经、足太阴经，下肢足三阴经，由上向下反复叩刺3遍（出血期间不叩打腹股沟和下腹部），中度刺激。每日1～2次。

（2）挑刺：在腰骶部督脉或足太阳经上寻找红色丘疹样反应点，每次2～4个点，用三棱针挑破0.2～0.3cm长、0.1cm深，将白色纤维挑断。每月1次，连续挑刺3次。

（3）耳针：取子宫、卵巢、内分泌、皮质下、肝、脾、神门。每次选3～4穴，实证行针刺法，留针15～30分钟；虚证用王不留行籽贴压。隔日1次。

（4）头针：取双侧生殖区（额旁3线），毫针刺，留针30～60分钟，反复运针。

（5）穴位注射：取气海、血海、三阴交、膈俞、足三里。每次选2～3穴，用维生素B_{12}或黄芪、当归注射液，每穴注射2ml。每日1次。

【验案举例】

刘某，女，34岁，未婚。经血不止20天。平时性情急躁，喜食辛辣之品，经行量多，色红，经期兼有胸闷胁胀。本次月经来潮后持续20天不断，色鲜红、量多，有秽气，舌红、苔黄，脉数。诊为“崩漏（血热证）”。取关元、血海、三阴交、行间、内庭。关元、三阴交施提插补法，血海、行间施提插泻法，内庭施捻转泻法。经治11次后诸症消失（天津中医学院第一附属医院针灸科．石学敏针灸临证集验．第1版．天津科学技术出版社．1990:419）。

【文献摘录】

1.《针灸甲乙经》：妇人漏下，若血闭不通、逆胀，血海主之……女子漏血，太冲主之……妇人漏血、腹胀满不得息，阴谷主之。

2.《备急千金要方》：女人漏下赤白及血，灸足太阴五十壮，穴在内踝上三寸，足太阴经，名三阴交。

3.《针灸大成》：女人漏下不止，太冲、三阴交；血崩，气海、大敦、阴谷、太冲、然谷、三阴交、中极。

4.《针灸集成》：崩漏，太冲、血海、阴谷、然谷、三阴交、肝俞、支沟。

5.《神应经》血崩，取气海、大敦、阴谷、太冲、然谷、三阴交、中极。

【按语】

1. 针灸对本病有一定疗效。但对于血量多、病势急者，应采取综合治疗措施。

2. 绝经期妇女如反复多次出血，应作妇科检查，排除肿瘤致病因素。

3. 患者应注意饮食调摄，加强营养，忌食辛辣及生冷饮食，防止过度劳累。

第六节　带下病（附：盆腔炎）

带下病系指女性阴道内白带明显增多，并见色、质、气味异常的一种病症。又称“带证”、“下白物”。常见于西医学的阴道炎、子宫颈或盆腔炎症、内分泌失调、宫颈及宫体肿瘤等疾病引起的白带增多症。

本病多由脾失健运，水湿内停，下注任带；或肾阳不足，气化失常，水湿内停，下渗胞宫；或素体阴虚，感受湿热之邪，伤及任带，带脉失约，冲任失固所致。湿邪是导致本病的主因，故《傅青主女科》中说："夫带下俱是湿症。"脾肾功能失常是发病的内在因素，病位主要在前阴、胞宫。《妇人大全良方》中指出："人有带脉，横于腰间，如束带之状，病生于此，故名为带。"可见，任脉损伤、带脉失约是带下病的病机关键。

【临床表现】

以阴道缠绵不断流出如涕如脓、气味臭秽的浊液为主症。

带下量多，色白或淡黄，或赤白相兼，或黄绿如脓，或浑浊如米泔水；质或清稀如水，或黏稠如脓，或如豆渣凝乳，或如泡沫状；无臭气或有臭气，甚至臭秽难闻。可伴有外阴、阴道灼热瘙痒、坠胀或疼痛等。

妇科检查可见各类阴道炎、宫颈炎、盆腔炎的炎症体征，也可发现肿瘤；实验室检查可有白细胞计数增高；镜检可查到滴虫、真菌及其他特异性或非特异性病原体。

1. **湿热下注** 带下量多、色黄、黏稠，有臭气。或伴阴部瘙痒、胸闷心烦、口苦咽干、纳差、少腹或小腹作痛、小便短赤。舌红、苔黄腻，脉濡数。

2. **脾虚湿困** 带下量多，色白或淡黄，质稀薄，无臭气，绵绵不断，神疲倦怠，四肢不温，纳少便溏，舌淡、苔白或腻，脉缓弱。

3. **肾阴亏虚** 带下量多，色黄或赤白相兼，质稠或有臭气，阴部干涩不适或有灼热感，腰膝酸软，头晕耳鸣，颧赤唇红，五心烦热，失眠多梦，舌红、苔少或黄腻，脉细数。

4. **肾阳不足** 带下量多，淋漓不断，色白清冷，稀薄如水，头晕耳鸣，腰痛如折，畏寒肢冷，小腹冷感，小便频数，夜间尤甚，大便溏薄，舌质淡、苔薄白，脉沉细而迟。

【治疗方法】

1. 基本治疗

治则：湿热下注者清热利湿，只针不灸，泻法；脾虚湿困、肾阳不足者健脾益肾，针灸并用，补法；肾阴亏虚者养阴清热，以针刺为主，平补平泻。

处方：带脉　关元　三阴交　白环俞

方义：带脉穴属足少阳经，为足少阳、带脉二经交会穴，是带脉经气所过之处，可协调冲任，有理下焦、调经血、止带下的功效；关元、三阴交调理脾、肝、肾；白环俞属足太阳经，可调下焦之气，利下焦湿邪，有利湿止带的作用。

加减：湿热下注加中极、次髎清利下焦湿热；脾虚湿困加脾俞、足三里健脾化湿；肾阴亏虚、肾阳不足加肾俞、太溪、命门补肾培元、调节阴阳。

操作：诸穴以常规针刺为主；关元、气海针尖向下斜刺，使针感传至耻骨联合上下；带脉向前斜刺，不宜深刺；白环俞直刺，使骶部出现较强的酸胀感。

2. 其他疗法

（1）刺络拔罐：用三棱针在十七椎、腰眼和骶骨孔周围的络脉点刺出血，然后拔罐5～10分钟，出血约3～5ml，最多可达60ml。每3～5天复治1次。用于湿热下注者。

（2）耳针：取内生殖器、肾上腺、神门、脾、肾、肝、三焦。每次选3～4穴，毫针中度刺激，留针15～30分钟。每日或隔日1次，两耳交替。

（3）电针：取带脉、三阴交。针刺得气后接通电针仪，用疏密波刺激15～20分钟。

（4）穴位注射：取双侧三阴交，每穴注入黄连素注射液1～3ml。

【验案举例】

邓某，女，37 岁，未婚。白带量多近半年。平素纳差，腰酸，带下清稀，腹部喜暖，形寒肢冷，面色无华，四肢不温，舌淡、苔白，脉沉细。妇科检查：两侧附件增厚黏连，两侧腹部有压痛。诊为“带下病”（脾肾阳虚）。取肾俞、脾俞、三阴交、关元、带脉。每日针治 1 次，19 次后痊愈（天津中医学院第一附属医院针灸科．石学敏针灸临证集验．第 1 版．天津科学技术出版社．1990:437）。

【文献摘录】

1.《针灸甲乙经》：女子赤淫时白、气癃、月事少，中髎主之。

2.《扁鹊神应针灸玉龙经》：赤白带下，带脉、关元、气海、三阴交、白环俞、间使（三十壮）。

3.《针灸集成》：赤白带下，曲骨（七壮）、太冲、关元、复溜、三阴交、天枢（百壮）。

4.《针灸资生经》：带脉治带下赤白……阴交治带下……曲骨治带下赤白。

5.《类经图翼》：淋带赤白，命门、神阙、中极各灸七壮。

【按语】

1. 针灸治疗带下有较好的疗效。病情较重者可配合药物内服及外阴部药物洗浴等法，以增强疗效。

2. 养成良好的卫生习惯，勤洗勤换内裤和卫生巾，注意经期卫生及孕产期调护，经常保持会阴部清洁卫生。

3. 注意调适生活起居，饮食清淡，少食肥甘；清心寡欲，减少房事；注意劳逸结合，多进行户外活动。

附：盆　腔　炎

盆腔炎是指女性内生殖器官包括子宫、输卵管、卵巢及其周围结缔组织、盆腔腹膜等部位所发生的炎症。炎症可在一处或多处同时发生，按部位不同分别有“子宫内膜炎”、“子宫肌炎”、“附件炎”等。根据病势缓急、病程长短又可分为急性和慢性两种。多见于中年妇女。常常由分娩、流产、宫腔内手术消毒不严，或经期、产后不注意卫生，或者附近其他部位的感染，使病原体侵入所致。致病菌有葡萄球菌、链球菌、大肠杆菌等，每多杂合感染。

本病隶属于中医学“带下”、“瘕聚”等范畴。急性盆腔炎多发于行经期或分娩中产道损伤或出血等情况。由于胞络空虚，湿热乘虚侵入，蓄积盆腔，客于胞中，与气血相搏，气血运行不畅，使冲任二脉受损而成。慢性盆腔炎多由急性盆腔炎迁延而成。病变部位主要在肝、脾、肾三脏，涉及到冲任二脉。病变初期以实证为主，多见湿热壅盛、瘀热内结，病久邪气滞留，损伤正气，则出现气滞血瘀、脾肾不足的虚实夹杂证。

【临床表现】

急性盆腔炎发病时下腹部疼痛，伴发热。病情严重时可有高热，寒战，头痛，食欲不振，尿频，排尿困难，大便坠胀感，阴道分泌物增多且呈脓性腥臭。患者呈急性病容，下腹有肌紧张、压痛及反跳痛，肠鸣音减弱或消失。妇科检查阴道可能充血，并有大量脓性分泌物，子宫较软、稍增大、有压痛，宫旁组织增厚，有明显触痛。输卵管可增粗，有时可扪及包块。

慢性盆腔炎由于瘢痕黏连及盆腔充血，可引起下腹部坠胀、疼痛，腰骶部酸痛。有时伴肛门坠胀不适、月经不调、带下增多。部分患者可有全身症状，如低热、易于疲劳、周身不适、失眠等。妇科检查可见阴道分泌物增多，子宫多呈后位，活动受限或黏连固定。

1. **湿热下注** 小腹胀痛，带下量多、色黄、质稠腥臭，头眩而重，身重困倦，胸闷腹胀，口渴不欲饮，痰多，或有发热恶寒，腰酸胀痛，尿道灼痛，大便秘结，小便赤热，舌质红、苔黄腻或白腻，脉濡数或弦滑。

2. **气滞血瘀** 小腹胀痛而硬，按之更甚，带下量多、色白、质稀薄，腰骶酸痛，月经失调，色深黑有瘀血块。严重者面色青紫，皮肤干燥，大便燥结，舌质黯红或有瘀斑，脉沉涩。

【治疗方法】

1. **基本治疗**

治则：清热利湿、行气活血、化瘀止痛，只针不灸，泻法。

处方：带脉　中极　次髎　三阴交

方义：带脉是足少阳与带脉的交会穴，可调冲任、理下焦；中极为任脉经穴，通于胞宫，有调理冲任、理气活血的作用；次髎可促进盆腔血液循环，为止痛效穴；三阴交为足三阴经交会穴，有健脾胃、益肝肾、理气血、祛湿热之功效。

加减：湿热下注加蠡沟、阴陵泉清肝利胆、祛下焦湿浊；气滞血瘀加太冲、膈俞行气活血、化瘀止痛。

操作：带脉向前斜刺；中极在排空小便的情况下直刺；次髎向耻骨联合方向斜刺，通向骶骨孔直达盆腔，以少腹部有胀感为度，不宜过深，以防刺伤直肠。各穴均以捻转泻法为主。

2. **其他疗法**

（1）皮肤针：叩刺腰骶部足太阳经、夹脊穴和下腹部相关腧穴、侧腹部足少阳经腧穴。中度刺激，以皮肤潮红为度。

（2）耳针：取子宫、内分泌、卵巢、盆腔、内生殖器、皮质下。每次选3～4穴，毫针中度刺激，留针15～30分钟；也可埋针或药丸贴压。

（3）穴位注射：取带脉、水道、曲骨、次髎、阴陵泉。急性期可用黄连素、板蓝根注射液，每穴注射1～3ml，每日1次。如疼痛较剧，下腹部有包块者用当归、丹参、丹皮酚注射液，每穴注射0.5～1ml。必要时也可采用抗生素穴位注射。

（4）激光照射：取子宫、气海、中极、水道、归来、维道、次髎、白环俞。每次选用4穴行激光照射，输出功率3～5mW，光斑直径0.2～0.3cm，照射距离2～5cm，每穴照射5分钟。适用于慢性盆腔炎。

【验案举例】

姜某，女，22岁，已婚。经期一直错后，阴道常有茶色分泌物，且痛经剧烈，有时因腹痛而失去知觉，结婚5年未孕，苔薄白，脉弦细。诊为“盆腔炎”（寒滞血凝）。取肾俞、关元俞、腰阳关、上髎、中脘、气海、关元、足三里、三阴交，用热补法，使腹部和小腿有热感，留针10分钟。治疗6个月痊愈，后生一女孩（郑魁山. 郑氏针灸全集. 第1版. 人民卫生出版社. 2000:663）。

【按语】

1. 针灸治疗慢性盆腔炎效果较好。急性盆腔炎病情较急，较少单独用针灸治疗，可针药并治，以提高疗效，缩短疗程，防止转为慢性。

2. 针刺时应避免直接刺在炎症部位或包块上。

3. 注意个人卫生，保持外阴清洁，尤其是经期、孕期和产褥期卫生。

第七节　阴　痒

阴痒是指妇女外阴部或阴道内瘙痒，又称“阴门瘙痒”。以更年期妇女较多见。主要由各种阴道炎所致，也有因精神因素引起者。常见于西医学的外阴瘙痒症、外阴炎、滴虫性阴道炎、霉菌性阴道炎、老年性阴道炎、外阴白斑和外阴营养不良等。

中医学认为本病与肝、脾、肾有关，并涉及任督二脉。有因肝经湿热下注、带下浸渍阴部引起者；有因肝肾阴虚、精血亏损、外阴失养引起者。阴痒常与带下病交错互见，严重者还可并发阴痛。

【临床表现】

外阴部或阴道内瘙痒或有烧灼样疼痛，甚则波及肛门周围，奇痒难忍，心烦少寐，坐立不安。部分病例伴见外阴及肛门处皮肤颜色变白、增厚、干燥、溃疡。妇科检查可见外阴皮肤色素脱失变白，或增厚或萎缩，或皲裂破溃，阴道内可见大量脓性分泌物或灰黄色泡沫样、豆渣样、凝乳样分泌物。

1. **肝经湿热**　阴部瘙痒，甚则刺痛，坐卧不安，带下量多，或白或黄，或呈泡沫、米泔水样，质稠气臭，心烦胸闷，口苦而腻，脘闷纳呆，苔黄腻，脉弦数。

2. **肝肾阴虚**　阴部干涩，灼热瘙痒，带下量少、色黄，五心烦热，头晕目眩，时有烦热汗出，腰酸耳鸣，舌红、少苔，脉细数。

【治疗方法】

1. **基本治疗**

治则：肝经湿热者清热利湿、杀虫止痒，只针不灸，泻法；肝肾阴虚者调补肝肾、养阴止痒，以针为主，平补平泻。

处方：以足厥阴经腧穴为主。

大敦　蠡沟　太冲　中极　三阴交

方义：肝主筋，前阴乃宗筋之所聚，足厥阴肝经环绕阴器。大敦为肝经井穴，可泻肝热、止阴痒；蠡沟为足厥阴肝经之络穴，能疏泄肝胆湿热、杀虫止痒，为治疗阴痒常用要穴；太冲为肝经原穴，既可清肝经湿热，又可补肝肾阴虚；中极为任脉与足三阴之会，又为膀胱募穴，可清下焦湿热、调带止痒；三阴交调理脾、肝、肾，清下焦湿热，除外阴瘙痒。

加减：肝经湿热加行间、曲骨清湿热、止带浊、疗阴痒；肝肾阴虚加曲泉、太溪、照海养阴清热、调带止痒。

操作：蠡沟针尖向上斜刺，使针感向大腿内侧放射；中极针尖稍向下斜刺，使针感向前阴放散；其他腧穴常规针刺。

2. 其他疗法

（1）耳针：取神门、卵巢、外生殖器、脾、肝、肾、肾上腺。每次选 3~5 穴，毫针中度刺激，留针 15~30 分钟；亦可埋针或药丸贴压。

（2）穴位注射：取长强、曲骨、环跳、足三里、三阴交。每次选 2~3 穴，每穴注射维生素 B_{12}（100μg/ml）0.5~1ml。隔日 1 次。

【验案举例】

毕某，女，40 岁，已婚。外阴瘙痒 1 年，加重 3 个月。外阴呈阵发性奇痒，搔抓、烫洗、药物治疗均难缓解。外阴无白斑及其他皮肤病。诊断为“外阴瘙痒”。针少府、曲骨、横骨、三阴交，强刺激，留针 30 分钟。每日 1 次。共治疗 10 次而痊愈（陈积祥．针术临床实践．第 1 版．陕西科学技术出版社．1984:252）。

【文献摘录】

《针灸甲乙经》：女子苍汁不禁、赤沥、阴中痒，下髎主之……女子绝子、阴痒，阴交主之……女子阴痒及痛、经闭不通，中极主之。

【按语】

针灸对本病有一定疗效。剧痒难忍或病程缠绵者可配合局部用药，但忌用刺激性大、有腐蚀性的药物。尤其是搔抓太过、局部皮肤黏膜破损者，更应注意。

第八节　妊娠呕吐

妊娠呕吐又称“孕吐”，以反复出现恶心、呕吐、厌食甚至闻食即呕、食入即吐、不能进食和饮水为特征。是妊娠早期（6~12 周）的常见病症，属于中医学“妊娠恶阻”范畴。

本病的病因目前还不十分清楚，一般认为与妊娠早期胎盘分泌的绒毛膜促性腺激素的刺激及孕妇的精神过度紧张、兴奋、神经系统功能不稳定有关。

中医文献对本病的记载首见于《诸病源候论》，称为“恶阻”。历代文献中还有“子病”、“病儿”、“病食”、“阻病”等名称。恶阻即恶心而饮食阻隔之意，其病位在胃，主要病机是胃失和降，与肝、脾、冲、任之脉气升降失调有关。受孕之后，经血藏而不泄，阴血下聚冲任以养胎，冲、任二脉气血偏盛，脾胃之气相应不足。故孕妇体弱者多脾虚胃弱，中阳不振，浊阴之气不降，随冲气上逆犯胃；体盛之人多脾不运湿，痰饮内生，痰饮之气随冲气上逆犯胃；若素体肝旺之人，情志不畅或精神紧张，则肝郁气滞，肝气横逆犯胃，导致胃失和降而呕吐。

【临床表现】

以妊娠早期反复出现恶心、呕吐、头晕、厌食甚至闻食即呕、食入即吐、不能进食和饮水为主症。病轻者呕吐物较多（尤其进食后），伴有厌食、乏力、嗜睡或失眠，尿酮体阴性；中度呕吐者呕吐频发，闻食亦吐，全身出现脱水症状，体温略升高，脉搏增快，血压降低，尿酮体阳性；重度呕吐者临床较少见，主要为持续性呕吐，不能进食和饮水，呕吐物多为黏液、胆汁或咖啡色血渣，尿少或无尿，体温升高，脉搏增快，血压下降，甚至嗜睡、休克、严重脱水和电解质紊乱，尿酮体阳性，尿素氮增高，血胆红素增高。

1. **脾胃虚弱**　不欲饮食，食入即吐，呕吐痰涎或清水，头晕，神倦嗜卧，舌淡、苔薄白，脉滑无力。

2. **肝胃不和**　腹胀恶食，食入即吐，呕吐酸水或苦水，精神紧张或抑郁不舒，嗳气叹息，胁肋及乳房胀痛，烦渴口苦，头胀目眩，苔薄黄，脉弦滑。

3. **痰饮阻滞**　脘腹胀满，恶食，闻食即吐（或持续性呕吐），呕吐痰涎或黏液，不能进食、饮水（晨起尤甚），体盛身倦，舌胖大而淡、苔白腻，脉濡滑。

【治疗方法】

1. **基本治疗**

治则：健脾化痰、舒肝和胃、降逆止呕，脾胃虚弱、痰饮阻滞者针灸并用，肝胃不和者只针不灸，均平补平泻。

处方：中脘　内关　公孙　足三里

方义：中脘是胃募、腑会穴，通调腑气、和胃降逆；内关属心包之络，沟通三焦、宣上导下、和内调外；公孙为脾经之络穴，联络于胃，通于冲脉，与内关合用为八脉交会配穴法，既能健脾化湿、和胃降浊，又能调理冲任、平降冲逆；足三里乃胃经之下合穴，与中脘合用，既能健脾强胃、生化气血，又能平肝和胃、理气降逆。

加减：脾胃虚弱加灸脾俞、胃俞以助中阳、健脾止呕；肝胃不和加期门、太冲舒肝理气、平降冲逆；痰饮阻滞加阴陵泉、丰隆健脾利湿、化饮降浊；眩晕者加百会、风池清醒头目；神倦嗜卧者加灸百会、气海益气养血；厌食者灸中脘、天枢疏导肠胃、开胃进食；少寐、多梦、心悸者加心俞、神门宁心安神。

操作：内关穴浅刺、轻刺；腹部腧穴刺入深度以1寸左右为宜，慎用提插法；脾胃虚弱及痰饮阻滞证亦可用温针灸法；所有穴位均平补平泻。治虚不用补法是唯恐补法助浊气上逆；治实不用泻法是唯恐泻法损伤胎气，发生意外。

2. **其他疗法**

（1）皮肤针：按针灸处方局部叩刺，或选胸$_4$至腰$_5$夹脊穴、背俞穴，自上向下呈带状叩刺。均予轻刺激，使局部皮肤微红润即止。

（2）电针：按针灸处方选1～2对主穴，用疏密波、弱刺激，每次30分钟左右。

（3）耳针：取肝、胃、神门、内分泌、皮质下。每次选2～3穴，用针刺或压籽法、压磁法。

（4）穴位注射：取膈俞、肝俞、脾俞、胃俞、足三里等穴，每次选2穴，以10%葡萄糖注射液或2%盐酸利多卡因注射液，每穴注入1~2ml。

【验案举例】

贾某，女，24岁。妊娠50天，呕吐不止，不能饮食，食入即吐。呕吐痰涎，周身乏力，嗜卧，头目眩晕。经用中药汤剂治疗无效，故求治于针灸。以健胃和中、调气降逆之法，取天枢、中脘、内关、足三里，补法，留针20分钟。每日2次。针刺1次后，症状明显减轻，可进少量饮食。共针3次而愈（王雪苔．中国当代针灸名家医案．第1版．吉林科学技术出版社．1991:154~155）。

【按语】

1. 针灸治疗妊娠呕吐疗效明显。但因在妊娠早期，胞胎未固，针治取穴不宜多，进针不宜深，手法不宜重，以免影响胎气。

2. 饮食宜清淡易于消化，宜少吃多餐，避免异味刺激。

3. 剧烈呕吐的重症患者应记出入量，并给予静脉输液，以防脱水及电解质紊乱。

4. 须与急性胃肠炎、消化性溃疡、病毒性肝炎、胃癌等引起的呕吐相区别。

第九节　胎位不正

胎位不正是指孕妇在妊娠7个月之后产科检查时发现胎位异常。多见于腹壁松弛的孕妇或经产妇，是导致难产的主要因素之一。

中医学认为本病与肾虚寒凝、脾虚湿滞及肝气郁结有关。肾主生殖、发育，内系胞宫，肾气不足，虚寒凝滞，转胎无力；脾虚湿滞，胎体肥大，转胎受限；肝气郁结，气机不畅，胎体不能应时转位，均可导致胎位不正。

【临床表现】

妊娠7个月后，产科检查发现胎儿在子宫体的定位不是枕前位，有斜位、横位、臀位和足位等几种情况。

1. **肾虚寒凝**　素体形弱体瘦，或伴有面色㿠白，神疲倦怠，腰酸腹冷，舌淡、苔薄白，脉滑无力。

2. **脾虚湿滞**　素体形盛体胖，或伴有神疲嗜卧，四肢乏力，舌胖大而淡、苔白腻，脉濡滑。

3. **肝气郁结**　素体精神抑郁或性急易怒，或伴有胁肋胀痛，嗳气不舒，大便不调，舌红、苔微黄，脉弦滑。

【治疗方法】

1. **基本治疗**

治则：益肾暖胞、健脾化湿、疏肝解郁、调理胞宫气血，肾虚寒凝、脾虚湿滞者针灸并用，补法；肝气郁结者只针不灸，平补平泻。

处方：至阴　太溪　三阴交

方义：至阴为足太阳膀胱经井穴，五行属金，足太阳经气由此交入足少阴肾经，能助肾水、调肾气，为矫正胎位之经验效穴；太溪为足少阴肾经原穴，补肾理胞；三阴交为脾、肝、肾三经交会穴，可健脾、疏肝、益肾、化瘀滞、理胞宫，为女科要穴，有辅助转胎之效。

加减：肾虚寒凝加灸气海、肾俞益肾暖胞以助胎气；脾虚湿滞加阴陵泉、丰隆健脾化浊以导湿滞；肝气郁结加太冲、期门疏肝解郁、理气行滞。

操作：孕妇排空小便，解松腰带，坐于靠背椅上或半仰卧于床上。至阴穴以艾条温和灸或雀啄灸，每次 15～20 分钟；也可用小艾炷灸，每次 7～10 壮；太溪、三阴交针刺补法或平补平泻（肾虚寒凝、脾虚湿滞者可加温针灸）。每日 1～2 次，至胎位转正为止。

2. 其他疗法

电针：取双侧至阴、太溪。针刺得气后接电针仪，用疏密波弱刺激 10～15 分钟。

【验案举例】

唐某，女，35 岁。妊娠 8 个月，产科检查胎儿为横位。曾作过 2 次手法倒转术及胸膝卧位多次未见效果，改为针灸治疗。取至阴穴，用中等大小艾炷每次灸 7～15 壮。每日 1 次。共灸 3 次，产科复诊已转为头位（张涛．针灸现代研究与临床．第 1 版．中国医药科技出版社．1998:408～409）。

【按语】

1. 针灸矫正胎位不正疗效确切，多数人观察统计其成功率达 80% 以上，一般 3 次左右即可纠正。疗效的关键是掌握好治疗时机。临床资料表明，针灸疗法矫正胎位的最佳时机是妊娠 28～32 周期间，成功率达 90% 以上，32 周以后则疗效稍差。在妊娠 28 周以前，因为胎体较小，羊水相对较多，胎儿在子宫腔内的活动范围较大，胎儿的位置和姿势容易改变，故发现胎位不正时，可暂不处理，至妊娠后期，大多可自行转成正常胎位。而妊娠 32 周以后，由于胎儿生长快，羊水相对减少，胎儿与子宫壁更加贴近，胎儿的位置及姿势相对固定，此期治疗效果就差。

2. 针灸治疗后，指导病人作胸膝卧位 10～15 分钟，能提高疗效。

3. 因子宫畸形、骨盆狭窄、盆腔肿瘤等因素导致的胎位不正，不适合针灸治疗。应尽早转妇产科处理，以免发生意外。

第十节　滞产（附：胞衣不下）

滞产，又称“难产”，是指妊娠足月临产时胎儿不能顺利娩出，总产程超过 24 小时。西医学称为“异常分娩”。常见于子宫收缩异常（即产力异常），骨盆、子宫下段、子宫颈、阴道发育异常（即产道异常），胎位异常或胎儿发育异常等情况下。针灸治疗主要针对产力异常引起的滞产。

中医学认为滞产的发生有虚、实两种因素。虚主要是气血虚弱；实主要是气滞血瘀。无论何种因素，均是由于胞宫的收缩力不足而导致不能顺利分娩。

【临床表现】

子宫收缩乏力，收缩持续时间短、间歇时间长且不规则。当子宫收缩达高峰时，腹部不隆起，不变硬。或子宫收缩不协调，产妇自觉收缩力强，呈持续性腹痛、拒按，烦躁不安，呼痛不已，但宫底收缩力不强（子宫收缩在中部或下段强，属于无效宫缩）。产程延长，总产程超过24小时。

产科检查：宫颈口不扩张，胎先露不下降。

1. **气血虚弱** 腹部隆起不明显或隆起时间短，坠胀阵痛不甚，面色苍白，神疲倦怠，气短而喘，脉沉细弱或脉大而虚。

2. **气滞血瘀** 腹部持续隆起而不松软，腰腹疼痛剧烈、拒按，面色晦暗，烦躁不安，精神紧张、恐惧，脉沉实或弦紧。

【治疗方法】

1. **基本治疗**

治则：调理气血、行滞催产，气血虚弱者针灸并用，补法为主，补泻兼施；气滞血瘀者只针不灸，泻法为主，补泻兼施。

处方：膻中 合谷 三阴交 至阴 独阴

方义：膻中属任脉，为气之会穴，能调理胞宫气机，助产力而降气下胎；合谷是手阳明大肠经原穴，主调气分，三阴交是足三阴经的交会穴，主调血分，二穴配合，补合谷以助气行，泻三阴交以助血行，气行血行则能行滞化瘀以催产；至阴为足太阳经井穴，独阴为经外奇穴，二穴均能益肾气、理胞脉，为催产下胎之经验效穴。诸穴合用，补则益气助力，泻则行滞化瘀，能使气血调和，胎儿应针而下。

加减：气血虚弱者加足三里补益气血、助力降胎；气滞血瘀者加太冲理气行滞、化力催产；神疲心悸者灸气海，针内关，益气宁心；腹痛剧烈者灸气冲，针地机，通络止痛。

操作：针膻中将针尖向下平刺1~1.5寸，以提插配合捻转补法或平补平泻法，使气向下行至腹部；合谷直刺1寸左右，补法；三阴交直刺1.2寸左右，泻法；至阴、独阴斜刺0.3寸左右；腹部穴位只用灸法，不宜针刺。留针1小时左右或至产妇宫缩规律而有力为止。留针期间，每隔5分钟左右行针1次。

2. **其他疗法**

（1）电针：取至阴、独阴二穴。各刺入0.3寸左右，接电针仪，用疏密波强刺激60分钟左右或至产妇宫缩规律有力为止。

（2）耳针：取子宫、神门、皮质下、内分泌、肾等穴。毫针中度刺激，每隔5分钟左右行针1次；也可用电针疏密波刺激60分钟左右或至产妇宫缩规律有力为止。

【验案举例】

孙某，女，36岁。初产妇，临盆1日，浆水已下，阵痛减弱，未能分娩。症见气逆不舒，精神疲惫无力，大汗淋漓，烦躁焦虑。查：产妇形体瘦弱，发育矮小，舌质淡，脉沉细。诊为“滞产”，拟施剖腹产，产妇不同意，改由针灸治疗。治则：补气活血、健运胞宫。取穴：合谷（双）、三阴交（双）。操作：以细针补合谷，粗针泻三阴交，行针20分钟。留针1小时后，腹中阵痛加剧，交骨顿开，顺利分娩（王雪苔．中国当代针灸名家医案．第1版．吉林科学技术出版社．1991:171）。

【文献摘录】

1.《针灸聚英》：难产、子上冲心、痛不得息，灸气冲七壮。

2.《针灸大成》：妇人难产，独阴、合谷、三阴交。

3.《针灸逢源》：难产，合谷、三阴交、昆仑……横逆难产，急于右足小趾尖头灸三壮，立产。

【按语】

1. 针灸对产力异常引起的滞产具有明显的催产作用。

2. 滞产时间过长，对产妇和胎儿健康危害极大。因此，对病情危重者，应采取综合治疗措施，必要时立即手术处理。

3. 对子宫畸形、骨盆狭窄等原因引起的滞产，应作其他处理，以免发生意外。

附：胞衣不下

胞衣不下又称"胎衣不下"、"儿衣不下"、"息胞"。指胎儿娩出后30分钟以上，胎盘仍不能自然娩出。西医学称为"胎盘滞留"。主要由气虚、血瘀、寒凝导致胞脉气血运行不畅，胞宫活动功能减弱引起。

【临床表现】

产后30分钟以上胎盘仍不能自然娩出，小腹或胀或痛，阴道出血（量多、色淡或量少夹有血块）。

产科检查：子宫略大，小腹压痛，按之有块。

1. **气虚**　胎盘不出，小腹微胀，按之有块但不坚，阴道出血多、色淡，头晕神疲，气短心悸，面色㿠白，舌淡、苔薄白，脉细数无力。

2. **血瘀**　胎盘不出，小腹刺痛、拒按，按之有硬块，阴道少量出血且有血块，胸腹胀满，舌紫黯、苔薄白，脉沉弦。

3. **寒凝**　胎盘不出，小腹冷痛，按之有包块，阴道少量出血且有血块，面色苍白，畏寒肢冷，舌淡、苔薄白，脉沉紧。

【治疗方法】

1. 基本治疗

治则：补益元气、理气化瘀、温经散寒，针灸并用，气虚证用补法，血瘀、寒凝证用泻法。

处方：以任脉腧穴为主。

气海　关元　三阴交　独阴

方义：气海补益元气、温运胞宫；关元调理胞脉、化浊逐瘀；三阴交补则养血益气，泻则行瘀导滞；独阴为理胞宫、下胞衣之经验效穴。

加减：气虚加膻中、足三里补气而运胞宫；血瘀加中极、天枢、地机理气化瘀而下胞衣；寒邪凝滞加灸神阙、气穴温通胞脉、化浊导滞。

操作：气海、关元忌深刺，以防刺伤胞宫，行补法或施灸，亦可行温针灸法；三阴交、独阴以泻法为主，补泻兼施，亦可加灸。

2. **其他疗法**

（1）电针：取合谷、三阴交，针刺得气后接电针仪，用疏密波，强度以病人能耐受为度，留针20分钟。

（2）耳针：取交感、皮质下、腹、内生殖器。毫针强刺激，留针20分钟左右。

【验案举例】

周某，女，26岁。黎明临盆，胎儿娩出，但胞衣不下已历1小时。症见小腹隐痛，恶露减少、色淡，精神萎靡，脉象细微。证属气虚型胞衣不下。治以调补气血、温宫催衣。取肩井、关元、气海、中极、合谷、三阴交、昆仑、独阴等。施以平补平泻手法，加灸。15分钟后少腹坠痛，胞衣随下（肖少卿．中国针灸处方学．第1版．宁夏人民出版社．1986：336）。

【文献摘录】

1.《针灸大成》：胞衣不下，中极、肩井……照海、外关二穴，能下产妇之胎衣也。

2.《针灸逢源》：胎衣不下，肩井（产下厥逆者，针五分；若觉闷乱者，再针足三里）、中极、三阴交。

【按语】

针灸疗法对本病的轻症、短时间内出血不多者安全有效。病情较重、出血偏多者宜采用注射子宫收缩剂或手术剥离胎盘法。若大量出血并见虚脱晕厥者应及时采取中西医结合急救措施。

第十一节　恶露不绝（附：恶露不下）

产妇在分娩后3周以上仍有阴道出血、溢液者，称“恶露不绝”，又称“恶露不止”、“恶露不尽”。相当于西医学的晚期产后出血、胎盘附着面复旧不全、部分胎盘残留、蜕膜残留、产褥感染等。其本质是冲任不固，气血运行失常，溢出体外。常由于气虚失摄、血热内扰、气血瘀滞等因素而引发。

【临床表现】

以产后3周以上仍有阴道出血、溢液为主症。可表现为产后20天以上突然出血或多次反复出血；亦可于产后2周左右突然出血，尔后淋漓不断，持续3周以上。排出物有异味，并伴有低热和全身不适等症状。

妇科检查可见子宫大而软，宫口松弛，有时可触及残留组织。必要时需作子宫刮出物病理检查。

1. **气虚失摄**　恶露量多或淋漓不断，色淡、质稀、无异味，小腹空坠，神倦懒言，气短自汗，面色㿠白，舌淡、苔薄白，脉缓无力。

2. **血热内扰**　恶露量多，色红、质稠，有臭秽之气，面色潮红，身有微热，口燥咽干，舌红、苔薄黄，脉细数。

3. **气血瘀滞**　恶露量少，淋漓不爽，色紫黯、有血块，小腹疼痛、拒按（按之有包块），舌有瘀点或紫斑，脉弦涩或弦紧。

【治疗方法】

1. 基本治疗

治则：固摄冲任、清热凉血、散瘀止血，气虚者针灸并用，补法；血热、气血瘀滞者只针不灸，泻法。

处方：以任脉和足太阴经腧穴为主。

关元　气海　血海　三阴交

方义：新产之后元气大伤，冲任不固。关元、气海位于脐下丹田部位，邻近胞宫，穴属任脉，通于足三阴经，人身元气从此而发，补关元、气海则能益元气、固冲任、调理胞宫，令血归经，有益气摄血和益气生血之效；血海、三阴交同属足太阴脾经，为理血调经之要穴，用补法则理血补血以生新血，用泻法则通络活血而化瘀，用平补平泻法则养阴凉血而清虚热。诸穴合用，以扶正为主，兼清余邪，调理冲任、统摄血行。

加减：气虚失摄加足三里、脾俞健脾益气、摄血生血；血热内扰加中极、行间、然谷疏散热邪，兼清虚热；气血瘀滞加地机、膈俞理气活血化瘀，使瘀血散尽，血自归经；小腹空坠者加灸百会以升阳举陷；腹痛拒按者加灸归来以温通胞脉、化瘀止痛。

操作：关元、气海二穴直刺1寸左右，不宜深刺，以免伤及尚未复原的胞宫，用补法或温针灸法；气虚失摄者，刺血海、三阴交，先泻后补，使益气摄血而不留余邪；气血瘀滞及血热内扰者，刺法亦应补泻兼施，使泻邪而不伤正气，益气而不留瘀浊。

2. 其他疗法

（1）电针：取针灸主穴，针刺得气后接通电针仪，用疏密波，强度以病人能耐受为度，每次20～30分钟。

（2）耳针：取内生殖器、皮质下、交感、内分泌。弱刺激，每次15～20分钟；亦可用埋针法、压籽法、压磁法。

【验案举例】

张某，女，29岁。产后月余，恶露淋漓不断，恶露颜色浅淡、无臭，腹痛绵绵，面色少华，舌淡、苔薄白，脉细弱。乃冲任不固，气虚失摄之象。取气海灸5壮，合谷、三阴交针用补法。治疗8次，诸症逐渐平复（杨长森．针灸治疗学．第1版．上海科学技术出版社．1985:114）。

【文献摘录】

1.《针灸资生经》：石门，治妇人因产恶露不止，遂结成块，崩中漏下。

2.《针灸聚英》：产后恶露不止，及诸淋注，灸气海……产后恶露不止、绕脐冷痛，灸阴交百壮。

3.《针灸大成》：妇人产后脐腹痛、恶露不已，水分、关元、膏肓、三阴交……因产恶露不止，气海、关元。

4.《针灸集成》：因产恶露不止，阴交百壮、石门七壮至百壮。

【按语】

1. 针灸治疗产后恶露不绝疗效较好。

2. 产后病人多虚，泻实勿忘补虚，故临床多用补泻兼施之法。

3. 病人应卧床静息，安定情绪；饮食宜清淡而富含营养，忌食生冷；注意生活起居，要调适寒温，避免过热及着凉；不宜过劳，禁忌房室。

附：恶露不下

产后恶露留滞于胞宫不能排出或排出甚少称“恶露不下”。其基本病机是冲任经脉瘀滞，胞脉气血运行不畅。常由于气滞和寒凝等因素导致。

【临床表现】

产妇在分娩后3周内，残留于胞宫内的余血、浊液仍滞留于胞宫不能排出，或下之甚少，下则伴有血块，小腹疼痛。

妇科检查见子宫略大、稍硬，触压疼痛。

1. **气滞血瘀**　小腹胀满疼痛或胸胁胀满（胀甚于痛），嗳气，善太息，舌紫黯或有瘀斑、苔薄白，脉弦涩。

2. **寒凝血瘀**　小腹冷痛，得热则减，面色苍白隐青，畏寒肢冷，舌紫黯或隐有瘀斑、苔薄白，脉弦涩。

【治疗方法】

1. 基本治疗

治则：温经散寒、理气化瘀，针灸并用，先泻后补。

处方：以任脉和足太阴经腧穴为主。

关元　气海　地机　三阴交

方义：关元、气海调冲任、理胞宫、温通胞脉、化瘀行血；地机是足太阴脾经郄穴，为血中气穴，可理气行滞、活血化瘀；三阴交属足太阴经，通于任脉及肝、肾两经，能健脾、疏肝、益肾，为理血要穴，用之以活血化瘀、疏通胞脉。

加减：气滞血瘀加太冲、膈俞疏肝理气以化瘀滞；寒凝血瘀加灸神阙、天枢温通胞脉、散寒化瘀；小腹痛甚加刺天枢、归来化瘀通络止痛；胸腹胀甚加内关、期门宽胸理气、疏肝解郁。

操作：关元、气海直刺1寸左右或向下斜刺，或用温针灸法；地机、三阴交均向上斜刺，亦可加灸。本病属本虚标实证，故宜平补平泻或先泻后补。

2. 其他疗法

（1）电针：取针灸主穴2～4个，针刺得气后接电针仪，用疏密波，强度以病人能耐受为度，每次20～30分钟。每日1次。

（2）耳针：取内生殖器、皮质下、内分泌、交感、神门。每次选2～3穴，弱刺激，留针15～20分钟；亦可用耳穴埋针法、压籽法、压磁法。

【验案举例】

赵某，女，26岁。产后3日，恶露不下。查：小腹胀痛拒按，舌有瘀斑，苔白腻，脉沉迟。证属寒凝血阻型恶露不下，治宜行气活血、温中逐瘀。取气海、中极、血海、三阴交，毫针泻法加灸，留针 30 分钟。并配合生化汤、失笑散加减之剂，每日 1 剂，水煎服。针药并治 2 次后，恶露流量甚多，少腹疼痛即止。又宗上法再治 1 次而告痊愈（王富春．妇科针灸备要．第 1 版．吉林科学技术出版社．1993:181）。

【按语】

1. 产后恶露属余血、浊液，若停蓄胞宫不下，可引发多种产后杂证，故宜积极治疗。

2. 针灸治疗本病疗效较好。临床亦可配合中药调和气血，提高疗效。

3. 本病为本虚标实之证，治疗时应标本兼顾，加以调理，针灸并用，补泻兼施。

第十二节　产后乳少

产后乳少又称“产后缺乳”、“乳汁不足”、“乳汁不行”。以产后哺乳期初始就乳汁甚少或乳汁全无为主症。哺乳中期月经复潮后乳汁相应减少，属正常生理现象。产妇因不按时哺乳，或不适当休息而致乳汁不足，经纠正其不良习惯，乳汁自然充足者，亦不能作病态论。本病分虚、实两端，虚者因素来体虚，或产后营养缺乏，气血亏虚，乳汁化生不足而乳少；实者因肝郁气滞，气机不畅，乳络不通，乳汁不行而乳少或无乳。

【临床表现】

产后哺乳期初始，乳汁分泌量少或乳汁全无，乳房发育正常，无明显器质性病变。

1. **气血亏虚**　新产之后乳汁甚少或全无，乳汁清稀，乳房柔软无胀感，面色无华，头晕目眩，心悸怔忡，神疲食少，舌淡、少苔，脉细弱。

2. **肝郁气滞**　产后乳少而浓稠或乳汁不通，乳房胀满而痛，时有嗳气，善太息，舌苔薄黄，脉弦细。可伴有微热、胸胁胀痛、胃脘胀闷、食欲不振。

【治疗方法】

1. **基本治疗**

治则：气血亏虚者补益气血，针灸并用，补法；肝郁气滞者疏肝解郁、通络下乳，只针不灸，泻法。

处方：以足阳明经腧穴为主。

膻中　乳根　少泽　足三里

方义：膻中位于两乳之间，为气之会穴，补法能益气养血生乳，泻法能理气开郁通乳；乳根属多气多血之足阳明经，位于乳下，既能补益气血、化生乳汁，又能行气活血、通畅乳络；少泽为手太阳经井穴，五行属金，能疏泄肝木之郁，善通乳络，为生乳、通乳之经验效穴；足三里属足阳明胃经合穴，五行属土，乃“土中之土”穴，既益气生血，又疏肝解郁。

加减：气血亏虚可酌情选加气海、血海、膈俞、脾俞、胃俞、三阴交补益气血、化生乳汁；肝郁气滞加期门、内关、太冲疏肝理气、通络下乳。

操作：膻中穴向两侧乳房平刺 1～1.5 寸，乳根向乳房基底部平刺 1 寸左右，使乳房出现微胀感，还可加灸；少泽浅刺 2～3 分，留针 20～30 分钟。

2. 其他疗法

（1）电针：双乳根针刺得气后接电针仪，以疏密波弱刺激，使病人稍有针感即可，每次20~30分钟。每日1次。

（2）耳针：取肝、脾、肾、内分泌、皮质下。毫针轻刺激，每次20~30分钟；或用压籽法、压磁法。

【验案举例】

家姐1989年生育1子，产后半月尚未见乳汁。平素其身体较弱，故为之熬鲫鱼汤，配以红枣、黄芪，服用3次后，始觉两乳胀痛，但乳汁仍不下。遂为之取合谷、少泽、三阴交三穴，针到乳出，随即就可哺乳。后又为之灸脾俞、足三里1周，哺乳期间奶水一直充足（张涛．针灸现代研究与临床．第1版．中国医药科技出版社．1998:412）。

【文献摘录】

1.《针灸大成》：无乳，膻中（灸）、少泽（补），此二穴神效……妇人无乳，少泽、合谷、膻中。

2.《针灸逢源》：乳汁不通，膻中灸，少泽针。

【按语】

1. 针灸治疗产后乳少疗效明显。

2. 产妇应加强营养，适度休息，调摄精神，纠正不正确哺乳方法。

3. 对因乳汁排出不畅而有乳房胀满者应促其挤压排乳，以免罹患乳腺炎。

第十三节 子宫脱垂

子宫脱垂是指子宫从正常位置沿阴道下垂，子宫颈外口达坐骨棘水平以下，甚至子宫全部脱出于阴道口外。属于中医学“阴挺”的范畴。常由于产伤处理不当、产后过早参加体力劳动而腹压增加，或能导致肌肉、筋膜、韧带张力降低的各种因素而发病。

中医学很早就对本病有了明确的认识，又称之为“阴脱”、“阴菌”、“阴痔”、“阴疝”等。《医宗金鉴·妇科心法要诀》曰：“妇人阴挺，或因胞络伤损，或因分娩用力太过，或因气虚下陷、湿热下注。阴中突出一物如蛇，或如菌，如鸡冠者，即古之‘㿗疝’类也。”本病初发主因以虚（脾肾气虚），病久则生湿化热，湿热下注，形成虚实夹杂（本虚标实）之候。

【临床表现】

子宫位置低下甚至脱出于阴道之外。根据病情分为3度：①轻度（Ⅰ度）：子宫体下降，子宫颈外口位于坐骨棘水平以下，但仍在阴道口内，腹压增加时脱出，休息卧床后能自动回缩；②中度（Ⅱ度）：子宫颈及部分子宫体脱出阴道口外，不经手还纳不能复位回缩；③重度（Ⅲ度）：整个子宫体脱出于阴道口外，还纳困难，脱出的子宫黏膜因与衣裤磨擦，可出现糜烂、溃疡、感染、脓性分泌物渗出。

1. **脾肾气虚** 子宫下垂，小腹及会阴部有下坠感，过劳则加剧，平卧则减轻。伴四肢乏力、少气懒言、带下色白、量多质稀、腰酸腿软、头晕耳鸣、小便频数、色清。舌淡、苔白滑，脉沉细弱。

2. **湿热下注** 子宫脱出日久，黏膜表面糜烂，黄水淋漓，外阴肿胀灼痛，小便黄赤，口干口苦，舌红、苔黄腻，脉滑数。

【治疗方法】

1. **基本治疗**

治则：脾肾气虚者补益脾肾、升阳固脱，针灸并用，补法；湿热下注者清利湿热、举陷固胞，只针不灸，平补平泻。

处方：以任脉腧穴为主。

百会 气海 关元 维道 三阴交

方义：百会位于巅顶，属于督脉，督脉起于胞宫，上行至巅顶交会诸阳经，有升阳举陷、固摄胞宫作用；气海、关元位于脐下，属于任脉，邻近胞宫，任脉也起于胞宫，有调理冲任、益气固胞作用；维道位于腰腹，交会于带脉，能维系、约束任、督、冲、带诸脉，固摄胞宫；三阴交调理脾、肝、肾，维系胞脉。

加减：脾气虚加归来、脾俞、足三里健脾益气、举陷固胞；肾气虚加太溪、肾俞补益肾气、升提胞宫；湿热下注加中极、阴陵泉、蠡沟清热利湿，兼固胞脉。

操作：诸穴均常规针刺；早期气虚为主者补法加灸；后期兼湿热下注者补泻兼施或平补平泻，不灸；百会从前向后平刺 1～1.5 寸，先针后灸或针灸同施，也可单行艾炷灸法。

2. **其他疗法**

（1）电针：交替选用 1～2 对主穴，针刺得气后接电针仪，用疏密波弱刺激，每次 20～30 分钟。每日 1 次。

（2）耳针：取皮质下、交感、内生殖器、脾、肾。每次选 2～3 穴，毫针弱刺激，每次 20 分钟；或用压籽法、压磁法。

（3）穴位注射：取关元俞、气海俞、肾俞、足三里。每次选 2 穴，用维生素 B_1、维生素 B_{12}、三磷酸腺苷二钠、复方当归等注射液，任选 1 种，每穴注入 1～2ml。每日 1 次。

【验案举例】

罗某，女，32 岁，已婚。分娩后会阴坠胀伴腰酸腹胀，加重半年。妇科检查诊为“子宫下垂”（Ⅰ度）。经服药治疗时轻时重，每因劳累则发作。查：面部虚浮无华，腹部软无压痛，未触及癥瘕痞块，舌淡、苔薄，脉沉细。以补阳益气为治法，取百会、关元、归来、三阴交。经治疗 30 次后，诸症消失，妇科检查子宫位置正常。半年后追访，未再复发（石学敏．针灸治疗学．第 1 版．上海科学技术出版社．1998:167～168）。

【文献摘录】

1.《针灸大成》：阴挺出，曲泉、照海、大敦。

2.《针灸逢源》：妇人阴中突出一物，长五六寸，或生一物牵引腰腹痛甚，不思饮食，是名“阴挺”，又名“癞疝”，曲泉、太冲、照海。

【按语】

1. 针灸对Ⅰ度、Ⅱ度子宫脱垂疗效明显。对Ⅲ度患者宜针药并用，综合治疗。

2. 治疗期间指导病人作提肛练习。

3. 积极治疗引起腹压增高的病变，例如习惯性便秘、慢性支气管炎等。

4. 治疗期间患者应注意休息，切勿过于劳累，不宜久蹲及从事担、提重物等体力劳动。

第十四节 不 孕 症

不孕症系指育龄妇女在与配偶同居2年以上、配偶生殖功能正常、未采取避孕措施的情况下而不受孕；或曾有孕育史，又连续2年以上未再受孕者。前者称“原发性不孕症”，后者称“继发性不孕症”。中医学称为“绝嗣”、“绝嗣不生”。《备急千金要方》称前者为“全不产”，称后者为“断续”。

西医学认为临床上本病有绝对不孕和相对不孕之分。因生理因素造成终生不能受孕者称“绝对不孕”；经治疗后受孕者称“相对不孕”。导致不孕的因素很多，有中枢性的影响、全身性疾患、免疫因素、卵巢局部因素、输卵管因素、子宫因素、阴道因素等。中医学认为先天肾虚胞寒、冲任血虚、气滞血瘀、痰湿阻滞等均可导致不孕。

【临床表现】

排除男方不育和女方自身生殖系器质性病变等因素，女性在与配偶同居并未避孕的情况下2年未孕。伴有月经不调或痛经、闭经等。

1. **肾虚胞寒** 月经不调，量少、色淡，腰酸腹冷，带下清稀，性欲淡漠，舌淡、苔薄白，脉沉细而弱。

2. **冲任血虚** 月经推后，量少、色淡或经闭，面黄体弱，疲倦乏力，头昏心悸，舌淡、少苔，脉沉细。

3. **气滞血瘀** 月经推后或先后不定期，量少、色紫有血块，经前乳房及胸胁胀痛，腰膝疼痛拒按，舌紫黯或有瘀斑，脉弦涩。

4. **痰湿阻滞** 月经推后，量少、色淡，白带量多、质稠，形体肥胖，面色㿠白，口腻纳呆，大便不爽或稀溏，舌胖色淡、舌边有齿痕、苔白腻，脉滑。

【治疗方法】

1. **基本治疗**

治则：肾虚胞寒、冲任血虚者益肾暖宫、调和冲任，针灸并用，补法；气滞血瘀、痰湿阻滞者行气活血、化痰导滞，以针刺为主，泻法。

处方：关元 子宫 归来 三阴交 次髎 秩边

方义：关元属于任脉，位于脐下，邻近胞宫，能补肾经气血、壮元阴元阳，针之调和冲任，灸之温暖胞宫；子宫、归来是治疗不孕症的经验效穴，通胞络、化瘀滞；三阴交属脾经，通于任脉和肝、肾诸经，既能健脾化湿导滞，又能疏肝理气行瘀，还能补益肾阴、肾阳，调和冲任气血；次髎、秩边位于骶部，邻近胞宫，能够促进盆腔的血液循环，调经助孕。数穴合用，补益先天之本，调理后天之气，故能促成胎孕。

加减：肾虚胞寒加灸肾俞、命门、神阙补益肾阳、暖宫散寒；冲任血虚加气海、血海益气养血、充实胞脉；气滞血瘀加太冲、膈俞行气活血、疏肝解郁；痰湿阻滞加丰隆、阴陵泉化痰通络、利湿导滞。

操作：关元、子宫、归来针刺补法加灸或平补平泻；三阴交虚补实泻，亦可加灸；次髎、秩边要求针尖朝前阴方向刺入2～3寸，有针感向前阴放散为佳。

2. 其他疗法

（1）隔药灸法：选用温肾助阳、行气化瘀类中药方剂，共研细末，填于神阙穴，上置生姜片以大艾炷灸之（随年壮）。每日1次。

（2）耳针：取内分泌、内生殖器、肾、皮质下。毫针弱刺激，每次20～30分钟；或施行埋针法、压籽法、压磁法。

【验案举例】

王某，女，27岁。结婚3年未孕，男方精液检查无异常。平素腰膝酸软，耳鸣眼花，月经40天至3个月一行，量多色黑，经前腰腹疼痛，少腹有凉感，白带多。查：人中沟浅，舌质淡、苔薄白，脉弱（两尺尤甚）。证属肾虚、宫寒不孕。予神阙穴隔药灸治，处方：熟附子、川椒各100g，五灵脂、白芷各250g，共研细末，加食盐50g，密封备用；冰片10g另研，密封备用。治疗时，取面粉适量，加水调和成条状，圈于脐周；先放少许冰片于神阙穴，再放入上药，填满为度，再以艾炷隔姜灸（按其年龄灸27壮），灸后将药物用麝香虎骨膏固定于脐上。每日1次。经用上法治疗20余次后怀孕（高树中．中医脐疗大全．第1版．济南出版社．1992:267～268）。

【文献摘录】

1.《针灸甲乙经》：女子绝子、衃血在内不下，关元主之。

2.《针灸聚英》：妇人不孕、月不调匀、赤白带下、气转连背引痛不可忍，灸带脉二穴……断产绝孕、经冷，灸关元百壮。

3.《针灸大成》：女人子宫久冷、不受胎孕，中极、三阴交、子宫。

【按语】

1. 针灸治疗不孕症有一定疗效。但治疗前必须排除男方或自身生理因素造成的不孕，必要时作有关辅助检查，以便针对原因选择不同的治疗方法。

2. 对不孕症患者应重点了解性生活史、月经、流产、分娩、产褥、是否避孕及其方法、是否长期哺乳、有无过度肥胖和第二性征发育不良以及其他疾病（如结核病）等情况。

3. 针灸治疗本病难度较大，疗程较长，需要坚持治疗。

第十五节　更年期综合征

更年期综合征属内分泌－神经功能失调导致的功能性疾病。以绝经或月经紊乱、情绪不稳定、潮热汗出、失眠、心悸、头晕等为特征。属于中医学“绝经前后诸证”的范畴。

更年期是卵巢功能逐渐衰退到最后消失的一个过渡时期，上述症状出现的多少和轻重程度不一，其中以绝经的表现最为突出。绝经的年龄因先天禀赋和后天生活、工作条件及环境而有差异，一般在45~55岁之间。约35%左右的妇女在绝经期前后伴发各种不适症状，多数症状较轻，通过自行调节可逐渐消失。约25%左右症状较重，影响生活和工作。其病程长短不一，短者1~2年，长者数年至10余年，需要系统治疗。

中医学很早就对本病有了明确认识。《素问·上古天真论》曰："（女子）七七任脉虚，太冲脉衰少，天癸竭，地道不通。"任脉虚，太冲脉衰少，天癸竭是妇人自然衰老的生理现象，在此期间，肾气渐衰、精血不足、冲任亏虚为其本，而心肾不交、心火内扰、肝肾阴虚、肝阳亢盛、脾虚不运、脾肾阳虚等则为发病的主要因素。

【临床表现】

月经及生殖器变化：绝经前可有月经周期紊乱，表现为月经周期延长或缩短，经量增加，甚至来潮如血崩，继之以月经不规则，经量逐渐减少而停止（少数妇女月经骤然停止）。外阴、阴道、子宫、输卵管、卵巢、乳腺等组织逐渐萎缩，骨盆底及阴道周围组织逐渐松弛。

精神、神经症状：情绪不稳定，易激动、紧张，忧郁，烦躁，易怒、好哭，常有失眠、疲劳、记忆力减退、思想不集中等。有时感觉过敏或感觉减退，出现头痛、关节痛或皮肤麻木、刺痒、蚁行感等。

植物神经、心血管症状：阵发性潮热，汗出，时冷时热。伴有胸闷、气短、心悸、眩晕或短暂的血压升高或降低等。

1. **心肾不交** 心悸怔忡，失眠多梦，潮热汗出，五心烦热，情绪不稳，易喜易忧，腰膝酸软，头晕耳鸣，舌红、少苔，脉沉细而数。

2. **肝肾阴虚** 头晕目眩，心烦易怒，潮热汗出，五心烦热，胸闷胁胀，腰膝酸软，口干舌燥，尿少，便秘，舌红、少苔，脉沉弦细。

3. **脾肾阳虚** 头昏脑胀，忧郁善忘，脘腹满闷，嗳气吞酸，呕恶食少，神疲倦怠，腰酸肢冷，肢体浮肿，大便稀溏，舌胖大、苔白滑，脉沉细弱。

【治疗方法】

1. **基本治疗**

治则：益肾宁心、调和冲任、疏肝健脾、畅达情志，脾肾阳虚者针灸并用，补法；心肾不交、肝肾阴虚者以针刺为主，平补平泻或补泻兼施。

处方：百会　关元　肾俞　太溪　三阴交

方义：百会位于巅顶，属于督脉，可升清降浊、平肝潜阳、清利头目；关元属于任脉，可补益元气、调和冲任；肾俞为肾之背俞穴，太溪属肾经原穴，二穴合用可补肾气、养肾阴、充精血、益脑髓、强壮腰膝；三阴交属于脾经，通于任脉和足三阴经，能健脾、疏肝、益肾，理气开郁、调补冲任。

加减：心肾不交、心火内扰加心俞、神门、劳宫、内关清虚火、养心神；肝肾阴虚、肝阳亢盛加风池、太冲、涌泉疏肝理气、育阴潜阳；脾肾阳虚加灸气海、脾俞、足三里健脾益气、温补肾阳。

操作：本病虚实夹杂，以虚为本。各穴均常规针刺，先泻后补或平补平泻。

2. 其他疗法

（1）耳针：取皮质下、内分泌、内生殖器、肾、神门、交感。每次选2～3穴，针刺或用埋针、压籽或压磁法。2日1次，两耳交替。

（2）电针：取三阴交、太溪。针刺得气后接电针仪，用疏密波弱刺激，以病人稍有刺激感为度，通电20～30分钟。每日1次。

【验案举例】

齐某，女，50岁。近1年来，月经先后无定期，情绪容易波动，脾气急躁易怒，常因小事与人争吵，经期两胁及乳房胀痛，喜叹息，烦躁不安，夜寐惊梦，腹胀纳呆，大便不爽。诊断为"更年期综合征"，药物治疗无效。以理气解郁、和胃化痰为治法，取太冲、太溪、肝俞、肾俞、膻中、足三里、丰隆。先针背俞穴，再刺其他腧穴，留针30分钟。每日1次。经治18次，诸症消失，后随访一直未发（王雪苔．中国当代针灸名家医案．第1版．吉林科学技术出版社．1991：248～249）。

【按语】

1. 针灸对本病效果良好，但治疗时应对病人加以精神安慰，畅达其情志，使病人乐观、开朗，避免忧郁、焦虑、急躁情绪。

2. 劳逸结合，保证充足的睡眠，注意锻炼身体，多进行室外活动如散步、打太极拳、观花鸟鱼虫等。

3. 以食疗辅助能提高疗效。如伴有高血压、阴虚火旺者，宜多吃芹菜、海带、银耳等。

第四章 外科病症

第一节 疔疮

疔疮是外科常见的急性化脓性疾病，因其初起形小根深，坚硬如钉，故名。根据其发病部位和形状的不同而有不同的名称。如生于人中部位的“人中疔”、生于颏部的“承浆疔”、生于迎香穴附近的“迎香疔”、生于口唇部的“唇疔”、生于指甲旁的“蛇眼疔”、生于掌心的“托盘疔”、生于足心的“涌泉疔”、发于四肢呈红丝显露的“红丝疔”。其病理改变为急性化脓性炎症。西医学的颜面、手足的疖、痈、急性甲沟炎、急性淋巴管炎可参照本节治疗。

中医学认为本病常因恣食膏粱厚味、醇酒辛辣，脏腑火毒积热结聚；或感受火热之邪、昆虫叮咬、抓破皮肤，复经感染毒邪，蕴蒸肌肤，以致火热之毒结聚于肌肤，经络气血凝滞而成。

【临床表现】

以患处皮肤粟米样红疖，根深坚硬，状如钉头且红肿热痛为主症。常伴有恶寒、发热、口渴、便干、溲赤等症状。发于面部、鼻、上唇及其周围的疔疮最为险恶（称“危险三角区”），其疔毒可随经络流窜于脑络而见高热、头痛、呕吐、神昏等，是谓“疔疮走黄”。

实验室检查可见血白细胞总数及中性粒细胞增高。

【治疗方法】

1. 基本治疗

治则：清热解毒、消肿止痛，以针刺为主，泻法。

处方：以督脉腧穴为主。

身柱　灵台　合谷　委中

方义：身柱、灵台为督脉经穴，督脉统率诸阳经，针之能清泻阳经郁热火邪，为治疗疔疮之经验效穴；合谷为手阳明大肠经原穴，阳明经多气多血，又上达面部，可泻阳明火毒，对面部疔疮尤为适宜；委中为足太阳经之合穴，别名“血郄”，刺络出血可清泻血中蕴热而消肿止痛，寓“宛陈则除之”之意。

加减：火毒炽盛加曲池、大椎、曲泽以泻火解毒；火毒入营加病变所属经脉之郄穴刺络出血以泻营血之火毒、凉血活血消肿。另外，尚可根据患部所属的经脉配穴，如唇疔加隐白、商阳、内庭；托盘疔加内关、郄门、阴郄；手指蛇头疔加二间等。或用经脉首尾配穴法，如发于食指商阳穴处的取对侧的迎香穴；红丝疔应在红丝的尽处依次点刺出血。疔疮走黄者加刺水沟、十二井穴、百会、内关以醒神开窍、镇痉宁神。

操作：本病的治疗以点刺出血为主，各腧穴均可用三棱针点刺出血3～5滴；也可加拔火罐使出血量增多；还可在疖肿部位采用隔蒜灸法，每处疖肿灸3～5壮。

2. 其他疗法

（1）挑治：取背部肩胛间区丘疹样阳性反应点3～5个，用三棱针刺破表皮，挑断白色纤维，使出血3～4滴。

（2）耳针：取神门、肾上腺、枕、疔疮相应部位。每次选2～4穴，毫针中强度刺激；也可用王不留行籽贴压。

【验案举例】

刘某，男，37岁。右手红肿疼痛1天。患者于1天前右手中指生一小米粒大小水疱，用手挤破，次日清晨全手红肿，疼痛不已，心烦不宁，坐卧不安。肌注抗菌素、口服消炎药未见好转，午时壮热寒战，头痛呕吐。查：右手至肘部红肿，腕以下发紫，颜面红赤，神昏谵语，舌紫红、苔黄，脉洪大，体温40.5℃。诊断为“疔毒走黄”（火毒炽盛）。取大椎（针尖向下沿督脉透刺），神道透至阳。留针2小时后痛减；6小时后红肿消失，腕以下由紫变红，体温下降。留针12小时，取针后从穴位挤出血10余滴，3日后痊愈（王雪苔. 中国当代针灸名家医案. 第1版. 吉林科学技术出版社. 1991:310～311）。

【文献摘录】

1.《针灸聚英》：疔生面上与口角，须灸合谷疮即落；若生手上灸曲池，若生背上肩井索；三里、委中、临泣中，六穴灸之不可错；行间、通里、少海兼，复带太冲无病恶。

2.《针灸大成》：疔疮（针挑有血可治，无血不可治），合谷、曲池、足三里、委中。

3.《医学正传》：大蒜捣烂成膏，涂疮四周，留疮顶，以艾炷灸之。

4.《外科准绳》：若疔疮在两胁间，毒气欲奔心，乃危急之证也。可急于疮尖上用艾炷灸三五壮，仍于灸穴前后左右针出少血……凡疔疮必有红丝路，急用针于红丝所至之处出血，及刺疔头四畔出血。若针之不痛或无血者，以针烧红频烙患处，以痛为度。

5.《针灸集成》：疔生背上，委中、灵道。

【按语】

1. 针灸治疗疔疮有一定疗效。

2. 疔疮初起红肿发硬时，切忌挤压（尤其是面部“危险三角区”），患部也不宜针刺，以免引起感染扩散。

3. 疔疮走黄证候凶险，须及时救治。如疔疮已成脓，应转外科处理。

4. 易患疔疮之人，平时应忌食辛辣、鱼腥发物，力戒烟酒。

第二节　流行性腮腺炎

流行性腮腺炎是病毒引起的急性腮腺非化脓性传染病，以耳下腮部肿胀疼痛为主要特征。属于中医学的“痄腮”、“蛤蟆瘟”范畴。四季均可发病，以冬、春两季多见。主要通过飞沫传播。发病年龄以学龄前后小儿为多。绝大多数患者可获得终身免疫，也有少数反复发作者。

中医学认为本病是由于时行温热疫毒之气或外感风温邪毒从口鼻而入，挟痰火壅阻少阳、阳明之脉，郁而不散，结于腮部所致。

【临床表现】

本病有2周左右的潜伏期。前驱症状可见发热，头痛，口干，纳差食少，呕吐，全身疲乏等。继而一侧耳下腮部肿大、疼痛，咀嚼困难，触之肿块边缘不清、中等硬度，有弹性，压痛，4~6天后肿痛或全身症状逐渐消失。一般为单侧发病，少数也可波及对侧，致两侧同时发病。成人发病症状往往较儿童为重，如治疗不及时，部分病人可并发脑膜炎、睾丸炎、卵巢炎等。

实验室检查：早期有血清和尿淀粉酶增高，补体结合试验、酶联免疫吸附法及间接荧光检查IgM抗体均呈阳性。

1. **热毒袭表** 耳下腮部漫肿疼痛，皮色不红，压之有弹性感，张口困难，咀嚼不便。伴有恶寒发热、咽红等全身轻度不适。舌尖红、苔薄白或微黄，脉浮数。

2. **火毒蕴结** 腮部漫肿，疼痛较重、拒按，张口不便，咀嚼困难。伴壮热、头痛、烦躁、咽喉肿痛、大便干结、小便短赤。舌红、苔黄腻，脉弦数或滑数。

3. **热毒攻心** 腮部肿胀，高热，头痛，烦躁不安，神疲嗜睡，颈项僵强，呕吐，甚则神昏不语，四肢抽搐，舌红绛、苔黄燥，脉弦数。

4. **毒邪下注** 腮部肿胀，发热，烦躁，口苦咽干，男性睾丸肿痛，女性少腹痛，舌红、苔黄，脉弦数。

【治疗方法】

1. 基本治疗

治则：泻火解毒、消肿止痛，只针不灸，泻法。

处方：以手足少阳、阳明经腧穴为主。

翳风　颊车　合谷　外关　内庭　足临泣

方义：翳风、颊车为局部取穴，分属手少阳和足阳明经，以疏调少阳、阳明经气；合谷、外关、内庭、足临泣为手足阳明、少阳经远端腧穴，可清泻阳明、少阳之郁热，导热下行、通络消肿。

加减：热毒袭表加中渚、关冲清热解表、疏风散毒；火毒蕴结加大椎、曲池泻火解毒、软坚散结；热毒攻心加百会、水沟醒神开窍、熄风镇痉；毒邪下注加太冲、大敦、归来疏泄厥阴之气、化瘀止痛。

操作：各腧穴均按常规针刺；大椎、关冲、百会等穴可点刺出血。

2. 其他疗法

(1) 皮肤针：取合谷、耳门、颊车、翳风、外关、胸$_{1-4}$夹脊。先叩刺耳门经过颊车至翳风，然后叩刺合谷、外关、胸$_{1-4}$夹脊，使皮肤潮红或微微出血。

(2) 灯火灸：取角孙穴。将穴区周围的头发剪去，用灯心草蘸麻油点燃后，对准穴位迅速点灸皮肤，一点即起，听到响声即可。若未出现响声，应重复点灸1次。

（3）耳针：取腮腺、面颊、皮质下、相应区域压痛点。毫针强刺激；也可埋针或药丸按压。

（4）穴位注射：用2%利多卡因或普鲁卡因注射液，每次选1～2穴，每穴注入0.5～1ml。

【验案举例】

贺某，男，8岁。两腮肿胀5天，伴发热、烦躁。查：体温38℃。诊为“腮腺炎”。取角孙、率谷、悬颅、天容、耳和髎、太阳（均双侧）。先用梅花针叩刺上穴，再叩刺局部肿胀处微出血，然后用多头火针点刺上穴。1次即愈（师怀堂．中医临床新九针疗法．第1版．人民卫生出版社．2000:505）。

【文献摘录】

1.《针灸资生经》：侠溪、和髎、颊车，治颌颊肿……少商治腮颌肿。

2.《医学纲目》：面赤、颊热、恶风寒、颔痛，攒竹、玉枕（灸三壮妙）、巨髎（灸五壮）。

3.《针灸大成》：颐颔肿，阳谷、腕骨、前谷、商阳、丘墟、侠溪、手三里。

【按语】

1. 针灸治疗腮腺炎效果明显。有并发症者应及时对症治疗。

2. 本病传染性很强，患病儿童应注意隔离。

3. 发病期间宜清淡饮食，多饮水，保持大便通畅。

第三节　乳　腺　炎

乳腺炎即乳腺的急性化脓性感染，以乳房红肿疼痛为主要特征。好发于产后3～4周内的初产妇。属于中医学“乳痈”的范畴（发于妊娠期的称为“内吹乳痈”；发于哺乳期的称为“外吹乳痈”）。

中医学认为本病与足阳明胃经和足厥阴肝经关系密切，因为足阳明经直接经过乳房，足厥阴经至乳下胃经贯乳房。凡忧思恼怒、肝郁化火，恣食辛辣厚味、湿热蕴结于胃络，乳房不洁、火热邪毒内侵，均可导致乳络闭阻，郁而化热，积脓成痈。

【临床表现】

以乳房红肿热痛为主要症状，同时伴有恶寒、发热、口渴、便秘等。患侧乳房可触及硬块、压痛，患侧腋下淋巴结肿大。

实验室检查可见白细胞计数明显增高。

1. **气滞热壅（初期）**　患侧乳汁瘀积，乳房局部皮肤微红，肿胀热痛，触之有肿块，伴有发热、口渴、纳差，苔黄，脉数。

2. **热毒炽盛（成脓期）**　乳房内肿块逐渐增大，皮肤灼热焮红，触痛明显，持续性、波动性疼痛加剧，伴高热、口渴、小便短赤、大便秘结，舌红、苔黄腻，脉洪数。

3. **正虚邪恋（溃脓期）**　约经10天左右，脓肿形成，触之有波动感，经切开或自行破溃出脓后寒热渐退，肿消痛减，疮口渐愈合；如脓肿破溃后形成瘘管，或脓流不畅、肿势和疼痛不减，病灶可能波及其他经络，形成“传囊乳痈”。伴有全身乏力、面色少华、纳差。舌淡、苔薄，脉弱无力。

【治疗方法】

1. 基本治疗

治则：初期清热散结、通乳消肿，成脓期泻热解毒、通乳透脓，均以针刺为主，泻法；溃脓期补益气血、调和营卫，针灸并用，补法或平补平泻。

处方：膻中　乳根　期门　肩井

方义：膻中、乳根均位于乳房局部，膻中为气之会穴，乳根属于胃经，刺之可宽胸理气，消除患部气血之阻遏；期门邻近乳房，又为肝之募穴，善疏肝理气、化滞消肿；肩井清泻肝胆之火，为治疗乳房肿痛的经验效穴。

加减：气滞热壅加合谷、太冲、曲池以疏肝解郁、宽胸理气、清泻阳明之热毒；热毒炽盛加内庭、大椎清泻阳明之火毒壅滞；正虚邪恋加胃俞、足三里、三阴交补益脾胃之气血、扶正祛邪；乳房胀痛甚者，加少泽、足临泣以通乳止痛；恶寒、发热加合谷、外关、曲池疏风清热；烦躁、口苦加行间、内关清心除烦。

操作：膻中向患侧乳房横刺；乳根向上刺入乳房底部，不可直刺、深刺，以免伤及内脏；期门沿肋间隙向外斜刺或刺向乳房，不能直刺、深刺，以免伤及内脏；肩井不可向下深刺，以免伤及肺尖，针尖应向前或后下方刺入；其他腧穴常规针刺。病情较重者每日治疗2次。

2. 其他疗法

（1）挑治：在肩胛骨下部或脊柱两旁找压之不褪色的瘀血点，用三棱针挑破，使之出血少许。若背部瘀血点不明显，可在患侧膏肓穴上2横指处挑治。

（2）刺络拔罐：初期取大椎、第4胸椎夹脊、乳根（患侧）。在所取穴处用三棱针点刺出血，后加拔火罐。每日1次。

（3）耳针：取乳腺、内分泌、肾上腺、胸椎。毫针浅刺，捻转数分钟，留针20~30分钟。每日1次。

（4）穴位注射：用维生素 B_1 注射液4ml加维生素 B_6 注射液2ml，每次选3~5穴，每穴注入1ml。

【验案举例】

范某，女，30岁。左乳房肿痛7天。患者1周前左乳房发生肿胀疼痛，疼痛牵引左上肢。因青霉素过敏，故改用针灸治疗。查：左乳房乳头外侧红肿，触之发硬，肿块如鸡卵大，无波动感，舌红、苔黄，脉数。诊为“乳痈”，证属肝郁胃热。治以疏肝清胃、通络散结。取大椎、身柱、心俞、肝俞、膈俞、屋翳，每次选用3~5穴，均用三棱针点刺出血，并加拔火罐15分钟；另取肩井、极泉、内关毫针泻法，留针30分钟；阿是穴隔蒜灸。每日1次。7次而愈（王雪苔．中国当代针灸名家医案．第1版．吉林科学技术出版社．1991:24~25）。

【文献摘录】

1.《备急千金要方》：神封、膺窗，主乳痈、寒热、短气卧不安。

2. 《针灸资生经》：膺窗、足临泣、神封、乳根、足三里、下巨虚、天溪、侠溪，均治乳痈。

3. 《针灸大全》：乳痈红肿痛、小儿吹乳，列缺、中府、膻中、少泽、大敦。

4. 《针灸大成》：乳痈，膻中、大陵、委中、少泽、俞府。

5. 《针灸全书》：乳痈红肿痛，肩井、乳根、合谷、少泽、鱼际、太溪、足临泣。

【按语】

1. 针灸治疗本病初期效果良好。若配合按摩、热敷，疗效更佳。

2. 溃脓期应切开排脓，综合治疗。

3. 饮食应清淡，忌辛辣油腻之品。

4. 注意乳房的清洁卫生，保持心情舒畅。

第四节 乳腺增生病

乳腺增生病是以乳房疼痛、肿块为主要特点的内分泌障碍性疾病。主要由于女性激素代谢障碍，尤其是雌、孕激素比例失调，使乳腺实质增生过度和复旧不全，或部分乳腺实质成分中女性激素受体的质和量的异常，使乳房各部分的增生程度参差不齐所致。部分患者的病情与月经周期有关。

本病属于中医学“乳癖”、“乳痰”、“乳核”范畴。多因情志忧郁、冲任失调、痰瘀凝结而成。

【临床表现】

以单侧或双侧乳房出现大小不等、形态不一、边界不清、推之可动的肿块为特征。伴胀痛或触痛。与月经周期及情志变化密切相关，往往在月经前疼痛加重，肿块增大、变硬，月经来潮后肿块缩小、变软，症状减轻或消失。

乳腺红外线热图像扫描、乳房钼靶 X 线摄片有助于诊断。

1. **肝郁气滞** 乳房肿块和疼痛随喜怒消长。伴急躁易怒、胸闷胁胀、心烦、口苦、喜叹息、经行不畅。苔薄黄，脉弦滑。

2. **痰湿阻络** 乳房肿块坚实，胸闷不舒，恶心欲呕，头重身重，苔腻，脉滑。

3. **冲任失调** 多见于中年妇女，乳房肿块和疼痛在月经前加重，经后缓解。伴腰酸乏力、神疲倦怠、月经失调、色淡量少。舌淡，脉沉细。

【治疗方法】

1. **基本治疗**

治则：肝郁气滞、痰湿阻络者疏肝理气、化痰散结，以针刺为主，泻法；冲任失调者调理冲任、软坚散结，以针刺为主，平补平泻。

处方：以足阳明经腧穴为主。

膻中 乳根 屋翳 期门 太冲 丰隆

方义：本病病位在乳，涉及肝、胃两经。膻中、乳根均位于乳房局部，膻中为气之会穴，乳根属于胃经，刺之可宽胸理气、消除患部气血之瘀阻；屋翳宣畅乳部经气，散结化滞；期门邻近乳房，又为肝之募穴，合太冲疏肝理气、化滞散结；丰隆为胃经之络穴，功擅除湿化痰、通络消肿。

加减：肝郁气滞加行间、肩井以疏肝胆之气、解郁止痛；痰湿阻络加内关、中脘、足三里化痰通络、消肿止痛；冲任失调加关元、三阴交、肝俞、肾俞补益肝肾、调理冲任。

操作：膻中向患侧乳房横刺，乳根向上刺入乳房底部，屋翳、期门沿肋间隙向外斜刺或刺向乳房，不能直刺、深刺，以免伤及内脏。

2. 其他疗法

（1）皮内针：取屋翳穴。将皮内针由内向外平刺入皮下，以患者活动两臂不觉胸部疼痛为宜，用胶布固定，留针2~3天。留针期间每日按压2~3次。

（2）耳针：取内分泌、交感、皮质下、乳腺、垂体、卵巢、肝。毫针中度刺激；或用王不留行籽贴压。

（3）穴位注射：用当归注射液或丹参注射液与维生素 B_{12} 注射液按1:1的比例混合，每次选2~3穴，每穴注入药液0.5ml左右。

【验案举例】

刘某，女，40岁。双乳疼痛并有肿块1年余，生气后疼痛加剧、肿块增大。伴头昏、失眠、乏力、忧心忡忡，舌尖红、舌边有瘀点，脉弦细。查：双乳外下有4.5cm×4.5cm×2.5cm的肿块，质地中等，边界弥漫。经红外线扫描示：乳腺增生病。取穴：①膻中、屋翳、合谷、足三里（均双）；②肩井、天宗、肝俞、脾俞（均双）。每日1次，两组穴交替使用。经治8次，双乳疼痛、肿块消失（郭诚杰．针药并治乳房病．第1版．上海中医药大学出版社．2001:40~41）。

【按语】

1. 针刺对本病有较好的疗效，能使乳房的肿块缩小或消失。
2. 应及时治疗月经失调及子宫、附件的慢性炎症。
3. 少数患者有癌变的可能，必要时应手术治疗。
4. 保持心情舒畅。控制脂肪类食物的摄入。

第五节　阑　尾　炎

阑尾炎是外科常见病，属于中医学“肠痈”的范畴。急性阑尾炎多由于阑尾管腔阻塞，细菌入侵所致；慢性阑尾炎大多数由急性阑尾炎转变而来。

中医学认为本病多因饮食失节，饱食后剧烈运动，寒温失调，导致肠腑传导功能失常所致。其基本病机为气机壅塞，久则肠腑化热，热瘀互结，致血败肉腐而成痈脓。

【临床表现】

急性阑尾炎以转移性右下腹痛为主要症状。典型的腹痛发作始于上腹，逐渐移向脐部，6~8小时后移向右下腹并局限在右下腹。伴纳差、恶心、呕吐、便秘或腹泻、乏力。体温随着症状加重而升高，右下腹麦氏点压痛及反跳痛。

结肠充气试验、腰大肌试验、闭孔内肌试验、肛门直肠指检均有助于诊断。实验室检查可见白细胞计数和中性粒细胞比例增高。

慢性阑尾炎症状不典型，既往常有急性阑尾炎发作病史，经常有右下腹疼痛、不适感，剧烈活动或饮食不节可诱发。

1. **气滞血瘀**　腹痛开始在上腹部或脐周，逐渐转移至右下腹，疼痛程度也逐渐加剧，部位固定且拒按。伴轻度发热恶寒、恶心呕吐。苔白腻，脉弦紧。

2. **瘀滞化热**　右下腹疼痛固定不移，呈跳痛或刺痛性质，可触及包块，有明显压痛和反跳痛，发热口干，脘腹胀满，便秘溲赤，舌红、苔黄腻，脉弦滑数。

3. **热盛酿脓**　疼痛剧烈，部位固定，压痛及反跳痛明显，可触及包块，壮热，恶心，呕吐，便秘或腹泻，小便短赤，舌红绛而干，脉洪数。

【治疗方法】

1. 基本治疗

治则：清热导滞、通腑散结，只针不灸，泻法。

处方：以足阳明经腧穴为主。

阑尾穴　上巨虚　天枢　曲池　阿是穴

方义：本病病位在大肠腑，据《黄帝内经》“合治内腑”的原则，取大肠之下合穴上巨虚及治疗肠痈之经验穴阑尾，合用以理气散结，疏导阳明之腑气；曲池为手阳明大肠经之合穴，可清泻肠腑邪热；天枢为大肠之募穴，配阿是穴作用可直达病所，导滞散结。

加减：气滞血瘀加合谷、中脘行气活血、通腑止痛；瘀滞化热加大肠俞、合谷清热化瘀、行气导滞；热盛酿脓加大肠俞、支沟清热解毒、导滞散结；壮热加大椎清热泻火；恶心呕吐加内关、足三里宽胸利膈、降逆止呕。

操作：各腧穴均常规针刺，泻法，留针 60~120 分钟。每日治疗 2 次。

2. 其他疗法

（1）穴位贴敷：取芒硝 30g，生大黄粉 10g，冰片 5g，独头大蒜 1 枚。混匀，共捣烂成膏状，贴敷于阿是穴。每日数次。

（2）耳针：取阑尾、大肠、交感、神门。毫针强刺激。每日 1~2 次。

（3）激光照射：取阑尾穴、阿是穴。用氦-氖激光治疗仪每穴照射 5~10 分钟。每日 2 次。

【验案举例】

李某，女，29 岁。右下腹部疼痛 3 天，加剧 1 天。患者于 3 天前午饭后心窝部开始疼痛，4 小时后转到右下腹部。疼痛为持续性，阵发性加重。查：面色苍白，腹肌紧张，右下腹明显疼痛，麦氏点压痛阳性，舌红、苔黄厚，脉沉数。诊为“急性阑尾炎”（气滞血瘀型），治以行气活血、开瘀导滞。取大肠俞、三焦俞、足三里、阑尾穴、天枢、上巨虚、曲池、气海。每次选 2~3 穴，针用泻法，留针 30 分钟；其中，三焦俞、大肠俞二穴每次必选其一，用三棱针点刺出血，拔火罐 15 分钟。每日 2 次，交替运用。经 2 天治疗后腹痛消失而愈（王雪苔．中国当代针灸名家医案．第 1 版．吉林科学技术出版社．1991:23~24）。

【文献摘录】

1. 《备急千金要方》：肠痈，屈两肘，灸肘尖锐骨各百壮。

2. 《圣济总录》：肠痈，灸两手肘尖上各十七壮，左右同。

3. 《针灸大成》：肠痈痛，太白、陷谷、大肠俞。

【按语】

1. 针灸对急性阑尾炎未化脓者疗效较好。如已化脓、穿孔，须转外科手术治疗。

2. 慢性阑尾炎局部可配合艾条温和灸或隔姜灸。

3. 治疗期间应以清淡流质饮食为主。

第六节 胆 石 病

胆石病是指发生在胆囊或胆管的结石，为外科常见病、多发病。属于中医学“胁痛”、“黄疸”、“胆心痛”、“胆胀”等范畴。

中医学认为本病主要责之于肝、胆，又与脾、胃、肾有关。胆为中清之腑，肝主疏泄，性喜条达，若嗜食肥甘，肝胆气郁，或湿热虫毒蕴阻，则肝失条达，胆失疏泄通降，胆汁排泄不畅，瘀积日久化热，湿热蕴结，煎熬胆液则成砂石。初期以气滞、血瘀、湿热为主；日久又可化热伤阴，致肝肾阴虚。

【临床表现】

胆结石患者中约20%~40%可终身无症状，仅在体检时偶然发现。有症状的胆结石患者主要表现为进食（尤其是进油腻食物）后上腹部不适或疼痛，伴嗳气、呃逆、恶心、呕吐，胆绞痛的部位在上腹部或右上腹部，呈阵发性，可向右肩胛部和背部放散。

胆管结石患者通常可无症状，但当结石阻塞胆管并继发感染时可出现典型的腹痛（多在剑突下及右上腹部，呈绞痛，可阵发性或持续性向右肩背部放散）。伴恶心呕吐、寒战高热（体温可高达39℃~40℃）和黄疸。

实验室检查：血细胞计数及中性粒细胞比例升高，血清胆红素升高，尿中胆红素升高。

腹部X光片、B超检查可明确诊断。

1. **肝胆气滞** 右胁及剑下胀痛或绞痛，疼痛每因情志而增减。伴嗳气频作、口苦、胸闷、纳差。苔薄白，脉弦。

2. **肝胆湿热** 胁肋刺痛，呈持续性加剧。伴恶寒发热、口苦、心烦、厌食油腻食物、恶心、呕吐，或目黄、身黄、小便黄赤、大便秘结。舌质红、苔黄腻，脉滑数。

3. **肝肾阴虚** 胁肋隐痛，绵绵不已，遇劳加重，口干咽燥，头晕目眩，神疲乏力，舌红、少苔，脉细。

【治疗方法】

1. **基本治疗**

治则：肝胆气滞、肝胆湿热者疏肝理气、清热利湿，只针不灸，泻法；肝肾阴虚者，补益肝肾、利胆排石，以针刺为主，平补平泻。

处方：以胆的俞、募、下合穴为主。

日月（右）　期门（右）　胆俞　阳陵泉

方义：肝胆相表里，厥阴、少阳之脉同布于胁肋，日月为胆之募穴，胆俞为其背俞穴，二穴相配为俞募配穴法，能疏理肝胆气机以助排石；期门乃肝之募穴，位于胁下，可疏肝利胆；阳陵泉为筋之会穴、胆之下合穴，“合治内腑”，针之可缓解痉挛、通络止痛。

加减：肝胆气滞加内关透支沟理气止痛；肝胆湿热加行间、侠溪清热化湿；肝肾阴虚加太溪、三阴交益阴通络；口苦、纳差、呕恶者加中脘、内关、足三里和胃降逆；目黄、身黄、尿黄加至阳、三阴交、阴陵泉除湿利黄。

操作：日月、期门沿肋间隙由内向外斜刺，不可直刺、深刺，以免伤及内脏；胆俞也不宜直刺、深刺；其余腧穴常规针刺。胆石症发作期每日治疗2次，每次动留针30～60分钟；间歇期每周治疗2～3次。

2. 其他疗法

（1）指针：在患者右侧背部足太阳膀胱经的肝俞、胆俞附近取压痛点，用拇指重力按压，每次5～10分钟。

（2）耳针：取肝、胆、十二指肠、神门、交感。实证强刺激，虚证轻刺激，留针30分钟；或埋针、药丸贴压。

（3）电针：胆绞痛发作时，在针刺得气的基础上接通电针仪，用连续波、快频率强刺激30～60分钟。

（4）穴位注射：用10%葡萄糖液10ml或加维生素B_{12}注射液1ml，注入胸$_{9\sim12}$夹脊穴的神经根附近，待有明显针感后，将针稍向上提再注入药液；也可用当归注射液或红花注射液，按针灸处方每次选2～3穴注射。

【验案举例】

陈某，男，46岁。有胆囊炎、胆石病病史5年，经常于夜间突发右上腹痛。常用654－2、阿托品、异丙嗪等药止痛。诊治当晚10时许，胆绞痛再次发作，腹痛难忍，疼痛放射至右肩部，大汗淋漓，面色苍白，恶心呕吐，水药不能进，坐卧不安，呻吟呼叫。肌注654－2、异丙嗪，未能缓解。即取阳陵泉、足三里、内关、太冲穴，强刺激。5分钟后疼痛减轻。留针20分钟而愈（庄纪平．针灸医案2则。中国针灸　1995；16（1）：26）。

【文献摘录】

1.《针灸大全》：胁痛不得卧，取胆俞、章门。

2.《针灸大成》：胸连胁痛，期门（先针）、章门、丘墟、行间、涌泉。

【按语】

1. 针刺治疗胆石症疗效满意，一般以直径在1cm以内的肝胆管结石疗效较好。如果结石直径超过2～3cm则应采取手术治疗。

2. 饮食应清淡，少进油腻食物。

第七节　丹　毒

丹毒是指皮肤突发灼热疼痛、色如涂丹的急性感染性疾病。生于下肢者称“流火”；生于头面者称“抱头火丹”；新生儿多生于臀部，称“赤游丹”。相当于西医的急性网状淋巴管炎。多在皮肤损伤、足癣、溃疡等情况下，为皮内淋巴管性乙型溶血性链球菌侵袭所致。常见于儿童和老年人，春、秋季多发。

中医学认为本病属火毒为病。多因血分有热，外受火毒，热毒搏结，蕴阻肌肤，不得外泻；或皮肤黏膜有损伤，火毒之邪乘虚而入引起。同时可夹有风热、肝火、湿热、新生儿胎热火毒等。

【临床表现】

多发生于下肢，其次为头面部。有皮肤、黏膜损伤病史。开始可见恶寒、发热、头痛、纳呆等全身症状。病损局部皮肤发红，压之褪色，放手即恢复，皮肤稍隆起，境界清楚。严重者红肿局部可见有瘀点、紫癜，逐渐转为暗红色或橙黄色。5～6天后发生脱屑，逐渐痊愈。新生儿丹毒常呈游走性。

1. **风热上扰**　通常发于头面部。病损局部　红灼热、肿胀疼痛，甚则发生水疱。伴恶寒发热、骨节疼痛、纳差、溲赤、便秘、眼胞肿胀难睁。舌红、苔薄黄，脉浮数。

2. **湿热蕴结**　多发生于下肢。病损局部　红肿胀，灼热疼痛，亦可见水疱紫斑，甚至结毒化脓，皮肤坏死。伴发热、心烦、口渴、胸闷、关节肿痛、小便黄赤。苔黄腻，脉浮数。反复发作，可形成大脚风（象皮脚）。

3. **胎火蕴毒**　常见于新生儿。多发生于脐周、臀腿之间。皮损局部红肿灼热，呈游走性。伴壮热、烦躁、呕吐。舌红、苔黄，指纹紫黑。

【治疗方法】

1. 基本治疗

治则：泻火解毒、凉血化瘀，只针不灸，泻法。

处方：以皮损局部和手阳明经腧穴为主。

合谷　曲池　血海　委中　阿是穴

方义：合谷、曲池均属于手阳明大肠经，能清泻阳明之热毒；血海为足太阴脾经穴，泻之可活血化瘀；委中为足太阳经合穴，别称“血郄”，配阿是穴散刺出血可清泻诸阳及血分之郁热，凉血解毒，寓“宛陈则除之”之意。

加减：风热上扰加大椎、风门疏风散邪；湿热蕴结加阴陵泉、内庭、丰隆清热化湿；胎火蕴毒加中冲、大椎、水沟凉血解毒；胸闷心烦加内关、膻中宽胸散结；呕吐加内关、中脘和胃止呕。

操作：委中、阿是穴可用三棱针点刺出血，并可在刺络的基础上加拔火罐（面部禁用）；余穴常规针刺，用提插捻转泻法。每日1～2次。

2. 其他疗法

耳针：取神门、肾上腺、皮质下、枕。毫针中强度刺激；或用王不留行籽贴压。

【验案举例】

安某，男，61岁。左下肢小腿灼热肿胀、痛痒兼作1个月。查：小腿皮肤鲜红，扩展面为18cm×19cm，边缘清楚且高于皮肤，行步艰难。伴烦躁、失眠。肌注青霉素2周无效，用度冷丁、安定仅能暂时止痛。用三棱针于患部周围皮下暗紫色小血管怒张处刺破血管（每次刺4~5针），待黑血自行溢出。每日1次，3次后隔日1次，并加刺血海、隐白，摇大针孔，挤血数滴。结果：2次消肿，3次止痛，6次痊愈。2个月后随访无异常（王雪苔．中国当代针灸名家医案．第1版．吉林科学技术出版社．1991:670~671）。

【文献摘录】

1.《针灸大成》：混身发红丹，百会、足三里、曲池、委中。

2.《疮疡全书》：丹毒，用温水洗患处，三棱针刺毒上二三十针，或磁锋砭之亦妙。

【按语】

1. 针灸治疗本病有较好的疗效，但多用于下肢丹毒，头面部及新生儿丹毒病情一般较重，应采用综合疗法。

2. 治疗中被污染的针具、火罐等应严格消毒，专人专用，防止交叉感染。

第八节 血栓闭塞性脉管炎

血栓闭塞性脉管炎是一种累及血管的炎症性、节段性和周期性发作的慢性闭塞性脉管疾病。以患肢末端冷麻、疼痛、间歇性跛行、受累动脉搏动减弱或消失为特征。本病早期的肢端麻木、酸痛发凉隶属于中医学“痹证”范畴；后期患肢肢端坏死、脱落隶属于中医学“脱疽”、“脱骨疽”的范畴。

本病好发于嗜好吸烟的男性青壮年，北方较南方多见。主要侵袭四肢中、小动静脉，尤其是下肢血管。病因尚未完全明了，但与患者自身免疫功能紊乱、性激素和前列腺素失调以及遗传因素有关。另外，大量吸烟、居住于寒冷、潮湿的环境以及慢性损伤和感染也可导致本病的发生。

中医学认为本病的病因病机在于素体脾肾阳虚致四末失于温煦濡养；或寒湿侵袭，脉络闭阻，气血运行障碍，寒湿郁久化热；或因嗜食烟酒及辛辣厚味，蕴热壅滞经络，热盛肉腐而成。

【临床表现】

本病起病隐匿缓慢，常呈周期性发作。患肢在发病前或发病过程中会出现游走性浅静脉炎，症见疼痛，怕冷，皮温降低，间歇性跛行，远侧动脉搏动减弱或消失，严重者有肢端溃疡或坏死。临床上按肢体缺血程度可分为三期：

Ⅰ期（局部缺血期）：相当于寒湿阻络型。患肢酸痛，麻木，发凉，怕冷，喜暖恶凉，遇冷痛剧，轻度间歇性跛行，短暂休息后可缓解。检查可见患肢皮肤干燥，皮色苍白，温度稍低，足背或胫后动脉搏动减弱，部分患者小腿出现游走性红硬索条，苔白腻，脉沉细。

Ⅱ期（营养障碍期）：相当于气滞血瘀型。上述诸症加重，并出现静息痛，疼痛剧烈，不能安卧，步履艰难、乏力。患肢肤色由苍白转暗红，可见游走性红斑、结节或硬索，趾甲肥厚、生长缓慢，足背动脉和胫后动脉搏动消失，病程日久则肌肉萎缩，苔白腻，脉沉细而迟。

Ⅲ期（坏死期）：相当于热毒蕴结型。诸症继续加重，患肢疼痛剧烈难忍，皮肤紫暗而肿，指、趾端发黑、干瘪，溃破腐烂，创面肉色不鲜。伴发热、口干、便秘、尿黄赤。苔黄腻，脉弦数。

疾病后期（气阴两伤）患肢皮肤暗红，肉枯筋痿，疼痛剧烈，不得安卧，趺阳脉消失，伴面色萎黄、形瘦、神疲、心悸气短。舌质淡，脉沉细而弱。

超声多普勒、血流图、甲皱微循环、动脉造影、X线胸部摄片、血脂、血糖等检查有助于了解动脉血管闭塞的程度。

【治疗方法】

1. 基本治疗

治则：寒湿阻络、气滞血瘀者温经通络、化滞行瘀，针灸并用，泻法；热毒蕴结者清热解毒、化瘀散结，只针不灸，泻法；气阴两伤者补气养阴、调和气血，针灸并用，补法。

处方：关元　膈俞　足三里　三阴交　血海　阳陵泉

方义：关元为任脉与足三阴经的交会穴，可调补脾、肝、肾，益气养血；膈俞为血会，可养血和血、化瘀通络；足三里为足阳明经合穴，阳明经多气多血，再配用足太阴经之血海、三阴交可通行气血、化瘀止痛；阳陵泉为筋之会穴，可疏筋通络、化瘀止痛。

加减：寒湿阻络加商丘、阴陵泉温经散寒；气滞血瘀加合谷、太冲活血散瘀；热毒蕴结加曲池、大椎、委中清热解毒，也可加阿是穴（局部红肿灼热处）用皮肤针刺络出血，以清泻热毒；气阴两伤加气海、太溪益气养阴；疽生于手加八邪，疽生于足加八风，以活血通络。

操作：膈俞不可直刺、深刺，以免伤及内脏；余穴常规针刺。

2. 其他疗法

（1）耳针：取心、肝、肾、交感、肾上腺、皮质下、三焦、肢体相应点。每次选3~5穴，毫针强刺激；也可用0.5%普鲁卡因0.2ml封闭交感、肾上腺点。

（2）穴位注射：用0.5%当归注射液或丹参注射液，选2~3穴，每穴注入0.5ml。每日1次。

（3）埋线：取丰隆、承山。将2cm长的0号医用羊肠线埋入穴内。2周1次。

【验案举例】

白某，男，63岁。左下肢萎缩、左脚麻木、疼痛半年余。左足冰冷，脚下垂时皮肤呈紫红色，脚上抬时呈苍白色，足背及足趾疼痛拒按，行走困难。股、腘、足背动脉搏动明显减弱或消失。彩色多普勒检查发现左髂外动脉起始处有栓塞。诊断：血栓闭塞性脉管炎。取患侧血海、阴陵泉、阳陵泉、足三里、三阴交、悬钟、解溪，留针30分钟。每日1次，10次为1个疗程。经治2个疗程（第2疗程加八风、足临泣，并内服大活络丹），患者足部肿胀感消失，并可行走。3个月后随访，疗效巩固（马明．针刺治验血栓闭塞性脉管炎。中国针灸 1997；17（1）：60）。

【文献摘录】

《灵枢·痈疽》：脱疽，其状赤黑，死，不治；不赤黑，不死，治之；不衰，急斩之，不则死矣。

【按语】

1. 针灸治疗血栓闭塞性脉管炎，对于皮肤未溃烂者止痛效果明显。如已发生溃烂，则须配合外科处理。

2. 应注意患肢保暖，避免感受风寒湿邪。

3. 戒烟，忌食辛辣刺激性食物。

第九节 疝 气

疝气是以少腹、睾丸、阴囊等部位肿大、疼痛为特点的病症，中医学又有“小肠气”、“偏坠”等名称。多见于小儿和老人。西医学的腹股沟疝、股疝、肠套叠、肠嵌顿、精索扭转等可参照本节治疗。

中医学认为本病病位在任脉和足厥阴肝经。任脉为病，内结七疝；足厥阴经脉过阴器，抵少腹，其病则疝，少腹肿。寒湿之邪凝滞二脉，蕴结化热，或肝脾二经湿热下注等，均可导致睾丸肿大、阴囊肿痛；劳累过度，气虚肌弱，筋脉弛缓，失于摄纳；年老体弱，小儿形体未充等，也可导致小肠脱入阴囊。

【临床表现】

以少腹肿胀疼痛、痛引睾丸，或睾丸、阴囊肿胀疼痛为主症。常因久立、劳累、咳嗽、忿怒等诱发或加重。

1. **寒疝** 少腹、睾丸及阴囊牵掣绞痛或肿胀冷痛，形寒肢冷，面色苍白，舌淡、苔白，脉弦紧或沉伏。

2. **湿热疝** 睾丸或阴囊肿大、疼痛、灼热、拒按。伴恶寒发热、肢体困重、便秘、溲赤。舌苔黄腻，脉濡数。

3. **狐疝** 少腹与阴囊部牵连坠胀疼痛，控引睾丸，阴囊时大时小，立时睾丸下坠、阴囊肿大，卧则睾丸入腹、阴囊肿胀自消，重症以手上托方能回复。伴纳差、气短、神疲乏力。舌淡、苔白，脉沉细。

【治疗方法】

1. **基本治疗**

治则：寒疝温经通络、散寒止痛，针灸并用，泻法；湿热疝清热化湿、消肿散结，只针不灸，泻法；狐疝补气升陷、活络止痛，针灸并用，补法。

处方：以足厥阴经腧穴为主。

太冲 大敦 关元 归来 三阴交

方义：疝气为病与肝经、任脉密切相关。任脉过阴器，足厥阴经脉入毛中，绕阴器，抵少腹，足阳明经筋结于阴器，故取任脉关元、足厥阴经井穴大敦、原穴太冲、足阳明经归来以及脾、肝、肾三经交会穴三阴交疏肝理气、消肿散结、疏调任脉、行气止痛。

加减：寒疝加灸神阙、气海温经散寒；湿热疝去关元，加中极、阴陵泉清热化湿；狐疝加下巨虚、三角灸升陷止痛；恶寒发热加合谷、外关清热散寒；食少纳差、疲乏无力加足三里、大包健胃益气。

操作：诸穴均常规针刺；大敦可点刺出血。

2. 其他疗法

（1）耳针：取外生殖器、神门、交感、小肠、肾、肝。每次选2~3穴，毫针中强度刺激。

（2）穴位注射：取太冲、归来等穴，用复方冬眠灵或维生素 B_{12} 注射液，每穴注入药液0.5ml。

【验案举例】

张某，男，32岁。双侧睾丸肿胀3天。患者平素喜饮酒，3天前不明原因出现双侧睾丸发红、肿胀、疼痛，走路时症状加重。查：两侧阴囊红肿，两侧睾丸肿如鸡蛋大，明显触痛，腹股沟淋巴结无肿大。血白细胞9800/cm^3，中性75%，体温37.3℃，舌质红、苔薄黄，脉弦。诊断：疝气（湿热下注），治以清利湿热、通调经脉。取关元、太冲、归来、三阴交、中极。腹部穴直刺2寸，平补平泻，使酸胀感向前阴部放散；太冲捻转泻法，使酸胀感向足趾放散；三阴交捻转补法，以局部出现酸胀感为度。1次治疗疼痛即减轻，3次红肿明显消退，6次临床痊愈（石学敏．石学敏针灸临证集验．第1版．天津科学技术出版社．1990:457~458）。

【文献摘录】

1.《世医得效方》：诸疝上冲气欲结，灸独阴神效……诸疝取关元，灸三七壮，大敦七壮。

2.《神应经》：寒疝腹痛，取阴市、太溪、肝俞。

3.《医学纲目》：诸疝大法，取大敦、行间、太冲、中封、蠡沟、关元、水道。

4.《针灸聚英》：疝，有因寒、因气、因湿热痰积流下，灸大敦、三阴交、小腹下横纹斜尖，灸一壮，针太冲、大敦、绝骨。

5.《针灸大成》：若卒患小肠疝气、一切冷气、连脐腹结痛、小便遗溺，灸大敦三壮。

【按语】

1. 针灸治疗本病有一定疗效。但狐疝如小肠坠入阴囊发生嵌顿以及睾丸积水而久不能回纳的病例，应采用手术治疗。

2. 治疗期间应避免劳累，调摄营养。

第十节　痔　　疮

凡是直肠下段黏膜和肛管皮肤下的静脉丛瘀血、扩张和屈曲所形成的柔软静脉团都称为“痔”。是最常见的肛肠疾病，以久坐办公的成人多见。

中医学认为本病多因脏腑本虚，兼久坐久立，负重远行；或饮食失调，嗜食辛辣肥甘；或长期便秘、泻痢；或劳倦、胎产等均可导致肛肠气血不调，络脉瘀滞，蕴生湿热而成痔疾。

【临床表现】

根据痔核的位置可分为内痔、外痔、混合痔三种。生于齿线以上者为内痔；生于齿线以下者为外痔；内、外痔兼有者为混合痔。临床以内痔为多。以便血、痔核脱出、疼痛、瘙痒为主症。

肛门、直肠检查能进一步确诊，并可排除直肠癌、直肠息肉等病。

1. **气滞血瘀**　肛内有肿物脱出，肛管紧缩，坠胀疼痛，甚或嵌顿，肛缘水肿，触痛明显，大便带血，舌黯红、苔白或黄，脉弦细涩。

2. **湿热瘀滞**　便血鲜红，便时肛内有肿物脱出，可自行还纳，肛门坠胀或灼热疼痛，腹胀纳呆，舌红、苔黄腻，脉滑数。

3. **脾虚气陷**　便时肛内有肿物脱出，不能自行还纳，便血色淡，肛门下坠，少气懒言，面色少华，纳少便溏，舌淡、苔白，脉细弱。

【治疗方法】

1. **基本治疗**

治则：气滞血瘀、湿热瘀滞者行气活血、清热利湿，只针不灸，泻法；脾虚气陷者健脾益气、升阳举陷，针灸并用，补法。

处方：以督脉和足太阳经腧穴为主。

长强　会阳　百会　承山　飞扬　二白

方义：长强属督脉，会阳属足太阳经，为近部取穴，可疏导肛门瘀滞之气血；百会属督脉，位于巅顶，功擅升举下陷之气，也是“下病上取”之用；足太阳经别自尻下别入肛门，取足太阳之承山、飞扬穴清泻肛肠湿热、消肿止痛、凉血止血；二白为经外奇穴，是古今治疗痔疮的经验效穴(《玉龙歌》中曰：“痔痛之疾亦可憎，表里急重最难禁，或痛或痒或下血，二白穴在掌后寻”)。

加减：气滞血瘀加白环俞、膈俞疏通肠络、化瘀止痛；湿热瘀滞加三阴交、阴陵泉清热利湿；脾虚气陷加气海、脾俞、足三里补中益气、升阳固脱；肛门肿痛加秩边、孔最行气止痛；便秘加大肠俞、上巨虚通调腑气；便后出血加孔最、膈俞清热止血。

操作：长强沿尾骶骨内壁进针 1～1.5 寸，会阳常规针刺，均要求针感扩散至肛门周围；承山穴向上斜刺，使针感向上传导；百会可用艾条温和灸 10～15 分钟。

2. 其他疗法

(1) 三棱针：取龈交穴点刺出血。

(2) 挑治：在胸7至腰骶椎旁开1～1.5寸范围内寻找痔点（红色丘疹，1个或数个不等），用粗针逐一挑破，并挤出血或黏液。每周1次。

(3) 耳针：取直肠、肛门、神门、皮质下、脾、三焦。每次选3～5穴，毫针中度刺激。

(4) 埋线：取一侧关元俞、大肠俞、承山。埋入羊肠线。每月1～2次。

【验案举例】

王某，女，36岁。因产后长期便秘而患痔疮8年，每因劳累或食辛辣即发作，痔核肿胀疼痛，偶有少量出血，肛门刺痒，坐卧不宁。查：6点、8点处有2枚分别为2cm×3.5cm、2cm×3cm大小的痔核，红肿发硬，触之痛甚。诊断为“外痔”。以锋钩针刺长强、腰俞、八髎、承山。2次后疼痛缓解，红肿减轻；6次后肿痛消失。巩固治疗3次，1年后随访未见复发（金明月．锋钩针的临床应用。针灸临床杂志 1995；11（9）:36）。

【文献摘录】

1.《针灸资生经》：痔若未深，尾闾骨下近谷道（肛门）灸，一穴七壮，大称其验。

2.《针灸大成》：脱肛久痔，二白、百会、精宫、长强……五痔，承山、委中、飞扬、阳辅、复溜、侠溪、气海、会阳、长强。

3.《类经图翼》：痔漏，命门、肾俞、长强（五痔便血最效，随年壮灸之）、三阴交（痔血）、承山（久痔）。

【按语】

1. 针灸对减轻痔疮疼痛和出血等症状有较好的疗效。

2. 养成定时排便习惯，保持大便通畅，以减少痔疮的发生。

3. 平时多饮开水，多食新鲜蔬菜、水果，忌食辛辣刺激性食物。

第十一节 脱 肛

脱肛是直肠黏膜部分或全层脱出肛门之外，相当于西医学的“直肠脱垂”。常见于小儿、老人和多产妇女，主要与解剖缺陷、组织软弱及腹压增高有关。

中医学认为本病虚证多因小儿气血未充、肾气不足；老人气血衰弱、中气不足；多产妇女耗精伤血、肾气亏损；另外，久泄、久痢或久咳也致脾气亏虚、中气下陷；实证多因湿热蕴结，下注大肠，络脉瘀滞。因大肠与肺相表里，脾为肺之母，肾开窍于二阴，所以，其病位虽然在大肠，却与肺、脾、肾等脏腑密切相关。

【临床表现】

以肛门脱出为主症。轻者排便时肛门脱出，便后可自行回纳；重者稍劳、咳嗽亦可脱出，便后需用手帮助回纳，伴神疲乏力、食欲不振、排便不尽和坠胀感。

西医学将直肠脱垂常分为三度：Ⅰ度脱垂为直肠黏膜脱出，呈淡红色，长约3～5cm，触之柔软无弹性，不易出血，便后可自然恢复；Ⅱ度脱垂为直肠全层脱出，色淡红，长约5~10cm，呈圆锥状，表面为环状而有层次的黏膜皱襞，触之较厚，有弹性，肛门松弛，便后有时需用手回复；Ⅲ度脱垂为直肠及部分乙状结肠脱出，长达10cm以上，呈圆柱形，触之甚厚，肛门松弛无力。

1. **脾虚气陷**　脱肛遇劳即发，便时肛内肿物脱出，色淡红。伴有肛门坠胀、神疲乏力、食欲不振、面色萎黄，头晕心悸。舌淡、苔薄白，脉细弱。

2. **肾气不固**　脱肛每遇劳累即发或加重，肛内肿物脱出，肛门坠胀，肛门松弛，腰膝酸软，头晕耳鸣，舌淡、苔薄白，脉沉细。

3. **湿热下注**　多见于痢疾急性期或痔疮发炎时，肛门红肿痛痒，大便时肛门灼热、坠痛，肛门肿物脱出，色紫暗或深红，舌红、苔黄腻，脉弦数。

【治疗方法】

1. 基本治疗

治则：脾虚气陷、肾气不固者补中益气、培元固本，针灸并用，补法；湿热下注者清利湿热、提托止痛，只针不灸，泻法。

处方：以督脉和足太阳经腧穴为主。

长强　百会　承山　大肠俞

方义：长强为督脉之别络，位近肛门，局部取穴可增强肛门约束力；百会位于巅顶，为督脉与足太阳经之交会穴，气属阳，流于督，针灸并用能使阳气旺盛，有升阳举陷之功；足太阳经别自尻下别入肛门，取足太阳之承山穴清泻肛肠湿热、消肿止痛；肛门为大肠的连属部分，大肠俞为大肠腑气转输之处，又隶属膀胱经，可调节、充实肠腑之气。

加减：脾虚气陷加脾俞、气海、足三里调补脾胃、益气固摄；肾气不固加气海、关元、肾俞补益肾气、培元固本；湿热下注加三阴交、阴陵泉清热除湿、疏调肛门气机而固脱。

操作：百会针用补法，并用温和灸或雀啄灸法；长强斜刺，针尖向上与骶骨平行刺入1寸左右，要求针感放射至肛门四周，注意不要刺穿直肠；余穴常规针刺。

2. 其他疗法

（1）皮肤针：在肛门周围外括约肌部位轻轻叩刺，每次10~15分钟。

（2）挑治：在腰$_3$~骶$_2$之间足太阳经第一侧线上，任选1~2个反应点进行挑治。每周治疗1~2次。

（3）耳针：取直肠、大肠、皮质下、神门。毫针中强度刺激；也可埋针或用王不留行籽贴压。

（4）穴位注射：按针灸处方取穴。用生理盐水或维生素B_1、维生素B_{12}注射液行常规穴位注射。

（5）穴位埋线：取承山（两侧交替）、长强、提肛穴。埋入羊肠线。每20~30天1次。

【验案举例】

郝某，男，50岁。自幼患痢疾，未能及时就诊，迁延日久不愈而致脱肛，至今已43年。数十年来，每次大便时肛门即脱出，长度约3.5cm，便后不能自行收回，需以手托之方能还纳。每日大便2~3次，便后下坠感十分突出。虽经中西医多方治疗，效果不佳。查：

形体消瘦，舌苔薄白，脉象细弱偶有间歇。诊为“脱肛”（中气下陷型）。取长强、大肠俞、百会、关元、气海、足三里。长强进针1.5寸，用捻转补法，针感上抵腰部。连续治疗5次，脱出物回纳1/2；共治15次痊愈（王雪苔．中国当代针灸名家医案．第1版．吉林科学技术出版社．1991:43～44）。

【文献摘录】

1.《针灸大全》：病寒冷脱肛，灸脐中……大肠虚冷、脱肛不收，取内关、百会、命门、长强、承山。

2.《医学纲目》：脱肛，取大肠俞、百会、长强、肩井、合谷、气冲。

3.《类经图翼》：凡脱肛者，皆因阳气下陷。胃俞、长强……又洞泄寒中脱肛者，灸水分百壮。

4.《针灸逢源》：脱肛由气血虚而下陷，灸脐中随年壮、长强三壮、水分百壮。

【按语】

1. 针灸治疗对Ⅰ度直肠脱垂疗效显著，重度脱肛应采取综合治疗。

2. 积极治疗原发病如慢性腹泻、久咳、便秘等，以降低腹压。配合腹肌功能锻炼，经常作提肛练习。

3. 平时宜清淡饮食，避免烟、酒和辛辣食物的不良刺激。

第五章 骨伤科病症

第一节　扭　　伤

扭伤是指肢体关节或躯体的软组织损伤，如肌肉、肌腱、韧带、血管等扭伤，而无骨折、脱臼、皮肉破损的证候。大多发生于关节部位，属于中医学“伤筋”范畴。其病因多由剧烈运动或持重过度、跌仆、牵拉以及过度扭转，使受外力的关节超越正常活动范围而引起的关节周围软组织损伤，经气运行受阻，气血瘀滞而致局部肿痛，甚至关节活动受限。

【临床表现】

扭伤部位肿胀疼痛，皮肤呈现红、青、紫等色。新伤局部微肿、肌肉压痛，表示伤势较轻；如红肿、疼痛较甚，关节屈伸不利，表示伤势较重。陈伤一般肿胀不明显，常因风寒湿邪侵袭而反复发作。扭伤部位常发生于颈、肩、肘、腕、腰、髀、膝、踝等处。

【治疗方法】

1. **基本治疗**

治则：通经活络、消肿止痛，针刺为主（陈伤者可灸），泻法。

处方：以局部和邻近取穴为主。

颈部：大椎　天柱　风池　后溪

肩部：肩髃　肩髎　臑俞　肩贞

肘部：曲池　小海　天井　少海

腕部：阳池　阳溪　阳谷　外关　大陵

腰部：肾俞　腰阳关　腰眼　委中

髀部：环跳　秩边　居髎　承扶

膝部：膝眼　鹤顶　梁丘　阳陵泉　膝阳关

踝部：解溪　昆仑　申脉　照海　丘墟

方义：以扭伤部位局部及邻近取穴为主，可有效地发挥疏通经络、行气活血、消肿止痛的作用，使患处损伤组织功能恢复正常。

加减：各部扭伤均可加阿是穴；颈部和腰脊扭伤可加相应夹脊穴。

操作：各部腧穴按常规操作；在远端部位行针时，应配合作扭伤部位的活动；陈旧性损伤可在针刺的基础上加灸。

2. **其他疗法**

（1）刺络拔罐：取扭伤部位相关腧穴或阿是穴。先用三棱针点刺，或用皮肤针重叩出血，然后再加拔火罐。适用于新伤局部血肿明显、陈伤瘀血久留、寒邪袭络等症。

（2）耳针：取相应部位敏感点、神门、皮质下。毫针中度刺激，捻针时让患者同时活动受伤部位的关节，留针30分钟。

（3）穴位注射：选用当归注射液、川芎注射液、红花注射液或5%～10%葡萄糖注射液、氢化可的松加入0.5%～1%普鲁卡因适量作穴位注射。隔日1次。

【验案举例】

刘某，男，10岁。因蹦跳不慎而致左膝及外踝部扭伤。患处红肿、青紫疼痛，皮肤灼热，按之痛甚，行走不利。取阳陵泉、绝骨、丘墟、昆仑（均左），留针20分钟。次日复诊疼痛明显减轻，步履较前便利，红肿灼热渐消。2次而愈（章逢润．针灸辨证治疗学．第1版．中国医药科技出版社．2000:369）。

【按语】

1. 针灸治疗软组织扭挫伤效果良好。受伤后适当限制扭伤局部的活动，避免加重损伤。

2. 扭伤早期应配合冷敷止血，然后予以热敷，以助消散。

3. 病程长者要注意局部护理。运动宜适度，避免再度扭伤。局部要注意保暖，避免风寒湿邪的侵袭。

第二节　落　枕

落枕是指患者颈项部强痛、活动受限的一种病症。又称“失枕”、“失颈”。主要由项部肌肉感受寒邪或长时间过分牵拉而发生痉挛所致。多见于成年人，中、老年患者落枕往往是颈椎病变的反映，且易反复发作。西医学的颈肌劳损、颈肌风湿病、颈部扭挫伤、颈椎退行性变以及颈椎小关节滑膜嵌顿、半脱位或肌肉筋膜的炎症等疾病所引起的颈项强痛、活动障碍，可参考本节治疗。

中医学认为本病多由睡眠姿势不当，或枕头高低不适，引起颈部气血不和，筋脉拘急而致病。也可由颈部扭伤或风寒侵袭项背，局部经气不调而致。

【临床表现】

一般多在早晨起床后，突感一侧颈项强痛，不能俯仰转侧。疼痛可向同侧肩背及上肢扩散。检查时，局部肌肉痉挛，压痛明显，但无红肿。

若痛在项背，头部俯仰受限，项背部压痛明显者病变以督脉、太阳经为主；若痛在颈、臂，颈部不能左右回顾和向两侧偏斜，颈的侧部压痛明显者病变以少阳经为主。

【治疗方法】

1. 基本治疗

治则：疏筋活络、行气止痛，针灸并用，泻法。

处方：大椎　阿是穴　后溪　悬钟　落枕穴

方义：大椎穴属于督脉，位于项背部，与阿是穴合用疏通局部经气，使脉络通畅，通则不痛；后溪属手太阳经，又为八脉交会穴，通于督脉，针之可疏通项背部经气；悬钟是足少阳经穴，能疏通经络、宣通气血；落枕穴是治疗落枕的经验效穴，有活血通络、解痉镇痛作用。

加减：病及太阳经可加天柱、肩外俞；病及少阳经者可加风池、肩井；向肩胛区放射痛加天宗、秉风等。

操作：诸穴均常规针刺，同时嘱患者在局部穴位取针后、远端穴位行针时向前、后、左、右活动颈项部；由风寒所致者局部加灸。

2. 其他疗法

（1）指针：取患侧承山穴。医者以拇指重掐至局部酸胀，边指压边让患者活动颈部。适宜于病症初起。

（2）皮肤针：叩刺颈项强痛部位及肩背部压痛点，使局部皮肤潮红。

（3）拔罐：取大椎、肩井、天宗、阿是穴。疼痛轻者直接拔罐；疼痛较重者可先在局部用皮肤针叩刺出血，然后再拔火罐，可行走罐法。

（4）耳针：取颈、颈椎、神门。毫针浅刺，捻转泻法，动留针30分钟，同时嘱患者活动颈项部。

【验案举例】

韩某，男，24岁。头项强痛、转侧困难3天。缘于夜卧无枕、睡眠体位不当所致。查：项背处压痛明显，未见肿胀，苔薄白，脉弦滑。取后溪穴针之，并于患处施灸，项背强痛即刻减轻，颈项活动较前灵活。续治2次而愈（章逢润．针灸辨证治疗学．第1版．中国医药科技出版社．2000:371）。

【文献摘录】

1.《备急千金要方》：少泽、前谷、后溪、阳谷、完骨、昆仑、小海、攒竹，主项强急痛不可以顾。

2.《针灸资生经》：肩井，治颈项不得顾……天牖、后溪，治颈项不得顾……天柱，治颈项筋急不得顾……天井，疗颈项及肩背痛。

3.《针灸大全》：颈项拘急引肩背痛，取后溪、承浆、百会、肩井、中渚。

4.《医学纲目》：颈项痛，后溪……项强，承浆、风府。

【按语】

1. 针灸治疗落枕疗效快而显著。治疗的关键在于局部取穴，强调“以痛为腧”，远端穴位要用强刺激，并令患者配合颈项部运动。

2. 注意保持正确的睡眠姿势；枕头高低适中，枕于颈项部；避免风寒等外邪的侵袭。

第三节　颈　椎　病

颈椎病又称“颈椎综合征”，是增生性颈椎炎、颈椎间盘脱出以及颈椎间关节、韧带等组织的退行性改变刺激和压迫颈神经根、脊髓、椎动脉和颈部交感神经等而出现的一系列综合证候群。其部分症状分别见于中医学的“项强”、“颈筋急”、“颈肩痛”、“头痛”、“眩晕”等病症中。好发于40～60岁中老年人。

西医学认为本病是由于颈椎间盘慢性退变（髓核脱水、弹性降低、纤维环破裂等）、椎间隙变窄、椎间孔相应缩小、椎体后缘唇样骨质增生等压迫和刺激颈脊髓、神经根及椎动脉而致。

中医学认为本病因年老体衰、肝肾不足、筋骨失养；或久坐耗气、劳损筋肉；或感受外邪、客于经脉，或扭挫损伤、气血瘀滞，经脉痹阻不通所致。

【临床表现】

发病缓慢，以头枕、颈项、肩背、上肢等部疼痛以及进行性肢体感觉和运动功能障碍为主症。轻者头晕，头痛，恶心，颈肩疼痛，上肢疼痛、麻木无力；重者可导致瘫痪，甚至危及生命。其病变好发于颈$_{5\sim6}$之间的椎间盘，其次是颈$_{6\sim7}$、颈$_{4\sim5}$之间的椎间盘。颈椎病按其受压部位的不同，一般可分为神经根型、脊髓型、交感型、椎动脉型、混合型等。开始常以神经根压迫和刺激症状为主要表现，以后逐渐出现椎动脉、交感神经及脊髓功能或结构上的损害，并引起相应的临床症状。

X线颈椎摄片可见颈椎体有唇状骨刺突出，小关节及椎间孔周围骨质密度增加，颈椎前突生理曲度消失。

1. **风寒痹阻**　夜寐露肩或久卧湿地而致颈强脊痛，肩臂酸楚，颈部活动受限，甚则手臂麻木发冷，遇寒加重。或伴形寒怕冷、全身酸楚。舌苔薄白或白腻，脉弦紧。

2. **劳伤血瘀**　有外伤史或久坐低头职业者，颈项、肩臂疼痛，甚则放射至前臂，手指麻木，劳累后加重，项部僵直或肿胀，活动不利，肩胛冈上下窝及肩峰有压痛，舌质紫暗有瘀点，脉涩。

3. **肝肾亏虚**　颈项、肩臂疼痛，四肢麻木乏力。伴头晕眼花、耳鸣、腰膝酸软、遗精、月经不调。舌红、少苔，脉细弱。

【治疗方法】

1. **基本治疗**

治则：祛风散寒、疏筋活络，针灸并用，泻法或平补平泻。

处方：以颈项局部取穴为主。

大椎　天柱　后溪　颈椎夹脊

方义：大椎是督脉穴，为诸阳之会，针灸能激发诸阳经经气，通经活络；后溪、天柱分别属手足太阳经，天柱为局部取穴，后溪又为八脉交会穴之一，与督脉相通，二穴配伍可疏调太阳、督脉经气，通络止痛；颈椎夹脊穴具有疏理局部气血而止痛的作用。诸穴远近相配，共奏祛风散寒、疏筋活络、理气止痛之功。

加减：风寒痹阻者加风门、风府祛风通络；劳损血瘀者加膈俞、合谷、太冲活血化瘀、通络止痛；肝肾亏虚加肝俞、肾俞、足三里补益肝肾、生血养筋；根据压痛点所在取肩井、天宗疏通经气、活络止痛；上肢及手指麻痛甚者加曲池、合谷、外关疏通经络、调理气血；头晕、头痛、目眩者加百会、风池、太阳祛风醒脑、明目止痛；恶心、呕吐加天突、内关调理胃肠。

操作：大椎穴直刺1～1.5寸，使针感向肩臂部传导；夹脊穴直刺或向颈椎斜刺，施平补平泻法，使针感向肩背、上肢传导；其他穴位按常规针刺。

2. 其他疗法

（1）皮肤针：叩刺大椎、大杼、肩中俞、肩外俞，使皮肤发红并有少量出血，然后加拔火罐。

（2）耳针：取颈椎、肩、颈、神门、交感、肾上腺、皮质下、肝、肾。每次选3~4穴，毫针强刺激，留针20~30分钟；亦可用王不留行籽贴压。

（3）电针：取颈部夹脊穴、大椎、风池、肩中俞、大杼、天宗。每次选用2~4穴，针刺得气后接通电针仪，以连续或疏密波刺激20分钟。

（4）穴位注射：取大杼、肩中俞、肩外俞、天宗。用1%普鲁卡因2ml或维生素B_1、维生素B_{12}各2ml，每穴注射0.5ml。

【验案举例】

朱某，男，45岁。颈项部酸痛伴右上肢手指麻木4个多月。查：颈椎$_{5、6}$棘突右侧旁压痛，颈肌僵硬。X光片示：第4、5、6颈椎前缘有唇样增生，5、6间隙变窄。既往颈部无外伤史。诊断：颈椎病。取4、5、6颈夹脊穴，针刺得气后接通电针治疗仪，留针20分钟。每日1次，10次为1个疗程。经治疗3个疗程后，疼痛麻木感消失，局部亦无压痛。半年后随访，一直未复发（范春疆．电针夹脊穴治疗颈椎病58例临床观察。针灸临床杂志 1995；（8）：46）。

【文献摘录】

《针灸大全》：颈项拘急引肩背痛，取后溪、承浆、百会、肩井、中渚。

【按语】

1. 针灸治疗颈椎病有一定疗效，对于缓解颈项痛、肩背痛、上肢痛、头晕头痛等，效果尤为明显。可单用针灸，若配合按摩、外敷则疗效更佳。

2. 长期伏案或低头工作者，要注意颈部保健。工作1~2小时后要活动颈部，或自我按摩局部，放松颈部肌肉。

3. 落枕会加重颈椎病病情，故平时应注意正确睡眠姿势，枕头高低要适中，枕于颈项部。并注意颈部保暖，避免风寒之邪侵袭。

第四节 肩关节周围炎

肩关节周围炎简称“肩周炎”，是指肩部酸重疼痛及肩关节活动受限、强直的临床综合征。属于中医学的“肩痹”范畴。中医学根据其发病原因、临床表现和发病年龄等特点而有“漏肩风”、“肩凝症”、“冻结肩”、“五十肩”之称。女性发病率高于男性。

本病的发生与慢性劳损有关，患者可有外伤史。主要病理系慢性退行性改变，多继发于肱二头肌腱腱鞘炎、冈上肌腱炎或肩峰下滑囊炎。某些患者与感染性病灶或内分泌功能有关。

中医学认为本病的病变部位在肩部的经脉和经筋。五旬之人，正气不足，营卫渐虚，若局部感受风寒，或劳累闪挫，或习惯偏侧而卧，筋脉受到长期压迫，遂致气血阻滞而成肩痹。肩痛日久，局部气血运行不畅，气血瘀滞，以致患处肿胀黏连，最终关节僵直，肩臂不能举动。

【临床表现】

本病早期以剧烈疼痛为主，功能活动尚可；后期则以肩部功能障碍为主，疼痛反而减轻。

初病时单侧或双侧肩部酸痛，并可向颈部和整个上肢放射，日轻夜重，患肢畏风寒，手指麻胀。肩关节呈不同程度僵直，手臂上举、前伸、外旋、后伸等动作均受限制。病情迁延日久，常因寒湿凝滞、气血痹阻导致肩部肌肉萎缩，疼痛反而减轻。

本病若以肩前中府穴区疼痛为主、后伸疼痛加剧者属太阴经证；以肩外侧肩髃、肩髎穴处疼痛为主、三角肌压痛、外展疼痛加剧者属阳明、少阳经证；以肩后侧肩贞、臑俞穴处疼痛为主、肩内收时疼痛加剧者属太阳经证。

【治疗方法】

1. 基本治疗

治则：疏筋通络、行气活血，针灸并用，泻法。

处方：以肩关节局部取穴为主。

肩髃　肩前　肩贞　阿是穴　阳陵泉　中平穴（足三里下1寸）

方义：局部近取肩髃、肩前、肩贞，是谓“肩三针”，配局部阿是穴，针刺泻法并加艾灸，可祛风散寒、疏经通络；循经远取阳陵泉能疏筋活络、通经止痛；中平穴系现代新发现的治疗肩周炎的经验效穴。诸穴远近相配，使病邪得祛，筋脉舒通，气血调和，疼痛自止。

加减：太阴经证加尺泽、阴陵泉；阳明、少阳经证加手三里、外关；太阳经证加后溪、大杼、昆仑；痛在阳明、太阳经加条口透承山。

操作：肩前、肩贞要把握好针刺角度和方向，切忌向内斜刺、深刺，阳陵泉深刺或透向阴陵泉；条口透承山可用强刺激；局部畏寒发凉可加灸；肩部针后还可加拔火罐并行走罐；余穴均按常规针刺。凡在远端穴位行针时，均令患者活动肩部。

2. 其他疗法

（1）芒针：取肩髃透极泉、肩贞透极泉、条口透承山等。肩不能抬举者可局部多向透刺，使肩能抬举。条口透承山时边行针边令病人活动患肢，动作由慢到快，用力不宜过猛，以免引起疼痛。

（2）刺络拔罐：对肩部肿胀疼痛明显而瘀阻浅表者可用皮肤针中强度叩刺患部，使局部皮肤微微渗血，再加拔火罐；如瘀阻较深者可用三棱针点刺2～3针致少量出血，再加拔火罐，使瘀血外出，邪去络通。每周2次。

（3）耳针：取肩、肩关节、锁骨、神门、对应点等。每次选3～4穴，毫针强刺激，留针30分钟；也可用王不留行籽贴压。

（4）电针：取肩髃、肩髎、肩前、天宗、曲池、外关等。每次选2～4穴，接通电针仪，早期用连续波、后期用断续波强刺激10～15分钟。

（5）穴位注射：在肩部穴位注射当归、川芎、元胡、红花等注射液或10%葡萄糖注射液、维生素 B_1 注射液，每穴 0.5ml。如压痛点广泛，可选择 2～3 个压痛最明显处注射。

【验案举例】

任某，男，43 岁。由于冬天感受寒凉，致右肩关节疼痛 10 个月。时而痛引肘、腕部，每遇阴雨、风冷天气疼痛加剧。肩臂抬举、伸屈、后展均不利。曾服中药与药酒，均未取效。取肩髎、外关、中渚、阳陵泉，针灸并用。共治 12 次，肩部疼痛消除，活动灵便（章逢润．针灸辨证治疗学．第 1 版．中国医药科技出版社．2000:367）。

【文献摘录】

1.《针灸甲乙经》：肩痛不可举，天容及秉风主之。肩背痹痛、臂不举、寒热凄索，肩井主之……肩背痹不举、血瘀肩中、不能动摇，巨骨主之……肩重不举、臂痛，肩髎主之。

2.《备急千金要方》：曲池、天髎，主肩重痛不举……巨骨，主肩中痛、不能动摇……养老、天柱，主肩痛欲折。

3.《针灸资生经》：肩髎，疗肩重不举。

4.《针灸大成》：肩痹痛，肩髃、天井、曲池、阳谷、关冲。

【按语】

1. 针灸治疗肩周炎有较好的疗效。但必须明确诊断，排除肩关节结核、肿瘤、骨折、脱臼等其他疾病，并与颈椎病、内脏病等引起的牵涉痛相区别。

2. 把握针灸治疗时机，病程越短效果越好。对组织产生黏连、肌肉萎缩者，应结合推拿治疗，以提高疗效。

3. 自主锻炼和被动锻炼是配合针灸治疗、早日恢复肩关节功能不可缺少的环节。必须强调适当进行肩部功能练习，每日做 2～3 次“爬墙”活动。

4. 注意肩部保暖，避免风寒侵袭。

第五节　肘　　劳

肘劳是以肘部疼痛、关节活动障碍为主症的疾病，俗称“网球肘”。属于中医学“伤筋”、“痹证”的范畴，相当于西医学的肱骨外上髁炎（或称“肱骨外上髁综合征”）。多因前臂旋转用力不当而引起肱骨外上髁桡侧伸肌腱附着处劳损，是常见的肘部慢性损伤。多见于从事旋转前臂、屈伸肘关节和肘部长期受震荡的劳动者，如网球运动员、打字员、木工、钳工、矿工等。中年人发病率较高，男女之比为 3:1，右侧多于左侧。

中医学认为劳累汗出、营卫不固、寒湿侵袭肘部经络，使气血阻滞不畅；长期从事旋前、伸腕等剧烈活动，使筋脉损伤、瘀血内停等均能导致肘部经气不通，不通则痛。

【临床表现】

起病缓慢，肘关节外侧逐渐出现疼痛，握物无力，用力握拳及作前臂旋转动作如拧毛巾时疼痛加剧，严重时疼痛可向前臂或肩臂部放射。肘关节活动正常，局部红肿不明显，在肘关节外侧、肱骨外上髁、肱桡关节或桡骨头前缘等处可找到一个局限而敏感的压痛点，在腕关节背伸时于手背加压可引起疼痛。

【治疗方法】

1. **基本治疗**

治则：疏筋活血、通络止痛，针灸并用，泻法。

处方：以肘关节局部手阳明经腧穴为主。

曲池　肘髎　手三里　手五里　阿是穴

方义：肘劳好发于肘外侧，此乃手阳明经脉所过之处，阳明为多气多血之经，又“主润宗筋”，对劳损引起的肘关节疼痛，取手阳明经曲池、肘髎、手三里、手五里旨在疏通经络气血；配用阿是穴以祛邪活络、疏筋止痛。

加减：下臂前旋受限者加下廉；下臂后旋受限者加尺泽；肘内侧疼痛加少海；肘尖疼痛加天井。

操作：手阳明经穴按常规针刺；阿是穴可作多向透刺或多针齐刺，留针 20～30 分钟；并可同时施灸，也可在痛点拔气罐或小火罐。

2. **其他疗法**

（1）火针：取阿是穴（可取 1～2 个痛点），常规消毒后将火针置酒精灯上烧红，迅速点刺。如仍有疼痛，则 3～5 日后再治疗 1 次。

（2）刺络拔罐：先用皮肤针在局部叩刺至局部皮肤渗血，再用小火罐拔 5 分钟左右，使之出血少许。隔日 1 次。

（3）耳针：取相应部位敏感点、神门、皮质下、肾上腺等。针刺并留针 15～30 分钟；或埋针 24 小时；疼痛剧烈者，也可用粗毫针或三棱针点刺耳尖和相应部位敏感点出血。

（4）电针：选 1～2 组腧穴，针刺后接通电针仪，用连续波或疏密波强刺激 10～15 分钟。

（5）穴位注射：取阿是穴。用强的松 25mg 加 1% 普鲁卡因注射液 2ml 注入。如仍有疼痛，7 日后再注射 1 次。

【验案举例】

黄某，男，46 岁。半年前因劳动、受寒出现右肘关节疼痛，并逐渐加重，近来活动极度受限。曾用强的松龙封闭无效。查：右肱骨外上髁稍肿胀，压痛明显，前臂内、外旋受限，不能握拳。诊为“网球肘”。取曲池、手三里、合谷、肘髎、阿是穴。针刺得气后用泻法，留针 30 分钟。起针后隔姜灸 3～5 壮。每日 1 次，6 次痊愈（刘冠军．中国当代名医针方针术集成．第 1 版．吉林科学技术出版社．1994:191）。

【文献摘录】

1.《针灸甲乙经》：肘痛，尺泽主之。

2.《备急千金要方》：臑会、支沟、曲池、腕骨、肘髎，主肘节痹……曲池、关冲、三里、中渚、阳谷、尺泽，主肘痛时寒。

3.《针灸资生经》：肘髎，治肘节风痹。

4.《针灸大成》：肘劳，天井、曲池、间使、阳溪、中渚、阳谷、太渊、腕骨、列缺、液门。

5.《古今医统大全·天元太乙歌》：五般肘痛针尺泽，冷渊一刺有神功。

【按语】

1. 针灸治疗本病效果满意，一般 2～3 次即可见效。

2. 治疗期间应避免肘部过度用力，急性发作者应绝对避免肘关节运动。病程较长、局部肌腱或组织发生粘连者可配合推拿，并作适当的活动，有利于康复。

3. 注意局部保暖，免受风寒。

第六节　腱鞘囊肿（附：腱鞘炎）

腱鞘囊肿是筋膜部位发生的囊性肿物，以腕关节多见，也可发生于手掌指关节和足趾的背面、腘窝等处。属于中医的“筋瘤”、“筋结”等范畴。多见于青壮年女性。病因尚不完全明了，但与外伤、劳损有关。若腱鞘、关节囊受损，引起局部炎性肿胀，腱鞘和关节囊积液、变薄、扩张而逐渐形成囊肿。

中医学认为本病多由劳作伤筋、经气阻滞、血行不畅、瘀血内停或遭受外伤、经脉受损、气血凝滞而逐渐形成。

【临床表现】

腕关节、手指背侧或掌面、足及趾的背面、腘窝出现圆形肿块，突出体表，大小不一，小如黄豆，大如核桃，表面光滑，边界清楚，与皮肤无粘连，推之能活动，触之有囊性感或较硬，压之稍有酸痛感。患肢可有轻度酸痛及乏力感。除局部症状外，一般无全身症状，关节功能不受限或轻度受限。

【治疗方法】

1. 基本治疗

治则：行气活血、化瘀散结，以针刺为主，泻法。

处方：以局部取穴为主。

囊肿局部（阿是穴）

方义：阿是穴疏通局部经络之气，具有疏筋活血、通络散结的作用。

加减：上、下肢酸痛无力者可按酸痛部位循经选取相应腧穴，以活血通络、疏筋止痛。

操作：用毫针在囊肿四周呈45°角分别向囊底刺入，穿透囊壁，留针10分钟；或用三棱针在囊肿高点处进针，直刺穿透囊壁，出针时摇大针孔，用手指由轻而重挤压囊肿片刻，将囊液尽可能全部挤出，最后在局部置一消毒的硬币，用消毒纱布加压敷盖。

2. 其他疗法

（1）火针：在囊肿上选2～3个点作标记，待火针烧红后，迅速点刺。出针后，用手指由轻而重挤出囊液，并用消毒纱布加压敷盖。

（2）温针：于囊肿中央直刺1针，施以温针灸法。针后于囊肿处加压，挤出囊液，加压包扎。

【验案举例】

黄某，女，38岁。右腕背生囊肿1年，局部酸麻，活动腕部即痛。诊断：“腱鞘囊肿”。先用围针法，针毕以左手固定囊肿，再用三棱针刺透囊肿，速刺疾出，挤出大量胶冻黏液。局部施以按揉5分钟，最后加压包扎24小时。隔日1次。经2次治疗，诸症全消而愈。随访1年未见复发（卢劲松．针刺治疗腱鞘囊肿32例。针灸临床杂志　2000；16（10）：6）。

【按语】

1. 针灸治疗本病有良效，可作为首选之法。

2. 操作时要注意局部严密消毒，防止感染。如囊肿复发，再予针治，依然有效。

3. 治疗期间和治愈之后1个月内应注意局部保暖，避免寒湿的侵入。

附：腱鞘炎

腱鞘炎是以手腕部（或足背部）的腱鞘受到外伤、劳损而逐渐肿胀、疼痛为主的常见疾病。属于中医学的“筋痹”或“筋凝症”的范畴。常以受损关节屈伸不利、局部肿痛并向患侧肢体放射为主要症状。因其解剖部位不同，所以临床又有“桡骨茎突部狭窄性腱鞘炎”、“屈指肌腱狭窄性腱鞘炎”和“先天性拇长屈肌腱鞘炎”之分。

中医学认为本病多由劳伤损及经筋，气血运行不畅所致。

【临床表现】

桡骨茎突部狭窄性腱鞘炎症见腕关节桡侧疼痛，不能提重物，疼痛可向前臂放射；握拳（拇指屈在掌心）尺屈时患处有剧痛。屈指肌腱狭窄性腱鞘炎多发于指部，以拇指多见，局部疼痛，有时向腕部放射；手指伸屈时常发生弹响声，故又称“弹响指”。

【治疗方法】

1. 基本治疗

治则：疏筋活络、消肿止痛，针灸并用，平补平泻。

处方：以局部取穴为主。

列缺　合谷　阳溪　阿是穴

方义：腱鞘炎好发于桡骨茎突周围，累及手太阴、手阳明经脉，列缺正在桡骨茎突之上，合谷、阳溪二穴也在其周围，外加阿是穴均属局部或邻近取穴，有通经活络、疏筋止痛的作用。

加减：足背部加太冲、解溪、足临泣。

操作：阿是穴因所在部位肌肉的厚薄不同而应灵活掌握针刺深浅；其他穴位按常规针刺，同时配合施灸。

2. 其他疗法

（1）穴位贴敷：取阿是穴。将腱鞘炎膏（白芷90g，肉桂、没药、煨南星各30g，炒草乌24g，乳香、细辛各15g，炒赤芍10g，干姜、炒大黄各4.5g，麝香3g。共为细末，用凡士林调成糊状即成）贴于压痛最明显的部位，覆盖油纸，纱布包扎。隔日换贴1次。

（2）穴位注射：取阿是穴。用0.25%～0.5%的盐酸普鲁卡因1～3ml（注射前须作皮试，对慢性者可加入氟美松0.5～1mg）缓缓注入。每2～3日1次。

【验案举例】

侯某，男，24岁。3个月前因劳损引起右腕疼痛，活动时加重，痛甚时拇指不能活动。曾服药及敷药无效。查：右腕桡骨茎突部轻度肿胀，触痛明显，握拳尺侧试验阳性。诊断：

右侧腕伸肌腱鞘炎。取阳溪、阳池穴，用强的松龙2ml、1%普鲁卡因2ml充分混合，每穴缓慢注入2ml。1次即愈。随访1年未复发（刘冠军．中国当代名医针方针术集成．第1版．吉林科学技术出版社．1994:386）。

【按语】

1. 针灸对本病有较好的疗效。

2. 治疗期间患部应注意保暖，避免寒湿。

第七节　外伤性截瘫

外伤性截瘫是指由外伤而致的脊髓横断性病变。属中医学“痿证”的范畴。临床多见于胸椎、腰椎压缩性骨折、粉碎性骨折或合并脱位后脊髓受损。

中医学认为肾经贯脊属肾，督脉贯脊入络脑，二脉与脊髓和脑的关系极为密切。因此，脊髓受损则阻遏肾、督二脉，气血运行不畅，筋骨失养，必致肢体瘫痪失用。

【临床表现】

根据脊髓损伤部位的不同，出现损伤水平面以下的瘫痪。胸段损伤可引起双下肢痉挛性瘫痪；腰段以下损伤可出现下肢弛缓性瘫痪。同时伴有损伤水平面以下各种感觉缺失以及尿潴留或尿失禁，大便秘结或失禁，患肢皮肤干燥、脱屑，汗腺分泌功能异常等。颈脊髓前方受压严重者，可引起前侧脊髓综合征，有时可出现四肢瘫痪，但下肢和会阴部仍有位置觉和深感觉。脊髓半横切损伤，损伤平面以下同侧肢体运动及深感觉消失，对侧肢体痛觉和温度觉消失。

X光片、CT检查可明确病变部位，并能排除其他原因引起的截瘫。

1. **经脉瘀阻**　损伤肢体肌肉松弛，痿废不用，麻木不仁，二便不通，舌苔黄腻，脉弦细涩。

2. **肝肾亏虚**　损伤肢体肌肉萎缩，拘挛僵硬，麻木不仁，头晕耳鸣，腰膝酸软，二便失禁，舌红少苔，脉象弦细。

【治疗方法】

1. **基本治疗**

治则：疏通督脉、调和气血，以针刺为主，平补平泻。

处方：以督脉和下肢三阳经腧穴为主。

损伤脊柱上、下1~2个棘突的督脉穴及其夹脊穴　环跳　委中　阳陵泉　足三里　悬钟　三阴交

方义：外伤性截瘫多系督脉受损，督脉“并于脊里”，取损伤脊柱上、下1~2个棘突的督脉穴及其夹脊穴可激发受损部位的经气，调和气血，可促进神经机能恢复；环跳、委中、阳陵泉、足三里可调理经气、疏筋活络，对肢体运动功能的恢复有较好的作用；悬钟是髓会，是治疗下肢痿躄的常用穴；三阴交是足三阴经之交会穴，针之可补肝肾、养气血、通经脉、强筋骨。

加减：经脉瘀阻加合谷、太冲、膈俞强化活血通络之力；肝肾亏虚加肝俞、肾俞、关元补益肝肾；上肢瘫痪加肩髃、曲池、手三里、合谷、外关疏通上肢经络之气；下肢瘫痪加秩边、风市、丰隆、太冲疏通下肢经络之气；大便失禁加长强、大肠俞调理肠道；小便失禁加中极、关元、肾俞、膀胱俞补肾固脬；小便不通加气海、关元、阴陵泉调理膀胱、利尿通便。

操作：督脉穴用28号1.5~2寸毫针，向上斜刺1~1.5寸，如进针有阻力突然消失的感觉或出现触电样感向二阴及下肢放射，当终止进针，以免造成脊髓新的损伤；夹脊穴可刺向椎间孔，使针感向脊柱两侧或相应肢体放射，或相应部位的体腔出现紧束感；关元、中极在排小便后针刺，使针感向外生殖器放射，若尿潴留则应注意针刺深度；其他穴位按常规操作。

2. 其他疗法

（1）皮肤针：取督脉背腰段、足太阳经和瘫痪肢体的手足三阳经、太阴经。每次选2~3经，按循行部位以中等力量逐经叩刺，至皮肤潮红或隐隐出血为度。由于瘫痪肢体神经调节障碍，故叩刺前必须严格消毒，以防感染。

（2）芒针：取大椎穴，沿背正中线皮下向下透刺至受伤平面椎体；自受伤平面脊椎两侧的夹脊穴透刺至骶髂关节。如遇阻力不能一次达要求部位时，可酌情分段透刺2~3针。

（3）电针：在督脉或瘫痪肢体选取2~3对穴位，针刺得气后接通电针仪，以断续波中度刺激，以肌肉轻轻收缩为度，留针20~30分钟。适用于弛缓性瘫痪。

（4）头针：取顶颞前斜线、顶颞后斜线、顶旁1线。针刺后快速捻转1~2分钟，再通以弱电流刺激15~20分钟。

（5）穴位注射：取损伤椎体上下两旁的夹脊穴、肾俞、次髎、髀关、血海、足三里、三阴交、腰俞。每次选2~3对穴位，用维生素B_1、B_{12}、回苏灵或当归、川芎、丹参、人参、黄芪、麝香、红花注射液等，每穴0.5~1ml。大小便失禁者还可用回苏灵在腰俞及会阴穴注射，每次1ml。

【验案举例】

张某，男，27岁。患者从三层楼上坠落摔伤，当即神志昏迷，急送医院抢救而苏醒。后因第2~4腰椎压缩性骨折合并脊髓损伤，双下肢截瘫，二便失禁，转入针灸病房治疗。查：双下肢无自主运动，肌力为0级，肌张力低下，感觉消失；膝腱反射、腹壁、肛门及提睾反射均消失。轮流选取患侧环跳、伏兔、足三里、阳陵泉、绝骨、三阴交，双侧肾俞、秩边、次髎、相应夹脊穴以及命门、腰阳关、中极、关元等穴。针刺加电针，用断续波、低频率中强度刺激30分钟，2日1次；穴位注射以当归、川芎、维生素B_1、B_{12}注射液各4ml，选注上述腧穴，2日1次；两种方法交替使用。4个月后，双下肢功能活动逐渐恢复，肌力Ⅲ级以上，能独自依杖而行，腹壁、提睾反射出现，但二便失禁依旧。嘱加强下肢功能锻炼，并加用会阴、长强二穴，每日电针1次，然后每穴注入上述混合药液4ml。1个月后，患者可以弃杖慢步，大小便已基本控制。又续治1个月，双下肢肌力接近正常，大小便已完全正常，疗效巩固而出院（王启才．针医心悟．第1版．中医古籍出版社．2001:526）。

【按语】

1. 本病目前尚无满意的治疗方法，针灸对其中部分病例有一定的疗效。其恢复的程度视损伤的程度、年龄、体质、病程、治疗方法等多方面的因素而定。对下肢穴位针刺无任何反应、经数个疗程无改善者效果不佳。

2. 自主锻炼和被动锻炼是配合针灸治疗、早日康复不可缺少的环节。针灸治疗本病疗程较长，有的病人需要治疗数年之久，故需鼓励病人树立战胜疾病的信心，坚持治疗和功能锻炼。

3. 避免受凉，防止肺炎的发生。除经常更换体位、鼓励患者用力咳嗽外，还要每日定时坐位作深呼吸运动。

4. 由于截瘫患者膀胱内总有残存余尿，或经常反复导尿，还应注意避免发生泌尿系感染。

5. 加强护理，防止褥疮。要求 2 小时翻身 1 次，用棉垫放置于身体突出部位，并用红花药酒按摩被压红的部位。

第八节 足 跟 痛

足跟痛是急性或慢性损伤引起的足跟部疼痛。症状虽然简单，但病因复杂，且多缠绵难愈。一般多因从高处落下，强大暴力撞击足跟底部，或走路时足跟部被高低不平的路面或小石子顶挫致伤。因职业关系长期站立于硬板地工作，扁平足，跑跳过多，足底跖筋膜、肌肉、韧带长期处于紧张状态，反复牵拉跟骨附着处可引起足跟底痛。跳跃运动员踏跳过多，长跑运动员用前足掌蹬地过多，由于跖腱膜、屈趾短肌、跖方肌以及跖长韧带等反复牵拉，日久也可发病。

根据不同的损伤原因，可致跟底脂肪垫、滑液囊及骨膜挫伤，或跖腱膜、屈趾短肌等在跟骨结节前方附着处的牵拉伤。损伤后，跖筋膜附着处可发生充血性渗出，脂肪垫充血、肿胀，滑囊慢性炎症，跟骨骨膜增生，产生骨刺等改变。

中医学认为该病的形成是以肝肾亏虚、气血失和、筋脉失养为先决条件，复因风、寒、湿邪侵袭及外伤、劳损等致使气血阻滞而成。

【临床表现】

患者多在中年以上，有急性或慢性足跟部损伤史。站立或走路时足跟及足底疼痛，不敢着地。疼痛可向前扩散到前脚掌，运动及行走后疼痛加重，休息减轻。

检查可见足跟部微肿，压痛明显。根据压痛点可以确定病变部位：跖腱膜炎和跟骨骨刺压痛点在跟骨结节前方；脂肪垫损伤与跟骨下滑囊炎的压痛点在足跟中部或稍偏内侧。踝背伸抗阻时，部分患者跟底部疼痛加重。

X 线摄片早期多为阴性，晚期可见跟底骨膜增厚，或跟骨结节前方骨刺，骨刺与跖腱膜方向一致。也有的患者虽有骨刺形成，但却无临床症状。

【治疗方法】

1. 基本治疗

治则：疏经通络、化瘀止痛，针灸并用，泻法或平补平泻。

处方：以足跟局部和足少阴、足太阳经腧穴为主。

太溪　照海　昆仑　申脉　悬钟　阿是穴

方义：太溪是足少阴经之原穴，足少阴经“别入跟中”，配照海强健筋骨、宣痹镇痛；昆仑、申脉位于足跟部，属于足太阳经，与肾相表里，能疏筋脉、行气血、通络止痛；悬钟为八会穴之髓会，既可补髓壮骨，又能通经活络；阿是穴作用直达病所，以疏通局部经气，化瘀定痛。

加减：痛及小腿加承山、阳陵泉柔筋止痛；气虚加脾俞、足三里健脾益气；血瘀加膈俞、太冲活血祛瘀；肝肾不足加肝俞、肾俞、复溜补益肝肾。

操作：太溪、昆仑常常采取互相透刺法；申脉、照海则刺向跟底部；其他穴位常规针刺。针灸并用可增强疗效。

2. 其他疗法

（1）耳针：取足跟、肾、神门、皮质下等穴。毫针刺入，快速捻转，留针0.5～1小时，必要时可埋针；轻者可用王不留行籽贴压。

（2）头针：取顶颞后斜线上1/5、顶旁1线。进针后快速捻转或接电针仪，用连续波刺激30分钟。

（3）电针：选太溪、仆参。针刺得气后接通电针仪，用连续波刺激15～20分钟。

（4）穴位注射：用醋酸强的松龙15mg加1%普鲁卡因溶液5ml注入阿是穴。每周1次。

（5）激光照射：以10W二氧化碳激光仪照射阿是穴及周围皮肤，每次每穴5分钟。

【验案举例】

曾某，男，59岁。双足跟疼痛3年，压痛明显。取阿是穴，针刺得气后用鲜姜片1块，穿过毫针，贴于皮肤上，将艾绒捏成大艾炷置于姜块上施灸；并加针刺太溪、申脉、仆参穴，留针20分钟。1次即感疼痛明显减轻。治疗5次，疼痛完全消失，行走自如（段湘波．隔姜温针灸阿是穴治疗足跟痛20例。针灸临床杂志　2000；16（9）：47）。

【文献摘录】

1.《胜玉歌》：踝跟骨痛灸昆仑，更有绝骨共丘墟。

2.《灵光赋》：后跟痛在仆参求。

【按语】

1. 针灸治疗本病疗效可靠。但对有些病例非一时能治愈，须坚持治疗或配合其他方法综合施治。

2. 急性期应注意休息，症状缓解后应减少站立和步行。平时宜穿软底鞋，或在患足鞋内放置海绵垫。

3. 注意劳逸结合，避免风冷潮湿。

第九节 颞下颌关节功能紊乱综合征

颞下颌关节功能紊乱综合征又称“颞颌关节功能障碍综合征”。是指颞颌关节区疼痛、弹响、肌肉酸痛、乏力、张口受限、颞颌关节功能障碍等一系列症状的综合征。属于中医学“颌痛”、“颊痛”、“口噤不开”、“牙关脱臼”等范畴。多为单侧患病，亦可双侧同病。常见于20～40岁的青壮年。

本病的发生与情绪、外伤、劳损、寒冷刺激等有关。情绪激动、精神紧张及愤怒时的咬牙切齿等均可使颞颌关节周围肌群痉挛而致颞颌关节功能紊乱。也有因先天发育不良、外伤或经常反复过度张口引起劳损而造成双侧颞颌关节运动不平衡所致。还有因感受寒冷刺激使颞颌关节周围肌群痉挛所致者。

中医学认为风寒外袭面颊，寒主收引，致局部经筋拘急；面颊外伤、张口过度，致颞颌关节受损；先天不足、肾气不充、牙关发育不良等因素均可使牙关不利，弹响而酸痛。

【临床表现】

张口或闭口时颞颌关节区酸痛、强直、弹响，咀嚼无力，张口受限和下颌运动异常。少数患者可并发头昏，耳鸣，听力障碍等。

检查：面部两侧不对称，张口运动时，下颌偏向患侧，在髁状突、咀嚼肌、颞肌附着处有压痛。X线检查早期常示髁状突位置不正常，后期可有关节头或关节凹改变和骨皮质不完整。

1. **寒湿痹阻** 开口不利，咀嚼受限，关节弹响，咀嚼时关节区疼痛，平时酸胀麻木不适，遇寒湿风冷症状加重，舌淡、苔薄白，脉弦略紧。

2. **肝肾不足** 开口不利，咀嚼障碍，关节区有弹响，关节区时有酸痛，头晕耳鸣，腰膝酸软，舌质红，脉细无力。

【治疗方法】

1. **基本治疗**

治则：祛风散寒、疏筋活络，针灸并用，泻法或平补平泻。

处方：以颞下颌关节局部取穴为主。

下关 颊车 听宫 合谷

方义：下关、颊车是足阳明经穴，听宫是手太阳经穴，与手少阳经交会，三穴均为局部近取，可疏通面部经气，是治疗颞颌关节病变的主穴；合谷是手阳明经原穴，善治头面之疾（面口合谷收）。诸穴远近相配，共奏通经活络、祛散寒邪、开噤止痛之效。

加减：肝肾不足者加肝俞、肾俞补益肝肾；头晕加风池、太阳祛风醒脑；耳鸣加耳门、翳风止鸣复聪。

操作：诸穴均常规针刺，得气后行泻法，使针感向面颊及颞颌关节部放射；寒湿痹阻者加灸。

2. **其他疗法**

(1) 指针：取下关、颊车、听宫、颧髎（均双侧）。用指端持续点压，患侧穴位稍加用力，每穴1~2分钟；间歇3~5分钟后再依次点压，每穴点压3~5遍。每周2~3次。

(2) 温针灸：取听会、听宫、下关。进针后以1.5~2cm长艾段置于针柄上灸之。初发病者每日1次，病程长者隔日1次。

(3) 耳针：选颌、面颊、肾上腺为主；耳鸣加内耳、颞；头面疼痛加颞、额。毫针浅刺，快速捻转，动留针20分钟；或用王不留行籽贴压。

(4) 电针：取下关、颊车。进针得气后行捻转泻法，再接电针仪，正极接颊车穴，负极接下关穴，用连续波强刺激20~30分钟。每周2~3次。

(5) 穴位注射：对病情顽固者用0.5%~1%普鲁卡因注射液1ml注入下关穴（先作皮试）。每周2次。

【验案举例】

赵某，女，32岁。左耳前及头颞部酸胀疼痛5天，张口及咀嚼时疼痛加重。查：左侧颌下明显压痛，左头颞部轻度压痛，颞颌关节轻度弹响。诊断：左颞颌关节功能紊乱症。取下关、太阳、颊车，用"齐刺法"；配合谷。得气后，太阳、颊车加用电针，通电20分钟；针后加灸15分钟。经治2次症状明显减轻，4次告愈。随访1年，疗效巩固（管遵惠．面穴齐刺法治疗颞颌关节功能紊乱症。针灸临床杂志 1993；9（6）:15）。

【文献摘录】

1.《针灸甲乙经》：颊肿、口急、颊车骨痛、齿不可以嚼，颊车主之。

2.《备急千金要方》：下关、大迎、翳风，主口失欠。

3.《针灸大成》：牙关脱臼，颊车、百会、承浆、合谷。

【按语】

1. 针灸治疗颞颌关节功能紊乱疗效较好。若韧带松弛而发生关节半脱位，应适当限制下颌骨的过度运动。全脱位者应首先复位，否则针灸难以奏效。

2. 先天性颞颌关节发育不良者，应避免下颌关节的过度活动。

3. 注意饮食，不吃干硬的食物，避免下颌关节的进一步损伤。避免风寒侵袭，平时可自我按摩，增强颞颌关节抵御外邪的能力。

第六章 皮肤科病症

第一节 神经性皮炎

神经性皮炎是一种皮肤神经功能障碍性疾病，以皮肤肥厚、皮沟加深、苔藓样改变和阵发性剧烈瘙痒为特征。根据皮损范围大小，临床分为局限性神经性皮炎和播散性神经性皮炎两种。西医学认为本病与大脑皮层兴奋与抑制过程平衡失调有关。精神因素被认为是主要的诱因，情绪紧张、神经衰弱、焦虑都可促使皮损发生或复发。

本病隶属于中医学“牛皮癣”、“顽癣”范畴。多因情志不遂、肝气郁结、郁而化火，日久耗血伤阴，血虚化燥生风，肌肤失去濡养而发病；也有因风热外袭、蕴阻肌肤而发病者。

【临床表现】

本病多见于成年人，好发于项后两侧、肘膝关节，但亦可发于眼周和尾骶等处。皮损初起为正常皮色或淡红色扁平丘疹，呈圆形或多角形，密集成片，边缘清楚。日久局部皮肤增厚、干燥粗糙、纹理加深，形成苔藓样变，表面有少许鳞屑。自觉阵发性剧烈瘙痒，尤以夜间及安静时为重。

本病病程较长，常数年不愈，发展及扩大到一定程度后就长期不变，也有的在数周内自行消退而不留任何痕迹，但易反复发作。

1. **血虚风燥** 丘疹融合，成片成块，表面干燥，色淡或灰白，皮纹加深，上覆鳞屑，剧烈瘙痒，夜间尤甚，女性或兼有月经不调，舌淡、苔薄，脉濡细。

2. **阴虚血燥** 皮损日久不退，呈淡红或灰白色，局部干燥肥厚，甚则泛发全身，剧烈瘙痒，夜间尤甚，舌红、少苔，脉弦数。

3. **肝郁化火** 皮损色红，心烦易怒或精神抑郁，失眠多梦，眩晕，口苦咽干，舌红、脉弦数。

4. **风热蕴阻** 皮疹呈淡褐色，皮损成片，粗糙肥厚，阵发性剧痒，夜间尤甚，舌苔薄黄，脉浮数。

【治疗方法】

1. **基本治疗**

治则：血虚风燥、阴虚血燥者养血祛风、滋阴润燥，以针刺为主，平补平泻；肝郁化火、风热蕴阻者祛风清热、凉血化瘀，只针不灸，泻法，可点刺出血。

处方：风池　大椎　曲池　委中　膈俞　皮损局部

方义：本病好发于项部，风池位于后项，可祛风解表，宣通局部气血；大椎为督脉与诸阳经之交会穴，能清泻热毒；曲池既可疏风清热，又能清血分之郁热；委中点刺出血可祛风清热、凉血解毒；膈俞为血会，可祛风清热、活血止痒；皮损局部围刺可疏通局部经气、祛风解毒化瘀。

加减：血虚风燥加脾俞、血海养血疏风；阴虚血燥加太溪、血海滋阴润燥；肝郁化火加行间、侠溪疏肝泻热；风热蕴阻加合谷、外关祛风清热。

操作：皮损局部取4~6个点用毫针围刺，针尖沿病灶基底部皮下向中心平刺，留针30分钟；还可用多个艾炷直接灸：将艾绒捏成火柴头大小若干粒，先在皮损局部涂以大蒜汁，置艾炷于其上，每炷间距1.5cm，点燃烧净后，除去艾灰，覆盖消毒敷料即可。

2. 其他疗法

（1）皮肤针：取皮损局部，配背部俞穴、次髎、华佗夹脊。在皮损局部，皮肤针由外向内螺旋式叩刺。轻者中度叩刺，以微有血点渗出为度；角化程度严重者重度叩刺，渗血较多为宜。配穴轻度叩刺，以局部出现红晕为度。每3日治疗1次。

（2）耳针：取肺、神门、肾上腺、皮质下、内分泌、肝。毫针浅刺，留针30分钟；也可用揿针穴位埋藏或药丸按压。

（3）穴位注射：取曲池、足三里、大椎、肺俞、百会。每次选2~3穴，以维生素B_{12} 500μg与盐酸异丙嗪25mg注射液混合，每穴注入0.5ml。

【验案举例】

张某，男，25岁。患者双下肢小腿膝关节稍下对称出现约3.5cm×4.5cm神经性皮炎的皮损2年，瘙痒。经多种治疗未愈。针灸取神门、血海、风市、心俞、阳陵泉、足三里、皮损局部，常规针刺，平补平泻。皮损局部用4~5根毫针由边缘向中心进行围刺。留针30分钟，每5分钟行针1次。起针后加拔火罐至局部发红发紫流血水为佳。每日1次，15次为1个疗程。经治1个疗程后瘙痒消失，2个疗程后皮肤恢复正常（吴绪平. 100种病症针灸治疗验方精粹. 第1版. 中国医药科技出版社. 1997:451）。

【按语】

1. 针灸对本病有较好的近期疗效，能通过调整神经系统的兴奋、抑制功能，起到明显镇静、止痒的作用。

2. 患者应保持精神安定，皮损处避免搔抓，忌用热水洗烫和用刺激性药物外搽。

3. 多食新鲜蔬菜、水果，忌食辛辣、海腥刺激之品，力戒烟酒。

第二节　皮肤瘙痒症

皮肤瘙痒症是指皮肤无原发性损害，仅以皮肤瘙痒为主的神经功能障碍性皮肤病。属于中医学“风痒”、“痒风”、“风瘙痒”、“血风疮”的范畴。临床上分全身性瘙痒和局限性瘙痒两大类。其发病原因十分复杂，局限性瘙痒多与局部磨擦刺激、细菌、寄生虫或神经官能症有关；全身性瘙痒多与慢性疾病如糖尿病、肝胆病、尿毒症、恶性肿瘤等有关。部分病例与工作环境、气候变化、饮食、药物过敏有关。好发于下肢，病程较长，冬季发病，春天好转。

中医学认为本病多因肝肾阴虚、血虚风燥、肌肤失养或因风湿蕴于肌肤不得宣发疏泄而致。

【临床表现】

初起时无皮肤损害而以阵发性剧烈瘙痒为主要症状，饮酒之后、情绪变化、被褥过于温暖以及某些暗示都可促使瘙痒发作及加重。由于经常搔抓，患处可出现抓痕、血痂，日久皮肤增厚，皮纹增粗，发生色素沉着、苔藓化等继发损害。由于瘙痒入夜尤甚，影响睡眠，又可出现头晕、精神忧郁、烦躁等神经衰弱的症状。

1. **脾虚卫弱** 阵发性瘙痒，遇风触冷瘙痒加剧，食欲不振，气短无力，舌淡、苔白、脉细弱。

2. **肝肾亏损** 夜间瘙痒为主，皮肤干燥多屑、肥厚呈草席状，腰酸膝软，夜寐不安，舌淡、苔黄，脉沉细。

3. **气血两燔** 皮肤弥漫潮红，瘙痒剧烈，抓痕血迹斑斑，烦热口渴，小便短赤，舌红、苔黄，脉数。

【治疗方法】

1. **基本治疗**

治则：脾虚卫弱、肝肾亏损者健脾化湿、滋养肝肾、养血润肤，针灸并用，补法；气血两燔者清热凉血、疏风止痒，针刺为主，泻法。

处方：曲池 血海 风市 膈俞

方义：曲池为手阳明大肠经的合穴，既清肌肤之热，又清胃肠湿热，起到搜风止痒的作用；血海可养血润燥、祛风止痒；风市乃祛风之要穴；膈俞属血会，能活血止痒，配血海寓“治风先治血，血行风自灭”之意。

加减：脾虚卫弱加脾俞、肺俞健脾固卫；肝肾亏损加肝俞、肾俞、太溪补益肝肾；气血两燔加大椎、外关、合谷清营凉血。

操作：诸穴均常规针刺；膈俞向下或朝脊柱方向斜刺1寸左右。

2. **其他疗法**

（1）耳针：取神门、交感、肾上腺、内分泌、肺、痒点。常规针刺，留针30分钟。每日1次。

（2）穴位注射：取肩髃、血海、风门、曲池、足三里。每次选2~3穴，用0.1%~0.25%盐酸普鲁卡因注射液5~10ml，每穴缓慢推注2ml。隔日1次。

【验案举例】

张某，男，75岁。周身瘙痒半月余，特别是五官及前后二阴孔窍处瘙痒钻心难忍，夜晚难以入眠。伴头痛、食欲不振。经中西药治疗无效。遂求治于针灸。查：全身皮肤发红，无斑疹，皮肤划痕试验（++），小便黄，大便正常，舌质红、苔白腻，脉滑而数。治拟搜风清热、健脾祛湿。取曲池、合谷、血海、足三里、三阴交（均双侧），用提插捻转泻法，留针20分钟。血海针后加拔罐。再配合神阙、肺俞、大椎、大杼拔罐10分钟。每日1次。治疗后即感全身瘙痒减轻。次日复诊，仅有手、足趾间瘙痒尚存。续治2次痊愈，随访再无复发（霍瑞兰．针罐治愈周身瘙痒症．上海针灸杂志 1994；13（2）：94）。

【按语】

1. 本病应与湿疹、皮炎、荨麻疹、疥疮、脂溢性皮炎等相鉴别。

2. 避免过度搔抓，以防抓破皮肤，继发感染。

3. 避免用碱性强的肥皂洗浴，且忌热水烫洗。

4. 内衣要用柔软宽松的棉织品或丝织品，不宜用毛织品。

5. 忌食辛辣刺激性食物及浓茶，少食鱼、虾等海味发物，多吃蔬菜、水果，戒烟酒。

第三节 荨 麻 疹

荨麻疹又称“风疹块”、“风团疙瘩”。是一种由于皮肤黏膜小血管扩张及渗透性增强而引起的局限性、一过性水肿反应。属于中医学“风瘙瘾疹”的范畴。以皮肤突起风团、剧痒为主要特征。一年四季均可发生，尤以春季为发病高峰。临床根据病程长短，一般把起病急、病程在3个月以内者称为“急性荨麻疹”；风团反复发作、病程超过3个月以上者称为“慢性荨麻疹”。

中医学认为本病的发生内因禀赋不足，外因风邪为患。急性荨麻疹由于卫表不固，感受风寒或风热之邪，客于肌肤，致使营卫不和；或因饮食不节，致肠胃湿热，郁于皮肤腠理而发。慢性荨麻疹多由情志不遂，肝郁不舒，郁久化火，耗伤阴血；或脾气虚弱，湿热虫积；或冲任失调，经血过多；或久病耗伤气血等，致营血不足，生风生燥，肌肤失养而成。

【临床表现】

急性荨麻疹发病急骤，皮肤突然出现形状不一、大小不等的风团，融合成片或孤立散在，呈淡红色或白色，边界清楚，周围有红晕，瘙痒不止。数小时内水肿减轻，变为红斑而渐消失，但伴随搔抓新的风团会陆续发生，此伏彼起，一日之内可发作数次。一般在2周内停止发作。

慢性荨麻疹一般无明显全身症状，风团时多时少，有的可有规律，如晨起或晚间加重，有的则无规律性。病情缠绵，反复发作，常多年不愈。

荨麻疹发生部位可局限于身体某部，也可泛发于全身。如果发生于胃肠，可见恶心，呕吐，腹痛，腹泻等；喉头黏膜受侵则胸闷，气喘，呼吸困难，严重者可引起窒息而危及生命。

1. **风热犯表** 风团色红，灼热剧痒，遇热加重，发热，咽喉肿痛，苔薄黄，脉浮数。

2. **风寒束表** 风团色白，遇风寒加重，得暖则减，恶寒，舌淡、苔薄白，脉浮紧。

3. **血虚风燥** 风疹反复发作，迁延日久，午后或夜间加剧，心烦少寐，口干，手足心热，舌红、少苔，脉细数无力。

4. **胃肠实热** 风团色红，成块成片，脘腹疼痛，恶心呕吐，便秘或泄泻，苔黄腻，脉滑数。

【治疗方法】

1. 基本治疗

治则：风热犯表疏风清热，只针不灸，泻法；风寒束表散寒解表，针灸并用，泻法；血虚风燥养血润燥、祛风止痒，以针刺为主，平补平泻；肠胃实热清热泻火、通调腑气，只针不灸，泻法。

处方：以手阳明、足太阴经腧穴为主。

曲池　合谷　血海　三阴交　膈俞

方义：曲池、合谷属手阳明经穴，通经络、行气血、疏风清热；血海属足太阴经穴，有养血、凉血之功；膈俞属血会，能活血止痒，与血海相配寓“治风先治血，血行风自灭”之意；三阴交属足太阴经，乃足三阴经之交会穴，可养血活血、润燥止痒。

加减：风热犯表加大椎、风门疏风清热、调和营卫；风寒束表加风门、肺俞疏风散寒、调和肺卫；血虚风燥加风门、脾俞、足三里益气养血、润燥祛风；肠胃实热，加内关、支沟、足三里清泻胃肠、通调腑气；喉头肿痒、呼吸困难加天突、天容、列缺、照海清利咽喉；女性经期风疹伴月经不调加关元、肝俞、肾俞调理冲任。

操作：诸穴均常规针刺；风寒束表者可在风门、大椎加用灸法。急性者每日治疗1～2次；慢性者隔日1次；荨麻疹发作与月经有关者可于每次月经来潮前3～5天开始治疗。

2. 其他疗法

（1）皮肤针：取风池、曲池、血海、夹脊穴。中强度手法叩刺，至皮肤充血或隐隐出血为度。急性者每日1～2次；慢性者隔日1次。

（2）三棱针：取曲泽、委中、大椎、风门。每次选用1个四肢穴和1个躯干穴。曲泽或委中穴用三棱针快速点刺1cm左右深，使暗红色血液自然流出，待颜色转淡红后再加拔火罐10～15分钟；大椎或风门穴用三棱针刺0.5～1cm深，加拔火罐，留置10～15分钟。

（3）拔罐：取神阙穴，用大号玻璃罐拔之，先留罐5分钟，起罐后再拔5分钟，如此反复拔3次；也可以用闪罐法反复拔罐至穴位局部充血。

（4）耳针：取肺、胃、肠、肝、肾、肾上腺、神门、风溪。毫针浅刺，中强度刺激；也可在耳背静脉放血数滴；或用埋针法、压丸法。

（5）穴位注射：取合谷、曲池、血海、三阴交、大椎、膈俞等穴。每次选用1～2穴，用复方丹参注射液，或自身静脉血加入抗凝剂注入，每穴2～3ml。

【验案举例】

李某，女，30岁。3小时前双下肢突发数个小风团，奇痒，用手抓后，痒感更甚，风团逐渐变大、增多，瘙痒的范围也迅速扩大。查：双下肢及背、胸等部位有散在大小不等、形状不一的疹块，高于皮肤，表面发红，有的已融合成片。诊断为“急性荨麻疹”。遂针刺双侧曲池、血海。针刺得气后患者即觉奇痒减轻。10分钟后，疹块开始退色，变白变平，由中央向四周扩展，逐渐形成红环，最后完全消退。12小时后，上述症状又一次出现，重复上述治法，20分钟后症状完全消失。2周后随访，未再复发（吴凤伟．针刺治疗急性荨麻疹85例．山东中医杂志　1999；18（5）：218）。

【按语】

1. 针灸治疗本病效果良好，一般通过1~4次的治疗即能退疹止痒。

2. 对慢性荨麻疹应查明原因，针对慢性感染灶、肠道寄生虫、内分泌失调等原因给予相应治疗。若出现胸闷、呼吸困难等，应采取综合治疗。

3. 在治疗期间应避免接触过敏性物品及药物。忌食鱼腥、虾蟹、酒类、咖啡、葱蒜及辛辣等刺激性饮食，保持大便通畅。

第四节　湿　疹

湿疹又称“湿疮”，属于中医学“癣疮”范畴。是一种呈多形性皮疹倾向、湿润、剧烈瘙痒、易于复发和慢性化的过敏性炎症性皮肤病。因其症状及病变部位的不同，名称各异。如浸淫遍体、渗液极多者名“浸淫疮”；身起红粟、瘙痒出血的称“血风疮”；发于面部者称“面游风”；发于耳部为“旋耳风”；发于乳头者称“乳头风”；发于脐部者称“脐疮”；发于肘、膝窝处者称“四弯风”；发于手掌者称“鹅掌风”；发于小腿者称“湿毒疮”；发于肛门者称“肛圈癣”；发于阴囊者称“绣球风”或“肾囊风”。

本病病因复杂，目前多认为是过敏性疾病，属迟发型变态反应。病原可以是吸入物质、摄入的食物、病灶感染、内分泌及代谢障碍；外界因素如寒冷、湿热、油漆、毛织品等刺激均可导致发病。

中医学认为本病是因禀赋不足，风湿热邪客于肌肤而成。湿邪是主要病因，涉及脏腑主要在脾。

【临床表现】

皮疹呈多形性损害，如丘疹、疱疹、糜烂、渗出、结痂、鳞屑、肥厚、苔藓样变、皮肤色素沉着等。根据湿疹症状和发病缓急可分为急性、亚急性和慢性三期。急性湿疹起病较快，初起为密集的点状红斑及粟粒大小的丘疹和疱疹，很快变成小水疱，破溃后形成点状糜烂面，瘙痒难忍，并可合并感染，形成脓疱，脓液渗出；亚急性湿疹为急性湿疹迁延而来，见有小丘疹，并有疱疹和水疱，轻度糜烂，剧烈瘙痒；急性、亚急性反复发作不愈，则变为慢性湿疹，也可能发病时就为慢性湿疹，瘙痒呈阵发性，遇热或入睡时瘙痒加剧，皮肤粗糙、增厚，触之较硬，苔藓样变，色素沉着，有抓痕，间有糜烂、渗出、血痂、鳞屑。病程较长，可迁延数月或数年。

1. **湿热浸淫**　发病急，可泛发全身各部，初起皮损潮红灼热、肿胀，继而粟疹成片或水疱密集，渗液流津，瘙痒不休，伴身热、心烦、口渴、大便干、小便短赤，舌红、苔黄腻，脉滑数。

2. **脾虚湿蕴**　发病较缓，皮损潮红，瘙痒，抓后糜烂，可见鳞屑，伴纳少神疲、腹胀便溏，舌淡白胖嫩、边有齿痕、苔白腻，脉濡缓。

3. **血虚风燥**　病情反复发作，病程较长，皮损色黯或色素沉着，粗糙肥厚，呈苔藓样变，剧痒，皮损表面有抓痕、血痂和脱屑。伴头昏乏力、腰酸肢软、口干不欲饮。舌淡、苔白，脉弦细。

【治疗方法】

1. 基本治疗

治则：湿热浸淫者清热化湿，只针不灸，泻法；脾虚湿蕴者健脾利湿，针灸并用，补法；血虚风燥者养血润燥，以针刺为主，平补平泻。

处方：以皮损局部和足太阴经腧穴为主。

曲池　足三里　三阴交　阴陵泉　皮损局部

方义：曲池为手阳明经的合穴，既能清肌肤湿气，又可化胃肠湿热；足三里既能健脾化湿，又能补益气血，标本兼顾；三阴交、阴陵泉运脾化湿，除肌肤之湿热；皮损局部疏调局部经络之气，祛风止痒。

加减：湿热浸淫加脾俞、水道、肺俞清热利湿；脾虚湿蕴加太白、脾俞、胃俞健脾利湿；血虚风燥加膈俞、肝俞、血海养血润燥；痒甚而失眠者加风池、安眠、百会、四神聪等。

操作：经穴常规针刺，留针15分钟；皮损局部用皮肤针重叩出血后，再拔火罐。急性期每日1次，慢性期隔日1次。

2. 其他疗法

（1）皮肤针：轻叩夹脊穴及足太阳经第一侧线，以皮肤红晕为度。每日1次。

（2）耳针：急性湿疹取肺、神门、肾上腺、耳背静脉；慢性湿疹加肝、皮质下。耳背静脉点刺出血，余穴均用毫针刺法，快速捻转，留针1~2小时。

（3）穴位注射：取曲池、足三里、血海、大椎等，每次选2穴，用维生素B_1、维生素B_{12}、板蓝根注射液，或自血加2.5%的枸橼酸钠注射液，每穴注入1~2ml。隔日1次。

【验案举例】

王某，男，23岁。不明原因两耳垂潮湿，有渗液，轻度糜烂，瘙痒。经皮肤科诊断为“急性湿疹”。口服脱敏药，并用氧化锌软膏涂患处，20余天无好转，改用针刺治疗。取血海、足三里、三阴交、大椎；耳穴交感、皮质下、肺、神门。经穴针刺得气后，接电针治疗仪，用疏密波连续刺激30分钟。每日1次。第二天渗液消失，患处皮肤干燥结痂。第三天开始脱屑。再治3次，痊愈出院（吕整整．针刺治疗湿疹8例。中国针灸　1998；18（10）：605）。

【按语】

1. 针灸治疗湿疹效果明显，可以提高机体免疫反应的能力，是治疗本病的有效方法。特别是缓解症状较快，但根治有相当难度。

2. 患处应避免搔抓，忌用热水烫洗或用肥皂等刺激物洗涤，忌用不适当的外用药。

3. 避免外界刺激，回避致敏因素。不穿尼龙、化纤内衣和袜子。忌食鱼虾、浓茶、咖啡、酒类等。

4. 畅达情志，避免精神紧张，防止过度劳累。

第五节 痤疮

痤疮又称“粉刺”、“青春痘”，是青春期男女常见的一种毛囊及皮脂腺的慢性炎症。好发于颜面、胸背，可形成黑头粉刺、丘疹、脓疱、结节、囊肿等损害，常伴有皮脂溢出。青春期以后，大多自然痊愈或减轻。其发病机理尚未完全清楚，初步认为与遗传因素密切相关，与内分泌因素、皮脂分泌过多、毛囊内微生物等也有一定的关系。

中医学认为人在青春期生机旺盛，由于先天禀赋的原因，使肺经血热郁于肌肤，熏蒸面部而发为疮疹；或冲任不调，肌肤疏泄失畅而致；或恣食膏粱厚味、辛辣之品，使脾胃运化失常，湿热内生，蕴于肠胃，不能下达，上蒸头面、胸背而成。

【临床表现】

病变多发生在皮脂腺丰富的部位，如面部、胸部、背部等。初起为粉刺（黑头粉刺较为常见，表现为毛孔中出现小黑点，用手挤压可挤出黄白色脂栓；白头粉刺呈灰白色小丘疹，无黑头，不易挤出脂栓），在发展过程中可演变为炎性丘疹、脓疱、结节、囊肿、瘢痕等。若炎症明显时则可引起疼痛及触痛。

1. **肺经风热** 丘疹多发于颜面、胸背上部，色红，或有痒痛，舌红、苔薄黄，脉浮数。

2. **湿热蕴结** 丘疹红肿疼痛，或有脓疱。伴口臭、便秘、尿黄。舌红、苔黄腻，脉滑数。

3. **痰湿凝滞** 丘疹以脓疱、结节、囊肿、瘢痕等多种损害为主。伴有纳呆、便溏。舌淡、苔腻，脉滑。

4. **冲任失调** 女性患者经期皮疹增多或加重，经后减轻。伴有月经不调。舌红、苔腻，脉象浮数。

【治疗方法】

1. **基本治疗**

治则：肺经风热、湿热蕴结、痰湿凝滞者清热化湿、凉血解毒；冲任失调者行气活血、调理冲任；均只针不灸，泻法。

处方：以局部和手阳明经腧穴为主。

阳白 颧髎 大椎 合谷 曲池 内庭

方义：本病好发于颜面部，取阳白、颧髎疏通局部经气，使肌肤疏泄功能得以调畅；大椎清热泻火、凉血解毒；阳明经多气多血，其经脉上走于面，取合谷、曲池、内庭清泻阳明邪热。

加减：肺经风热加少商、尺泽、风门清泻肺热；湿热蕴结加足三里、三阴交、阴陵泉清热化湿；痰湿凝滞加脾俞、丰隆、三阴交利湿化痰；冲任不调加血海、膈俞、三阴交调和冲任。

操作：诸穴均常规针刺，泻法；大椎点刺出血。隔日1次。

2. 其他疗法

（1）挑治：在背部第1～12胸椎旁开0.5～3.0寸的范围内，寻找丘疹样阳性反应点。用三棱针挑刺，挑断皮下部分纤维组织，使之出血少许。每周1～2次。

（2）刺络拔罐：取大椎、肺俞、膈俞、太阳、尺泽、委中。每次选2穴，用三棱针快速点刺穴位处瘀血的络脉，使自然出血，待血色转淡后，再以闪火法拔罐。2～3日1次。

（3）耳针：取肺、脾、大肠、面颊、内分泌、肾上腺、耳尖。毫针中强度刺激，动留针15～20分钟；也可用王不留行籽贴压或激光照射法（每穴照射3分钟，每日1次）。

【验案举例】

冯某，男，37岁。因家庭纠纷，整日吸烟饮酒，性情急躁易怒，继而出现颜面部丘疹，黑头粉刺，奇痒难忍。加之天气炎热，时常感染化脓。肌注青霉素并用中药外洗均无效，改用穴位挑治。取大椎穴旁开0.5寸下0.5寸处，常规消毒，用1%利多卡因浸润麻醉，将三棱针刺入穴位深至0.3～0.5cm，然后上下滑拨1～2分钟，胶布固定针孔。治疗2次后，症状基本消失，4次痊愈。随访至今，未见复发（沈红．穴位挑治治疗痤疮125例。浙江中医杂志　1995；30（3）：126）。

【按语】

1. 针灸对本病有一定的疗效，部分患者可达到治愈目的。轻症注意保持面部清洁卫生即可，无需治疗。

2. 本病以脂溢性为多，治疗期间禁用化妆品及外擦膏剂。宜用硫黄肥皂温水洗面，以减少油脂附着面部，堵塞毛孔。

3. 严禁用手挤压丘疹，以免引起继发感染，遗留瘢痕。

4. 忌食辛辣、油腻及糖类食品，多食新鲜蔬菜及水果，保持大便通畅。

第六节　扁　平　疣

扁平疣是一种常见的病毒感染性皮肤病，为针头至粟粒大小的硬性扁平皮肤赘疣。中医学称之为“扁瘊”、“疣疮”、“疣目”。好发于面部、前臂和手背。系人类乳头瘤病毒所引起，主要通过直接接触而传染，外伤亦是感染本病的原因之一。其病程与机体免疫有重要关系。

中医学认为本病多因风热毒邪蕴结于肺，脾湿痰瘀阻于经络，郁于肌肤所致。

【临床表现】

好发于颜面、手背及前臂等处，为米粒至黄豆大扁平隆起的丘疹，呈圆形、椭圆形或不规则的多边形，表面光滑质硬，浅褐色或正常皮色，散在或密集，也可能融合成小片。一般无自觉症状，消退期可有痒感。病程有自限性，1～2年可自愈，愈后不留痕迹。也有持续多年不愈者。

1. **肺胃蕴热**　扁疣色褐，散在分布，搔抓后呈条状接种，似串珠状。伴发脂溢及粉刺、唇干口渴。舌红、苔黄，脉浮数。

2. **脾湿痰瘀**　多发于面部，扁疣数少，高出皮肤，多呈皮色，时有痒感。伴纳呆脘胀。舌淡、苔腻，脉沉数。

【治疗方法】

1. **基本治疗**

治则：肺胃蕴热者疏风清热、泻肺胃之火，只针不灸，泻法；脾湿痰瘀者祛湿化痰、行气活血，针灸并用，泻法。

处方：以局部和手阳明经腧穴为主。

合谷　曲池　太冲　三阴交　疣体局部

方义：疣之发生多由脾湿胃热所致。取合谷、曲池以泻阳明、太阴之风热；合谷配太冲称为“四关”，调和气血、疏肝理气；三阴交滋养脾肝肾，调肌肤气血；取疣体局部以通行气血、祛瘀除疣。

加减：肺胃蕴热加尺泽、内庭清热凉血、和营祛疣；脾湿痰瘀加商丘、阴陵泉健脾祛湿、化痰通络。

操作：经穴常规针刺；疣体局部严格消毒后用短粗毫针平刺其基底部，并从中央直刺一针，留针20分钟，出针时挤出少量血液。每日1次。

2. **其他疗法**

（1）皮肤针：取背腰部足太阳经第一侧线，从上而下用中等强度叩刺，以皮肤潮红为度。每日1次。

（2）火针：取疣体局部，用烧红的火针迅速刺入疣体2~3mm，几秒钟后退出，再烧红针头复刺，反复进行2~3次。每日1次。术后1日内局部勿沾水，防止感染。

（3）耳针：取肺、神门、肝、肾上腺、皮质下、内分泌、生疣部位相应耳穴。每次选3~4穴，毫针中度刺激，留针15分钟。每日1次。

（4）穴位注射：按生疣部位，取病变侧的曲池、足三里穴。每穴注入板蓝根注射液1ml。隔日1次。

【验案举例】

赵某，女，31岁。面部、手背簇生扁平丘疹3年余。曾用中西药治疗无效。近1周来面部作痒，扁平丘疹有增多趋势。伴口干、大便结。查：额部、两侧面颊、手背密集簇生扁平丘疹，表面光滑，色淡红稍光亮，丘疹大者如粟粒，小者如针头，舌红、苔薄黄，脉稍数。诊为“扁平疣”（风热型）。取面部生疣区、印堂、颧髎、风池、曲池、合谷、足三里、三阴交。局部围刺，余穴常规针刺，留针30分钟。每日1次。经10次治疗，疣赘全部消失。4个月后随访，未见复发和新生（徐之珍．围针结合体针治疗扁平疣38例。针灸临床杂志　1999；15（4）：37）。

【按语】

1. 针灸对本病是一种简便有效的治疗方法。针灸治疗后，有的病人可能会出现疣疹加重现象，色泽转红、瘙痒加剧，呈急性发作状态。这是一种正常现象，为气血旺盛流畅的表现，不需改变治法，应坚持继续治疗。

2. 治疗期间忌食辛辣、海腥之品，禁止抓破皮肤而自行接种。

第七节　带状疱疹

带状疱疹是由水痘－带状疱疹病毒引起的一种以簇集状丘疱疹、局部刺痛为特征的急性疱疹性皮肤病。该病毒潜伏于脊髓后根神经节的神经元中，当细胞免疫功能下降时被激活而发病。当机体免疫功能低下，如上呼吸道感染、劳累过度、精神创伤、恶性肿瘤放射治疗或应用皮质类固醇激素及一些免疫抑制剂等均可成为本病的诱因。疱疹多沿某一周围神经分布，排列成带状，出现于身体的某一侧，好发于肋间神经、颈神经、三叉神经及腰神经分布区域。若不经治疗，一般2周左右疱疹可结痂自愈。

中医学称本病为“蛇丹”、“蛇串疮”、“蜘蛛疮”、“缠腰火丹”。认为是感受风火或湿毒之邪引起，与情志、饮食、起居失调等因素有关。情志不遂则肝气郁结、郁而化热；饮食不节则脾失健运、湿浊内停；或起居不慎，卫外功能失调，使风火、湿毒之邪郁于肝胆。肝火脾湿郁于内，毒邪乘虚侵于外，经络瘀阻于腰腹之间，气血凝滞于肌肤之表而发为本病。

【临床表现】

发病前常有轻度发热，疲倦乏力，食欲不振，全身不适，皮肤灼热刺痛等症状，亦可不发生前驱症状而直接出现丘疱疹。

皮损部神经痛为本病的主症之一，但疼痛程度不一，且不与皮损严重程度成正比。

疱疹好发于腰腹之间，其次是颈项、面部。呈带状排列，刺痛。有些患者在皮疹完全消退后仍遗留神经痛。

1. **肝经郁热**　皮损鲜红，疱壁紧张，灼热刺痛，口苦咽干，烦躁易怒，大便干，小便黄，苔黄，脉弦滑数。

2. **脾经湿热**　皮损色淡，疱壁松弛，口渴不欲饮，胸脘痞满，纳差，大便时溏，舌红、苔黄腻，脉濡数。

3. **瘀血阻络**　皮疹消退后局部仍疼痛不止。伴心烦不寐。舌紫黯、苔薄白，脉弦细。

【治疗方法】

1. **基本治疗**

治则：清热利湿、泻火解毒、活血通络、化瘀止痛，针灸并用，泻法。

处方：支沟　阴陵泉　行间　夹脊穴　皮损局部

方义：支沟为手少阳三焦经穴，阴陵泉为足太阴脾经合穴，两穴相配能清泻三焦邪热，健脾化湿；行间为足厥阴肝经荥穴，具有疏肝泻热之功；皮损局部针后加灸及拔罐活血通络、祛瘀泻毒；相应夹脊穴调畅患部气血。

加减：肝经郁热加太冲、侠溪、阳陵泉清利肝胆湿热；脾经湿热加大都、三阴交、血海以健脾运湿、化瘀止痛；瘀血阻络则根据皮疹部位不同加相应的穴位，颜面部加阳白、太阳、颧髎；胸胁部加期门、大包；腰腹部加章门、带脉。

操作：诸穴均常规针刺；皮损局部围刺并加灸拔罐。每日1次。

2. **其他疗法**

（1）皮肤针：叩刺疱疹及周围皮肤，以刺破疱疹、疱内液体流出、周围皮肤充血或微出血为度，可加拔火罐。每日1～2次。

（2）耳针：取肝、肺及皮疹所在部位的相应耳穴。行针刺、埋针或药丸按压。

（3）激光照射：用氦－氖激光仪分区散焦照射皮损局部，距离约40～60cm，每分区照射10分钟。

【验案举例】

刘某，女，41岁。2天前感觉腰背部刺痛，渐之有米粒大小的几簇密集丘疹、水疱出现，疼痛向胸腹部漫延。自服消炎及止痛药物无效。刻诊：腰背胸腹出现大片疱疹，面积在40cm×20cm左右。体温37.5℃，口苦，便干，舌红、苔薄黄，脉弦数。证属邪客少阳，治宜疏利少阳。针刺外关、足临泣，同时在皮损局部刺络拔罐。次日复诊，疼痛明显减轻，原刺络拔罐部位已结痂，剩余疱疹亦干枯，且面积缩小。仍按原法治疗2次而愈（王国明．针刺治疗带状疱疹56例临床观察。针灸临床杂志 2000；16（5）：16）。

【按语】

1. 针灸治疗本病有明显的止痛效果，并且能减少神经痛的后遗症状。若早期就采用针灸治疗，多数病人可在1周内痊愈。

2. 若疱疹处皮损严重，可在患处用2%龙胆紫涂擦，防止继发感染。组织病或恶性肿瘤合并本病时，应采取中西医综合治疗措施。

3. 本病应与湿疹、单纯疱疹、接触性皮炎、虫咬皮炎等相鉴别。

第八节　斑　　秃

斑秃又称“圆秃”，是一种突然发生的头部局限性脱发。一般认为属自身免疫性疾病，与高级神经活动障碍有关，也可能与内分泌障碍、局部病灶感染、中毒、遗传因素等有关。发病机理可能是血管运动中枢机能紊乱，交感神经及副交感神经失调，引起局部毛细血管持久性收缩，毛乳头供血障碍，引起毛发营养不良而致本病。精神创伤常为诱发因素。

中医学认为发为血之余。若思虑太过，脾胃虚弱，气血化生不足；或房劳不节，肝肾精血亏损；或肺气不足，宣发失司，津液失于敷布；或情志不遂，郁怒伤肝，气机不畅，气滞血瘀，瘀血不去，新血不生，均可导致头皮毛发失于濡养而成片脱落。

【临床表现】

本病多见于青年人，突然出现圆形或椭圆形秃发斑，数目不等，大小不一。局部皮肤无炎症现象，平滑光亮，无任何自觉症状。也有少数病人早期在秃发区可以看到红斑和浮肿。秃发边缘的头发松动，很容易脱落或拔出，拔出时可见发干近端萎缩。个别患者病损区可不断扩大，以致整个头发全部脱光（称为“全秃”）或周身毛发包括眉毛、胡须、腋毛、阴毛、毳毛等全部脱落（称为“普秃”）。多数患者在一年内脱落的毛发可以重新生出，新生的毛发细软，呈黄白色，且可随生随脱，以后逐渐变黑变粗而恢复正常。

1. **气血两虚**　多于病后、产后、疮后脱发，范围由小而大，数目由少而多，呈渐进性加重。脱发区能见到散在的、参差不齐的残余头发，但轻轻触摸就会脱落。伴有唇白、心悸、气短语微、头昏、嗜睡、倦怠无力。舌淡、苔薄白，脉细弱。

2. **肝肾不足**　多见于40岁以上者，平素头发焦黄或花白，发病时头发常是大片而均匀地脱落，严重时还会出现眉毛、腋毛、阴毛乃至毳毛的脱落。伴面色㿠白、肢体畏寒、头昏耳鸣、腰膝酸软。舌质淡有裂纹、苔少或无苔，脉沉细无力。

3. **血热生风**　突然脱发，进展较快，常是大片大片的头发脱落。伴有头部烘热、性情急躁、心烦易怒、急躁不安，个别患者还会相继发生眉毛、胡须脱落的现象，偶有头皮瘙痒。舌质红、苔少，脉细数。

4. **瘀血阻络**　脱发前先有头痛或头皮刺痛等自觉症状，继而出现斑块脱发，时间一久便成全秃。伴有夜多恶梦、烦热不眠等全身症状。舌质暗红或有瘀点、苔少，脉沉涩。

【治疗方法】

1. 基本治疗

治则：气血两虚、肝肾不足补益肝肾、养血生发，针灸并用，补法或平补平泻；血热生风、瘀血阻络者行气活血、化瘀通窍，只针不灸，泻法。

处方：以局部和肝、肾的背俞穴为主。

脱发区　百会　通天　大椎　肝俞　肾俞

方义：百会、通天、脱发区均为局部取穴，可疏通局部经络气血；大椎属督脉，诸阳之会穴，可激发诸阳经之气，补气生血；肝俞、肾俞滋补肝肾、养血生发。

操作：脱发区从病灶部位四周向中心沿皮刺；肝俞不可直刺、深刺；余穴均常规针刺。

加减：气血两虚加气海、血海、足三里补气养血；肝肾不足加命门、太溪补益肝肾；血热生风加风池、曲池祛风泻热；瘀血阻络加膈俞、太冲活血祛瘀。脱发病灶在前头加上星、合谷、内庭；病灶在侧头加率谷、外关、足临泣；病灶在头顶加四神聪、太冲、中封；病灶在后头加天柱、后溪、申脉。

2. 其他疗法

（1）皮肤针：取脱发区、夹脊穴或相关背俞穴。先从脱发边缘呈螺旋状向中心区叩刺，再叩刺夹脊或背俞穴，范围在0.5～1cm，至局部皮肤微出血。隔日1次。脱发区在叩刺后用生姜片外擦或外搽斑蝥酊剂、旱莲草酊剂、侧柏叶酊剂，能提高生发效果。

（2）穴位注射：取阿是穴、头维、百会、风池。用维生素 B_{12} 4ml或三磷酸腺苷5～10mg，每穴注射0.5ml药液。隔日1次。

【验案举例】

曹某，男，46岁。由于工作过于繁忙，常常夜不能寐，头发脱落病灶3处。经口服维生素 B_1、维生素 B_6，外用生发药水外擦治疗月余，效果欠佳。查：头部3处脱发面积分别为3.0cm×2.5cm、2.0cm×1.4cm、1.3cm×1.0cm。伴失眠、头晕、全身乏力。舌质淡、苔薄白，脉细弱。证属气血亏虚。经用皮肤针从脱发区边缘螺旋状向中心均匀轻轻叩打，隔日1次；同时配合毫针刺法，取百会、风池，平补平泻。每日1次，15次为1个疗程。2个疗程后3处脱发区生出部分黑色毳毛；3个疗程后全部长出细软黑发（回克义．梅花针为主治疗斑秃23例。针灸临床杂志 2000；16（1）：27）。

【按语】

针灸治疗本病有较好的疗效。可调整神经系统功能，改善局部血液循环和局部毛发营养，增强毛囊活性，促使毛发新生。但对“全秃”疗效欠佳。

第七章 五官科病症

第一节 目赤肿痛

目赤肿痛又称“赤眼”、“风火眼”、“天行赤眼”，俗称“红眼病”。往往双眼同时发病，春夏两季多见。常见于西医学的流行性（出血性）结膜炎。

中医学认为本病多由于外感时疫热毒所引起。风热之邪侵袭目窍，经气阻滞，火郁不宣；或素体阳盛，脏腑积热，复感疫毒，内外合邪，循经上扰于目而发病。

【临床表现】

1. **风热外袭** 白睛红赤，沙涩灼热，羞明流泪，眵多清稀，头额胀痛，舌红、苔薄白或薄黄，脉浮数。

2. **热毒炽盛** 白睛红赤，胞睑肿胀，羞明刺痛，热泪如汤，眵多胶结。重者白睛点状或片状溢血，黑睛生星翳，头痛心烦，口渴引饮，溲赤便结。舌红、苔黄，脉数。

【治疗方法】

1. **基本治疗**

治则：疏风散热、泻火解毒，只针不灸，泻法。

处方：以眼区局部取穴为主。

攒竹 瞳子髎 太阳 合谷 太冲

方义：攒竹正在目上，为足太阳经腧穴，能宣泄眼部之郁热，有通络明目作用；瞳子髎属足少阳经，可疏泻肝胆之火；太阳为经外奇穴，位于眼旁，点刺出血可清热明目；手阳明经合谷可调阳明经气，疏泄风热；目为肝窍，太冲乃肝经原穴，以导厥阴经气，降肝火而明目。

加减：风热外袭加风池、曲池以加强疏风散邪之功；热毒炽盛加大椎、侠溪、行间清泻热毒。

操作：刺攒竹穴时，针尖若朝下刺向睛明穴则不宜深刺，若向外刺则可透丝竹空；其他腧穴常规针刺；均可点刺出血。每日 1 ~2 次。

2. **其他疗法**

（1）刺血拔罐：在太阳穴处点刺出血后拔罐，使之出血稍多。每日 1 次。

（2）挑刺：在两肩胛之间找丘疹样反应点挑治，或在大椎及其旁开 0.5 寸处、太阳、印堂、上眼睑等处选点挑治。

（3）耳针：取眼、目$_1$、目$_2$、肝。毫针强刺激，留针 30 分钟；或耳尖、耳背小静脉点刺出血。

【验案举例】

汪某，女，20 岁。两眼红肿疼痛、羞明 5 天。滴眼药水、服西药治疗效果不显。刻下：两眼红肿疼痛，结膜中度充血、畏光，眼分泌物增多，迎风流泪，尿赤，舌尖红、苔黄腻，脉弦数。证属肝胆火旺、风热上扰。取睛明、太阳、太冲、合谷、行间，除睛明穴外其他穴均用泻法，留针 15 分钟。耳穴取眼、目$_1$、目$_2$、肝，用王不留行籽贴压。次日两眼红肿疼痛减轻，续治 2 次而愈（舒玉芳．针刺配合耳压在眼科疾病的临床应用。针灸临床杂志 1997；16（3）：26）。

【文献摘录】

1.《备急千金要方》：阳谷、太冲、昆仑，主目急痛赤肿。

2.《医学纲目》：眼赤肿疼痛，阳谷（一分，泻之，灸）、至阴。

3.《杂病穴法歌》：赤眼迎香出血奇，临泣、太冲、合谷侣。

4.《玉龙歌》：两睛红肿痛难熬，怕日羞明心自焦，只刺睛明鱼尾穴，太阳出血自然消。

5.《胜玉歌》：目内红肿苦皱眉，丝竹攒竹亦堪医。

【按语】

1. 针刺治疗目赤肿痛有显著疗效。缓解病情快，可明显缩短病程。

2. 本病为眼科常见的急性传染病，发病期间尽量不要去公共场所，防止传染，引起流行。同时，应注意眼的卫生。

3. 患病期间应注意休息，睡眠要充足，减少视力活动；忌发怒；戒房劳；不吃辛辣食物。

第二节　麦　粒　肿

麦粒肿又名“针眼”、“土疳”。即胞睑边缘生小硬结，红肿疼痛，形似麦粒。相当于西医学的外睑腺炎。多发于一只眼睛，且有惯发性，以青少年为多发人群。

中医学认为本病多因风热之邪客于胞睑，火烁津液，变生疖肿；或过食辛辣炙烤之物，脾胃积热；或心肝之火循经上炎，热毒结聚于胞睑，发为疖肿；或脾虚湿热，上攻于目，热毒壅阻于胞睑而生肿痛。

【临床表现】

1. **风热外袭**　针眼初起，痒痛微作，局部硬结微红肿，触痛明显。伴有头痛发热、全身不适。苔薄黄，脉浮数。

2. **热毒炽盛**　胞睑红肿，硬结较大，灼热疼痛，有黄白色脓点，白睛壅肿，口渴喜饮，便秘溲赤，舌红、苔黄或腻，脉数。

3. **脾虚湿热**　针眼反复发作，但症状不重，面色少华，好偏食，腹胀便结，舌红、苔薄黄，脉细数。多见于儿童。

【治疗方法】

1. 基本治疗

治则：祛风清热、解毒散结，只针不灸，泻法。

处方：以眼区局部取穴为主。

攒竹　太阳　二间　内庭

方义：攒竹为足太阳经穴，与太阳穴均位于眼区，长于清泻眼部郁热而散结；二间、内庭分别为手、足阳明经的荥穴，用之以加强清热散结的作用。

加减：风热外袭加风池、合谷疏风清热；热毒炽盛加大椎、曲池、行间泻热解毒；脾虚湿热加三阴交、阴陵泉健脾利湿；麦粒肿若在上睑内眦部加睛明；在外眦部加瞳子髎、丝竹空；在两眦之间加鱼腰；在下睑者加承泣、四白。

操作：攒竹最宜透鱼腰、丝竹空，或与太阳同施点刺出血法；二间、内庭用强刺激重泻手法，最好能点刺出血。

2. 其他疗法

（1）刺络拔罐：取大椎穴，用三棱针点刺出血后拔罐。

（2）挑刺：在肩胛区第1～7胸椎棘突两侧查找淡红色丘疹或敏感点，用三棱针点刺，挤出黏液或血水（反复挤3～5次）；亦可挑断疹点处的皮下纤维组织。

（3）耳针：取眼、肝、脾、耳尖。毫针强刺激，动留针20分钟；亦可在耳尖、耳背小静脉刺络出血。

【验案举例】

张某，女，18岁。初起左眼下睑痒痛，有异物感，继则有一粟粒样红肿硬结，10日未见黄色脓头，口渴，便秘，舌红、苔黄。证属脾胃蕴热，治拟疏风、清热、解毒。取陷谷、内庭、合谷，用提插捻转泻法，留针30分钟；另取耳穴眼、肝、脾、神门行药丸贴压；再用三棱针在双侧耳尖点刺出血。仅治疗1次，红肿硬结便逐渐消散而痊愈（舒育芳．针刺配合耳压在眼科疾病的临床应用。上海针灸杂志　1997；16（3）：26）。

【文献摘录】

1.《针灸聚英》：偷针眼，视其背上有细红点如疮，以针刺破即瘥，实解太阳之郁热也。

2.《针灸易学》：偷针，视背上有点刺破出血，皆治……小骨空、合谷、攒竹、二间、后睛明、行间、光明、太阳。

【按语】

1. 针灸治疗本病初期疗效肯定，但成脓之后宜转眼科切开排脓。

2. 麦粒肿初起至酿脓期间可用热敷，切忌用手挤压患处，以免脓毒扩散。

3. 平时应注意眼部卫生。患病期间饮食宜清淡。

第三节　眼睑下垂

眼睑下垂古称“睢目”，又名“上胞下垂”，重者称“睑废”。是上睑提举无力、不能抬起，以致睑裂变窄，甚至遮盖部分或全部瞳仁，影响视力的一种眼病。常见于西医学的重症肌无力眼肌型、眼外伤、动眼神经麻痹等疾病中。

中医学认为本病有先天、后天之分。气虚不能上提，血虚不能养筋为其主要病因病机。可因先天禀赋不足，肝肾两虚；肌腠空疏，风邪客于胞睑，阻滞经络，气血不和；脾虚气弱，中气不足，筋肉失养，经筋弛缓，以致胞睑松弛无力而下垂。

【临床表现】

1. **肝肾不足** 自幼上睑下垂，不能抬举，眼无力睁开，眉毛高耸，额部皱纹加深。小儿可伴有五迟、五软。舌淡、苔白，脉弱。

2. **脾虚气弱** 起病缓慢，上睑提举无力，遮掩瞳仁，妨碍视瞻，朝轻暮重，休息后减轻，劳累后加重。伴有面色少华、眩晕、食欲不振、肢体乏力甚至吞咽困难等症。舌淡、苔薄，脉弱。

3. **风邪袭络** 上睑下垂，起病突然，重者目珠转动失灵，或外斜，或视一为二。伴眉额酸胀或其他肌肉麻痹症状。舌红、苔薄，脉弦。

【治疗方法】

1. **基本治疗**

治则：先天不足、脾虚气弱者补肾健脾、益气养血，针灸并用，补法；风邪袭络者疏风通络、调和气血，针灸并用，平补平泻。

处方：以眼区局部取穴为主。

攒竹　丝竹空　阳白　三阴交

方义：攒竹、丝竹空和阳白穴均位于眼上方，三穴合用可通经活络，调和局部气血而升提眼睑；三阴交为脾、肝、肾三经的交会穴，具有补脾益肾、养血荣筋、调和气血的功效。

加减：先天不足加太溪、命门、肾俞益肾固本；脾虚气弱加足三里、脾俞健运脾胃、补气养血，另加督脉百会穴升提阳气；风邪袭络加合谷、风池宣通经络、疏风解表。

操作：攒竹、丝竹空、阳白既可相互透刺，又均可透刺鱼腰穴；风池穴应注意针刺方向、角度和深度；百会穴多用灸法。

2. **其他疗法**

(1) 皮肤针：取患侧攒竹、眉冲、阳白、头临泣、目窗、目内眦——上眼睑——瞳子髎连线，轻度叩刺。隔日1次。

(2) 神经干电刺激：取眶上神经与面神经刺激点（耳上切迹与眼外角连线中点）。针刺之后接电针仪，眶上神经接负极，面神经接正极，电流强度以患者能耐受为度。每次20分钟左右。隔日1次。

【验案举例】

赵某，男，31岁。因中风（脑血栓形成）而遗留左眼睑下垂，遮盖瞳孔，眼睛无力睁开，眼睑麻木不仁，晨起轻，午后重。伴吞咽困难、食欲不振、周身乏力、眩晕。中、西药治疗不效，求治于针灸。查：左眼睑下垂，眼球转动不灵，复视，面色少华，脉虚无力。证属脾虚失运、中气不足，以升阳益气为治法。取阳白透鱼腰、攒竹透睛明、鱼腰透丝竹空、太阳透瞳子髎，配合谷、足三里、三阴交。针刺10次好转，20次痊愈。随访1年未见复发（王立早．针刺治疗眼睑下垂120例疗效观察。中国针灸　1993；13（5）：7）。

【文献摘录】

《眼科锦囊》：上睑低垂轻证，灸三阴交。

【按语】

1. 针灸对本病有一定疗效，但需查明原因，辨证治疗。

2. 对先天性重症患者可考虑手术治疗。

第四节　眼 睑 瞤 动

眼睑瞤动又名“目瞤”。是因气血不和而致眼睑不自主牵拽跳动的病症。相当于西医学的眼轮匝肌痉挛。多为一侧发病，较少两侧同病。偶然发生者无需治疗，可自行停止；少数病例日久不愈，在病程晚期可有㖞偏之变。

气血衰弱、筋脉失养、血虚生风为本病的主要病因病机。或因久病、过劳、情志不遂等损伤心脾，气血两虚，筋肉失养，以致筋惕肉瞤；或因肝脾血虚，日久生风，虚风内动，牵拽胞睑而振跳。

【临床表现】

眼睑不自主频繁振跳，重者可牵动口角乃至面颊部肌肉发生抽动。在情绪紧张、疲劳、久视、睡眠不足等情况下加剧，入睡后消失。

1. **心脾两虚**　胞睑跳动，时疏时频，劳累或紧张时加重，怔忡健忘，纳差乏力，面白无华或萎黄，唇色淡白，舌淡，脉细弱。

2. **血虚生风**　病程较长，胞睑振跳频繁，牵拽面颊口角，眉紧肉跳，头昏目眩，心烦失眠，苔薄，脉弦紧。

【治疗方法】

1. **基本治疗**

治则：补益心脾、养血熄风，心脾两虚者针灸并用，补法；血虚生风者以针刺为主，平补平泻。

处方：以眼区局部和手、足阳明经腧穴为主。

四白　攒竹　丝竹空　合谷　太冲　三阴交　足三里

方义：四白、攒竹、丝竹空均为眼周穴，可疏调眼周部位气血以熄风止痉；合谷属手阳明多气多血之经，“面口合谷收”，可通行面部气血；合谷配足厥阴肝经原穴太冲谓之“四关”，可养肝平肝、熄风止痉；三阴交、足三里分别为脾经和胃经的腧穴，可补脾胃、生气血，旺盛后天之本。

加减：心脾两虚者加心俞、脾俞强化健脾补虚的作用；血虚生风者加血海、肝俞以增熄风止痉之力；上胞振跳加睛明、鱼腰；下胞振跳加承泣、颧髎。

操作：攒竹与丝竹空互相透刺，或分别透鱼腰穴；四白最好刺入眶下孔中；其他穴位常规针刺。

2. 其他疗法

（1）耳针：取眼、神门、肝、心、脾。每次选2~3穴，胞轮振跳频繁者强刺激，留针20~30分钟；或埋揿针、药丸贴压。

（2）头针：取枕上正中线、枕上旁线。按头针疗法常规操作。

（3）穴位注射：取翳风、阳白、下关、足三里。用丹参注射液或维生素B族注射液，每穴注入0.5~1ml。

【验案举例】

张某，女，36岁。因与他人争吵后出现左眼睑抽动3月。呈阵发性的局限性上下眼睑抽动，情绪激动时发作尤甚。诊为“左眼睑抽搐”（肝风内动）。取鱼腰、丝竹空、瞳子髎、承泣、太冲等穴。将25%硫酸镁和2%利多卡因各2ml注射液混合后分别注入各穴，每穴0.2~0.4ml。按徐疾泻法疾速进针，缓慢注药，徐徐出针。2~3日1次，5次为1个疗程。治疗1个疗程后，眼睑抽动症状大减；续治2次而愈（向伟明．穴位注射治疗眼睑抽搐26例。四川中医 1994；（10）：53）。

【文献摘录】

1.《针灸甲乙经》：目瞤动，与项口相参引，刺承泣。

2.《针灸资生经》：四白，目瞤动不息。

3.《杂病穴法歌》：眼睑瞤动治头维，再兼一穴攒竹医。

4.《针灸大成》：眼睑瞤动，头维、攒竹。

5.《百症赋》：目瞤兮，颧髎、大迎。

【按语】

1. 针灸对本病的轻症有一定的疗效。但对病程较长者疗效较差。

2. 伴有颅神经受损症状者为继发性面肌痉挛，应进一步检查。

第五节 近 视

近视是以看近物清晰、视远物模糊为主要特征的一种眼病，为眼科屈光不正疾病之一。古称“能近怯远证”。清代黄庭镜《目经大成》开始称为“近视”，与今相同。多见于青少年。

近视发生的原因与先天遗传和不良用眼习惯有关，如阅读、书写、近距离工作时照明不足或光线强烈，或姿势不正，或持续时间过久，或在走路、乘车过程中看书等导致眼睛过度疲劳而引起。

中医学认为本病多因先天禀赋不足，后天发育不良，劳心伤神，心阳耗损，使心、肝、肾气血亏虚，加上用眼不当，使目络瘀阻，目失所养而致。

【临床表现】

视近清晰，视远模糊，视物昏渺，视力减退。

眼科检查：凡屈光度为-3.00D以下者为低度近视；-3.00D~-6.00D为中度近视；-6.00D以上者为高度近视。中度以上近视可见到玻璃体混浊、液化，中度以上轴性近视还可见到豹纹样眼底、黄斑出血、视网膜剥离等。

病理性近视（用镜片矫正视力很难接近正常者）除高度近视外，伴见飞蚊症、夜盲、弓形盲点。若合并高度散光，可出现双眼多视或单眼复视。外观表现有假性眼球突出、角膜色素沉着和摆动性眼球震颤等。

1. **肝肾亏虚**　视物昏暗，眼前黑花飞舞，头昏耳鸣，夜寐多梦，腰膝酸软，舌偏红、少苔，脉细。

2. **脾气虚弱**　视物易疲劳，目喜垂闭，食欲不振，腹胀腹泄，四肢乏力，舌淡、苔白，脉弱。

3. **心阳不足**　神疲乏力，畏寒肢冷，心烦，失眠健忘，舌淡、苔薄，脉弱。

【治疗方法】

1. 基本治疗

治则：补益肝肾、健脾强心、养血明目，针灸并用，补法。

处方：以眼区局部和足阳明、足少阳经腧穴为主。

睛明　四白　太阳　风池　光明

方义：足三阳经在经脉循行上均与眼睛有着密切的联系。睛明、四白、太阳穴均位于眼区，通经活络、益气明目，都是治疗眼疾的常用穴；风池为足少阳与阳维之交会穴，内与眼络相连，光明为足少阳胆经络穴，与肝相通，两者相配，可疏调眼络、养肝明目。

加减：肝肾亏虚加肝俞、肾俞、太冲、太溪补益肝肾、养精明目；脾虚气弱加脾俞、胃俞、足三里、三阴交补中益气、养血明目；心阳不足加心俞、膈俞、内关、神门温补心阳、安神明目。

操作：睛明、承泣位于目眶内，针刺应注意选择质量好的细针，固定眼球，轻柔进针，不行提插捻转手法，出针时较长时间压迫针孔；风池穴注意把握针刺的方向、角度和深度，切忌向上深刺，以免刺入枕骨大孔；光明穴针尖朝上斜刺，使针感能向上传导。

2. 其他疗法

（1）皮肤针：轻度或中度叩刺眼周穴及风池穴。每日 1 次。

（2）耳针：取眼、肝、肾、心、神门。每次选 2～3 穴，毫针中等刺激，动留针 30 分钟，隔日 1 次；或行埋针、药丸贴压。

（3）头针：取枕上旁线、枕上正中线。按头针常规操作。每日 1 次。

（4）激光照射：取睛明、承泣、光明。应用小功率氦－氖激光治疗仪，每穴照射 2 分钟。隔日 1 次。

【验案举例】

许某，男，17 岁。视物不清 5 年，经眼科检查确诊为“屈光不正”。视力检测：右眼 0.2、左眼 0.3。苔薄白，脉浮。采用耳穴王不留行籽贴压法，取肝、肾、眼、目$_1$、目$_2$、近视$_1$、近视$_2$、内分泌、神门、交感。交替使用，10 次为 1 个疗程。第 2 个疗程后测视力，右眼 0.4、左眼 0.5；第 4 个疗程后右眼 0.7、左眼 0.9；第 5 个疗程后双眼均 1.0。后来随访，视力巩固（张贵荣．耳穴贴压治疗青少年近视眼疗效观察。针灸临床杂志　1999；15（10）：41）。

【文献摘录】

1. 《标幽赋》：取肝俞与命门，使瞽士视秋毫之末。

2. 《医学纲目》：目昏暗，灸三里，针承泣，又取肝俞、瞳子髎。

【按语】

1. 针灸对轻度（小于 -3.00D）、中度（-3.00D ~ -6.00D）近视疗效肯定，对假性近视疗效显著。年龄愈小治愈率愈高。多数患者一经配镜矫正，针灸效果往往不如不戴镜者为好。

2. 在针灸治疗的同时，必须注重用眼卫生。在用眼时间较长后，应闭目养神或向远处眺望；坚持做眼保健操，做经络穴位按摩等。

第六节　斜　　视

斜视古称“睊目”、“风牵偏视”、“双目通睛”，是指眼睛注视目标时黑睛向内或向外偏斜的眼病。相当于西医学的麻痹性斜视，有先天性和后天性之分，先天性斜视多由于发育异常、产伤所致；后天性斜视多由于肺瘤、血管性疾病所致。

中医学认为本病多因脾胃之气不足，络脉空虚，风邪乘虚侵袭，目系拘急而成；或肾阴亏虚，肝风内动；亦或外伤，气血瘀滞，经筋弛缓，目珠维系失衡而致。

【临床表现】

以一眼或双眼黑睛向内或向外偏斜，转动受限，视一为二为主症。

1. **风邪袭络**　发病急骤，伴有眼痛，上睑下垂，头痛发热。舌红、苔薄，脉弦。

2. **肝风内动**　头晕目眩，耳鸣，面赤心烦，肢麻震颤，舌红、苔黄，脉弦。

3. **瘀血阻络**　有外伤病史，伤后眼偏斜，可见胞睑、白睛瘀血，头痛眼胀，恶心呕吐，舌红、苔薄，脉弦。

【治疗方法】

1. **基本治疗**

治则：祛风、平肝、化瘀、通络，以针刺为主，平补平泻。

处方：以足少阳胆经腧穴为主。

风池　合谷　太冲　太溪　光明

方义：风池、合谷善于祛风通络；太冲、太溪分别为肝经、肾经原穴，滋阴潜阳、平肝熄风；光明为胆经之络穴，与太冲合用为原络配穴法，清泻肝胆、化瘀通络。

加减：内直肌麻痹加睛明、攒竹、印堂；外直肌麻痹加瞳子髎、太阳；上直肌麻痹加上明（眉弓中点、眶上缘下）、攒竹；下直肌麻痹加承泣、四白；上斜肌麻痹加球后、四白；下斜肌麻痹加丝竹空、上明。

操作：风池穴应注意掌握针刺的方向、角度和深度，切忌向上深刺，以免刺入枕骨大孔；针刺眼部穴位尤其是眼眶内的腧穴，手法要轻柔，不提插捻转，避免伤及眼球或引起眼内出血。

2. **其他疗法**

（1）皮肤针：取眼眶周围腧穴及太阳、风池等，用中强度刺激。每日1次。

（2）电针：以眼眶周围腧穴攒竹、四白、瞳子髎、太阳为主，亦可配合四肢远端穴位如合谷、太冲、太溪、光明、足三里等。进针得气后，选用疏密波或断续波，电流强度以患者能耐受为度，每次20～30分钟。隔日1次。

【验案举例】

唐某，女，18岁。脑室出血引流术后，肢体恢复良好，但右眼复视、右眼内斜视、外展受限。查：左眼视力、眼球运动均正常，右眼内斜视，外展受限，外展时目外眦露白约0.5cm。针取球后、瞳子髎、风池、太阳、天柱、照海、三阴交、睛明（均为右侧），每次4～6穴。经30次治疗后基本好转，外展时目外眦露白约0.1cm。因开学不能继续诊治，嘱患者自灸右风池、瞳子髎，以善其后（吴新贵．眼病针灸临床心得。针灸临床杂志 1997；13（3）：43）。

【文献摘录】

1.《针灸甲乙经》：睊目，水沟主之。

2.《备急千金翼方》：眼㖞通睛，针客主人（一名上关），入一分，久留之，得气即泻。亦宜灸，日三七壮至二百壮，炷如竹筋大。

3.《秘传眼科龙木论》：风牵歪偏外障，宜令火针出泪，又针睛明穴。

【按语】

1. 针刺治疗斜视效果肯定，对病程短者疗效较为满意。眼肌麻痹针刺治愈后，远期疗效稳定。

2. 多数报道认为眼周邻近取穴效果较好，对于偏斜较大、复视持续存在者需手术治疗。

第七节 色 盲

色盲是眼睛的一种先天性、遗传性辨色能力的缺陷。属于中医学“视物易色”、“视赤如白”证的范畴。男性发病率远高于女性。

色盲分两类：一是全色盲，临床罕见；二是部分色盲，以红、绿色盲较为多见。

《素问·脉要精微论》曰：“夫精明五色者，气之华也。”盖五脏六腑之气血皆上注于目。若先天禀赋不足，肝肾亏虚，目络气血不和，目窍失养，可致不能辨别五色。

【临床表现】

患者多无自觉症状，只是在工作中或体检时才发现丧失辨色能力。或不能辨识红色（红色盲），或不能辨识绿色（绿色盲），或不能辨识红、绿二色（红绿色盲）。

【治疗方法】

1. **基本治疗**

治则：补益肝肾、调养气血，以针刺为主，补法。

处方：以眼区局部和足少阳、足太阳经腧穴为主。

睛明　瞳子髎　风池　肝俞　光明　太溪

方义：睛明、瞳子髎、风池是治眼病之常用穴，可疏通目络、调养气血；光明为胆经之络穴，专治目疾；肝俞为肝之背俞穴，太溪为肾经原穴，二者相配，调补肝肾、化生精血、濡养目窍，以强其本。

加减：眼周其他穴如承泣、攒竹、丝竹空、四白、太阳等穴可与上述眼周穴轮换使用。为加强调补肝肾、濡养目窍的作用，也可配用足三里、复溜、太冲、肾俞等穴。

操作：针刺眼区穴时，应严格遵守眼区腧穴的针刺操作规程，手法宜轻柔，避免刺伤眼球或造成眼眶内出血；风池穴应注意掌握针刺的方向、角度和深度。

2. 其他疗法

（1）皮肤针：轻度叩刺睛明、承泣、阳白、攒竹、丝竹空等眼区穴位；中度叩刺风池、肝俞、脾俞、肾俞。每日1次。

（2）耳针：取屏间前、屏间后、眼、肝。毫针轻刺激，动留针15～20分钟。隔日1次。

（3）电针：取攒竹、丝竹空、四白、瞳子髎、风池、光明、足三里、太冲、太溪。每次选3～5穴，针刺得气后接电针仪，用疏密波中度刺激10～20分钟。每日1次。

（4）穴位注射：取风池、翳风、太阳、肝俞、肾俞、足三里。每次选用2～3穴，以维生素B_1或5%当归注射液每穴注射0.5ml。隔日1次。

【验案举例】

秦某，男，22岁。自幼辨不清颜色。查：视力右眼0.3，左眼0.2，戴凹面镜视力矫正双眼为1.2。用美制色盲本检查，46个图只辨出8个，按该本诊断标准为“红绿色盲”。针刺取穴：①睛明、四白、上关；②瞳子髎、听宫、丝竹空；③风池、阳白、巨髎；④睛明、丝竹空、攒竹。按上述次序每日轮换使用。治疗过程中辨色能力逐渐恢复，治疗第47天时，该色盲本图表能全部正确辨出。1个月后随访，疗效巩固（王绍武. 针刺治疗色盲10例报告。中西医结合杂志　1988；8（12）：716）。

【按语】

西医学到目前为止还没有找到有效治疗本病的方法。实验表明针刺眼区附近的穴位可影响感光器官对红绿光线的感受性，故针刺治疗本病有一定效果。

第八节　青　光　眼

青光眼是以眼压增高、进行性损害神经纤维造成视野缺损为主的综合征。包括原发性青光眼、继发性青光眼和先天性青光眼。原发性青光眼根据房角宽窄，可分为闭角型青光眼和开角型青光眼；继发性青光眼是某些眼病或全身病的眼部并发症；先天性青光眼是由于胎儿发育时前房角发良异常或遗传染色体异常所致。本节主要介绍原发性青光眼的辨证治疗。

本病相当于中医学的五风内障（青风、绿风、黄风、乌风、黑风）。古人以风命名，说明病势急剧，变化迅速，危害严重。五风内障是本病在不同阶段出现的不同症状。青风、乌风的病情比较缓和；绿风、黑风均属急重眼病；黄风为五风内障的后期阶段。五风瞳神皆有大小气色变化，后期多有晶珠混浊，均属内障范畴，故称“五风内障”。是我国主要致盲性眼病之一。

肝开窍于目，肝火可以生风，肝阳可以化风，所以，本病的发生及发展与肝的关系最为密切。又因本病属瞳神疾患，瞳神在脏属肾。肝肾同源，肝藏血，肾藏精，精血充盈，上奉目窍，方能视万物，察纤毫。若情志内伤，痰湿阻络，风火上攻，阴虚阳亢，皆可导致气血失和，经脉不利，玄府闭塞，气滞血瘀；或肝病乘脾，脾失健运，使眼内水液排泄困难，神水郁积而酿成本病。

【临床表现】

以眼压增高、眼睛胀痛、前额头痛为主症。

1. **肝阳暴亢** 病呈急性发作，眼压甚高，头目剧痛，眼部重度充血，视力急降甚或失明，性情急躁易怒，小便黄，大便结，舌红、苔黄，脉弦数。

2. **痰火瘀滞** 眼压高，头、眼疼痛较甚，视力下降，眩晕，胸脘满闷，恶心呕吐，小便黄，大便结，舌红、苔黄腻，脉滑数。

3. **肾阳不足** 眼压偏高，头目胀痛，瞳孔散大，视物昏矇，精神倦怠，纳差食少，畏寒肢冷，夜尿频繁，舌淡、苔白，脉细无力。

4. **肝肾阴虚** 眼压偏高，头目胀痛，瞳孔散大，视物昏矇，眩晕耳鸣，口燥咽干，心烦失眠，腰膝酸软，舌红、少苔，脉细数。

【治疗方法】

1. **基本治疗**

治则：肝阳暴亢、痰火瘀滞者清热泻火、化痰通络，只针不灸，泻法；肾阳不足、肝肾亏虚者补益肝肾、明目止痛，以针刺为主，补法或平补平泻。

处方：以眼区局部取穴为主。

睛明 球后 太阳 风池 太冲

方义：睛明、球后、太阳均为眼区部位腧穴，既能疏通局部经气，又可清除眼部郁热；风池属足少阳胆经腧穴，与眼络相通，泻肝胆之火，清利头目；太冲乃肝经原穴，疏调眼部气机，降低眼压。

加减：肝阳暴亢加行间、侠溪平降肝阳；痰火瘀滞加丰隆、大都化痰泻火；肾阳不足加命门、肾俞温补肾阳；肝肾阴虚加太溪、肝俞、肾俞、三阴交滋阴潜阳；头目剧痛加内迎香点刺出血以急泻郁热，能较快地改善症状，对保护视力具有较好的作用。

操作：睛明、球后按眼区腧穴操作规程细心针刺，谨防刺伤眼球和导致眼内出血；风池应注意掌握针刺的方向、角度和深度；太阳、太冲可点刺出血。

2. **其他疗法**

（1）三棱针：头目疼痛剧烈时取印堂、内迎香、耳尖、百会、攒竹、太阳、太冲。用三棱针点刺出血，每穴 1～2 滴。

（2）耳针：取眼、目$_1$、目$_2$、降压点、神门、肾、肾上腺、内分泌、肝、肝阳$_1$、肝阳$_2$。每次选 3～5 穴，毫针强刺激，留针 20 分钟；或埋针、药丸贴压。

(3) 穴位注射：用维生素 B_{12}加 654－2 注入肝俞、肾俞穴，每穴 0.5ml。隔日 1 次。对小视野青光眼有提高视力、扩大视野的作用。

【验案举例】

王某，女，51 岁。10 年前开始两颞侧疼痛，视力逐渐减退，灯光四周可见彩色光环。近 2 年症状加重，视物模糊不清，眼前有黑色点状物浮动。经眼科检查，双眼眼压增高，诊断为“青光眼”。长期治疗效果不明显。近 2 周头痛剧烈，两眼干涩胀痛，畏光羞明，舌质暗、苔薄白，脉沉小尺弱。证属肝肾不足、血不荣目。以补益肝肾、明目止痛为治法。取肝俞、肾俞、风池、太阳、睛明、合谷、三阴交。针治 6 次后，诸症明显减轻。经眼科复查眼压，双眼皆在正常范围。续治 6 次以巩固疗效。随访半年未复发（陈佑邦．当代中国针灸临证精要．第 1 版．天津科学技术出版社．1987:129）。

【按语】

1. 针灸对本病有一定的疗效。原发性青光眼如能早期诊治，大多数是完全可以治愈的。若治之不力或误治，则有失明之虞。

2. 患者应调节情志，忌怒戒躁；避免过劳和经常熬夜；忌食辛辣食物。

第九节　暴盲（附：中心性视网膜炎）

暴盲是眼科的常见急症之一，是由视衣（视网膜）、目系（视神经、眶内血管和视路等）脉络阻滞，气机郁闭，导致神光离散，而出现视力急剧下降以致失明的内障眼病。相当于西医学的多种急性视力障碍眼底病，如视网膜中央动脉阻塞、眼底出血和急性视神经炎以及由癔病、脑炎、鼻窦炎、糖尿病、各种中毒及传染病、维生素缺乏等原因引起的眼睛突然失明。以单眼发病为多。

中医学认为本病多由暴怒惊恐、气滞血瘀，致目系脉络阻塞；或热邪上壅，肝阳风动，上乘于目，致神光离散；或气血瘀阻日久，视衣、目系脉络闭塞，致气血俱虚，目窍失荣。

【临床表现】

发病急骤，一眼或两眼突然失明，有时又会自然缓解，恢复视力。可反复发生，最终失明不能恢复。患眼外观多无异常，但眼底变化却很复杂，可见动脉阻塞性改变、视神经乳头色淡或水肿、视网膜动脉变细等。

1. **气滞血瘀**　暴怒、惊恐之后突然发病，情志郁结，头晕头痛，耳鸣，胸胁胀满，舌紫黯、苔薄，脉细。

2. **肝阳化风**　突然失明，头晕耳鸣，面时潮红，烦躁易怒，手足麻木，舌红、苔薄，脉弦。

3. **气血两虚**　眼内脉络瘀阻日久，视力难复，头晕乏力，面色淡白，自汗，舌淡、苔薄，脉细弱。

【治疗方法】

1. 基本治疗

治则：气滞血瘀者行气活血、化瘀通络，肝阳化风者平肝熄风、清肝明目，均只针不灸，泻法；气血两虚者补益气血、养血明目，针灸并用，补法。

处方：以眼区局部和足少阳经腧穴为主。

睛明　瞳子髎　风池　太冲　光明

方义：睛明、瞳子髎位于眼部，为治眼病的要穴，具有活血通络、行气明目的作用；风池穴为胆经的腧穴，具有平肝熄风、清肝明目的功效；目为肝之窍，肝经原穴太冲可清肝活血明目；足少阳经光明穴以疗眼疾为专长，与太冲合用属原络配穴法。

加减：气滞血瘀加合谷、膈俞理气开郁、活血化瘀；肝阳化风加行间、太溪育阴潜阳；气血两虚加三阴交、足三里补气养血明目。

操作：睛明按眼区穴位操作规程针刺，防止伤及眼球或致眼内出血；风池应注意掌握针刺的方向、角度和深度，避免刺入枕骨大孔，伤及延髓；余穴常规操作。

2. 其他疗法

（1）耳针：①肝、胆、内分泌；②肝、胆、脾、胃；③肝、耳尖、神门、肾上腺。毫针浅刺或埋揿针；耳尖还可点刺出血。

（2）穴位注射：取瞳子髎、风池、合谷、外关、光明。用维生素 B_1 或 B_{12} 加0.5%盐酸普鲁卡因0.2ml，每穴0.5ml。

【验案举例】

阎某，男，13岁。一日在学习中突然头晕、视物模糊，5米以内复视，5米以外视物不清，走路需人搀扶。查：体质瘦弱，营养欠佳。两目外观正常，瞳孔对等，对光反射正常，双眼视神经乳头色白，动脉反光正常，A:V为2:3，视野向心性缩小。舌红、苔薄，脉细数无力。西医诊为“原发性视神经萎缩”；中医诊为“暴盲”（脾胃不和、肝肾阴虚、虚火上炎）。取睛明、攒竹、光明、足三里、三阴交（均双），先针睛明，得气即止，不提插，然后再针其他穴位，留针20分钟。经针28次痊愈。随访5年未复发（华泽复．医案选辑。中国针灸　1995；15（2）：43）。

【文献摘录】

1.《儒门事亲》：暴盲不见物，针攒竹及顶前五穴（神庭、上星、囟会、前顶、百会），又刺鼻中大出血，立明。

2.《针灸集成》：暴盲不见物，攒竹、太阳、前顶、上星、内迎香，俱针出血。

【按语】

1. 针灸对本病有一定的疗效，治疗越早效果越好；不完全性阻塞较完全性阻塞效果为好。但因本病病情急重，为及时抢救视力，必要时应使用西药。由视网膜中央动脉阻塞而致者宜配合应用血管扩张剂，如吸入亚硝酸异戊酯或含服硝酸甘油片等；视神经乳头充血水肿者可配合应用皮质激素之类。

2. 避免惊恐，克制恼怒，可相应减少本病的发生。

附：中心性视网膜炎

中心性视网膜炎是常见的慢性眼底病，是由机体内外环境的不利因素，如精神紧张或兴奋、脑力劳动过度以及病灶感染等所引起的中枢神经功能失常而产生血管痉挛，使视网膜的血液循环和营养发生障碍，以致产生血球或血浆外渗而损害视网膜的功能。属于中医学“青盲”、“神瞻昏渺”、“视正却斜”、“视大变小”、“视睛有色”等的范畴。多见于青壮年男性，单眼发病，眼底受累部位主要局限于黄斑区，有自愈和复发倾向。

中医学认为本病多由于情志失调、肝气失疏、气血阻滞或久视伤血、肝血亏虚、目窍失养而致。

【临床表现】

眼睛外观多无异常，初起自觉中心视力减退，视物变形，注视性暗影，对青、黄色色觉障碍。随着病情发展，眼前出现阴影一片，甚至呈现青、绿、蓝、碧、赤、黄之色。若日久失治，则发展为视神经萎缩。

眼底检查：早期黄斑部水肿，呈圆形或椭圆形，略隆起，与正常的视网膜交界处常有一反光轮或反光弧，黄斑中心凹反射消失。1 周后，黄斑区常有黄白色渗出点或细碎之渗出物。一般经过 1~3 个月病变转入恢复阶段，水肿和渗出物逐渐吸收，可不留任何痕迹，中心凹反射重见，视力提高或完全恢复。反复发作者可遗留不规则尘埃状色素沉着。

【治疗方法】

1. 基本治疗

治则：初期活血通络、调理气血，以针刺为主，平补平泻；后期补益肝肾、养血明目，以针刺为主，补法。

处方：以眼区局部和足少阳经腧穴为主。

睛明　承泣　球后　瞳子髎　风池　光明　太冲

方义：睛明、承泣、球后、瞳子髎均为眼部腧穴，可疏通局部气血；风池穴属足少阳经，功善清利头目，配同一经脉的光明穴可加强活血明目的作用；目为肝之窍，太冲为足厥阴肝经的原穴，与光明原络互用，养肝明目。

加减：气滞血瘀者加合谷、膈俞化瘀通络；肝肾亏虚者加肝俞、肾俞、太溪、三阴交调补肝肾；气血不足者加足三里、三阴交、脾俞益气养血。

操作：睛明、承泣、球后按眼区腧穴操作常规谨慎针刺，避免刺伤眼球和导致眼内出血；风池穴应注意掌握针刺的方向、角度和深度，最好能使针感向眼球传导；余穴常规针刺。

2. 其他疗法

耳针：取眼、肝、肾、神门等穴。埋针或用王不留行籽贴压，每日自行按压 3~5 次。

【验案举例】

张某，女性，24 岁。4 个月前自觉双眼视力减退，视物或大或小，朦昧不清，傍晚后则视物不见，眼内干涩，头晕耳鸣。眼科检查：双眼底黄斑区水肿，视网膜血管痉挛。视力：

左眼0.2，右眼0.4。诊断为“中心性视网膜炎”、“青盲”（肝肾阴亏）。服中西药物月余，未见明显效果。针刺治疗取承泣、四白、巨髎、足三里、三阴交。隔日1次，10次为1个疗程。共治3个疗程，患者视物清晰明亮。眼科复查黄斑区水肿消失，视网膜血管恢复正常。复查视力：左眼0.9，右眼1.0。随访3年，疗效巩固（蔡国昌．针刺治疗中心性视网膜炎23例。青海医药杂志 1998；28（6）:5）。

【按语】

1. 针灸对本病有一定疗效。西医尚无理想药物治疗，皮质类固醇对本病有害无益，应当禁用。

2. 治疗期间应畅达情志，注意休息。

第十节 视神经萎缩

视神经萎缩是指各种原因导致的视神经纤维的广泛损害，出现萎缩变性。以视功能损害和视神经乳头苍白为主要特征。是一种严重影响视力的慢性眼底病，也为致盲率较高的一种眼病。成为诸多内障眼病的最终结局。

视神经萎缩分为原发性和继发性两大类，如视网膜、视神经的炎症、退变、缺血、外伤、遗传等因素，眶内或颅内占位性病变的压迫，其他原因所致视乳头水肿、青光眼等均可能引起视神经萎缩。原发性者一般为筛板以后的视神经、视交叉等视路损害，其萎缩过程是下行的；继发性者原发性病变在视盘、视网膜、脉络膜，其萎缩过程是上行的。

本病属于中医学“青盲”、“视瞻昏渺”的范畴。多因先天禀赋不足、肝肾亏损、精血虚乏、目窍萎闭、神光不得发越于外；或目系受损、脉络瘀阻、精血不能上荣于目所致。

【临床表现】

患眼外观无异常而视力显著减退，甚至完全失明。视野改变与视力减退同步发展，视野呈向心性缩小，以红绿色视野缩小最为显著。瞳孔反应因视神经萎缩轻重不同而迟缓或消失。

眼底检查：原发性者视乳头苍白，边界清楚，筛板可见，视网膜血管正常，晚期可变细；继发性者视乳头色灰白或污白或蜡黄，边界模糊，视乳头常被发炎或水肿后所产生的大量神经胶质纤维所掩盖，因而筛板不可见，视网膜动脉变细，静脉正常或稍细，视乳头附近之血管常有白色包膜。

1. **肝气郁结** 情志不舒，急躁易怒，郁闷胁痛，口苦，舌红、苔薄，脉弦。

2. **气血瘀滞** 有头或眼部外伤史，头痛，眩晕，健忘，舌色暗有瘀斑，脉涩。

3. **肝肾亏虚** 双眼干涩，头晕耳鸣，咽干颧红，遗精腰酸，舌红、苔薄，脉细数。

【治疗方法】

1. **基本治疗**

治则：肝气郁结、气血瘀滞者疏肝理气、活血化瘀，只针不灸，泻法；肝肾亏虚者，补益肝肾、养精明目，以针刺为主，补法或平补平泻。

处方：以眼区局部和足少阳经腧穴为主。

球后　睛明　承泣　风池　太冲　光明

方义：球后、睛明、承泣皆位于眼部，旨在通调眼部气血；风池属足少阳经，内通眼络，通络明目；太冲为足厥阴肝经的原穴，光明为足少阳胆经之络穴，原络互用，以疏肝理气、养肝明目。

加减：肝气郁结加行间、侠溪疏肝解郁；气血瘀滞加合谷、膈俞行气活血、通络明目；肝肾亏虚加肝俞、肾俞、太溪加强补益肝肾、养精明目的作用。

操作：球后、睛明、承泣均按眼区腧穴常规操作，可适当深刺，但应注意避免伤及眼球和血管；风池穴应把握好进针的方向、角度和深浅，最好能使针感向眼部传导；余穴常规针刺。

2. 其他疗法

（1）皮肤针：取眼眶周围、胸椎$_{5\sim12}$两侧、风池、膈俞、肝俞、胆俞。眼区轻度叩刺至潮红，其余部位及经穴施以中度叩刺。隔日1次。

（2）耳针：取肝、肾、皮质下、枕。埋针或药丸按压，每日自行按压3~5次。

（3）头针：取额旁2线、枕上正中线、枕上旁线。针刺得气后快速捻转，200次/分钟，留针3~6小时，留针中可加用脉冲电流刺激。隔日1次。

【验案举例】

付某，男，28岁。双眼视力减退2个月。视力检查：左眼0.3，中心外注视10点钟处3度；右眼0.1，中心外注视2点钟处5度。诊断："球后视神经炎"、"视神经萎缩"。针灸治疗取眶上穴（眶上内1/3和外2/3交点处）、接力穴（枕骨粗隆与耳轮顶连线中点）、前额中点透印堂，太阳、风池、外关。眶上穴不行手法，接力穴、前额中点透印堂等穴用捻转法。每日1次，10次为1个疗程。结果：每个疗程视力都有提高。连针3个疗程，双眼视力均提高到0.8，注视点移到中心。7个疗程痊愈（王雪峰．针刺治疗视神经萎缩110例临床观察。中国针灸　1993；13（6）：9）。

【文献摘录】

1.《针灸甲乙经》：青盲远视不明，承光主之……青盲，商阳主之。

2.《针灸资生经》：商阳、巨髎、上关、承光、瞳子髎、络却，主青盲无所见。

3.《针灸大成》：青盲无所见，肝俞、商阳（左取右，右取左）。

4.《针灸集成》：青盲，灸巨髎；又取肝俞、命门、商阳得效。

【按语】

1. 视神经萎缩至今尚无满意的疗法。针灸有一定的近期疗效，可控制病情发展，促进康复，提高视力，延缓致盲。

2. 注意生活起居，调节情志，戒恼怒，不过劳。

第十一节 视网膜色素变性

视网膜色素变性是以视网膜光感受器和色素上皮功能进行性受损为主要特征的一组遗传性视网膜疾病。其遗传方式可有常染色体显性、常染色体隐性和性连锁隐性遗传。常为双眼同病，男多于女，幼年发病随年龄增加而病情加重。

本病属于中医学“高风内障”、“高风雀目”的范畴。《医宗金鉴·眼科心法要诀》曰：“高风内障之症，两眼至天晚不明，天晓复明，缘肝有积热，肾终虚损，乃阳微阴盛也。天晚阴长，则天时之阴助人体之阴，能视顶上物，不能下视诸物。至天晓阳长，则天时之阳，助人身之阳，两眼复明矣。”

本病的形成系先天禀赋不足、命门火衰，肝肾亏损、精血不足；或脾胃虚弱、清阳不升，致使脉道不得充盈，血流滞涩，目失所养而神光衰微，夜不见物，视野缩小。后期常因脉道闭塞，气血失养而失明。

【临床表现】

进行性视力减退、夜盲、视野缩小以及眼底的色素性视网膜病变。有时中心视力至晚期才受影响。

眼底检查：早期多正常或视网膜显示污秽，赤道部可见少许骨细胞样色素沉着，有的盖于血管之上。中期可见视乳头呈蜡黄色萎缩，视网膜动脉、静脉普遍狭窄，末梢尤其明显，中间部蜘蛛状或骨组织样色素沉着向周边及后极部扩散，亦有呈虫蚀状者，同时可有色素脱失，黄斑色暗。晚期视乳头黄白，视网膜青灰，动脉细，但不被血线和白鞘包绕，色素沉着可为团块状，可透见硬化的脉络膜血管，黄斑部可有色素脱失、色素沉着、囊样变性及视网膜前纤维增生。

视野检查：环状或岛状暗点，逐渐扩大融合，成为典型环状暗点。应用自动静态定量视野仪可于病变早期发现动态视野异常之前病变对应区域内视网膜对比敏感度降低，光阈值增高。

另外，视觉电生理检查、色觉检查、眼底荧光血管造影、暗适应检查均可出现相应的异常变化。

1. **肾阳不足** 初起入暮或黑暗处视物不清、行动困难，至天明或光亮处视力复常。日久加重，视野逐渐缩小甚至如管状，仅见眼前事物，不能看到周围空间，行动极为困难，最终可失明。伴形寒肢冷、腰膝酸软。舌淡，脉沉。

2. **肝肾阴虚** 眼部主症同上，伴眼内干涩不适、头晕耳鸣、失眠多梦，舌红、少苔，脉细数。

3. **脾气虚弱** 眼部主症同前，伴面色淡白、纳差食少、神疲乏力，舌淡、苔白，脉弱。

【治疗方法】

1. **基本治疗**

治则：肾阳不足、脾气虚弱者补益肝肾、健脾益气，针灸并用，补法；肝肾阴虚者滋阴养血、补精明目；以针刺为主，平补平泻。

处方：以眼区局部和足少阳经腧穴为主。

睛明 球后 翳明 风池 养老 足三里 太冲 光明

方义：睛明、球后二穴均为眼部腧穴，可疏通眼部气血而明目；翳明、风池为邻近取穴，加强疏通眼部气血的作用；养老是治疗眼疾的经验效穴；足三里既可疏通眼部的经络以行气活血，又可补养脾胃以益气明目；目为肝之窍，肝经原穴太冲配胆经络穴光明为原络配穴，滋养肝血而明目。

加减：肾阳不足加肾俞、命门、关元以温补肾阳；肝肾阴虚加肾俞、肝俞、太溪以滋补肝肾；脾气虚弱加脾俞、三阴交以补脾益气。另外，眼周的攒竹、丝竹空、瞳子髎、承泣、四白等穴均可与上述眼部穴位交替使用。

操作：睛明、球后二穴按眼区腧穴操作常规谨慎针刺，避免伤及眼球和血管；翳明、风池二穴的针感最好能向眼部传导。

2. 其他疗法

（1）耳针：取目$_1$、目$_2$、肝、心、胆、肾。每次选 3 穴，毫针浅刺，留针 30 分钟；或用埋针法、药丸贴压法。

（2）穴位注射：用维生素 B_1、维生素 B_{12}或灵芝注射液，在双侧肝俞、肾俞穴交替注射，每穴 0.5ml。隔日 1 次。

【验案举例】

卓某，女，16 岁。自幼视物不清，经眼科诊断为“先天性视网膜色素沉着”。现症：只能平视前方，看不清周围，看不清笔划多的字，夜晚视力更差。眼科检查：双眼外观正常，眼底视乳突基本正常，视网膜呈青炭色，散在遍布色素沉着，正中凹陷，光反射不明显，左右眼视力均为 0.1。针刺承泣、瞳子髎、攒竹、睛明、光明、三阴交，动留针半小时。隔日 1 次，15 次为 1 个疗程。1 个疗程后，白天视物及看笔划多的字较以前清楚了，视力提高到 0.3。又经 5 个疗程的治疗，夜晚视物如同白天，并能看电视。半年后参加工作（孙丽．针刺治疗视网膜色素变性 1 例。上海针灸杂志 1994；13（4）：191）。

【按语】

1. 由于本病是一种遗传病，病因病机尚不清楚，故目前尚无特殊治疗方法。针灸治疗有一定效果。

2. 做好遗传咨询工作，尽可能防止本病的发生。

第十二节 中 耳 炎

中耳炎有化脓性和分泌性两种。化脓性中耳炎系由化脓性致病菌侵入引起的中耳黏膜及骨膜的炎症性病变，以耳内流脓为主症，属于中医学“脓耳”、“聤耳”的范畴。根据发病时间又分为急性和慢性两类。急性多见于婴幼儿及学龄前儿童，治疗不及时或用药不当，会反复发作，易演变为慢性。分泌性中耳炎，亦称“非化脓性中耳炎”，以听力减退或伴发耳鸣为主要症状，属于中医学“耳胀”、“耳闭”的范畴。病因尚未明了，四季均可发病，是儿童最常见的致聋原因。按病程长短亦分为急性和慢性。

中医学认为急性化脓性中耳炎多因外感风热，或肝胆火盛，结聚耳窍，蒸灼耳膜，化腐成脓而致。若失治、误治，致脏腑虚损，耳窍失养，邪毒滞留耳窍，即会演变为慢性。分泌性中耳炎多因外感风热，循经上扰，闭塞经气；或因失治及反复发作，邪滞日久，气血不畅，痰瘀交阻耳窍而致。

【临床表现】

急性化脓性中耳炎表现为耳内疼痛，流脓，耳胀闷或耳鸣，听力下降。可兼见轻重不一的全身症状，如高热、寒战、头痛、乏力等。一旦鼓膜穿孔后，以上大部分症状会减轻，但听力会更加下降，以致耳聋。慢性化脓性中耳炎有急性病史，病程在3个月以上，主要表现为耳道流脓和听力下降。根据病理及临床表现可分为单纯型、骨病型和胆脂瘤型。单纯型一般较轻，其余两型较重。耳科检查及听力检查有助于分类分型诊断。

急性分泌性中耳炎患病前多有上呼吸道感染史，表现为耳道堵塞的闷胀感，听力减退，有持续性或间歇性的低频耳鸣。慢性分泌性中耳炎以耳鸣、渐进性耳聋为主要特征。耳镜检查、听力检查及中耳乳突的X线摄片或CT检查有助于诊断。

1. **风热上壅**　耳痛，耳内闷胀闭塞，听力下降。伴头痛、发热、咽干咽痛。舌红、苔薄黄，脉浮数。

2. **肝胆火盛**　耳内剧痛，如钻如刺，耳内流脓。伴发热、面红、烦躁易怒、口苦咽干、小便黄赤、大便秘结。舌红、苔黄厚，脉弦数或滑数。

3. **痰瘀交阻**　耳内闷胀闭塞，耳鸣，听力下降且逐渐加重，舌淡或紫、或有瘀点，脉涩或濡。

4. **脾虚湿滞**　耳内流脓，脓水清稀，经年不愈。伴四肢倦怠、面黄肌瘦、纳差食少、大便溏薄，舌淡、苔白或腻，脉濡。

5. **肾阴亏虚**　耳内流脓，脓液秽臭，状如腐渣，经年不愈。伴头晕神疲、腰膝酸软。舌红或淡、苔少或无，脉沉或细。

【治疗方法】

1. **基本治疗**

治则：风热上壅、肝胆火盛、痰瘀交阻者清热泻火、化痰通瘀，只针不灸，泻法；脾虚湿滞者健脾利湿，针灸并用，平补平泻；肾阴亏虚者养阴清热，以针刺为主，补法或平补平泻。

处方：以耳区局部和手、足少阳经腧穴为主。

耳门　听会　翳风　风池　合谷　外关

方义：手、足少阳经均行于耳周，入耳中，取手、足少阳经在耳部周围的耳门、听会、翳风、风池等穴疏利少阳、行气通窍；外关为手少阳三焦经之络穴，有和解少阳、清热泻火、疏通少阳经气之功；配手阳明大肠经之合谷，以加强清热解毒之力。诸穴合用，共奏行气启闭、清热化腐之效。

加减：风热上壅加大椎、曲池疏风清热；肝胆火盛加行间、侠溪疏泄肝胆；痰瘀交阻加丰隆、太冲豁痰祛瘀；脾虚湿滞加三阴交、阴陵泉健脾利湿；肾阴亏虚加太溪、肾俞补肾填精；头痛甚加太阳、上星通络止痛。

操作：耳周腧穴针刺须注意针尖的角度和方向，防止刺伤耳膜；刺翳风要选较细的针，只捻转，不提插，以防刺伤面神经，要求针感向耳底传导；余穴常规针刺；亦可施用灸法，灸前先擦净外耳道脓液，用艾条温和灸耳周穴，至局部皮肤红润、有温热感为度，每次约10～15分钟。

2. 其他疗法

（1）耳针：取耳尖、神门、肾上腺、肾、内耳、肝、胆、外耳、内分泌、枕等。每次选用3～5穴，针刺并留针20分钟；亦可用王不留行籽贴压。

（2）穴位注射：用复方丹参注射液、当归注射液或维生素B_1、B_{12}注射液，每次选2～4穴，每穴注入1～2ml。隔日1次。

（3）激光照射：取翳风、听会、足三里、丘墟；配耳门、曲池、太溪及耳孔患处。每次选2～4穴，每穴用氦－氖激光仪照射5分钟（耳孔配光导纤维照射）。每日1次。

【验案举例】

李某，女，21岁。因发热致双耳疼痛、流脓2天。耳镜检查：双耳道有大量脓性分泌物流出，外耳道及鼓膜明显充血，鼓膜紧张部穿孔，舌苔薄黄，脉象弦数。西医诊断为“急性中耳炎”，中医辨证为肝胆湿热上蒸于耳。治以清热化湿、通利耳窍。取听会、翳风、耳门、丘墟、足三里（均双），用提插捻转泻法。治疗4次，脓性分泌物消失。耳镜检查：外耳道干燥，鼓膜稍红。继续针治2次而愈（周玉艳．针刺治疗化脓性中耳炎86例临床分析。中医杂志　1981；22（4）：44）。

【按语】

1. 针灸治疗各种中耳炎均有较好的疗效，特别在急性期，其疏风清热、解毒止痛的作用非常明显。对已化脓穿孔者，针灸治疗可促进吸收、痊愈。

2. 尽可能清除耳内积脓或积液，保持耳道引流通畅。

3. 锻炼身体，增强体质。积极预防并及时治疗感冒、鼻及鼻咽部的慢性病变，避免引起急性中耳病变。生病期间避免不适当的擤鼻，避免水、泪进入耳中。

4. 急性化脓性中耳炎应注意病情变化，防止产生变证而危及生命。

第十三节　耳鸣、耳聋

耳鸣、耳聋都是听觉异常、听力下降的病症。耳鸣是自觉耳内鸣响，妨碍听觉的症状；耳聋则是听力不同程度的减退，甚至完全丧失，其轻者又称为“重听”，重者则称为“耳聋”。西医学的许多疾病包括耳科疾病、脑血管疾病、高血压病、动脉硬化、贫血、红细胞增多症、糖尿病、感染性疾病、药物中毒及外伤性疾病等均可出现耳鸣、耳聋。

中医学对耳鸣、耳聋早有认识。《诸病源候论》曰：“肾为足少阴之经而藏精气通于耳。耳，宗脉之所聚也。若精气调和，则肾脏强盛，耳闻五音；若劳伤气血，兼受风邪，损于肾脏，耳精脱，精脱者则耳聋。”

临床上，耳鸣、耳聋既可单独出现、先后发生，亦常同时并见。二者的症状表现虽有不同，但病因病机却基本一致。实证常因外感风热或内伤情志、饮食，致痰湿内生，气郁化火，循经上扰、蒙蔽清窍所致；虚证多由久病体虚、气血不足，劳倦纵欲、肾精亏耗，精血不能上承，耳窍失养所致。

【临床表现】

耳鸣表现为自觉耳内鸣响，声调多种，或如蝉鸣，如风声，如雷鸣，如潮声，如汽笛声，如哨音等。约有80%左右的耳鸣患者伴有耳聋。

耳聋表现为听力不同程度减退或完全丧失，部分患者伴有耳鸣、耳道阻塞感。根据病变性质可分为器质性和功能性两类。各种听力检查有助于分类诊断。

1. **风邪外袭**　开始多有感冒症状，继之卒然耳鸣，耳聋，耳闷胀。伴头痛、恶风、发热、口干。舌质红、苔薄白或薄黄，脉浮数。

2. **肝胆火盛**　耳鸣、耳聋每于郁怒之后突发或加重，或有耳胀痛。伴头痛、面赤，口苦咽干、心烦易怒、大便秘结。舌红、苔黄，脉弦数。

3. **痰火郁结**　耳鸣如蝉，闭塞如聋。伴头晕目眩、胸闷痰多。舌红、苔黄腻，脉弦滑。

4. **肾精亏损**　耳聋渐至，耳鸣夜间尤甚。兼失眠、头晕、腰膝酸软。舌红、苔少或无，脉细弦或细弱。

5. **脾胃虚弱**　耳鸣、耳聋时轻时重，遇劳加重，休息则减。伴神疲乏力、食少腹胀、大便易溏。舌淡、苔薄白或微腻，脉细弱。

【治疗方法】

1. 基本治疗

治则：风邪外袭、肝胆火盛、痰火郁结者疏风泻火、化痰开窍，只针不灸，泻法；脾胃虚弱、肾精亏损者健脾益气、补肾填精，脾胃虚弱者针灸并用，补法；肾精亏损者以针刺为主，补法或平补平泻。

处方：以耳区局部和手、足少阳经腧穴为主。

耳门　听宫　听会　翳风　中渚　侠溪

方义：耳为手、足少阳经所辖，耳门、听会属手、足少阳经，听宫为手太阳经与手、足少阳经之交会穴，气通耳内，具疏散风热、聪耳启闭之功，为治耳疾要穴；配手少阳经局部的翳风穴，与循经远取的中渚、侠溪相配，通上达下，疏导少阳经气，宣通耳窍。

加减：风邪外袭加风池、外关、合谷以疏风清热；肝胆火盛加行间、丘墟、足临泣以清泻肝胆之火；痰火郁结加丰隆、内庭以豁痰泻火；肾精亏损加肾俞、太溪、关元补肾填精、上荣耳窍；脾胃虚弱加气海、足三里、脾俞补益脾胃、濡养耳窍。

操作：耳周腧穴的针感要求向耳底或耳周传导；余穴常规刺法；气海、足三里、脾俞可加温灸或温针灸。每日1次。

2. 其他疗法

（1）耳针：取肾、肝、胆、三焦、内耳、外耳、颞、皮质下。每次选3～5穴，毫针浅刺，留针30分钟；或用王不留行籽贴压。

（2）头针：取双侧颞后线，毫针快速刺入头皮至一定深度，快速捻转约 1 分钟，留针 30 分钟。隔日 1 次。

（3）穴位注射：取翳风、完骨、肾俞、阳陵泉等穴。用丹参注射液或维生素 B_{12} 注射液，每穴 0.5～1ml。

【验案举例】

冯某，男，68 岁。因家人去世，过度悲伤，致双耳听力大减，耳内鸣响。经医院检查诊断为“神经性耳聋”。曾先后服中西药及针刺耳局部穴位治疗无效。查：双鼓膜完整，稍内陷；电测听：左 45dB，右 60dB。忧郁面容，面色萎黄，形体消瘦。耳内闭胀感明显，伴持续性耳鸣，时轻时重，听力下降，头昏痛，腰膝酸软，心烦易激动，口苦微干，大便稍结。舌质红、苔薄黄，脉弦细稍数。取听宫、听会、翳风、中渚、百会、神门、太冲、丘墟、足三里、关元、太溪等穴，平补平泻。经治 10 次，耳鸣消失，听力基本恢复正常。电测听：左耳提高 21dB，右耳提高 28dB（晏锦春等．顽固性神经性耳聋治验。针灸临床杂志 2001；17（10）：27）。

【文献摘录】

1.《灵枢·口问》：耳者，宗脉之所聚也……脉有所竭者，故耳鸣。补客主人、手大指爪甲上与肉交者也。

2.《针灸大成》：耳鸣，百会、听宫、听会、耳门、络却、阳溪、阳谷、前谷、后溪、腕骨、中渚、液门、商阳、肾俞……耳内虚鸣，肾俞、足三里、合谷……耳聋气闭，听宫、听会、翳风。

3.《类经图翼》：上星，治风聋，二七壮……翳风，耳痛而聋，灸七壮。

4.《针灸逢源》：新聋多热，取少阳、阳明……久聋多虚，补足少阳，液门、中渚、外关、翳风、耳门、后溪、听宫、听会、合谷、侠溪。

【按语】

1. 针灸治疗耳鸣、耳聋有一定疗效。但对鼓膜损伤致听力完全丧失者疗效不佳。

2. 引起耳鸣、耳聋的原因十分复杂，在治疗中应明确诊断，配合原发病的治疗。

3. 生活规律和精神调节对耳鸣、耳聋患者的健康具有重要意义。应避免劳倦，节制房事，调适情绪，保持耳道清洁。

第十四节　鼻　　炎

鼻炎是指鼻腔黏膜的炎性病变，分为急性、慢性和过敏性几种。急性鼻炎是鼻腔黏膜的急性感染性炎症，慢性鼻炎包括单纯性鼻炎、肥厚性鼻炎和萎缩性鼻炎，为鼻黏膜和黏膜下的慢性炎性疾病，可由急性鼻炎日久不愈迁延而来，或由灰尘或化学物质长期刺激而致。过敏性鼻炎又名“变态反应性鼻炎”，是由多种特异性致敏原引起的鼻黏膜变态反应性疾病。

急性鼻炎属于中医学的“伤风”、“感冒”范畴，常由风寒外袭、肺气不宣或风热上犯、肺失清肃，邪毒上聚鼻窍而发。慢性鼻炎属中医学“鼻室”、“鼻槁”范畴，多由肺脾气虚、邪滞鼻窍或邪毒久留、气滞血瘀，阻塞鼻窍而成。过敏性鼻炎属中医学“鼻鼽”范畴，多由肺气虚弱或脾虚、肾亏使肺气受损，风寒乘虚而入，犯及鼻窍，津液停聚，遂致鼻窍阻塞而成。

【临床表现】

急性鼻炎以鼻塞、流涕、喷嚏、嗅觉减退为主要症状。常感周身不适；小儿症状较重，可伴消化道症状，甚或高热、惊厥。慢性单纯性鼻炎表现为间歇性或交替性鼻塞，昼轻夜重，多涕，常为黏液性，间或伴有少量黏脓性涕。慢性肥厚性鼻炎鼻塞呈持续性，涕少，为黏脓性，不易排出，伴头胀痛、精神不振，可有邻近器官（中耳、鼻窦、咽、喉）受累症状，嗅觉明显减退。萎缩性鼻炎除鼻塞外，常伴鼻咽干燥、鼻出血、嗅觉障碍、鼻臭等。过敏性鼻炎呈发作性鼻痒，流清涕，打喷嚏，可有其他变态反应性疾病病史。

鼻腔及鼻黏膜检查、鼻分泌物涂片等检查可明确分类分型诊断。

1. **外感风寒**　鼻塞较重，喷嚏频作，涕多而清稀，鼻音重浊。伴头痛身痛，无汗恶寒，舌淡，苔薄白，脉浮紧。

2. **外感风热**　鼻塞而干，时重时轻，或鼻痒气热，涕少黄稠，发热恶风，头痛咽痛，口渴喜饮，舌质红、苔白或微黄，脉浮数。

3. **气滞血瘀**　持续性鼻塞，涕多而黏，色白或黄稠，嗅觉不敏，声音不畅，舌质红或有瘀点，脉弦细涩。

4. **气虚邪滞**　鼻塞时轻时重或昼轻夜重，涕黏而稀，遇寒加重，头晕头重，舌淡红、苔薄白，脉缓。兼肺气虚者鼻腔发痒闷胀，喷嚏频作，鼻塞，流清涕，自汗；兼脾气虚者气短声低，倦怠懒言，纳差，腹胀、腹泻；兼肾气虚者形寒肢冷，腰膝酸软，舌胖而淡、苔薄白，脉虚弱。

【治疗方法】

1. **基本治疗**

治则：风邪外袭者疏风解表、宣通鼻窍，风热证只针不灸，风寒证针灸并用，均用泻法；气滞血瘀者行气活血、化瘀通窍，以针刺为主，泻法；气虚邪滞者补肺、健脾、益肾以祛邪，针灸并用，补法或平补平泻。

处方：以鼻腔局部和手阳明经腧穴为主。

迎香　鼻通　印堂　合谷

方义：迎香为手阳明经的终止穴，位于鼻旁，通利鼻窍，治一切鼻病；鼻通位于鼻根，印堂位于鼻上，二穴均是治鼻炎要穴；手阳明经原穴合谷善治头面诸疾。诸穴合用，疏风宣肺、通利鼻窍。

加减：外感风寒加列缺、风池以疏风散寒；外感风热加曲池、外关疏风清热；气滞血瘀加膈俞、通天活血通窍；气虚邪滞加百会、肺俞补气祛邪；肺气虚加肺俞、太渊补益肺气；脾气虚加脾俞、足三里补中益气；肾气虚加命门、肾俞补肾助肺。

操作：迎香宜斜向上透刺鼻通穴；余穴常规针刺；外感风寒和肺脾肾虚者加艾灸。

2. **其他疗法**

（1）耳针：取内鼻、外鼻、肾上腺、额、肺、大肠、脾、肾。每次选 3 ~ 5 穴，毫针浅刺，留针20~30分钟；或埋针、王不留行籽贴压。

（2）穴位注射：取合谷、迎香等穴。用复合维生素B注射液、丹参注射液、当归注射液，每穴注入0.2~0.5ml。隔日1次。

（3）穴位贴敷：取大椎、肺俞、膏肓、肾俞、膻中等穴。用白芥子30g，延胡索、甘遂、细辛、丁香、白芷各10g，研成粉末，用辣椒水调糊，涂纱布上，撒上适量肉桂粉，贴敷上穴（一般在上午贴），保留4小时以上。每周1次，连续3次。

【验案举例】

钟某，男，39岁。7年前因感冒而引起鼻塞流涕，迁延日久，间歇发作，症状时轻时重，嗅觉逐渐减退。近3年鼻塞不通，只能用嘴呼吸，嗅觉完全消失。经专科检查，诊断为“鼻间隔肥大”。曾先后3次手术治疗，有所好转，但半年后又复发如前。针灸治疗取迎香、合谷，每日1次。针至第5次，症状基本消失。又隔日1次，治疗3次以巩固疗效。半年后追访，未再复发（王立早．中国针灸处方大成．第1版．江西科学技术出版社．1993：716）。

【文献摘录】

1.《针灸甲乙经》：风眩头痛、鼻不利、时嚏、清涕自出，风门主之。

2.《备急千金要方》：不知香臭，天柱……鼻塞、喘息不利、鼻㖞僻多涕，曲差、上星、迎香、素髎、水沟、龈交、通天、禾髎、风府。

3.《针灸资生经》玉枕、百会、印堂、当阳、临泣，疗鼻塞……迎香疗鼻息不闻香臭……风府疗鼻不得息。

4.《针灸大成》：鼻流涕臭，名曰鼻渊，曲差、上星、百会、风门、迎香。

5.《神灸经纶》：鼻塞，囟会、上星、风门。囟会一穴自七壮至七七壮，灸至四日渐退，七日愈。

【按语】

1. 针灸治疗本病有较好的疗效，急性鼻炎一般针治2~3次即可获显著效果，尤其对改善鼻道的通气功能较为迅速。慢性者疗程较长，慢性单纯性鼻炎的疗效比肥厚性鼻炎为好。

2. 急性期应适当休息，食易消化且富有营养之品，多饮热开水，保持大便通畅。

3. 过敏性鼻炎应积极查找过敏源，避免接触。

4. 经常锻炼身体，适当户外运动，增强抵抗力。

5. 积极治疗上呼吸道疾病。

第十五节　鼻　出　血

鼻出血可见于许多疾病之中。出血的局部原因有鼻外伤、鼻腔炎症、鼻腔肿瘤、鼻中隔偏曲、小儿鼻腔异物并发炎症等；全身原因如高血压、动脉硬化、血液病、流感、伤寒、出血热、肝硬化、尿毒症、倒经、重金属或药物中毒、维生素缺乏及营养不良等。

中医学称鼻腔少量出血为“鼻衄”，大量出血为“鼻红”、“鼻洪”，妇女经期鼻出血为

“倒经”。《诸病源候论》曰：“脏腑有热，热乘血气，血性得热流溢妄行，发于鼻者，为鼻衄。”“肺主气，开窍于鼻，肝藏血，血之与气相随而行，俱荣于脏腑。今劳伤之人，血虚气逆，故衄者，鼻出血也。”多因肺热、胃火、肝火等损伤鼻部络脉，迫血妄行；或气虚不能摄血、阴虚火旺伤及鼻中血络而致。

【临床表现】

鼻出血多为单侧，亦可从一侧鼻腔经鼻咽流向对侧。少量出血时仅鼻涕中带血，大量出血时可由两侧鼻孔同时涌出。严重失血者可出现面色苍白，血压下降，脉搏微弱等不同程度的休克状态。

鼻腔检查及实验室检查有助于确定出血病灶，明确出血原因。

1. **肺经郁热**　发作突然，鼻血点滴而出，量多、色红，鼻咽干燥。可伴有咳嗽、痰黄、口干身热。舌质红、苔薄白而干，脉数。

2. **胃热炽盛**　鼻血量多、色深红。伴见烦渴引饮，齿龈红肿甚至出血，大便秘结，小便短赤。舌质红、苔黄，脉滑数。

3. **肝火上炎**　来势急骤，出血较多，色深红。伴有烦躁不安、头痛、眩晕、耳鸣、口苦咽干、胸胁胀满、面红目赤。舌质红、苔黄，脉弦数。

4. **阴虚火旺**　鼻出血时作时止，血色红，量不多，口干不欲饮，耳鸣目眩，五心烦热，舌红绛、少苔，脉细数。

5. **脾虚气弱**　鼻血渗渗而出，淋漓难止，色淡红，面色无华，神倦懒言，头昏眼花，食少便溏，舌淡、苔薄，脉缓弱。

【治疗方法】

1. **基本治疗**

治则：肺经郁热、胃热炽盛、肝火上炎者清热泻火、凉血止血，只针不灸，泻法；脾虚气弱者健脾益气，针灸并用，补法；阴虚火旺者滋阴降火，只针不灸，平补平泻。

处方：以鼻腔局部和手阳明经腧穴为主。

迎香　印堂　上星　合谷

方义：迎香为手阳明经穴，位于鼻旁，为治鼻病之要穴；上星归属督脉，印堂也在督脉循行线上，下行鼻柱，可泻诸阳经之热，清鼻窍之火；合谷为手阳明经原穴，清头面之热而止鼻衄。

加减：肺经郁热加少商、尺泽清泻肺热；胃热炽盛加内庭、厉兑清热泻火；肝火上炎加太冲、行间清泻肝火；阴虚火旺加太溪、太冲养阴清热；脾虚气弱加足三里、三阴交健脾益气统血。

操作：迎香朝鼻根方向透刺；火热太盛时，印堂、上星、少商、厉兑均可用三棱针点刺出血；余穴常规针刺。

2. **其他疗法**

（1）指压：指压百劳穴 2 ~ 5 分钟；凡因外伤等原因而致鼻衄不止者，用两手拇、食二指同时对掐两侧昆仑、太溪，往往奏效。

（2）皮肤针：取百会、风池、迎香、内关、鼻区、第 1 ~ 4 颈椎夹脊、第 3 ~ 10 胸椎夹脊。鼻区、百会、迎香轻叩，其余部位中度叩刺。

（3）耳针：取内鼻、外鼻、肺、肾上腺、神门、额。毫针浅刺，留针20分钟；也可用王不留行籽贴压。

【验案举例】

李某，男，12岁。鼻出血1小时。用水洗鼻、麻黄素点鼻无效，又用棉片填塞，因苦于闭气而取出棉片，仍大出血不止。急针上星、隐白穴，半分钟后血止，观察15分钟未再出血。1周内无复发（李恋英．针刺上星、隐白速止急性鼻出血15例。中国针灸 1998；18（12）：738）。

【文献摘录】

1.《灵枢·杂病》：衄而不止、衃流，取足太阳……不已，郄中出血。

2.《针灸甲乙经》：血溢鼻口，天府……鼻鼽衄，上星、噫嘻、天牖、风池……鼽衄有痈，迎香……衄血不止，承浆、委中。

3.《备急千金翼方》：鼻衄不止，灸涌泉二穴百壮……衄时痒，便灸足大趾节横理三毛中十壮，剧者百壮，衄不止灸之。

4.《针灸资生经》：执中母忽患鼻衄，急取药服，凡平昔与人服有效者皆不效。因阅《集效方》云：口鼻出血不止，名脑衄，灸上星五十壮。尚疑头上不宜多灸，止灸七壮而止。次日复作，再灸十四壮而愈。有人鼻常出脓血，灸囟会亦愈。则知囟会、上星皆治鼻衄云。

5.《神应经》：衄血，风府、风池、合谷、三间、二间、后溪、前谷、委中、申脉、昆仑、厉兑、上星、隐白……鼽衄，上星、绝骨、囟会……灸颈后发际两筋间宛宛中。

【按语】

1. 针灸对单纯性鼻出血效果显著。血止后应查明病因，积极治疗原发病。

2. 出血量大时应配合局部填塞止血，以防止出血过多造成不良后果。

3. 血液病引起的鼻出血慎用针刺，可用艾灸或药物贴敷等疗法。

4. 治疗期间忌辛辣香燥之品。

第十六节 牙 痛

牙痛是口腔疾患中最常见的症状。西医学的龋齿、牙髓炎、牙周炎、牙槽或牙周脓肿、冠周炎及牙本质过敏等均可引起牙痛。

中医学对牙痛的认识很早。《灵枢·经脉》曰："大肠手阳明之脉……是动则病齿痛"。十二经脉中，手阳明大肠经入下齿，足阳明胃经入上齿，无论是风热外袭还是胃火炽盛，火邪循经上炎均可引起牙痛。又因肾主骨，齿为骨之余，肾阴不足、虚火上炎亦可引起虚火牙痛。

【临床表现】

牙痛每因冷、热、酸、甜等刺激而发作或加重。可伴有牙龈红肿、牙龈出血、龈肉萎缩、牙齿松动、咀嚼困难或有龋齿存在。

1. **风火外袭**　发作急骤，牙痛剧烈，牙龈红肿，喜凉恶热。可兼有发热、口渴、腮颊肿胀。舌红、苔薄黄，脉浮数。

2. **胃火炽盛**　牙痛剧烈，牙龈红肿甚至出血，遇热更甚。伴口臭、尿赤、便秘。舌红、苔黄，脉洪数。

3. **虚火上炎**　牙齿隐隐作痛，时作时止，午后或夜晚加重，日久不愈可见齿龈萎缩，甚则牙根松动。伴腰膝酸软、头晕眼花。舌质红嫩、少苔或无苔，脉细数。

【治疗方法】

1. **基本治疗**

治则：风火外袭、胃火积盛者清热泻火、消肿止痛，只针不灸，泻法；虚火上炎者养阴清热、降火止痛，只针不灸，平补平泻。

处方：以面颊局部和手、足阳明经穴为主。

颊车　下关　合谷　二间　内庭

方义：手阳明大肠经入下齿，足阳明胃经入上齿。颊车、下关均为足阳明的局部经穴，合谷、二间、内庭分别为手足阳明经的远端穴，可清泻阳明火热之邪。诸穴合用，清热泻火、通络止痛。

加减：风火外袭加翳风、风池疏风清热；胃火炽盛加厉兑、曲池泻火止痛；虚火上炎加太溪、照海滋养肾阴、降火止痛；上牙痛可加太阳、颧髎；下牙痛可加大迎、承浆。

操作：先针刺局部腧穴，再针刺远端腧穴，强刺激、泻法；二间、内庭可点刺出血。疼痛剧烈者每日治疗2次。

2. **其他疗法**

（1）穴位贴敷：将大蒜捣烂，于睡前贴敷双侧阳溪穴，至发泡后取下。用于龋齿疼痛。

（2）耳针：取口、三焦、上颌或下颌、牙、神门、耳尖、胃、大肠、肾等穴。每次选3~5穴，毫针浅刺，留针30分钟；耳尖可行点刺出血；或施行埋针、王不留行籽贴压。

（3）电针：取颊车、下关、合谷或二间。针刺得气后接脉冲电流，用密波强刺激20~30分钟。

（4）穴位注射：取颊车、下关、合谷、翳风。每次选1~2穴，用安痛定注射液，每穴注入0.5~1ml。

【验案举例】

毛某，男，42岁。患者因肝病住院，一日突然牙齿剧烈疼痛，难以忍受。口服去痛片不能止痛，当晚彻夜未眠。次日上午前来针灸科求治。查：右侧面部微肿，右上齿龈红肿，无龋齿，苔薄黄，脉浮数。证属风火牙痛。经针刺颊车、下关、内庭等穴（均左侧），接电针，用连续波、快频率强刺激20分钟，当即痛止，感左上齿龈清凉舒适。仅此一次即愈，后随访一直未发（王启才．针医心悟．第1版．中医古籍出版社．2001:487）。

【文献摘录】

1.《针灸甲乙经》：齿痛，颧髎及二间主之……齿痛，四渎主之。

2.《针灸资生经》：大迎、颧髎、听会、曲池，主齿痛恶寒……翳风治牙痛……商阳治齿痛恶寒……上关疗风火牙痛、牙关不开。

3.《类经图翼》：齿牙痛，承浆、颊车、耳垂下尽骨上穴三壮，如神；列缺七壮，立止。

4.《针灸聚英》：牙痛，合谷、内庭、四白、阳白、三间。

5.《针灸大成》：上牙痛，人中、太渊、吕细，灸臂上起肉中五壮；下牙痛，龙玄（在侧腕交叉脉）、承浆、合谷、腕上五寸两筋中间，灸五壮。

【按语】

1. 针灸对牙痛有显著的治疗效果，一般 1 次即可止痛或痊愈。但对龋齿只能暂时止痛。

2. 牙痛的发生原因很多，应针对不同的原发病进行治疗。

3. 注意口腔卫生，避免过度的硬物咀嚼和冷、热、酸、甜等刺激。

4. 注意与三叉神经痛相鉴别。

第十七节　咽喉肿痛（附：慢性咽喉炎）

咽喉肿痛以咽喉红肿疼痛、吞咽不适为特征。属于中医学喉痹、急喉风、慢喉风、乳蛾、喉蛾的范畴。常见于西医学的急性咽炎、扁桃体炎、扁桃体周围脓肿、咽后脓肿、咽旁脓肿、急性喉炎等病。

《诸病源候论》曰："喉痹者，喉里肿塞痹痛，水浆不得入也。""脏腑冷热不调，气上下哽涩，结搏于喉间，吞吐不利，或塞，或痛，故言咽喉不利。"病因病机多由风热火毒侵袭咽喉，或肺胃积热循经上扰，风火热毒蕴结于咽喉；或体虚、劳累、久病而致肺肾两虚，虚火上炎，灼于喉部而致。常因外感风热或食辛辣香燥之品而诱发。病位在咽喉，涉及肺、胃、肝、肾等脏腑。

【临床表现】

发病较急，以咽喉红肿疼痛、吞咽不适为主症，多伴有发热咳嗽等上呼吸道感染症状及食欲不振等全身症状。

1. **风热壅肺**　咽部红肿疼痛，干燥灼热。可伴有发热、汗出、头痛、咳嗽有痰、小便黄。舌质红、苔薄白或微黄，脉象浮数。

2. **胃火痰盛**　咽部红肿，灼热疼痛，咽喉有堵塞感，高热，口渴喜饮，头痛，痰黄黏稠，大便秘结，小便短赤，舌红、苔黄，脉数有力。

3. **阴虚火旺**　咽部微肿、疼痛，喉间有异物感，咽干喉燥，声音嘶哑，不欲饮水，手足心热，午夜尤甚，舌红、少苔，脉细数。

【治疗方法】

1. **基本治疗**

治则：风热壅肺、胃火炽盛者清热泻火、消肿止痛，只针不灸，泻法；阴虚火旺者滋阴降火，只针不灸，平补平泻。

处方：天容　列缺　照海　合谷

方义：天容属手太阳小肠经，位于咽喉附近，清热利咽作用显著；列缺属手太阴肺经，为治疗肺系疾病的常用穴，照海属足少阴肾经，清虚火、利咽喉，二穴相配，为八脉交会组穴，专治咽喉疾病；合谷为手阳明大肠经原穴，善清泻肺胃积热。诸穴合用，共同发挥清热泻火、消肿止痛作用。

加减：风热壅肺加尺泽、外关、少商疏风清热；胃火炽盛加内庭、曲池清泻热邪；阴虚火旺加太溪、涌泉、三阴交滋阴降火；咽肿痛甚加天突、喉结旁阿是穴消肿止痛；声音嘶哑加复溜、扶突润喉开音；大便秘结加曲池、支沟清热通便。

操作：诸穴均常规针刺；列缺、照海行针时可配合做吞咽动作；少商点刺出血。初起每日1~2次，后期每日或隔日1次。

2. 其他疗法

（1）皮肤针：取合谷、大椎、后项部、颌下、耳垂下方；发热加刺肘窝、大小鱼际；咳嗽加刺气管两侧、太渊。中度或重度刺激。每日1~2次。

（2）三棱针：取少商、商阳、耳背静脉点刺出血。每日1次。

（3）灯火灸：取曲池、合谷、尺泽、风池、内庭。用灯心草1根，以香油浸之，除去灯草上的浮油，点燃一端，对准穴位快速点灸1~2下。每日1次。

（4）耳针疗法：①取咽喉、肺、颈、气管、肾、大肠、轮$_1$~轮$_6$。每次选2~3穴，毫针浅刺，留针30分钟；亦可用王不留行籽贴压。②取耳背静脉、耳尖或耳轮$_3$、轮$_4$、轮$_6$，点刺出血。③取扁桃体区、咽喉区，注入蒸馏水，每穴0.1ml。

（5）穴位注射：取合谷、曲池、孔最等穴。每次选一侧穴，用10%葡萄糖溶液或板蓝根、鱼腥草、柴胡注射液，每穴1~2ml。左右交替使用，每日1次。

【验案举例】

廖某，男，26岁。咽干喉燥、灼热疼痛7天。伴头部烘热、面赤、口鼻气热、耳鸣，舌尖红，脉数。诊断为“喉痹”（肺热炽盛）。针灸治疗取合谷、廉泉，泻法，少商点刺出血。1次而愈（李世珍．针灸临床辨证论治．第1版．人民卫生出版社．1995:670）。

【文献摘录】

1.《针灸甲乙经》：喉痹，完骨及天容、气舍、天鼎、尺泽、合谷、商阳、阳溪、中渚、前谷、商丘、然谷、阳交悉主之……喉痹咽肿、水浆不下，璇玑主之……喉痹咽如梗，三间主之。

2.《神灸经纶》：咽喉肿痛，阳溪、少海、液门。

3.《针灸聚英》：喉痹，针合谷、涌泉、天突、丰隆。

4.《针灸大成》：咽喉肿痛、闭塞、水粒不下，合谷、少商，兼以三棱针刺手大指背头节上甲根下，挑刺三针。

5.《类经图翼》：喉痹、喉癣，天柱、廉泉、天突、阳谷、合谷、后溪、二间、少商、关冲、足三里、三阴交、行间。

【按语】

1. 针灸对咽喉肿痛有较好的疗效。但应注意对原发病的配合治疗。

2. 避免有害气体的不良刺激，忌食辛辣刺激性食物，力戒烟酒。

3. 注意休息，减少或避免过度讲话，合理发音。

4. 积极锻炼身体，增强体质，提高机体抵抗力。

附：慢性咽喉炎

慢性咽喉炎包括慢性咽炎和慢性喉炎。慢性咽炎隶属于中医学“慢喉痹”范畴，是咽部黏膜及黏膜下组织、淋巴组织的弥漫性慢性炎症，以咽中不适为主症。慢性喉炎隶属于中医学“慢喉喑”范畴，是指喉部黏膜的一般性病菌引起的慢性炎症，以声音嘶哑为主症，多因急性咽炎或急性喉炎治疗不当、反复发作或邻近组织的慢性炎症所致。此外，过多吸烟、饮酒，粉尘、烟雾及有害气体等的刺激，教员、演员长期用声过度也是常见的的致病因素。

中医学根据其病因病机及临床表现不同，有“虚火喉痹”、“珠帘喉痹”、“久病失音”等名称。多因素体肺肾阴虚，虚火上炎，灼伤阴津；或风热喉痹反复发作，余邪留滞，伤津耗液，使咽喉失于濡养；大声呼号，用嗓不当，耗气伤阴，损及咽喉脉络；气血痰瘀互结而致。病位在咽喉，与肺、肾有关。

【临床表现】

慢性咽喉炎根据病变程度不同可分为单纯性、肥厚性、萎缩性咽炎和喉炎。慢性咽炎以咽中不适为主症，咽部常有异物感或干燥灼热感，咽痒欲咳，痰涎黏稠不易咳出，易引起恶心、干呕，偶有轻微咽痛，一般晨轻夜重。慢性喉炎以声音嘶哑为主症，初为间歇性，后演变为持续性，讲话多则加剧，喉部伴有不适感并有少许黏性分泌物附着。咽喉部有关检查可明确诊断和分类。

1. **肺阴不足**　咽中不适，干燥微痛，干咳无痰，或痰少而黏，午后颧红，精神疲乏，手足心热，气短乏力，舌红而干、少苔，脉细数。

2. **肾阴亏虚**　咽中不适，干燥微痛，不喜多饮，腰膝酸软，虚烦失眠，头晕眼花，舌质红嫩，脉细数。

3. **痰瘀互结**　咽中不适，有痰黏附、色黄难咯，恶心欲呕，咽痛如梗，舌质偏红或有瘀斑瘀点、苔黄厚或腻，脉细滑数或细涩。

【治疗方法】

1. 基本治法

治则：滋阴降火、清利咽喉，只针不灸，平补平泻。

处方：以手太阴、足少阴经腧穴为主。

天突　列缺　照海　鱼际　太溪

方义：天突位于咽喉局部，清利咽喉作用力强；列缺属手太阴肺经，系于咽喉，照海属足少阴肾经，通于阴跻而循喉咙，二穴相配为八脉交会组穴，滋阴润肺利咽；鱼际为手太阴荥穴，清肺利咽；太溪为足少阴经原穴，养肾阴、降虚火。

加减：肺阴不足加肺俞养阴润肺；肾阴亏虚加太渊、经渠“补母益子”，使金以生水，虚热得清；痰瘀互结加丰隆、太冲、三阴交以祛瘀化痰、清利咽喉。

操作：天突先直刺0.2～0.3寸，然后竖起针柄，针尖沿胸骨后缘向下刺1～1.5寸，不宜针刺过深或向两旁斜刺；余穴均常规针刺；动留针20分钟，行针时嘱病人配合做吞咽动作。

2. 其他疗法

（1）皮肤针：取后项部、颌下、翳风、合谷、大椎。中度叩刺。每日1～2次。

（2）药线点灸：取天突、水突、曲池、合谷、风池。点燃药线，吹灭火焰，对准穴位，迅速准确地点按于穴位上。每穴每日点灸1次。

（3）耳针：取咽喉、肺、颈、气管、肾、大肠、轮1～轮6。每次选2～3穴，毫针轻刺，留针30分钟，每日1次；或埋针、王不留行籽贴压。

（4）穴位注射：取天突、曲池等穴。用当归注射液2ml加维生素B_{12}注射液1ml，每穴注入0.5～1ml。

【验案举例】

某女，28岁。咽部干痛伴异物感2年，每遇感冒则加重。查：咽部黏膜充血较明显，且显干燥，咽后壁淋巴滤泡增生，舌质红、少苔，脉细数。诊断为“慢性咽炎”。取天容、鱼际、照海、太溪、太冲，针刺并动留针30分钟。每日1次。针刺14次后诸症消失。随访2年未见发作（刘存志．针刺治疗慢性咽炎51例。上海针灸杂志　2000；19（1）：28）。

【按语】

1. 针灸对本病有一定疗效，但较难治愈，需坚持治疗。

2. 注意治疗咽喉部及邻近组织的慢性疾病。

3. 治疗期间忌食辛辣香燥刺激之品；力戒烟酒。

第八章 急性病症

急性病症是指起病急骤、病势发展变化较快、病情较重甚至危及患者生命而需要及时诊治的病症。由于急症以新病暴急而起或痼疾卒然发作或加重为特征，故在古代文献中有关急症的病名常冠以“中”、“暴”、“卒”等字样，如中暑、中风、中恶、暴厥、暴喘、暴病、卒中、卒心痛、卒死等，以区别于慢性病。历代医家都很重视急症的治疗，并积累了很多有效经验，特别推崇用针灸治疗急症。本章介绍临床最常见或最危重的高热、中暑、抽搐、昏厥、虚脱、心绞痛、胃肠痉挛、胆绞痛、泌尿系绞痛的针灸急救措施。

第一节 高 热

凡口腔温度超过39℃以上即为高热。是临床常见急证之一，在许多疾病过程中都可出现高热。常见于急性感染性疾病、急性传染病、风湿病、胶原性疾病、部分恶性肿瘤、严重灼伤、中暑和阿托品中毒等疾病。

高热属于中医热病范畴，古代文献中有壮热、实热、灼热、身大热等名称。外感六淫邪气是引起高热的主要原因，其中以风寒、风热、温热之邪和疫疠之气为主，亦有内伤发热者。

【临床表现】

本病以口温在39℃（或腋温39.5℃、肛温38.5℃）以上为主症。具有发病急、病程短、口干渴、小便黄、脉洪大而数的特点。

白细胞计数能反映人体对致病因素特别是感染的反应状态，临床上根据白细胞总数和中性粒细胞的增减可协助诊断。

1. **风寒束表** 恶寒发热，无汗，头痛身痛，鼻塞流清涕，舌苔薄白，脉浮紧。

2. **风热壅盛** 发热汗出，微恶风寒，头痛鼻塞，咽喉肿痛，咳嗽痰稠，渴喜冷饮，小便黄赤，舌红、苔黄，脉浮数。

3. **热在气分** 高热汗出，烦渴引饮，小便黄赤，大便秘结，腹痛拒按，舌红、苔黄，脉洪数。

4. **热入营血** 高热夜甚，烦躁不安，甚则神昏谵语，或斑疹隐隐，或吐血、衄血、便血，舌红绛而干，脉细数。

5. **疫毒熏蒸** 壮热烦躁，头面红肿热痛，咽喉肿痛甚至糜烂，或丹痧密布，舌红、苔黄，脉数。

【治疗方法】

1. 基本治疗

治则：清热泻火，热入营血者清营凉血，疫毒熏蒸者泻火解毒，只针不灸，泻法。

处方：以手阳明经穴为主。

大椎 曲池 合谷 外关

方义：大椎属督脉，为诸阳之会，能宣散一身阳热之气；肺与大肠相表里，曲池为手阳明经合穴，配合谷宣肺解表，清泻阳明实热；外关为手少阳之络，通于阳维，宣达三焦气机，疏散风热。

加减：风寒加风池、风门散寒解表；风热加尺泽、鱼际、少商清热宣肺利咽；气分热盛加内庭、十二井、支沟通腑泻热；热入营血加曲泽、委中、神门、中冲清营凉血；神昏谵语加水沟、素髎、十宣开窍泻热；肌肤丹痧加血海、膈俞、委中清热解毒，凉血止血。

操作：各腧穴均常规针刺，泻法，留针 0.5 ~ 1 小时，间歇行针。大椎、尺泽、曲泽、十二井穴、委中、十宣点刺出血。风寒证可加灸风门、风池、大椎。每日治疗 2 ~ 3 次。

2. 其他疗法

（1）耳针：取耳尖、神门、耳背静脉、肾上腺。耳尖、耳背静脉用三棱针点刺出血，余穴用毫针浅刺，强刺激，留针 15 ~ 30 分钟。

（2）穴位注射：取曲池、风门、足三里。选用柴胡注射液、银黄注射液、鱼腥草注射液或5% ~10% 葡萄糖液，每次每穴注射 1 ~ 2ml。也可选用维生素 $B_1$0. 3 ~ 0. 5ml，于双风池穴位注射。

【验案举例】

杜某，男，26 岁。发热 1 天，头痛，骨节酸痛，恶寒无汗，呕逆欲吐，鼻塞，咽痛。检查：心肺（－），体温 39℃，扁桃体红肿，舌质红、苔黄，脉浮数。针大椎、风池、曲池、天容。除大椎短促行针不留针外，余穴均动留针 1 小时。留针至 1 小时，头痛消失，已不恶寒，体温降至 37. 8℃。次日复诊：除咽喉微痛外，无明显自觉症状，体温 36. 8℃；又针天容、合谷，手法同上。留针 1 小时，诸症消失（孙学全．针灸临证集验．第 1 版．山东科学技术出版社 . 1980:3）。

【文献摘录】

1.《针灸甲乙经》：热病汗不出，天柱及风池、商阳、关冲、液门主之。

2.《扁鹊神应针灸玉龙经》：伤寒一二日，发热如火，曲池、委中。

3.《针灸大成》：大热，曲池、三里、复溜。

4.《针灸集成》：身热如火汗不出，命门、中脘、胆俞、孔最（三壮）、肺俞、太溪、合谷、支沟。

【按语】

1. 针灸退热有很好的效果，可以作为处理高热的措施之一。但应查明病因，明确诊断，针对病因进行治疗。效果不显著者，应结合其他方法综合治疗。

2. 高热汗多者应多饮糖盐水。饮食宜清淡，易于消化，忌油腻、辛辣厚味、鱼虾。

第二节　中　暑

中暑，古称“中暍”、“中热”，俗称“发痧”，是盛夏季节突发于高温环境中的一种急性外感热病。以高热、汗出、心慌、头晕、烦躁，甚则神昏、抽搐等为主症。根据不同的临床症状，尚有不同的命名，如见头晕、头痛、懊侬、呕恶者称“伤暑”；猝然昏倒者称“暑厥”；抽搐者称“暑风”、“暑痫”等。都属于中医“暑证”范畴。

本病的发生多因盛夏酷暑时节冒暑劳作、远行或高温作业，或年老体弱者在通风不良之处，或因睡眠不足，劳倦过度，饮食减少，正气亏虚，复感暑热、暑湿秽浊之邪，轻者郁于肌表，阻遏气机，重者暑热炽盛，内陷心包，蒙闭清窍，或耗气伤津，导致气阴两虚甚则两脱之危候。

【临床表现】

本病在盛夏或高温环境下骤然起病，以高热汗出或无汗、心慌、头晕、烦渴甚则神昏、抽搐等为主症。

实验室检查可见白细胞总数和中性粒细胞比例增高；尿常规可见蛋白和管型。

1. **轻症**　头晕头痛，胸闷恶心，心烦，口渴，身热多汗，疲乏无力，面红溲赤，舌红、苔黄、少津，脉洪大，为中暑阳证；身凉无汗，肢厥困倦，胸闷气短，纳少便溏，恶心呕吐，渴不欲饮，面色垢腻，舌淡、苔薄白，脉洪缓，为中暑阴证。

2. **重症**　高热汗出，或壮热无汗，烦躁不安，胸闷呕恶，口唇干燥，甚则猝然昏倒，神志不清，手足抽搐，舌质红绛少津，脉洪数或脉伏欲绝。若热盛而气阴两伤，则面色苍白，烦躁不安，冷汗自出，汗出如珠，肢厥息促，不省人事，舌红绛、少苔，脉微细欲绝。

【治疗方法】

1. **基本治疗**

治则：清泻暑热、解暑宁心，以针刺为主，泻法。

处方：以督脉、手厥阴经穴为主。

百会　大椎　合谷　内关　曲泽

方义：百会、大椎属督脉经穴，督脉为诸阳之会，可通阳泻热；阳明主肌表，取阳明经原穴合谷疏泻阳明热邪，奏清热解暑、泻热止痉之功；内关为手厥阴经的络穴，又为八脉交会穴，通于阴维脉，功擅清心除烦、宽胸理气、和胃止呕；曲泽为手厥阴经合穴，长于清营血之热而解暑。

加减：头晕头痛加太阳、头维、印堂解热止痛；呕吐加中脘、公孙和胃止呕；中暑阴证加足三里、关元、气海和中化湿；中暑阳证加内庭、陷谷清泻阳明；中暑重症加曲池、委中清泻营血暑热；神志昏迷加水沟、十宣清热开窍醒神；手足抽搐加阳陵泉、太冲熄风止痉；汗出肢冷、脉微欲绝加关元、气海、太渊益气敛阴、回阳固脱。

操作：百会、大椎、太阳、印堂、十宣、曲泽、委中可用三棱针刺络出血；其他腧穴常规针刺，泻法；中暑阴证足三里、关元、气海、百会加用灸法或用温针灸。

2. 其他疗法

(1) 温熨法：取温热适度又能熨敷的物品如热毛巾、热水袋、布包热土、炒盐等，温熨、热敷腹部，或关元、神阙等穴。用于中暑猝然晕倒的阴证。

(2) 耳针：取耳尖、神门、肾上腺、皮质下、心、枕。毫针浅刺，强刺激，留针20～30分钟；耳尖点刺出血。

【验案举例】

魏某，女，32岁。夏秋之交，天气闷热，在田野收割，劳累不休。先觉头眩心悸，冷汗浑身，继则昏倒于地，寒战鼓颌，口唇青紫，手足冰冷，腹胸灼热无汗，脉象沉细而数。证属暑热湿浊壅遏经络，营卫阻滞。急针百会、水沟、合谷，神志略省，但紫绀、寒战依然不解。遂用三棱针于十宣点刺出血，诸症悉平。嘱用温盐水频频饮之，休息半日而愈（石学敏．针灸治疗学．第1版．上海科学技术出版社．1998:56）。

【文献摘录】

1.《针灸全书》：中暑不省人事，取百会、人中、承浆、气海、中脘、风门、脾俞、合谷、中冲、少冲、足三里、内庭、阴交、阴谷、三阴交。

2.《针灸大成》：中暑不省人事，人中、合谷、内庭、百会、中极、气海……复刺中冲、行间、曲池、少泽。

3.《针灸逢源》：中暑，人中、中脘、气海、曲池、合谷、中冲、足三里、内庭……中暑人中百会搜，阳明合谷内庭求。

4.《神灸经纶》：中暑神昏……宜灸百会、中脘、三里、脾俞、合谷、人中、阴谷、三阴交。

【按语】

1. 中暑发病急骤，变化快，需及时抢救。首先是离开高温环境，将患者移到阴凉通风处，再施以急救。

2. 针灸治疗中暑疗效肯定，方法简便，可作为急救的首要措施。危重病例应严格观察病情变化，采取综合措施治疗。

3. 夏季应做好防暑降温工作，备用清凉饮料，保持室内通风，注意劳逸结合。

第三节 抽 搐

抽搐，又称“瘈疭”，筋脉拘急挛缩者为瘈；筋脉弛缓而伸者为疭。此外还有搐搦、拘挛、刚痉、柔痉、痉厥、惊厥等名称。凡筋脉拘急致四肢不自主地抽动统称为“抽搐”。常见于西医学的高热惊风、急性颅内感染、高血压脑病、癫痫、妊娠痫证、破伤风、颅内占位性病变、颅脑外伤、癔病等疾病过程中。

中医学认为本病的发生与心、肝、肾有关，尤其与肝的关系最为密切。肝主筋，凡热极生风、肝风内动或肝血不足、血虚生风，均可引起筋脉抽动。此外，风毒内袭、金刃所伤、虫兽咬伤、阴血亏虚等也是引起抽搐的重要原因。

【临床表现】

以四肢不自主抽动、颈项强直、口噤不开、角弓反张为主症，严重者可伴有昏迷。因外感热毒之邪而诱发者起病急、病程短；因久病后阴血亏虚而诱发者起病缓、病程长。

体温、血压和血常规检查，可以协助诊断。

1. **热极生风** 颈项强直，甚至角弓反张，壮热，头痛，大汗出，渴欲冷饮，神志昏迷，舌红、苔黄，脉洪数。

2. **虚风内动** 肢体搐动势缓，低热，心烦不宁，口干舌燥，精神疲乏，舌绛、苔少，脉细数。兼头昏目眩、汗出、气短、神疲乏力、舌淡、脉弱者属气血两伤；兼腰膝酸软、胁肋灼痛、午后低热、舌红绛、脉细数者属肝肾阴虚。

【治疗方法】

1. **基本治疗**

治则：熄风止痉，只针不灸，实证用泻法，虚证平补平泻。

处方：以督脉腧穴为主。

水沟　大椎　筋缩　合谷　太冲　阳陵泉

方义：督脉总督诸阳，督脉为病脊强反折，取水沟、大椎、筋缩熄风、通络、止痉；合谷为手阳明经原穴，有祛风之功；肝主筋，太冲为肝经原穴，有平肝熄风止痉的作用，与合谷相配称为“四关”，为镇痉宁神、平肝熄风的重要组穴；阳陵泉为胆经合穴和筋会穴，镇肝熄风、缓解痉挛。

加减：热毒壅盛加劳宫、曲池、中冲以泻热止痉；风邪甚者加风府、风门祛风止痉；气血虚弱加膈俞、足三里、气海补益气血；肝肾阴虚加肾俞、肝俞、三阴交、太溪补益肝肾；神昏加百会、涌泉开窍醒神。

操作：热极生风者用强刺激、泻法，中冲可点刺出血；风府、风门不可深刺，以免刺伤脊髓和肺尖；虚风内动者中度刺激，平补平泻。抽搐频繁者每日治疗2~3次。

2. **其他疗法**

(1) 耳针：取肝、肾、皮质下、神门、脑干。毫针强刺激，留针30~60分钟；或埋针数小时。

(2) 电针：取合谷、太冲、阳陵泉等穴。在针刺得气的基础上接电针治疗仪，用连续波、快频率强刺激20~30分钟。

(3) 穴位注射：取合谷、太冲、阳陵泉、曲池、三阴交等。每次选2~3穴，用地龙注射液，每穴注射0.5~1ml。

【验案举例】

张某，男，8岁。患儿高烧，继之出现神昏、谵语，颈项强直，角弓反张，牙关紧闭，四肢抽搐等症。查：体温40℃，口唇青紫，胸背有瘀点，布氏征阳性，舌绛，脉弦细。先点刺印堂、委中、尺泽、十二井、十趾端出血；后针水沟、百会、大椎、内关、后溪、涌泉。持续行针约1小时，病情好转，体温39.1℃，患儿入睡。次日神志转清，强直、抽搐等症消失，体温37.5℃。又针大椎、曲池、合谷、内关1次，遂愈（孙学全. 针灸临证集验. 第1版. 山东科学技术出版社. 1980:135）。

【文献摘录】

1.《灵枢·热病》：风痉身反折，先取足太阳及腘中及血络出血；中有寒，取足三里。

2.《针灸甲乙经》：痓，取囟会、百会及天柱、膈俞、上关、光明主之……痉，身反折、口噤、喉痹不能言，三里主之。

3.《扁鹊心书》：破伤风、牙关紧急、项背强直，灸关元穴百壮。

4.《针灸大成》：脊反折，哑门、风府。

5.《针灸集成》：角弓反张，天突（先针）、膻中、太冲、肝俞、委中、昆仑、大椎、百会。

【按语】

1. 抽搐病情危急，应抓紧治疗，针灸治疗本病有一定疗效。抽搐停止后，要针对病因治疗。

2. 病人在抽搐时针刺或针刺中出现抽搐，应注意防止滞针、弯针、断针现象发生。

第四节　昏　　厥

昏厥是以突然昏倒、不省人事、颜面苍白、汗出肢冷为主要特点的病症。一般病情轻者昏厥时间较短，苏醒后无后遗症；病情严重者昏厥时间较长，甚至一厥不复而死亡。常见于西医学中各种原因引起的晕厥（反射性晕厥、心源性晕厥、脑源性晕厥）、休克、中暑、低血糖昏迷以及癔病性昏迷等疾病。

昏厥属于中医厥证范畴。厥证之名首见于《黄帝内经》，历代文献多有论述。由于病因不同，临床表现各异，其名称有气厥、血厥、痰厥、寒厥、热厥、暑厥、尸厥、秽厥、色厥、肢厥、蛔厥、食厥、尿厥等数十种之多。但概而言之，一指卒然昏倒，暴不知人。如《素问·厥论》曰："厥或令人腹满，或令人暴不知人。"二指气机逆乱，阴阳之气不相顺接致手足逆冷。如《伤寒论》论述外感热病中的寒厥、热厥的病机为"阴阳不相顺接，便为厥。厥者，手足逆冷是也。"外感寒邪、暑热、疫疠之邪、内伤情志、饮食、劳倦以及跌仆创伤是引起厥证的主要病因。阴阳失调、气机逆乱、气血运行悖逆为其主要病机。病位在脑，涉及五脏六腑，而与肝关系尤为密切。

【临床表现】

以突然昏倒、神志不清、四肢厥冷为主症，伴气壅息粗，喉间痰鸣，牙关紧闭，面色苍白，自汗出等。起病急，病程短。

血常规、血糖、血脂等实验室检查，心电图、胸片、颈椎片、彩超、脑电图、头部CT等也是帮助确诊昏厥病因的必要辅助检查。

1. **气厥**　暴怒气逆，突然昏仆，不省人事，口噤握拳，呼吸气粗，四肢逆冷，脉伏或沉弦者为实证；素体虚弱，疲劳惊恐，眩晕昏仆，面色苍白，呼吸微弱，汗出肢冷，舌质淡，脉沉微者为虚证。

2. **血厥**　暴怒气逆，血随气升，突然昏倒，牙关紧闭，面赤唇紫，舌红，脉沉弦者为实证；因失血过多，突然昏厥，面色苍白，口唇无华，四肢震颤，目陷口张，自汗肤冷，呼吸微弱，舌质淡，脉细数无力者为虚证。

3. **痰厥** 平素多湿多痰，复因恼怒气逆，痰气交阻，突然昏厥，喉中痰鸣，或呕吐涎沫，呼吸气粗，舌苔白腻，脉沉滑。

4. **寒厥** 元阳亏损，寒邪直中于里，面青身冷，踡躯而卧，四肢厥逆，意识模糊，下利清谷，尿少或遗溺，舌淡、苔白，脉沉细。

5. **热厥** 初病身热头痛，胸腹灼热，渴欲饮水，便秘尿赤，烦躁不安，继则神志昏愦，手足厥冷，脉沉伏而数。

【治疗方法】

1. **基本治疗**

治则：苏厥开窍，实证只针不灸，泻法；虚证针灸并用，重灸，补法。

处方：以督脉腧穴为主。

水沟　百会　内关

方义：本病病位在脑，督脉入络于脑，总督诸阳，水沟、百会为督脉经穴，是醒脑开窍之要穴；内关为心包经之络穴，可醒神宁心。三穴相配治疗昏厥，其苏厥开窍之功相得益彰。

加减：气厥实证配太冲、行间疏肝理气；虚证配足三里、气海益气升阳；血厥实证配行间引降肝火，或配涌泉导血下行；虚证配关元、膈俞、足三里益阴固脱；痰厥配中脘、丰隆开窍豁痰；热厥配大椎、中冲泻热启闭；寒厥灸神阙、关元温阳散寒；牙关紧闭加颊车、下关、合谷开窍启闭。

操作：实证、热证诸穴强刺泻法，百会可点刺出血，再开“四关”（合谷向后溪透刺，太冲向涌泉透刺），或同时针刺“五心穴”（即百会、双劳宫、双涌泉）；虚证、寒证针灸并用，重灸补法，神阙、关元可用隔盐灸，或重灸“五心穴”。

2. **其他疗法**

（1）指针：紧急情况下用拇指重力掐按水沟、合谷、内关穴，以病人出现疼痛反应并苏醒为度。

（2）三棱针：实证昏厥取大椎、百会、太阳、委中、十宣。点刺出血。

（3）耳针：取心、脑、神门、下屏尖、下脚端。每次选 2～3 穴，实证用强刺激，虚证用弱刺激，留针 30 分钟，每 5 分钟捻转 1 次。

（4）电针：实证可在针刺得气的基础上加用电针，连续波刺激直至病人苏醒。

【验案举例】

张某，女，38 岁。1986 年 8 月 25 日凌晨，笔者在乘坐火车途中，偶遇患者突然昏倒在车厢人行道上，不醒人事已近半小时之久。当时患者面色苍白，牙关紧闭，四肢厥冷，昏迷不醒，呼吸不可闻及，脉搏不可及，病情十分险恶。经笔者用拇指重掐其水沟穴，病人很快就清醒过来，脱离了险境。患者醒后感觉头痛、胸闷、恶心欲吐，又为其轻按合谷、内关穴遂愈（王启才．针灸急症验案。针灸学报．1991；7（4）：34）。

【文献摘录】

1.《扁鹊心书》：气厥、尸厥，灸中脘五百壮。

2.《针灸大全》：吐血昏晕、不省人事，肝俞二穴、膈俞二穴、通里二穴、大敦二穴。

3.《针灸大成》：尸厥，列缺、中冲、金门、大都、内庭、厉兑、隐白、大敦。

4.《类经图翼》：厥逆，人中（灸七壮，或针入至齿妙）、膻中（二十一壮）、百会（暴厥逆冷）、气海。

5.《神灸经纶》：扁鹊治虢太子疾，取三阳五会，更熨两胁下，即苏……厥逆昏沉，不省人事，脉伏绝者，气海、丹田、关元，用大艾炷灸二七壮，得手足温暖，脉至知人事，无汗要有汗即生。

【按语】

1. 昏厥是临床上常见的危重病症，应紧急救治。针灸治疗部分昏厥能收立竿见影之效。但要注意原发病的治疗，以免贻误病情。

2. 昏厥和虚脱可以相互转化，厥证多为脱证先兆，脱证为厥证的进一步发展，治疗时应防病情的突变。

第五节 虚 脱

虚脱是临床危急病症，以面色苍白、冷汗淋漓、四肢逆冷、烦躁不安或神情淡漠，甚则昏厥、二便失禁、脉微欲绝为主要特征。常见于西医学各种原因引起的休克。

本病属于中医“脱证”范畴，是以亡阴、亡阳为主要表现的一种病症。为阴阳气血严重耗损，机体正气严重亏损的综合反映。根据发病的急缓而有暴脱和虚脱之分：因中风、大汗、大吐、大泻、大失血等导致阴阳离绝者称为“暴脱”；而久病元气亏损、真精逐渐消亡、脏腑功能极度衰竭引起者称为“虚脱”。古代文献中有亡阴、亡阳、阴阳俱亡的论述，多为大病久病之后元气虚弱、精气衰竭的必然结果。阴不敛阳，阳不固阴，阴阳外越致阴阳离绝为其主要病机。

【临床表现】

面色苍白，四肢厥逆，汗出淋漓，二便失禁或少尿，神情淡漠或烦躁不安，甚则昏迷，血压下降，脉微欲绝或脉搏紊乱。

生命体征均有明显改变。可针对性检测血气分析、血液动力、血液流变等指标。

1. **阴脱** 伴发热，烦躁，心悸，多汗，口渴喜饮，尿少色黄，唇舌干红、无苔，脉细数或沉微欲绝。

2. **阳脱** 呼吸微弱，面色晦暗，体温不升，口唇紫绀，尿少或失禁，下利清谷，舌淡、苔白，脉微欲绝。

3. **阴阳俱脱** 属虚脱之重证，神志昏迷，目张口开，瞳仁散大，喉中痰鸣，气少息促，汗出如油，舌卷囊缩，手撒，周身俱冷，二便失禁，脉微欲绝。

【治疗方法】

1. 基本治疗

治则：回阳固脱、调节阴阳，针灸并用，重灸，补法。

处方：取任脉、督脉腧穴为主。

神阙　关元　素髎　百会

方义：任脉维系一身之阴，督脉总督一身之阳，取二经穴为主调节阴阳以防离绝。神阙、关元二穴系于元气，阴中有阳，重灸有回阳固脱复脉的作用；素髎醒脑开窍、振奋阳气；百会为诸阳之会穴，重灸能补益、升提人体阳气，防止虚脱。

加减：阴脱加太溪、涌泉养阴固脱；阳脱加气海、足三里益气固脱；汗出多者加合谷、复溜敛汗固脱；汗出肢冷加大椎、命门、三阴交温阳救逆；二便失禁加会阴、肾俞补肾固涩。

操作：素髎强刺激泻法；关元、气海、大椎、百会以灸为主；神阙隔盐灸；余穴针用补法或温针灸。

2. 其他疗法

（1）指针：取素髎、内关、神门等穴。用拇指按压1～3分钟。

（2）灸法：取神阙、关元、足三里、百会。用艾条悬灸30～60分钟；或重灸“五心”穴（百会、双劳宫、双涌泉），至神醒脉复。

（3）耳针：取肾上腺、心、神门、皮质下、枕。轻刺激，留针1～2小时。

（4）穴位注射：取关元、足三里。用参麦注射液或参附注射液，每穴1ml。

【验案举例】

翁某，女，28岁。因子宫破裂急诊入院。在醚麻下实行子宫次全切除术，腹腔内出血1500ml。于手术将终时，病情突变，呈潮式呼吸，全身发绀，四肢冰冷，脉细如丝，血压不能测出。即施行人工呼吸，加速输液，连续用急救药，并无好转。半小时后瞳孔散大，口吐泡沫，心跳缓慢无力。于是针灸百会、内关。不久颜面口唇转红，脉搏逐渐加强，瞳孔收缩，呼吸深长，呈叹息声。3小时后脱险（焦国瑞．针灸临床经验辑要．第1版．人民卫生出版社．1981:185）。

【文献摘录】

1.《针灸资生经》：久冷伤惫脏腑，泄利不止，中风不省人事等疾，宜灸神阙。

2.《扁鹊神应针灸玉龙经》：大便失血阳虚脱，脐心对脊效天然。

3.《济生拔粹》：产后血晕不识人，支沟、三里、三阴交。

4.《针灸大成》：血迷血晕，人中。

5.《类经图翼》：尸厥卒倒气脱，百会、人中、合谷、间使、气海、关元。

【按语】

1. 虚脱是一种危重病症，应及时抢救，针灸（特别是灸法）对本病有一定疗效。但必须对虚脱的原发病进行治疗，必要时配合西医抢救方法。

2. 对虚脱重症患者要加强护理，详细观察病情变化，逐日记录脉象、体温、出入量、呼吸、血压等。

第六节 心 绞 痛

心绞痛是冠心病的主要临床表现。以左侧胸部心前区突然发生的压榨性疼痛，伴心悸、胸闷、气短为特征。属于中医学“胸痹”、“心痛”、“厥心痛”、“真心痛”等范畴。是由冠状动脉供血不足，心肌急剧的、短暂的缺血、缺氧所引起的综合征。多见于40岁以上的男性，劳累、情绪激动、饱食、受寒、阴雨天气、急性循环衰竭等为常见诱因。

中医学对本病的险恶性和高死亡率早有认识，《灵枢·厥病》曰：“真心痛，手足青至节，心痛甚，旦发夕死，夕发旦死”。认为本病多由正气内虚，寒邪入侵，胸阳闭阻；或情志郁结，气滞血瘀；或饮食无度，痰浊内生，导致阴寒、气滞、血瘀、痰浊闭阻心络，不通则痛；或因劳逸失度，年迈肾虚，以致营血亏耗，心阳不振，心脉失养，发为心痛。病位在心，与肝、脾、肾有一定关联。心脏气血失调、心脉痹阻不畅为基本病机。

【临床表现】

以突发胸闷、左胸心前区绞痛、心悸、气短甚至心痛彻背、喘息不得卧为主症。多在受寒、饮食、劳累或情绪激动后发作，一般持续1~5分钟，并可向左侧颈部及肩臂放射。伴汗出和前胸压榨、紧闷和窒息感、恐惧感以及呼吸困难、面色苍白、四肢逆冷。舌紫黯，脉弦涩。

心绞痛发作时常见血压升高，心率加快，第二心音可有逆分裂，有时出现第三或第四心音奔马律，可有暂时性心尖部收缩期杂音和交替脉。心电图多见有T波、S-T段改变，超声心动图、胸部X光片以及冠状动脉造影有助于诊断。

1. **气滞血瘀** 胸膺刺痛，痛处固定不移，入夜更甚，喘不得卧，心慌汗出，面色晦暗，唇甲青紫，舌紫黯或有瘀斑，脉涩或结代。

2. **寒邪凝滞** 心痛彻背，喘不得卧，遇寒痛剧，得热痛减，面色苍白，四肢不温，舌淡红、苔薄白，脉弦紧或沉迟。

3. **痰湿闭阻** 胸闷痞满而痛，或心痛彻背，喘不得卧，喉中痰鸣，形体肥胖，肢体沉重，口黏乏味，纳呆脘胀，舌紫黯、苔浊腻，脉沉滑。

4. **阳气虚衰** 胸闷气短，甚至心痛彻背，心悸汗出，喘不得卧，形寒肢厥，腰酸乏力，或虚烦不寐，面色淡白，唇甲青紫或淡白，舌淡红有齿痕、苔薄润或白滑。脉沉细或沉微欲绝。

【治疗方法】

1. **基本治疗**

治则：行气通阳、化瘀止痛，针灸并用，泻法，体虚者补法。

处方：以手厥阴心包经腧穴和相应郄穴、募穴为主。

内关 郄门 阴郄 巨阙 膻中

方义：内关属手厥阴心包经，与阴维脉相通，能宽胸理气、活血通络；郄门、阴郄分别是手厥阴心包经和手少阴心经的郄穴，功善行气通络、化瘀止痛；巨阙、膻中分别为心与心包之募穴，可活血化瘀、镇静宁神，且气会膻中，取之可行气通阳、化瘀镇痛。

加减：气滞血瘀者加太冲、膈俞行气化瘀；寒邪凝滞者加灸神阙、关元散寒止痛；痰湿闭阻者加中脘、丰隆化痰除湿；心肾阳虚者加心俞、厥阴俞、肾俞温补心肾；心脾两虚者加心俞、脾俞、足三里补养心脾；呼吸急促者加天突、孔最理气止痛。

操作：巨阙及背部腧穴注意针刺的方向、角度和深度。一般用泻法，体虚者用补法，可重用灸法以温通脉络。发作期每日治疗2次，间歇期可2日治疗1次。

2. 其他疗法

（1）指针：取心俞、厥阴俞、膈俞、内关、间使、三阴交、心前区阿是穴。每次选3～4穴，用拇指掐按，每穴3～5分钟。

（2）穴位贴敷：取七厘散少许，撒于麝香虎骨膏上，敷贴于膻中、巨阙、心俞、厥阴俞等穴。2日1次。

（3）耳针：取心、神门、交感、皮质下、内分泌。每次选3～4穴，强刺激，动留针30～60分钟。

（4）电针：取阴郄、郄门、膻中、巨阙。连续波、快频率刺激20～30分钟。

（5）穴位注射：取郄门、心俞、厥阴俞、足三里等穴。每次选2穴，用复方丹参注射液或川芎嗪注射液，每穴2ml。每日1次。

【验案举例】

师某，男，47岁。患高血压病5年，伴心慌、胸闷、胸痛3年。心绞痛发作时胸骨后剧烈疼痛，并放射至左侧肩背部，呼吸困难，面色苍白，大汗淋漓，每次发作时间持续15～30分钟。本次因精神因素诱发，症状同上。针膻中、内关，持续捻转约5分钟，绞痛消失。此后，每次发作均用同法而迅速止痛，后来绞痛完全停止发作（孙学全．针灸临证集验．第1版．山东科技出版社．1980:24）。

【文献摘录】

1.《神应经》：心胸痛，曲泽、内关、大陵。

2.《席弘赋》：心痛手颤少海间，若要除根觅阴市。

3.《针灸聚英》：心痛掌中热，须当针太渊。

4.《医学纲目》：心胸痛并气攻，劳宫、大陵、内关。

【按语】

1. 心绞痛病情危急，必须及时救治，慎重处理。针灸对减轻和缓解心绞痛、心律不齐疗效确切，对心肌梗死也有一定疗效。

2. 间歇期坚持治疗，对于减少心绞痛发作、减轻症状以及心电图的改善大有帮助。

3. 患者应注意饮食起居，饮食宜清淡，忌肥甘厚味，力戒烟酒。

4. 畅达情志，勿大喜、大悲、过于激动，保持平静、愉快的心境。

第七节　胃肠痉挛

胃肠痉挛是由于胃肠平滑肌突发的一阵阵强烈收缩而引起的剧烈胃痛、腹痛，是临床常见的急腹症。属于中医学“胃脘痛”、“腹痛”范畴。其中，胃痉挛常见于西医学的急性胃炎、胃溃疡、胃癌和胃神经官能症等疾病；肠痉挛好发于儿童，有反复发作史。

中医学对本病早有认识，《素问·举痛论》曰：“寒气客于胃肠之间、膜原之下，血不得散，小络引急，故痛。”认为本病多由饮食积滞、寒积胃肠引起。其病在胃、肠，病性属实或虚实夹杂。

【临床表现】

以突然发作的阵发性胃痛、腹痛，发作间隙缺乏异常体征为特点。局部受凉、饮食不节（或不洁）、暴饮暴食、食后剧烈运动等常为诱因。

消化道X线钡餐透视、纤维胃镜或内窥纤维肠镜等检查可明确病因诊断。

1. **饮食积滞**　脘腹疼痛势如刀绞，拒按。伴恶心呕吐、嗳腐吞酸、面色苍白、汗出肢冷。苔白腻，脉弦紧。

2. **寒客胃肠**　脘腹疼痛如针刺刀绞，腹皮挛急，喜暖喜按，面色苍白，汗出肢冷，苔白，脉紧。

【治疗方法】

1. **基本治疗**

治则：消食化滞、通调腑气、温中散寒、理气镇痛，以针刺为主，泻法。

处方：以足阳明胃经腧穴及相应募穴、郄穴为主。

中脘　天枢　梁丘　足三里

方义：中脘为胃募、腑会穴，取之可通调腑气、和胃止痛；天枢为大肠募穴，配中脘可增强通调腑气、解痉镇痛的作用；梁丘属胃经郄穴，专治急性、发作性痛症；足三里乃胃之下合穴，“合治内腑”，《四总穴歌》云：“肚腹三里留”，胃肠有疾，当为首选。

加减：饮食积滞加建里、公孙以消食和胃；寒客胃肠加灸神阙、关元温寒止痛；胃痉挛加内关、梁门以和胃解痉；肠痉挛加上巨虚、下巨虚理肠解痉；恶心呕吐加内关、膈俞宽胸和胃、降逆止呕；腹皮挛急加筋缩、阳陵泉解痉止痛。

操作：诸穴常规针刺，强刺激泻法，动留针20～30分钟；针后加灸或用温针灸。

2. **其他疗法**

（1）指针：取至阳穴或背部压痛点，以拇指指腹点压弹拨3～5分钟，间歇5分钟，再重复操作1次。

（2）热熨法：将食盐和吴茱萸混合炒热，装入布袋中，热熨脘腹部，至脘腹疼痛消失为止。此法尤适用于小儿。

（3）药物敷贴：吴茱萸、丁香、干姜、艾叶、白胡椒各等份，研为细末，取药粉2g装入2cm×3cm细纱布袋内，置于肚脐，用胶布或宽布腰带固定。

(4) 耳针：取胃、大肠、小肠、神门、交感、腹、皮质下。每次选4～5穴，毫针强刺激，动留针20～30分钟。

(5) 电针：在针刺得气的基础上，接电针仪，将电极连接腹部和远端腧穴，用连续波、快频率强刺激20～30分钟。

(6) 穴位注射：取中脘、天枢、足三里、胃俞、大肠俞、小肠俞、内关。每次选1～3穴，用阿托品注射液或2%利多卡因，每穴0.5～1ml。

【验案举例】

邹某，女，13岁。清早饱食，又吹冷风，上课时突然胃脘部剧痛，由同学背来诊治。当时患者面色铁青，汗出肢冷，弯腰屈背，双手紧捂胃脘部，哭号不已。由内科急诊室诊为"急性胃痉挛"而转针灸科治疗。首先重刺双侧梁丘，然后轻取局部中脘，当即痛止，破涕为笑（王启才．针灸急症验案．针灸学报．1991；7（4）：34）。

【文献摘录】

1.《灵枢·厥病》：厥心痛，腹胀胸满，心尤痛甚，胃心痛也，取之大都、太白。

2.《针灸甲乙经》：心腹中卒痛而汗出，石门主之……大肠寒中，大便干，腹中切痛，肓俞主之……腹中尽痛，外陵主之。

3.《备急千金要方》：巨阙、上脘、石门、阴跻主腹中满暴痛，汗出。

4.《卫生宝鉴》：肠中切痛而鸣、当脐痛，取巨虚上廉。

5.《针灸大成》：胃脘冷积作痛，中脘、上脘、足三里。

【按语】

1. 针灸对本病有良好的镇痛作用。若经治疗疼痛不能缓解者，应查明原因，给予相应的处理。

2. 养成良好的饮食习惯，进食要有规律，避免暴饮暴食；多吃含纤维丰富的食物，少食易产气的食物；适当节制冷饮；饱食后不宜立即剧烈运动。

第八节　胆　绞　痛

胆绞痛是一种常见的急腹症，以右上腹胁肋区绞痛、阵发性加剧或痛无休止为主要特征。属于中医学"胁痛"的范畴。常见于西医学的多种胆道疾患如胆囊炎、胆管炎、胆石病、胆道蛔虫病等。女多于男。

中医学对本病早有认识，《灵枢·经脉》中有"胆，足少阳之脉……是动则病口苦，善太息，心胁痛，不能转侧"的记载。本病的发生多与情志不遂、肝胆气滞；饮食不节、伤及脾胃、痰湿壅盛，化热或成石；或蛔虫妄动，误入胆道有关。其病位在肝、胆，涉及脾、胃和肠道。

【临床表现】

以突发性右上腹剧痛、持续性绞痛、阵发性加剧为主要症状。疼痛部位拒按、压痛或叩击痛，并向右肩背部放射。忧思恼怒、过食油腻、饥饿及寒温不适均可诱发本病。

腹部X线摄片、B超等检查可提示胆囊及胆道的急性炎症、结石或蛔虫等病变。

1. **肝胆气滞**　绞痛常因情志波动而发作。伴见胸闷、嗳气、恶心呕吐、纳差、心烦易怒，舌苔薄白，脉弦紧。

2. **肝胆湿热**　右上腹绞痛并伴见寒战发热，口苦咽干，恶心呕吐。甚者目黄，身黄，小便黄，大便秘结，冷汗淋漓，舌苔黄腻，脉弦数。

3. **蛔虫妄动**　右上腹及剑突下钻顶样剧痛、拒按，辗转不安。常伴有寒战发热、恶心呕吐、吐蛔、纳差，舌苔薄白，脉弦紧。

【治疗方法】

1. 基本治疗

治则：疏肝利胆、行气止痛，以针刺为主，泻法。

处方：以足少阳胆经腧穴和相应募穴、背俞穴为主。

中脘　日月　胆俞　阳陵泉　胆囊穴

方义：中脘为腑会，刺之有通调腑气的作用；日月为胆之募穴，胆俞为胆之背俞穴，俞募相配，可疏调肝胆气机，共奏疏肝利胆之功；阳陵泉为胆经下合穴，“合治内腑”，胆腑有疾，当为首选；胆囊穴为治疗胆系疾病的经验效穴。

加减：肝胆气滞加太冲、侠溪以增疏肝利胆之力；肝胆湿热加三阴交、阴陵泉清利湿热；蛔虫妄动加百虫窝、迎香透四白以安蛔、驱蛔；发热寒战加曲池、支沟、外关和解少阳；恶心呕吐加内关、足三里和中止呕；湿热发黄加至阳、肝俞、阴陵泉清利湿热以退黄。

操作：日月沿肋间隙由内向外斜刺；胆俞向下或朝脊柱方向斜刺，勿深刺，以免刺伤内脏；肝俞、胆俞可用大艾炷灸至皮肤灼热起泡；余穴常规针刺。宜强刺激，久留针（可根据病情留针1～2小时），间歇行针以保持较强的针感。每日2次。

2. 其他疗法

（1）指针：取胆俞或其附近的阳性反应点。以拇指重力点压10～20分钟。

（2）耳针：取肝、胆、直肠下段、腹、胸、神门、交感、胃、脾。每次选3～4穴，毫针强刺激，动留针30分钟。每日1次。

（3）电针：在针刺的基础上选腹部、下肢穴接电针仪，用连续波、快频率强刺激30～60分钟。每日1～2次。

（4）眼针：取眼针双侧4区、5区。用0.5寸毫针在眼眶缘外0.2寸处沿皮浅刺，左眼用补法，右眼用泻法，留针5分钟。每日1次。

（5）穴位注射：取右上腹部的压痛点、日月、期门、阳陵泉、胆囊穴。用654－2注射液，每穴注入0.5～1ml。每日1次。

【验案举例】

陈某，女，52岁。右胁及胃脘部疼痛10余年，曾因胆结石而行外科手术取石，并切除胆囊。术后半年疼痛又作，痛点固定，并向右侧肩背放射，辗转不安，伴头晕、乏力、口苦咽干、食欲减退、恶心呕吐、小便黄、大便结。查：体温38℃，右上腹明显压痛和反跳痛。B超显示胆管扩张，内有一直径约7mm的强光团有声影，肝右叶内可见2～3个直径约3～5mm的强光团有声影。诊断：肝右叶内多发性结石、胆总管结石。轮流选用肝、胆、脑、神门、交感、十二指肠、耳迷根、脾、胃、大肠、小肠等耳穴。针后疼痛即见缓减，5次后疼痛消失。针第8次时，突然腹痛加重，辗转不安，大汗淋漓，四肢发凉，脉细而弱。当即耳穴行针10分钟，并接电针，同时口服33%硫酸镁30ml。15分钟后腹痛突然消失，次日大便排出3块结石，最大者为1.3cm×0.8cm。共治疗14次而痊愈，排出泥沙样结石4.6g。后经B超显像复查，结石声影消失（陶正新．穴位诊断并以针灸治疗为主治疗慢性胆囊炎胆石症167例。中国针灸 1986；6（2）：20）。

【文献摘录】

1.《神应经》：胸胁痛，取天井、支沟、间使、大陵、三里、太白、丘墟、阳辅。

2.《针灸大全》：胁肋下痛，心脘刺痛，气海一穴、行间二穴、阳陵泉二穴。

3.《针灸大成》：胁痛，阳谷、腕骨、支沟、膈俞、申脉。

【按语】

1. 针灸对胆绞痛效果较好，对急性发作、病程短、无严重并发症者疗效更佳。但在治疗中应查明原因，结合病因治疗才能进一步提高疗效。

2. 患者应注意饮食清淡，少食肥甘厚味。注意保暖。

第九节 泌尿系绞痛

泌尿系绞痛是由泌尿系结石引发的剧痛症，以阵发性剧烈腰部或侧腹部绞痛并沿输尿管向下或向上放射，伴程度不同的尿痛、尿血为主要特征。属于中医学“腰痛”、“石淋”、“砂淋”、“血淋”的范畴。男性的发病率高于女性。

中医学认为饮食不节、下焦湿热、肾阳不足而致结石是本病的基础；机体在排石的过程中结石刺激脏腑组织是发生绞痛的直接原因；而结石伤及脏腑组织黏膜、血络则是出现尿血的主要因素。其病位在肾和膀胱，与肝、脾密切相关。

【临床表现】

根据结石部位的不同，有肾结石、输尿管结石、膀胱结石、尿道结石之分，但均以突发性腰部剧烈绞痛，牵引小腹，并向前阴、会阴、大腿内侧放射；或小便时尿液突然中断，尿道剧烈刺痛、涩痛，有血尿，伴肾区叩击痛为主要临床症状。痛剧而久者可见面色苍白，恶心呕吐，冷汗淋漓，甚则昏厥。

腹部B超、X光片、肾盂造影等检查可提示结石的部位、大小和形状。尿常规检查可见白细胞、红细胞。

1. **下焦湿热** 小便黄赤浑浊或尿血或有砂石排出，淋沥不畅，舌红、苔黄或黄腻，脉弦紧或弦数。

2. **肾气不足** 排尿乏力，小便断续，甚则点滴而下，少气，神疲，舌质淡、苔薄白或薄黄，脉弦紧。

【治疗方法】

1. 基本治疗

治则：下焦湿热者清热利湿、通淋止痛，只针不灸，泻法；肾气不足者补益肾气、利尿排石，以针为主，酌情加灸，补法或平补平泻法。

处方：以肾和膀胱的俞、募穴为主。

中极　京门　肾俞　膀胱俞　三阴交

方义：本病病位在肾与膀胱，中极、京门分别为膀胱与肾的募穴，肾俞、膀胱俞为二者背俞穴，俞募相配，可助膀胱气化，清下焦湿热，通调肾与膀胱气机，达调气止痛之目的；三阴交穴通脾、肝、肾，为鼓舞肾气、利尿通淋要穴，可增强中极清利下焦湿热的作用。

加减：湿热甚者加曲骨、阴陵泉清利湿热；肾气不足加命门、气海、关元温补肾气；恶心呕吐加内关、足三里和中止呕；小便淋沥不畅加水分、水道、委阳、三焦俞利尿通淋；尿中砂石加委阳、次髎、然谷、秩边通淋排石止痛；尿血加膈俞、血海清热凉血。

操作：中极、京门不可直刺、深刺，以防伤及内脏；余穴常规针刺。强刺激，动留针30～60分钟，使患者保持较强的针感。每日2次。

2. 其他疗法

（1）腕踝针：在小腿内、外侧面中线上和内、外踝高点上3横指处各取一进针点。向上斜刺，进针1.5寸，留针30分钟。每日1次。

（2）拔罐法：取肾俞、阿是穴。拔罐并留置5～10分钟。用于疼痛发作时。

（3）耳针：取肾、膀胱、输尿管、神门、交感、皮质下、三焦、脑。每次选3～4穴，毫针强刺激，留针30～60分钟。

（4）电针：在针刺基础上，每次选2对穴，以连续波、快频率强刺激30～60分钟，以痛止为度。必要时可每日治疗2次。

（5）穴位注射：取腰部压痛点、肾俞、京门、中极、关元、三阴交、阴陵泉。每次选3～4穴，分别选用5%～10%葡萄糖注射液、2%利多卡因、注射用生理盐水、当归注射液等。每穴3～5ml（维生素K_3注射液每穴4mg）。每日1次。

【验案举例】

段某，男，24岁。左腰腹部突发剧痛，伴尿频、尿急、呕吐。查：左下腹轻微压痛，左肾区叩击痛；尿红细胞（+++）；腹部X线平片发现左侧输尿管下端阳性结石；B超显像提示左肾积水、输尿管结石。经肌肉注射哌替啶不能止痛而改用针灸治疗。取“痛敏点”（第四、五腰椎之间的夹脊穴），直刺2寸，行针30分钟痛即止，一切复常。次日开始针刺排石，取穴：①肾俞、三焦俞；②上髎、气海俞。两组交替使用，每日1次。针第4次后，排出直径为3mm的结石1枚。后经X线腹部平片和B超复查，结石影消失而痊愈（刘家放 耳穴按压治疗肾绞痛50例。中国针灸 1991；（3）：29）。

【文献摘录】

1.《铜人腧穴针灸图经》：水泉，小便淋沥，腹中痛。

2.《太平圣惠方》：中极，主淋、小便赤、尿道痛。

3.《神灸经纶》：淋痛，列缺、中封、膈俞、肝俞、脾俞、肾俞、气海、石门、间使、三阴交、复溜、涌泉。

【按语】

1. 针刺（尤其是电针）对泌尿系绞痛有肯定的疗效，通过镇痛和排石达到治疗目的。为增强治疗作用，治疗期间宜多饮水，多做跑跳运动。

2. 对于绞痛持续发作不能缓解者应明确病因，采取综合治疗。需要手术治疗者应及早手术。

第九章 其 他

第一节 戒断综合征

戒断综合征是指长期吸烟、饮酒、使用镇静安眠药或吸毒之人，在成瘾、产生依赖性后，突然中断而出现的烦躁不安、呵欠连作、流泪流涎、全身疲乏、昏昏欲眠、感觉迟钝等一系列戒断现象。中医学无此病名，但在“咳嗽”、“郁证”、“多寐”、“痫证”、“虚损”等病症中有类似表现。

烟、酒、毒品中含有有害物质，长期吸烟、饮酒、吸毒，外源性成瘾物质大量进入体内，与中枢内阿片类受体相结合，致使体内内源性阿片类物质的分泌受到抑制。一旦外源性成瘾物质停止供应，内源性阿片类物质的分泌不能满足人体需要，则诱发出一系列难以忍受的戒断现象。

一、戒烟综合征

【临床表现】

有较长时间吸烟史，每天吸 10～20 支或 20 支以上，一旦中断吸烟会出现强烈的吸烟欲望，如不能满足，则会出现精神萎靡，疲倦乏力，焦虑不安，呵欠连作，流泪流涎，口淡无味，咽喉不适，胸闷，恶心呕吐，甚至出现肌肉抖动，感觉迟钝等症状。

【治疗方法】

1. 基本治疗

治则：宣肺化痰、宁心安神，以针刺为主，泻法或平补平泻。

处方：尺泽　丰隆　合谷　神门　甜美穴（列缺与阳溪连线的中点）

方义：尺泽、丰隆、合谷宣肺化痰，疏通头部经脉，调和气血；神门宁心安神除烦；甜美穴为戒烟的经验穴，能改变吸烟时的欣快口感而使其产生口苦、咽干、恶心欲呕等不适感，导致对香烟产生厌恶感而停止吸烟。

加减：胸闷、气促、痰多加膻中、内关宽胸理气、行气化痰；咽部不适加天突、列缺、照海化痰利咽；心神不宁、烦躁不安加水沟、神门、内关宁心安神；精神萎靡加脾俞、足三里健脾益气、振作精神；肌肉抖动加水沟、太冲镇痉熄风。

操作：甜美穴直刺 0.3 寸，与尺泽、丰隆、合谷均用捻转泻法，神门穴平补平泻。留针 30 分钟。每日 1～2 次。

2. **其他疗法**

（1）耳针：取肺、口、内鼻、皮质下、交感、神门。毫针强刺激，留针 15 分钟，每日 1 次，两耳交替应用；也可埋针或用王不留行籽贴压，每日按压 3～5 次，特别是有吸烟要求时应及时按压，能抑制吸烟的欲望。

（2）电针：按针灸处方针刺得气后接通电针仪，以疏密波或连续波强刺激 20～30 分钟。每日 1 次。

【验案举例】

国际友人，男性，45 岁。有吸烟史 30 多年，每日吸烟 90 支左右。取迎香、地仓、合谷、足三里，针刺得气后，接电针治疗仪，频率为 200 次/分左右，强度以本人能耐受为度，留针 30 分钟，每日 1 次。又取耳穴神门、口、肺、胃，用王不留行籽贴压。第 1 次针刺后，吸烟量由 90 支减至每日 15 支，并觉烟味有变化；第 2 次治疗后即完全停止吸烟。多年想戒烟的愿望终于实现（王凤玲．针刺戒烟的临床观察。中国针灸　1991；11（3）：33～34）。

【按语】

1. 针灸（尤其是耳针）戒烟效果较好，对自愿接受戒烟治疗者，大多可以达到预期的效果。对于烟龄较长、平时每日吸烟量较大或因职业及环境造成吸烟习惯者，效果较差。戒烟的远期疗效较近期疗效差。

2. 运用耳压或耳穴埋针戒烟时，要求戒烟者在饭后或用脑工作中吸烟欲望最强时，自己按压已贴好的耳穴以加强刺激，使烟瘾消失。并根据患者戒断后产生的各种不适症状，分别选穴处理。只有这些症状消失，戒烟的效果才能巩固。

二、戒酒综合征

【临床表现】

有长期大量饮酒史，中断饮酒后出现全身疲乏，软弱无力，呵欠，流泪，流涕，厌食，恶心呕吐，烦躁不安，精神抑郁等一系列的瘾癖症状。

【治疗方法】

1. **基本治疗**

治则：调和气血、宁心安神，以针刺为主，平补平泻。

处方：百会　神门　脾俞　胃俞　足三里　三阴交

方义：百会位于头部，属督脉要穴，内通于脑，有镇静宁神之功；神门乃心经原穴，宁心安神；脾俞、胃俞分别为脾和胃的背俞穴，配脾经三阴交、胃经足三里健脾和胃、调和气血。

加减：烦躁不安、精神抑郁加水沟、心俞、内关宁心安神；头昏、腰膝酸软加肝俞、肾俞补益肝肾；恶心呕吐加内关、中脘 和胃降逆；腹痛、腹泻加天枢、上巨虚调理肠腑。

操作：诸穴均常规操作，动留针 30～60 分钟，务求保持较强针感。每日 1～2 次。

2. **其他疗法**

（1）耳针：取胃、口、内分泌、皮质下、神门、咽喉、肝。每次选 3～5 穴，毫针浅刺，留针30分钟，每日1次；或用王不留行籽贴压，每日自行按压3～5次，如酒瘾发作时，可随时按压耳穴。

（2）电针：按针灸处方针刺得气后接通电针仪，用连续波强刺激40～60分钟。

【验案举例】

国际友人，男，60岁。饮酒史32年。初为借酒消愁，现每日必饮，每饮必醉，饮酒量平均每天达1500ml左右，家人极为不满。自己虽有心戒酒，但尝试诸法，均未成功。听说针灸能戒除烟、酒，特要求试治。针刺中脘、足三里、三阴交、神门、百会，动留针30分钟，每日1次；结合耳穴胃、心、神门、内分泌，用王不留行籽贴压；同时每日口中含化六神丸。治疗1次后，饮酒量减半，信心大增。连治6次，完全戒除。以后每见他人饮酒，不但毫无酒瘾，反生厌恶之感（周国平．针刺与含化六神丸戒酒188例临床观察。针灸临床杂志　1997；13（12）：16）。

【按语】

1. 针灸疗法戒酒效果明显，对自愿接受戒酒治疗者，大多可以达到预期的效果。对于酒龄较长、饮酒量较大或因职业及环境造成饮酒习惯者，效果较差。

2. 应用耳压或耳穴埋针戒酒时，要求患者在酒瘾发作时自行按压已贴好的耳穴以加强刺激，使酒瘾消失。并根据戒断后产生的各种不适症状，分别选穴处理，以巩固戒酒的疗效。

三、戒毒综合征

【临床表现】

患者吸食或注射鸦片类毒品2～3次以上，戒断症状通常发生于停药4～16小时后，36～72小时内达到高峰。最初表现为呵欠，流泪，流涕，出汗等类似感冒的卡他症状，随后各种戒断症状陆续出现，包括打喷嚏，寒战，起鸡皮疙瘩，厌食，恶心呕吐，腹绞痛，腹泻，全身骨骼和肌肉抽动，软弱无力，失眠或夜寐易醒，心率加快，血压升高，情绪恶劣易激惹，烦躁不安或精神抑郁，甚至出现攻击性行为。以上症状同时伴有强烈的心理渴求，大部分症状在7～10日内逐渐消失。

1. **肝风扰动**　性情暴躁，烦扰不安，抽搐谵妄，毁衣损物，碰伤头身，彻夜不眠，眼红口苦，涕泪齐下，腹痛腹泻，舌红、苔黄，脉弦滑数。

2. **脾肾两虚**　精神疲乏，肢体困倦，萎靡不振，口流涎沫，不思饮食，头晕不寐，心慌气促，腹痛腹泻，汗出流泪，肌肉震颤甚或发抖，虚脱，卧床不起，遗屎遗尿，舌淡、苔白，脉沉细弱。

3. **心肾不交**　精神恍惚，烦扰不安，眠而易醒，多梦，头晕心悸，耳鸣，目眩，口干，不思饮食，腰膝酸软，舌红、少苔，脉弦细。

【治疗方法】

1. 基本治疗

治则：肝风扰动者清肝泻火、熄风除痰，只针不灸，泻法；脾肾两虚、心肾不交者健脾补肾、交通心肾，针灸并用，补法或平补平泻。

处方：水沟　风池　内关　合谷　劳宫　丰隆

方义：水沟为督脉要穴，督脉内通于脑，风池位于枕后，内络于脑，二穴醒脑开窍；内关乃心包经之络穴，劳宫乃心包经之荥穴，合用可宁心安神、清心除烦；合谷通行气血、镇疼宁神；丰隆为化痰要穴，可健脾化痰、熄风通络。

加减：肝风扰动者加太冲、行间、侠溪泻肝胆之火、镇肝熄风；脾肾两虚者加脾俞、肾俞、三阴交健脾益肾、调和气血；心肾不交者加心俞、肾俞、太溪交通心肾、调和阴阳；腹痛、腹泻加天枢、上巨虚调和胃肠气机；烦躁惊厥者加中冲、涌泉加强镇惊宁神之力；毒瘾发作初期还可用合谷配太冲通关达窍；加阳陵泉疏筋止搐。

操作：水沟刺向鼻中隔，刺激强度要大；风池应注意针刺的方向、角度和深浅，以防刺伤延髓；其他穴位按常规操作。动留针 60 分钟，务求保持较强针感。每日 1 ~2 次。

2. 其他疗法

（1）刺血拔罐：用皮肤针重叩督脉、夹脊穴及膀胱经背俞穴，然后加拔火罐并行推罐法。

（2）耳针：取肺、口、内分泌、肾上腺、皮质下、神门；肝胆火盛加耳尖、肝阳、肝；脾肾两虚加脾、肾、艇中、腰骶椎；心肾不交加心、肾、交感；肢体抽搐加膝（腓肠点）、风溪；腹痛、腹泻加交感、腹、胃、大肠。每次选用 3 ~5 穴，毫针浅刺，留针 30 ~60 分钟，每日 1 ~2 次；或用王不留行籽贴压，2 ~3 日更换 1 次。

（3）电针：按针灸处方针刺得气后接通电针治疗仪，用疏密波或连续波强刺激 40 ~60 分钟。

【验案举例】

张某，女，19 岁。吸毒 2 年余，戒断后精神疲乏，烦躁不安，夜间常常通宵不寐，曾 1 次口服 6 片安定仍不能安眠。因忍受不住毒品带来的痛苦，多次越窗逃跑，外出不归。消瘦纳少，大便干结，尿量短少，咽喉有分泌物及异痒感，脉弦细数。取水沟、内关、神门、人迎、天突等穴，得气后先泻后补，动留针 30 ~40 分钟。针后感觉全身轻松，咽喉不适感消失，当晚安睡近 12 小时，次日无吸毒欲望。在家人严密配合下连续治疗 5 次，烦躁情绪好转，胃纳佳，睡眠香，精神振作。又治疗 5 次而完全戒断（钱志云. 针刺戒毒点滴体会。中国针灸 1997；17（12）：735）

【按语】

1. 针灸戒毒有较好的疗效。只要患者有决心戒毒，一般均可获得成功。

2. 在进行戒毒治疗前要详细了解患者吸毒的原因和方式，有的放矢地进行思想教育和心理疏导。对于因病（如肿瘤、呼吸系统疾病、消化系统疾病及各类神经痛）而吸毒者，要给予相应的治疗，以免出现意外。

3. 家庭及社会的配合是巩固疗效、断绝复吸必不可少的因素，应高度重视。

4. 对出现惊厥、虚脱等病情较重者，应及时采取静脉输液、支持疗法等综合治疗措施。

第二节　慢性疲劳综合征

慢性疲劳综合征（CFS）是一组病因不明、各项现代手段检查无任何器质性病变，以持续半年以上的慢性、反复发作性极度疲劳为主要特征的综合征。其症状表现常见于中医学的

“头痛”、“失眠”、“心悸”、“郁证”、“眩晕”、“虚劳” 等病症之中。

中医学认为本病与肝、脾、肾的病变有关。其病理机制主要在于劳役过度、情志内伤或复感外邪，致肝、脾、肾功能失调。肝主疏泄，肝气条达与否影响到情志与心理活动；肝主筋而藏血，人之运动皆由乎筋力，故肝又与运动、疲劳有关。肝气不疏，失于条达，肝不藏血，筋无所主，则会出现涉及神经、心血管、运动系统的各种症状。脾为后天之本，主运化，主四肢肌肉，若脾气虚弱，失于健运，精微不布，则肌肉疲惫、四肢倦怠无力。肾为先天之本，藏精、主骨、生髓，肾精不足则骨软无力，精神萎靡。

【临床表现】

患者多表现为神经系统疲劳、心血管系统疲劳、骨骼肌系统疲劳（排除肿瘤、自身免疫性疾病、局部感染、慢性精神疾病、神经肌肉疾病、内分泌疾病等），持续达半年以上。可见轻度发热，头晕目眩，肌肉疲乏无力或疼痛，咽痛不适，颈前后部或咽峡部淋巴结疼痛，失眠，健忘，心悸，精神抑郁，焦虑，情绪不稳定，注意力不集中等。卧床休息不能缓解，影响正常的生活和工作。

【治疗方法】

1. 基本治疗

治则：疏肝理脾、补益心肾、健脑养神、消除疲劳，针灸并用，补法。

处方：百会　印堂　神门　太溪　太冲　三阴交　足三里

方义：百会、印堂均属督脉，清利头目、健脑益神；神门、太溪分别为心经、肾经之原穴，两穴相配，交通心肾；太冲、三阴交、足三里疏肝理气、健脾益气、恢复体力。

加减：失眠、多梦易醒加安眠、内关、申脉、照海养心安神、调和阴阳；心悸、焦虑加内关、心俞宁心定志；头晕、注意力不集中加四神聪、悬钟健脑益智。

操作：诸穴均常规操作，百会、三阴交可加灸。每周治疗 3 次。

2. 其他疗法

（1）皮肤针：轻叩督脉、夹脊和背俞穴，每次 15～20 分钟。每日 1 次。

（2）耳针：取心、肾、肝、脾、脑、皮质下、神门、交感。每次选 3～5 穴，用王不留行籽贴压。两耳交替，每隔 2～3 日 1 换。

（3）电针：按针灸处方在针刺得气的基础上接通电针治疗仪，用疏密波弱刺激 20～30 分钟。

【按语】

1. 针灸治疗本病可以较好地缓解躯体疲劳的自觉症状，能调节病人的情绪和睡眠，并在一定程度上改善病人体质虚弱的状况。

2. 除针灸治疗以外，还应配合饮食疗法，补充维生素和矿物质；必要时服用中药以及西药抗抑郁剂、免疫增强剂等。

3. 保持情绪乐观，避免精神刺激；日常生活要有规律，勿过于劳累；参加适当的体育锻炼和各种娱乐活动，有助于本病的康复。

第三节　竞技紧张综合征

竞技紧张综合征包括比赛紧张综合征和考场紧张综合征，是在竞技前或竞技过程中由于精神紧张出现的神经、消化、心血管等系统的一系列症状，常见于运动员和学生。其机理主要是个人心理压力和社会环境影响等多因素的刺激，使心理失衡，情绪变化，并通过植物神经、内分泌系统的作用而引起人体一系列的生理异常变化。

本病隶属于中医学"心悸"、"不寐"、"晕厥"的范畴，病因病机是七情内伤，情志偏胜，喜怒忧思太过，从而引起脏腑功能失调。

【临床表现】

头痛，头晕，心悸，失眠，嗜睡，纳差，腹痛，泄泻，出冷汗，气急，烦躁，手抖，肌肉震颤，倦怠乏力，注意力不能集中，甚则运动员在比赛中出现血压升高、晕厥；学生在考前或考试中出现记忆力下降，书写困难，视力模糊，尿频尿急，晕厥等。

【治疗方法】

1. 基本治疗

治则：补益心脾、疏肝理气、镇静宁神、醒脑增智，以针刺为主，平补平泻。

处方：百会　四神聪　神门　内关　三阴交　足三里

方义：百会属督脉，外连四神聪穴，均与大脑相通，合用可醒神健脑、安神定志；神门、内关分属心经、心包经，合用可补养心血、镇静宁神；三阴交为足三阴经交会穴，有健脾、益肾、疏肝之功效；足三里调节全身气血，镇定情绪、振奋精神。

加减：头痛、头晕加印堂、太阳；烦躁、手抖加水沟、合谷；肌肉震颤加太冲、阳陵泉；书写困难、视力模糊加刺风池，或灸百会；血压升高加刺大椎、人迎；晕厥时可刺素髎、水沟。

操作：百会朝四神聪方向以苍龟探穴术沿皮刺，或四神聪由前、后、左、右向百会沿皮刺；内关进针后略加捻转即可，针感切勿太强；水沟强刺激不留针；人迎避开颈动脉直刺，稍提插，不留针；风池穴朝鼻尖方向刺入1寸左右；百会、足三里针刺后加灸；其他诸穴常规操作。

2. 其他疗法

（1）皮肤针：叩刺百会、四神聪、风池穴，每穴2~3分钟。每日1次。

（2）耳针：取神门、心、皮质下、交感、枕、脑、脾、肝等穴。每次选2~3穴，以毫针中度刺激或加用电针；也可用王不留行籽贴压。

（3）头针：选用额中线、额旁2线、颞后线。常规针刺，留针30分钟，每隔5分钟快速捻转1次；或接电针治疗仪，通电30分钟。

（4）电针：按针灸处方在针刺得气的基础上接通电针治疗仪，用疏密波中度刺激15~20分钟。每日1~2次。

（5）埋线：取心俞、厥阴俞、肝俞。每次选1~2穴，取"0"号羊肠线约1cm置于腰穿针前端，植于穴内，外敷以无菌纱布。每月2~3次。

【验案举例】

苏某，男，20岁。因参加射箭比赛，上场前出现心慌、手抖、烦躁、肩臂部肌肉紧张等症，脉搏89次/分（平时62次/分）。以按压耳穴法治疗，取心、脾、皮质下，每穴按压1分钟左右。治疗后症状即消失，大脑特别清醒。后在另一轮比赛时又感手发抖、肩臂肌肉紧张，再于皮质下、脾穴刺激后，手抖消失，肩部轻松，动作协调。比赛期间进行了3次治疗，赛中情绪稳定，最后打破全国记录，夺取金牌（曾晓达. 耳穴压丸法治疗射箭运动比赛竞技综合征37例临床疗效观察。中国运动医学杂志 1992；（2）：103）。

【按语】

1. 针灸治疗竞技紧张综合征疗效确切，无副作用，不影响运动员药检结果。

2. 竞技前施行耳穴药丸按压治疗，考试或比赛过程中如果出现紧张症状时可自行按压耳穴以加强刺激，增强镇静安神效果。

3. 竞技紧张综合征由精神紧张引起，因此除了上述治疗外，可配合心理疏导。

第四节 美 容

一、雀斑

雀斑是发生在日晒部位皮肤上的黑色或淡黄色色素斑点，为常染色体显性遗传。无性别差异，多在5岁左右出现，随着年龄增长雀斑数目增多。由风邪外搏，火郁孙络之血分，循经上犯于面部而成。

【临床表现】

色素斑点仅限于身体暴露部位，最常见于面部（特别是鼻部及鼻翼两旁）。其症状随季节而变化，夏季斑点数目增多，色加深，损害变大；冬季数目减少，色变淡，损害缩小。除影响面容美观外，无其他任何自觉症状。

【治疗方法】

1. 基本治疗

治则：疏风清热、凉血化斑，以针刺为主，平补平泻。

处方：以面颊区局部和手阳明、足太阴经腧穴为主。

迎香 四白 印堂 颧髎 合谷 血海 三阴交

方义：迎香、四白、印堂、颧髎均位于面颊区，能疏通局部经络之气，活血祛斑；合谷为手阳明经的原穴，善疗面部诸疾（“面口合谷收”），可清泻阳明风火，凉血化斑；血海和三阴交属足太阴脾经，脾主肌肉，经别上面，合而用之，补血养阴、调和气血。

操作：诸穴均常规操作。每周3次。

2. 其他疗法

（1）皮肤针：轻叩面部雀斑处及风池、肺俞等穴，以皮肤潮红为度。每日1次。

（2）火针：雀斑处常规消毒，将火针置于酒精灯上烧红，准确、轻快地点灼雀斑（不可刺入太深）。治疗后保持创面清洁，以防感染。根据雀斑多少、面积大小分期治疗。每隔3~4天1次。

（3）耳针：取肺、心、胃、大肠、内分泌、神门等穴。每次选2~4穴，毫针中等刺激，留针20~30分钟；或用王不留行籽贴压。

（4）电针：按针灸处方在针刺得气的基础上接电针治疗仪，用疏密波中度刺激20~30分钟。每日1次。

（5）穴位注射：取足三里、血海、肺俞、膈俞等。每次选用2穴，用当归注射液或复方丹参注射液，每穴注入1~2ml。

【验案举例】

李某，女，38岁。面生雀斑12年。查：面部散见无数茶褐色雀斑，左右对称，苔白，脉细涩。针灸治疗取主穴迎香、巨髎，配合谷、足三里、曲池、血海。平补平泻，动留针30分钟。起针后配穴加艾条温和灸5分钟。每日1次，30次为1个疗程。经治疗20次后雀斑颜色变浅；3个疗程后，雀斑消失（何岩．针灸治疗雀斑112例．河北中医学院学报1996；11（4）:32）。

【按语】

1. 针灸治疗本病有一定的效果。

2. 火针治疗时要求严格消毒；操作必须准确、轻快；分期治疗，一次治疗面积不能太大；针后保持创面清洁，以防感染。

3. 治疗期间应尽量避免日光照射，以免影响疗效。

二、黄褐斑

黄褐斑，古称“面尘”、“肝斑”、“面黑皯”、“黧黑斑”；俗称“妊娠斑”、“蝴蝶斑”。是以发生于面部的对称性褐色色素斑为主要特征。多见于怀孕、人工流产及分娩后的女性。一般认为与雌激素代谢失调及植物神经功能紊乱有关，另外还与日晒、长期使用化妆品和长期服用某些药物（如避孕药）以及某些慢性病如月经不调、盆腔炎症、肝病、甲亢、慢性酒精中毒、结核、肿瘤等有关。

中医学认为本病与肝、脾、肾三脏密切相关，气血不能上荣于面为主要病机。大凡情志不遂、暴怒伤肝、思虑伤脾、惊恐伤肾皆可使气机逆乱，气血悖逆不能上荣于面而生黄褐斑。

【临床表现】

面部色斑呈黄褐色、淡褐色或咖啡色，最初为多发性，渐渐融合成片，对称分布于面部，以颧部、前额、两颊最突出，有时呈蝶翼状，边缘清楚或呈弥漫性，面部无炎症及鳞屑。

1. **气滞血瘀**　面色晦暗，斑色较深，口唇暗红。伴经前少腹痛、胸胁胀痛、急躁易怒、喜叹息。舌质暗红、有瘀点或瘀斑，脉弦涩。

2. **肝肾阴虚**　斑呈咖啡色。伴手足心热、失眠多梦、腰膝酸软。舌质嫩红、少苔，脉细数。

3. **脾虚湿困**　面色㿠白，斑色暗淡，体胖，疲倦乏力，舌胖而淡、边有齿印，脉濡细。

【治疗方法】

1. **基本治疗**

治则：调和气血、化瘀消斑，针灸并用，平补平泻。

处方：以面颊区局部和手阳明、足太阴经腧穴为主。

迎香　颧髎　合谷　血海　三阴交

方义：迎香、颧髎为局部取穴，以疏调局部经络之气，化瘀消斑；合谷疏调阳明经气血；血海、三阴交补益脾胃、调和气血，使脏腑之精气、津血能上荣于面，从而达到消斑的目的。

加减：气滞血瘀加太冲、膈俞疏肝理气、活血化瘀；肝肾阴虚加肝俞、肾俞、太溪养阴清热、补益肝肾；脾虚湿困加脾俞、阴陵泉补脾益气、化湿利水；根据面部黄褐斑不同部位，取阿是穴加强通络消斑之力。

操作：诸穴均常规操作；背俞穴注意针刺的角度、方向和深浅；脾俞可加灸。每周3次。

2. **其他疗法**

（1）耳针：取肺、肝、肾、心、内分泌、皮质下、内生殖器、面颊。每次选3～5穴，毫针中度刺激或加电针；或用王不留行籽贴压。也可取耳尖、肺、大肠、面颊、内分泌等，用短粗毫针或三棱针点刺出血（耳尖可出血5～8滴）。

（2）电针：按针灸处方在针刺得气的基础上接通电针治疗仪，用疏密波中度刺激20～30分钟。隔日1次。

（3）穴位注射：取肺俞、胃俞、足三里、血海等穴。每次选2穴，用当归注射液或复方丹参注射液，每穴注射1～2ml。隔日1次。

【验案举例】

王某，女，42岁。面部生黄褐斑4年，分布于颧部、额部，呈双侧对称性，为深褐色，春季症状加重。伴少寐、心烦易怒、尿频。经西药多方治疗无效，遂求治于针灸。查：舌淡、苔白、边有齿痕，脉沉细。取合谷、三阴交、太冲、行间、肺俞、脾俞、肾俞、肝俞，每次针3～5穴；耳穴取神门、大肠、肝、脾、肾、胆、肺、内分泌、面颊、枕、卵巢，每次针3～5穴，隔日1次，两耳交替。经6个疗程（60次）治疗，色斑消退。追访1年，未见复发（武君丽．耳压配合针刺治疗面部黄褐斑58例疗效观察。针灸临床杂志　1995；11（7）：28）。

【按语】

1. 针灸治疗黄褐斑有一定的疗效，但疗程较长。

2. 黄褐斑的发生可受多种因素影响，要积极治疗原发病。因服用某些药物或使用化妆品引起的，要停用药物及化妆品。

3. 治疗期间应尽量避免日光照射。

第五节 抗 衰 老

人体衰老是一系列生理、病理过程综合作用的结果。随着年龄增长，机体的免疫功能逐渐低下，衰老随之出现。人体内的自由基可以通过脂质过氧化等作用，造成组织损伤和器官的退行性变化，从而加速衰老的过程。另外，神经内分泌功能衰退、脂质代谢紊乱、血液循环的障碍等因素也与衰老密切相关。

中医学认为，肾气亏虚、肾精不固是导致衰老的根本原因。肾脏所藏之精是人身阴阳气血之本，对人的生长、发育、衰老起着决定性作用。随着肾气的衰退，五脏六腑、经络气血的功能也日渐衰退，阴阳失去平衡，衰老也就伴随而生。

【临床表现】

主要可见思维活动减慢，表情淡漠，反应迟钝，记忆力下降，肌肉活动的控制与协调困难，动作缓慢，神疲乏力，畏寒肢冷，腰膝酸软，眩晕耳鸣，失眠健忘，发脱齿摇等老化症状。因机体抵抗力低下，易患多种老年性疾病。

【治疗方法】

1. 基本治疗

治则：补肾填精、调理气血、益养脏腑、抗老防衰，针灸并用，补法。

处方：足三里　三阴交　肾俞　关元　百会

方义：足三里为足阳明胃经（下）合穴，具有益脾养胃、调补气血、提高机体免疫功能的作用，是防病保健、益寿延年的常用腧穴；三阴交为足三阴经交会穴，有健运脾胃、补益肝肾、养血填精作用；关元为任脉与足三阴经的交会穴，可益养脏腑、补肾填精，以壮先天之本；百会为督脉要穴，位于头部，可健脑益智、抗老防衰。

加减：心肺气虚加心俞、肺俞以补养心肺；脾气虚弱加脾俞、胃俞补中益气；肝肾不足加肝俞、命门、气海、太溪补益肝肾。

操作：诸穴均常规针刺；针刺足三里、三阴交、气海、关元、肾俞、命门等穴，可用“烧山火”补法，或施以多种灸法。每周3次。

2. 其他疗法

（1）皮肤针：在头部及督脉、背部膀胱经轻叩，以局部出现潮红为度。每日或隔日1次。

（2）隔药饼灸：取脾俞、肾俞、关元、气海、足三里等穴。每次选2～4穴，隔附子饼灸（随年壮）。2日1次。

（3）耳针：取皮质下、内分泌、肾、心、脑、耳迷根。每次选2～4穴，用王不留行籽贴压。每周1次。

（4）穴位注射：取气海、关元、足三里、三阴交、脾俞、肾俞等穴。每次2穴，用人胎盘组织液、鹿茸精注射液、黄芪注射液、当归注射液，每穴注入1～2ml。每周1～2次。

【验案举例】

刘某，男，55 岁。素来体虚，每遇天气变化、寒冷刺激即易感冒，纳差，舌淡、苔薄黄，脉浮而无力。取足三里、三阴交，两穴交替施灸。1 年后随访，仍坚持施灸，身体比以前健康，饮食和睡眠均佳，1 年来只患过 1 次感冒（杨健民．灸足三里、三阴交防病抗衰老体会。安徽中医临床杂志　1995；7（3）：56）。

【文献摘录】

1.《扁鹊心书》：人于无病之时常灸关元、气海、命门、中脘，虽未得长生，亦可保百余年寿矣。

2.《医说》：若要安，三里莫要干。

3.《针灸资生经》：若要安，丹田、三里不曾干……气海者，元气之海也。宜频灸此穴，以壮元阳。

【按语】

1. 针灸抗老防衰有较好的疗效，尤以灸法应用最多。但应持之以恒。

2. 除了针灸疗法之外，还应结合按摩、气功、运动、娱乐、饮食等多种养生保健方法进行治疗。

下篇　附　录

一、针灸临床研究进展

近二三十年来，随着我国改革开放的进展，针灸临床也有了较快的发展，特别是针灸医学与其他学科的交叉，使针灸医学的临床及研究出现了质的飞跃。这不仅表现在治疗病种的扩大、治疗方法的多样化和治疗效果的提高，还体现在临床研究层次的深入方面，例如开展了大样本、多中心、高质量的临床随机对照研究和动物实验，并进行了有关针灸治疗疾病有效性的系统评价研究。

（一）神经、精神疾病

神经、精神疾病是针灸临床治疗的主要病谱，据统计，针灸治疗这方面的病症多达40种左右，如周围性面神经麻痹、脑中风、精神抑郁症、癫痫、精神分裂症、老年性痴呆、各种神经痛等，临床疗效确切，并进行了较深入的基础研究。

1. 周围性面神经麻痹

针灸治疗周围性面神经麻痹疗效肯定。取穴仍以局部和远端取穴相结合为主，也有耳穴、头穴等。治疗手段和方法多种多样，既有传统的针刺、艾灸、拔罐、三棱针刺血，又有现代发展的皮肤针、电针、穴位注射、TDP（神灯）、微波、高压氧等。

大量临床研究表明，在传统中医理论指导下采用针灸治疗对本病具有良好的效果，针刺能改善局部神经代谢，提高神经兴奋性，促进损伤神经再修复。据23个单位8895例的统计资料表明，用地仓、颊车、阳白、太阳、迎香、水沟、承浆、翳风、风池、合谷等穴进行针刺，总有效率为96%，治愈率为68%；用针灸、激光针和穴位注射等法综合治疗1014例，治愈603例，显效157例，好转242例，总有效率为98.8%；以辨证选穴治疗1008例，痊愈及显效者占61%，总有效率为96%。

何时以针灸介入疾病的治疗，目前临床尚有争论，有的学者认为急性期（7~10天）如采用针灸治疗可促进面神经的炎症水肿与变性发生，从而使患者预后不佳；但更多的医者认为针灸治疗本病的最佳时期就在急性期，通过针刺可以有效控制面神经炎症发展，促进患者及早康复。有学者采用临床随机对照的研究设计方案，结果显示：急性期Bell's面瘫采用针灸治疗是有效的，或至少与药物强的松治疗效果相当。早期针灸治疗更有助于完全性面瘫患者面肌功能的恢复，但取穴要偏少，刺激量要小。

2. 脑中风（后遗症）

脑中风（后遗症）是针灸临床的主要病种之一，在临床研究上有较大的突破，集中地表现在对病机的认识、治疗思路及针灸治疗机理等方面。在发病机理上的认识不断深化，如天津通过9005例的大样本临床观察，提出了本病病机关键在于"窍闭神匿，神不导气"。"窍"指脑窍、清窍；"闭"指壅塞、闭阻；"神"指脑神、心神；"匿"指匿藏不现，"神不导气"指脑神对其所表现于外的功能活动如神志活动、肢体活动、吞咽功能等失于调节。

另外，中风病的血瘀病机也进一步得到阐发。

在治疗脑梗塞的思路方面，对许多问题达成了共识，集中表现在治疗时机的确立，即及早应用针刺，越早疗效越好，结束了中风急性期是否应用针灸的争论。急性期应用针刺的报道逐渐增多，大部分针灸临床实践证实：急性期运用针刺效果理想，而且运用针刺可治疗和缓解部分危象，如呼吸衰竭急刺气舍穴等。

针刺治疗脑出血急性期取得了很大的进展，肯定了运用针刺的必要性和良好疗效，但必须重视生命体征的平稳。较有意义的研究提示：继续出血量小于40ml者针刺疗效较好（当然还与出血部位有关）。

针灸治疗中风的部分处方和方法逐渐被相对固定与推广。如天津创立的“醒脑开窍”针刺法，施术手法规范，可操作性强，已被国内外针灸界普遍认同，逐步推广。处方主穴为水沟、内关、尺泽、委中、三阴交，可用于出血性和缺血性中风的各期。另有单位用风府、哑门治疗急性脑出血获良效。头针处方报道也不少，较大样本的报道如百会透曲鬓、靳三针之“颞三针”（耳尖直上、发际上2寸为第1针；在第1针水平向前、后各旁开1寸为第2、第3针）。

对于中风并发的假性球麻痹及失音的治疗，处方以重视头部、颈项部、舌体局部为主，尤其是舌体局部和咽后壁的点刺法，要求强刺激和舌下点刺出血。

从目前的研究资料可以看出，针灸治疗中风后肢体痉挛状态已显示出其独特的优势，主要是运用毫针和头针疗法。但有些临床报道中仍存在着病例数较少、病例纳入及排出标准不规范、评定标准不统一、缺乏后期的临床追踪等问题。

综合治疗观念已形成。大家一致认为：针刺治疗中风的同时，必须结合肢体和语言等功能的康复锻炼及训练性治疗。20世纪90年代以来，我国许多地区的大型三甲医院已建立了一定规模的康复中心，使综合疗法的思路得到实施。

我国2000多年的针灸临床实践证实：针灸治疗中风偏瘫有确切疗效，但目前还缺少客观公认的评价标准。因此，有必要进一步开展高质量论证强度的临床研究，来证实针刺治疗急性中风及其后遗症的有效程度。

3. 精神抑郁症

精神抑郁症既是一个独立的病症，也是导致其他多种疾病的重要原因。针灸治疗本病显示了它独特的优越性。取穴多选用督脉穴疏肝理气、调神解郁，如神庭、水沟、印堂、大椎、百会、四神聪、神门、内关、膻中、太冲、三阴交等；头穴取额中线、顶中线、额旁1线、额旁2线等。根据精神抑郁症的分型和发展，采用分期治疗的方法，即早期行气解郁，中期下气开结，后期益气宁神，治疗效果满意。

4. 癫痫

针灸治疗癫痫取得了较大的进展。取穴以督脉为主，多用水沟、大椎、哑门、风府、巨阙、鸠尾、内关、合谷、太冲等穴。治疗方法主要有针刺、头针、穴位注射、穴位埋线、穴位埋药等，其中最有特色的是穴位埋线，疗效较满意，不良反应和副反应少。通过穴位刺激，使脏腑调和、阴阳平衡，中枢神经系统和内分泌体液调节功能紊乱得以恢复。一般1个月埋1~2次。据9个单位1934例的针刺治疗结果显示，总有效率为85%，治愈率和显效率在24%～66%之间。

不足之处是在研究方法上还存在一些问题，如临床病例选择缺少规范，辨证分型的标准还存在差异，观察病例随机分组及对照观察比较少，疗效标准还不太统一，对治疗机理的研究还不够深入。

5. 精神分裂症

针灸治疗精神分裂症以病程短、有明显诱因者的疗效较好。大多采用服用抗精神病药物的同时配合针灸治疗的方法，多取镇静安神的穴位如水沟、风府、风池、百会、四神聪、内关、合谷、太冲等。据11个单位1825例资料表明：总有效率为87%，治愈率为51.8%。按狂躁、抑郁、妄想等不同类型，分组选穴治疗500例，痊愈275例，显效84例，好转83例，总有效率为88.4%；电针组133例与药物组108例相比，疗效无显著性差异。

6. 老年性痴呆

老年性痴呆以“血管性痴呆”（VD）和“阿尔采默氏痴呆”（AD）最为多见。大量临床研究显示，以针刺为主，结合其他疗法的多元化治疗措施如穴位注射、激光、中西药物内服等方法治疗血管性痴呆（VD）疗效确切。有报道以针刺与喜德镇、都可喜、尼莫地平等西药进行比较，针刺疗效优于药物。实验研究也有一定程度的深入，实验研究较集中于行为学改变和脑区功能、介质含量、蛋白表达等方面。初步揭示了针刺治疗VD与调控细胞凋亡、保护缺血后神经元、调节神经介质含量与活性等作用相关。初步结论是针灸能影响VD患者微循环、氧自由基代谢、一氧化氮的调节功能。

目前，针灸对VD的临床及研究虽然初步摸索出了一些规律，但在组穴处方、规范疗程以及腧穴的相对特异性方面还未深入；在针灸治疗VD的疗效机制方面还多关注于患者外周指标的改善，尚无针对脑区病灶的直接观察和研究。

7. 其他疾病

神经系统其他疾病如乙型脑炎后遗症，针灸也取得一定的疗效。主要用头穴电针与常规体针交替进行，有效率在80%以上。如再结合其他康复措施进行早期治疗，疗效更好。

针灸治疗神经衰弱、失眠多配合心理疗法，取得一定的疗效，避免了长期用药的弊端。

针灸治疗外伤性截瘫多在早期采用针灸为主的综合治疗方案，为受损的脊髓创造良好的再生和修复条件，并有效地预防并发症，减轻或消除后遗症的发生。

针灸对面肌痉挛、震颤麻痹、小儿脑瘫、智能发育不全、注意力缺陷综合征（小儿多动症）等也有一定疗效。

针灸对于各种神经痛诸如血管神经性头痛、三叉神经痛、颈椎病、臂丛神经痛、肋间神经痛、坐骨神经痛等均有比较成熟的经验，尤其是血管神经性头痛、颈椎病、坐骨神经痛等，临床病例较多，治疗方法多样，临床疗效肯定。

（二）运动系统疾病

针灸治疗运动系统疾病主要体现在针灸的良好镇痛作用，显示了针灸疗法对本系统疾病的优势。与手术相比，不会破坏身体的组织；与麻醉止痛药物相比，不致引起身体其他功能的紊乱。

1. 一般痹证

针灸治疗痹证已经有几千年的历史，针灸最早就是以治疗肢体的各种疼痛为目标的。有报道：对80例痹证患者针刺后，76.2%～84.3%的患者腧穴部位的痛阈、温度和皮肤电位均有显著升高。痹证患者肢体血流图波幅较正常人明显降低，肢体血流图呈现低幅度的33例针刺后有29例得到改善，说明针刺有增强血管张力、促进局部血液供应的作用。

以前的治疗手段多以单纯刺法为主，近几十年来，随着针灸新技术的发展，治疗方法趋于多样化，单纯针刺疗法已经较少应用，多与其他复合疗法（如配合实施理疗、温针灸、外加脉冲电、TDP照射、穴位注射等）结合运用。研究表明：温针灸对痹证患者的局部症状如关节疼痛、肿胀、沉重等有较好的治疗作用，治疗后较治疗前的“血沉”及抗“O”显著下降，且下降幅度明显大于单纯针刺法。

2. 类风湿性关节炎

针灸治疗类风湿性关节炎（RA）也有了新的进展，正日益受到国内外医学界的关注。大量临床报道显示：针刺治疗类风湿性关节炎与西药（消炎痛、甲氨喋呤加双氯灭痛）对照有显著差异。治疗方法涉及到针刺、灸法、温针、耳压、穴位注射、埋线、蜂针等，疗效肯定，无副作用，成为治疗RA的有效方法。

3. 肩周炎

针灸治疗肩周炎在局部主要取“肩三针”（肩髃、肩前、肩贞）为主，采用针刺、梅花针重叩出血、局部拔罐，再取患侧手三里、膝关节以下的阳陵泉、中平穴、条口透承山，配合“动刺”，有效率均在90%以上。根据19个单位2154例治疗结果显示：痊愈1312例，治愈率为60.9%，总有效率在95%左右。用缪刺、巨刺法治疗343例，痊愈222例（治愈率64.7%），总有效率98.1%。

4. 急性腰扭伤

针刺治疗急性腰扭伤效果突出，单穴疗法一般取水沟穴（针尖斜向鼻中隔快速刺入0.5～1寸）、龈交穴（刺破唇系带上的反应点）、后溪穴（向掌心方向直刺约1～1.5寸）、养老穴、委中穴（三棱针点刺出血）、手针腰痛点（又称“精灵”、“威灵”）等，行针时配合腰部活动。

除此之外，还有一些经验用穴，如以压痛点为中心刺入毫针数枚，针间相距1.5～2寸；取曲池下2. 5寸之明显压痛点处，沿皮肤向下斜刺进针，同时配合“动刺”。

5. 其他各种扭伤及骨关节病

根据上病下取、下病上取原则，针刺四肢的对应点治疗急性关节扭挫伤，针刺肾俞、大肠俞、夹脊穴等治疗增生性脊柱炎的总有效率均在95%以上（急性关节扭挫伤报道1000例，治愈891例，好转103例，无效6例，总有效率为99.4%；增生性脊柱炎报道194例，治愈74例，好转111例，无效9例，总有效率为95.4%）。有报道电针夹脊穴治疗腰椎关节错位2196例，治疗1～3次即见效，痊愈1776例，好转408例，无效12例，总有效率为99.5%；火针、新九针治疗肱骨外上髁炎（网球肘）、膝关节骨性关节炎，配以艾灸，有效率可达95%左右；针刺支沟、后溪、阳陵泉治疗胁肋部扭挫伤疗效显著；针刺配合运动手法治疗膑骨关节疾病也取得一定疗效。

在针灸镇痛的研究方面，许多学者对针刺的痛刺激性质、针刺的穴位感受装置、外周传入纤维、脊髓传导途径和中枢整合以及脑和脊髓内痛调制机制等问题，进行了大量的定位、定向、定性和定量的分析研究。不同电针参数的镇痛效果研究也取得了突破性进展，发现低频、混合变化效果好，一次治疗的电刺激时间也不宜过长，否则会出现“针刺耐受”现象。这提示我们：针刺手法和刺激量是针刺镇痛效果中不可忽视的重要因素。这些科研成果为进一步开展针刺镇痛的临床研究工作奠定了科学基础，提供了理论依据。

临床研究还证实：针刺诱导后循经感传明显者，其得气效应和镇痛效果都好；同时，针麻效果也较好；反之则较差。这就从一个侧面反映了针刺通调经络气血，变“不通则痛”为“通则不痛”的实质。但遗憾的是这些方面的基础理论研究还存在着与临床研究脱节的现象，使得针刺镇痛的临床研究缺乏基础理论的有力支撑，直接或间接地影响了临床研究的深入发展。

（三）呼吸系统疾病

针灸治疗呼吸系统疾病达10余种，最主要有上呼吸道感染和急、慢性支气管炎、支气管哮喘、急性扁桃体炎等。

针灸治疗哮喘目前已在临床发挥出了一定的优势，运用多种方法进行综合治疗，近期有效率在70%～100%之间；且操作简单，对于缓解哮喘的发作有确切的疗效。有人用三棱针挑刺膻中、肺俞、定喘，不但能减轻和缓解哮喘的症状，促使肺功能好转，而且能使患者血清组织胺含量下降，末梢血嗜酸性粒细胞减少。在肺俞、心俞、督俞部位针刺后再行刺络拔罐，对本病的临床治愈及显效率达80%。

其他还有在大椎、定喘、肺俞、膏肓、膈俞、天突、膻中、孔最、鱼际、足三里、丰隆等穴施行化脓灸、伏灸、穴位埋线或埋兔脑垂体、穴位注射自血（或抗炎抗过敏的中西药物）、穴位激光照射等疗法，对哮喘发作均有较好效果。可迅速增加肺的通气量，解除呼吸困难，总有效率均在85%以上。

根据“冬病夏治”的学术思想，于每年三伏天在大椎、定喘、肺俞、膏肓、膈俞、膻中、肾俞等穴用隔姜灸或药物发泡灸（即伏灸）治疗哮喘，对于治疗和预防均有较好的效果；用梅花针沿脊椎两侧膀胱经叩刺，再叩刺前胸天突至膻中，至皮肤潮红，另加灸大椎、风门、肺俞、天突、膻中；或对膻中穴进行局部麻醉后切口达脂肪层，割去局部脂肪治疗哮喘，均取得显著疗效。

据13个单位对3230例哮喘病患者的治疗观察，愈显率为40.2%，总有效率为89.7%。报道用化脓灸治疗985例，痊愈505例，显效253例，好转172例，总有效率为94.4%；追访300例，远期巩固率为84.3%。

从总的研究情况可初步得出几点结论：①预防性治疗（即伏灸）比发作期治疗效果好；②刺络拔罐疗效理想；③穴位埋线或埋兔脑垂体远期疗效较好；④对症治疗和整体增强免疫治疗相结合更有意义。

针灸治疗肺气肿方法也是多种多样，如针刺、灸法（包括化脓灸、隔姜灸、瘢痕灸）、拔罐、头针疗法、耳针疗法、穴位敷药法、穴位注射、穴位埋藏疗法等，都取得了明显的疗效。

（四）心血管疾病

针灸治疗心血管系统病症达30余种，最主要的有心律失常、高血压、冠心病、心神经官能症、休克等。

1. 心律失常

针灸有一定的抗心律失常的作用。有报道取膻中、巨阙、内关、足三里、神门，针刺加电针治疗急性心肌梗死，与西药镇痛组比较，镇痛总有效率均为100%，西药组心律失常和心衰的发生率为64%，而针刺组仅为4%，说明针刺治疗不仅具有与西药同等的镇痛作用，还有比西药更加理想的治疗心律失常和抗心衰的作用，可避免西药镇痛剂的副作用和禁忌症。心律失常是急性心肌梗死引起死亡的主要原因，针刺能有效治疗和预防心律失常，故能够大大降低急性心肌梗死的死亡率。

通过对内关穴在防治心率失常中的作用观察，证实内关对脉率的调节是一种良性的双向调节作用，并以迷走神经反应为主，对健康人的心脏功能起着保护性的调整作用。针刺内关对缺血性室性心律失常影响的实验观察结果显示：在交感神经系统完整的情况下，可提高心脏的起搏阈、反复的心室反应阈值和室颤阈值，可以延长心室相对不应期（RRP）和有效不应期（ERP），并使强度间期曲线向右明显移位。

针刺治疗心律失常一般以冲动起源异常和心肌疾病、冠心病引起者较为满意，对传导阻滞引起者效果较差。有报道针灸内关、神门等穴治疗各种原因引起的心律不齐426例，冲动起源失常者198例，有效率86.4%；心肌炎和心肌病者40例，有效率80%；高血压者23例，有效率82.6%；冠心病患者33例，有效率75.8%；风心病16例，有效率为62.5%；冲动传导异常者22例，有效率18.2%；神经功能失调或原因不明者94例，有效率为84.4%。

2. 高血压病

针灸治疗高血压病的研究表明：针灸疗法对1期、2期的原发性高血压病疗效较好，对症状性高血压病也有一定效果。据25个单位针灸治疗2492例患者资料表明，有效率为71%～98%。降压的有效穴位有曲池、内关、风池、太冲、丰隆、足三里、涌泉、丘墟及耳穴心等。降压作用以内关和太冲两组最为明显，两穴相配疗效更佳，优于单穴作用。电针曲池和丰隆的降压作用也明显优于单独电针曲池或丰隆穴。针刺内关组和耳穴心的血压下降值和临床有效率高于其他各组；针刺心经、心包经腧穴的降压强度大于肺经经穴，降压速度也较快。

针刺治疗高血压病患者无论收缩压或舒张压都有所降低，针后平均动脉压较针前显著降低，血管外周阻力减少，心功能改善。疗程结束后血清胆固醇及其与磷脂的比值也有显著下降。说明针刺治疗有全面调整高血压病患者的心血管功能和脂质代谢、改善血液黏滞性、改善血液动力学、调节神经递质等作用。而且，针灸对血压的影响具有双向性调整作用，即对高血压者有降压作用，对血压低者有升压作用。

3. 冠心病

针灸对冠心病心绞痛的发作有明显的减轻和缓解作用，并能促使异常心电图趋于正常。临床研究主要有三个方面的发展：第一，除常规针刺外，腕踝针、耳针、头针、穴位注射、穴位敷贴等其他方法治疗冠心病的研究增多。不同的治疗方法具有不同的特点，比如穴位敷贴、耳穴贴压具有病人痛苦小、治疗作用持久的特点；穴位注射、穴位敷贴具有针药治疗的双重作用；穴位药物离子导入有利于病人长期治疗。

第二，由于冠心病的不同临床类型其病变的部位、范围、血管阻塞程度和心肌血供不足的发展速度、范围、程度不同，故针灸治疗冠心病的研究有必要对其进行分型研究。近年的临床研究在这方面有了较大进展，特别是对不稳定型心绞痛和急性心梗的研究，确立了针灸在临床急诊中的地位。

第三，从文献中可以看出，近年的临床研究多应用复合型设计，即多用针药结合综合治疗与单纯药组比较的研究方法，符合随机对照的科研原则。更客观有效地证明了针刺治疗冠心病的客观疗效，也提供了对冠心病更有效的治疗途径和方法。

临床研究取穴各有不同，归纳起来主要有以下几种方法：①循经取穴：以心包经、心经腧穴为主，如内关、郄门、间使、劳宫、阴郄、神门、通里等，其中以心包经的内关穴最被推崇，是各家治疗心脏病之第一要穴。②俞募配穴：这种取穴方法与神经节段学说的理论相吻合，选择胸背部的穴位，如以心俞配巨阙，厥阴俞配膻中。③辨证取穴：一般按不同证型根据中医理论选用配穴，如阴虚配三阴交或太溪；阳虚配关元或大椎、百会；气虚配足三里或气海；痰阻配肺俞或丰隆、中脘；血瘀配膈俞或太冲；气滞配合谷、太冲等。④随症取穴：有根据不同兼症取穴和根据心律失常不同类型取穴两种，体现了针灸治疗冠心病的个体化原则。

冠心病的缓解期运用针灸进行康复性治疗是极有意义的。在治疗时多选用内关、心俞、厥阴俞为主穴，然后根据中医辨证分型增加穴位。

关于针灸治疗本病的机理研究，已从原来的心电图、血流变的简单指标发展到较先进的指标。如研究证实针刺对冠心病患者血栓素/前列环素有良好的调整作用，对心绞痛患者CGMP有增高的即时效应。有学者用多导生理仪观察到针刺可使心绞痛患者射血前期、等容收缩期明显缩短，射血间期逐渐延长。

通过对针灸治疗本病机理的研讨，明确得出以下结论：①针灸治疗对冠心病患者血液状态和微循环障碍有明显的改善作用。②针刺可能抑制血管内皮细胞、心肌细胞合成和释放内皮素，同时有效调节心血管传入神经末梢和血管内皮细胞合成和释放降钙素基因相关肽。③针刺后患者的心血管激素（内皮素，ET）、过氧化脂质（LPO）明显降低，而超氧化物歧化酶（SOD）、谷胱甘肽氧化物酶（GSH－PX）则明显升高，说明针刺对冠心病患者ET的调整作用与改善冠脉血液循环、降低血液黏稠度、减轻LPO对血管内皮细胞的损伤、提高抗氧化酶活性、改善心肌细胞的缺血、缺氧状态有关。

4. 心神经官能症

随着工作节律的加快，心神经官能症的发生率越来越高。针灸治疗本病有很好的疗效，解决了西药效果差的局面，并避免了西药的毒副作用。有人应用针刺方法治疗病窦综合征，对患者症状和体征有明显的改善。有人以心俞、厥阴俞、膻中、巨阙、三阴交为主穴，用皮内针埋针法治疗26例，取得满意疗效。

5. 休克

针灸治疗休克过程中对机体的影响是多方面的。在针刺水沟、承浆治疗休克的研究中，观察到电针可使失血性休克动物的心输出量增加，降低外周阻力；提高血氧含量，增强氧的利用；活跃肝糖原的分解，改善组织的能源供应，从而纠正休克并缓解休克引起的后果。在外科手术前针刺，可防止或减轻手术时的血压下降。针刺升压作用较强的穴位有素髎、水沟、会阴、百会、十宣、合谷、内关、足三里、涌泉等。针刺升压以强刺激、久留针、持续或间歇运针为好。据临床观察，针刺对微循环痉挛期及扩张早期有较好的升压效果，对微循环衰竭期则较差。

（五）消化系统疾病

针灸可治疗消化系统的40多种疾病，主要的有急性胃肠炎、细菌性痢疾、消化性溃疡、胃下垂、慢性肠炎、阑尾炎和肝胆疾病等，以消化性溃疡的研究最为深入。大多以中脘、天枢、足三里、内关、公孙、胃俞、脾俞、曲池、支沟、上巨虚、下巨虚、内庭等为主穴，并结合辨证分型酌情增减，疗效肯定。

治疗方法多种多样，有针刺、艾灸、TDP照射、耳针、穴位埋线、按摩、配合药物灌肠等方法。尤其是溃疡性结肠炎，大多需配合药物治疗，方可取得显著疗效。

研究表明针灸对消化道的运动、消化腺的分泌、胆汁流量以及胆囊、胆道的舒缩功能等均有调整作用。针刺天突、膻中、合谷、巨阙等穴可使正常食管壁蠕动增加、增强，管腔加宽；若管壁为肿瘤组织所代替或放疗后发生纤维化，针刺则无明显改变。

针刺足三里、胃俞等穴可以明显地改变胃和小肠的活动，其作用取决于当时胃肠道所处的功能状态。如胃的运动处于抑制状态时，针刺能使胃的活动加强，胃体收缩幅度增大，频率加快，胃液的酸度和酶的活性升高；反之，当胃的运动处于兴奋状态时，针刺则能使胃的活动减弱，频率减慢。

1. 急性胃肠炎

针灸治疗急性胃肠炎时即使只用中脘、内关、足三里，效果也较为显著。故有人将此三穴命名为“胃病方”。据报道：针灸治疗急性胃肠炎492例，治愈率达95%，多数患者经1~3次治疗即愈。有报道用针灸治疗暴发型胃肠炎301例，治愈296例，以常规穴结合泻大椎、曲池，或在曲泽、委中刺络出血，治愈率为98.3%。

2. 细菌性痢疾

细菌性痢疾是运用针刺治疗较早的一种急性传染病，主穴多用天枢、足三里、上巨虚、曲池、阴陵泉等。每日治疗2次以上，强刺激泻法，久留针。该法疗效好，见效快，无论是改善症状还是促使大便转阴，其疗效都超过中、西药物。

针刺治疗细菌性痢疾除了能提高机体免疫防御功能外，对肠道局部也有影响，可抑制亢进的肠蠕动及扩张肠血管，增加肠血流量，有助于肠道病变的愈合。尤其在解决腹痛、里急后重、减少排便次数等方面有较快的疗效。

3. 消化性溃疡

针灸治疗消化性溃疡方法颇多，如针刺、艾灸、耳针、穴位注射、穴位埋线、穴位敷贴和针挑疗法等，均取得了良好疗效。

针灸治疗消化性溃疡的常用穴位按使用频率的高低依次为：中脘、胃俞、足三里、脾俞、上脘、内关、梁门、章门、下脘、三阴交、公孙、合谷。有实验表明：针刺对胃和十二指肠溃疡患者胃电振幅的抑制与针刺的穴位有一定关系，即胃俞 > 中脘 > 足三里 > 脾俞 > 梁门 > 阳陵泉 > 对照点。另外，在消化性溃疡的针灸治疗过程中，不少人发现溃疡病人在背部有阳性反应点，在这些反应点上施以针刺治疗常能获得较好的疗效。据 9 个单位对消化性溃疡 549 例的针灸治疗资料显示，治愈率为 59%。

研究表明：对消化性溃疡，针灸可以调整自主神经功能，降低胃黏膜兴奋性，减少促胃液素和胃酸分泌，有保护胃黏膜、促进溃疡愈合等作用。一旦胃溃疡发生穿孔，针刺还可使大网膜向胃壁创口移动，包裹创面，形成黏连；并能提高腹膜的吸收功能和机体防御功能，促进伤口愈合。

十二指肠球部变形若为活动性溃疡引起者，针刺后可使其变形缓解，龛影暴露，借此可以提高十二指肠球部溃疡 X 线诊断的准确率。

4. 胃下垂

针灸治疗胃下垂不但有较好的临床疗效，而且具有见效快、疗程短的特点，这是一般药物的效果所不及的。取穴以中脘、提胃（中脘穴旁开 4 寸）、升胃（下脘穴旁开 4 寸）、脾俞、胃俞、足三里、百会、气海、关元为主。多采用灸法，也有用芒针、埋线和配合中药的综合疗法，有效率均在 90% 以上。据 11 个单位报道：针刺治疗胃下垂 2226 例，治愈率为 38.4%，总有效率为 91.4%。X 线观察显示：针刺可使胃蠕动增强，提高胃肌张力，使胃下垂得以回升。

研究发现针刺足三里穴时血清 5－羟色胺、胃泌素显著下降。表明针刺的调整作用可使胃窦组织 G 细胞、嗜铬细胞中的 5－羟色胺、胃泌素增多，血液中 5－羟色胺、胃泌素含量减少，缓解过量 5－羟色胺、胃泌素对靶细胞的刺激，从而使胃窦部运动趋于正常，胃节律恢复正常，胃排空不受阻碍，原胃运动节律紊乱导致的恶心、呕吐、腹胀、纳呆等症状也随之消失。

5. 阑尾炎

针刺治疗阑尾炎以急性者最为适宜，针刺以取阑尾穴、天枢、上巨虚、足三里、合谷、曲池为主，配合中药保守治疗，病人痛苦小，治愈率也高，无任何副作用和后遗症，能使阑尾炎患者很快康复。其作用机理在于对肠道和阑尾运动以及机体防御反应的影响，阑尾炎患者在针刺阑尾穴后阑尾排空时间延长，并伴有局限性压痛，按此诊断可使病理检查符合率由 85% 上升到近 100%，并使手术的可靠性由 60% 左右升高到近 100%。

6. 肝胆疾病

针刺作为一种简、便、验、廉的治疗方法，在肝胆疾病的治疗中发挥着重要的作用。临床用穴包括期门、日月、肝俞、胆俞、至阳、太冲、丘墟、内关、支沟、阳陵泉、胆囊穴等。操作以毫针、电针、耳穴按压为主，此外，还有艾灸、穴位注射、穴位埋线以及配合中药等治法，取得了一定的疗效。

针灸对肝脏功能有一定影响，对肝硬化患者运用中药敷贴期门、神阙等穴，能减轻乏力、纳呆、腹胀、腹水等症。针灸治疗急性黄疸型肝炎，主穴取太冲透涌泉、足三里，有效率接近 100%。利用蜂毒穴位注射治疗乙型肝炎也取得可喜进展。

针刺日月、阳陵泉、期门、至阳穴治疗急性胆囊炎和慢性胆囊炎，有效率均可达 95%

以上；治疗胆道蛔虫症的有效率更高。

对于胆石病，针刺有影响胆色素代谢、预防结石形成、加强胆囊收缩、促进胆汁分泌和排石等作用。通过对大量胆石病患者的临床实践观察，针刺巨阙、不容、阳陵泉、足三里等穴对胆道口扩约肌有明显的解痉作用，且能促进胆总管的收缩。

7. 其他疾病

针灸治疗神经性呕吐疗效确切、肯定，多采用内关、天突、中脘、足三里、公孙等穴，在呕吐前进行针刺。针灸治疗顽固性呃逆、中风后呃逆、手术后呃逆和肿瘤并发呃逆，也都有较好的临床疗效。

针灸治疗习惯性便秘以足阳明胃经腧穴为主，常取天枢、足三里、上巨虚、内庭、曲池、支沟、大肠俞，其他还有合谷、内关、三阴交等穴。可使便秘患者直肠蠕动增加，便意出现。

（六）泌尿、生殖系统疾病

1. 遗尿和癃闭

在针灸治疗遗尿症方面，据11个单位224例治疗资料统计，治愈率为52.8%，总有效率为93.7%；针灸关元、三阴交、气海等穴治疗1000例，总有效率达97.4%。

针灸治疗各种原因所致的尿潴留均有较好的疗效。有单取腹部穴位如中极、关元、气海、曲骨；有单取肢体远端穴位如三阴交、合谷等；有采用俞募配穴法治疗等方法。有报道针刺气海等穴治疗170例，30分钟内自动排尿者86例，0.5～2小时自动排尿者75例。据6个单位治疗各种尿潴留403例资料统计，针灸治愈率为75%，有效率为95%。以流脑、产后、术后及精神因素引起者效果最好。

对神经源性膀胱疾病，针刺可降低膀胱排尿阈值，增加膀胱肌张力，升高膀胱内压而促使排尿；并能促使逼尿肌收缩，使残余尿量减少，甚至消失。其作用的强弱依次为会阳、中膂俞、水道、委阳、列缺、照海。温灸关元、气海、命门、肾俞等穴也可引起逼尿肌肌电发放增加。

针灸治疗尿潴留的临床研究目前还主要集中在产后和术后尿潴留方面，而对脊髓和颅脑损伤所致尿潴留的治疗方面的临床观察还为数不多，但由于二者损伤的位置不同，且现在脑血管病的发病率逐年升高，故还应进一步拓展研究。

2. 泌尿系结石

针刺加脉冲电刺激治疗泌尿系结石对缓解肾绞痛和排出结石均有较好效果。电针刺激在一定条件下能增强输尿管蠕动，促进排石，特别在“体外震波碎石”疗法中有利于推挤结石和排出。在中西医结合治疗急腹症的动物实验研究中观察到：电针刺激可增加输尿管蠕动和尿流量，强刺激效应较弱刺激好，但刺激过强反而引起抑制作用。有报道：针刺两侧三阴交、昆仑穴代替腹部加压进行静脉肾盂造影，100例全部获得成功，比腹部加压法更能提高诊断率。以造影剂在尿路（肾盂、输尿管）中停留的时间来判断肾盂收缩和输尿管蠕动的情况，结果表明：弱刺激手法可减弱肾盂的收缩，减慢输尿管的蠕动；强刺激手法可使肾盂收缩增加，输尿管蠕动加快，排空加快，而且针刺的后效应可维持一段时间。

采用针药结合治疗泌尿系结石取得了较为满意的效果，针刺的同时可以配合服用中药排石煎剂，也可以配合穴位注射法。穴位注射取腰部压痛点、肾俞、京门、中极、关元、三阴交、阴陵泉、阳陵泉、环跳等，每次选4~5穴，分别选用5%~10%葡萄糖注射液、2%利多卡因、维生素K_3注射液、注射用生理盐水、当归注射液等，每穴3~5ml（维生素K_3注射液每穴4mg），每日1次。

3. 前列腺病

前列腺病主要有急性前列腺炎和慢性前列腺增生（或肥大），目前的发病率较高。但因对本病确切的病因、病理迄今尚无定论以及前列腺特有的脂膜屏障特性，所以目前缺乏良好的治疗手段。近年来，众多学者观察了针灸疗法对本病的效果，取得一定进展，主要表现为：

（1）治疗方法多样：有针刺、艾灸、刺络、电针、芒针、耳针、激光针、穴位注射、磁疗、脐疗等10余种，以针刺最常用。

（2）注重取下腹和腰骶部腧穴：穴位使用的频率依次为关元、中极、曲骨、会阴、肾俞、膀胱俞、次髎、秩边、水道、天枢、会阳等。远端按辨证配穴。

（3）强调得气以及放射性针感：多数要求针感传至会阴、尿道口、睾丸、肛门等区域。有人用“秩边透水道”的针法，使针感传至会阴、尿道口，有效率可达90%以上。尽管临床研究的报道中判定标准不尽严格、统一，但总的来看，针灸的疗效是肯定的，总有效率均在80%以上，显示出针灸疗法对本病的优势。可以肯定，针灸疗法将弥补目前西医学对该病治疗之不足。

4. 性功能障碍

性功能障碍包括男性的遗精、阳痿、早泄以及不射精或精液异常导致的不育、女性的不孕症和男女性冷淡等。针灸对于非器质性因素所致的性功能低下有显著的作用，主要选用任脉、督脉、肾经、肝经腧穴。针刺要求有较强的针感，最好能够向前阴放散。据9个单位报道：针灸治疗性功能障碍（包括不射精和逆行射精等）847例，治愈率为74.3%；针刺肾俞、次髎等穴治疗阳痿153例，痊愈和好转108例，有效率70.6%；治疗不射精患者45例，痊愈和进步34例，有效率为75.6%；有人选用归来、三阴交、中极为第1组穴位，肾俞、三阴交、命门为第2组穴位，常规针刺，均用轻补法，然后用艾条灸小腹部或腰部穴位，总有效率为87%。

有人针刺中极、归来、肾俞等穴治疗男性不育症（包括精子缺乏、精子异常、精子活动力低下等）105例，治愈率为52.4%，显效率为33.3%，总有效率为85.7%。据6个单位的临床资料统计，针灸治疗377例，治愈率为63.4%。针灸可能通过调整性激素分泌，以利于精子的成熟和储存，从而维持正常的生育条件。

有人针灸会阴、阳痿穴（肾俞穴上2.5寸、督脉旁开1寸处）治疗性功能障碍，将患者随机分为治疗组和对照组，治疗组以会阴、阳痿穴为主行针灸治疗，对照组在针刺的基础上再加中西药物治疗。结果显示：针灸对神经性性功能障碍具有显著的疗效，加中西药物无临床意义。

5. 肾炎和肾功能不全

有资料报道：针刺关元、水道、三阴交等穴治疗32例急性肾炎，治愈17例，好转13

例，3 次治疗后尿量增多，7 日水肿消失。

对慢性肾功能不全者，在透析疗法的基础上，加用隔药饼灸大椎、脾俞、膻中、中脘、神阙、关元、足三里穴，可改善症状和促进代谢产物及毒性物的排泄，增强激素合成和分泌，减轻肾组织损伤。

（七）内分泌系统疾病

1. 甲状腺病

针灸治疗内分泌系统疾病的研究以甲状腺疾病为最多，包括单纯性甲状腺肿、甲状腺功能亢进、甲状腺结节、甲状腺肿瘤等，其中对甲状腺功能亢进研究最多。针灸对这些疾病治疗的有效率在 75% ~96% 之间。有临床资料报道：以水突为主，配合谷、列缺治疗甲状腺疾病 228 例，其中单纯性甲状腺肿 95 例，有效率为 87%；甲状腺功能亢进 74 例，有效率为 95.9%；甲亢性突眼症 59 例，有效率为 92.9%。

有人统计分析了近 25 年来针灸治疗甲状腺功能亢进症的临床研究文献，发现诸家虽施术方法不尽相同，但选穴组方有较强的规律性，选用腧穴近 50 个，以胃经、脾经、心包经腧穴为主，如足三里、三阴交、内关、间使、水突等。

治疗方法有毫针针刺、灸法、电针刺激、耳穴刺激、穴位注射、激光刺激等。灸法多取大杼、风门、肺俞、风府、大椎、身柱、风池等穴；耳针治疗取神门、内分泌、皮质下为主穴；穴位注射取双侧太冲；激光治疗（功率 25mW）治疗突眼性甲亢，主穴取双侧扶突，对缓解和消除眼征、其他症状有良好的效果。

有人对甲状腺功能亢进进行针药对照观察，针刺组 46 例，甲硫咪唑组 41 例，针药结合组 33 例，有效率分别为 73.9%，85.4% 和 93.9%。血清 T_3 和 T_4 含量明显下降，针刺组与针药组甲状腺碘摄取率明显下降，症状改善。1 年后 3 组复发率分别为 36.4%，88.9% 和 29.6%。有研究者还观察针刺气户、内关等穴对甲亢患者血清促甲状腺素（TSH）受体抗体活性的影响。结果提示：针刺是通过消除或降低血清 TBH 活性，祛除其对甲状腺细胞的病理性刺激，降低血清甲状腺激素含量，促使甲状腺功能恢复正常。

据报道，以针刺上天柱穴为主治疗内分泌性突眼症 88 例，结果有效率为 82%，恢复正常为 26%；眼计测量的有效率为 66%，恢复正常者占 21%，64% 的患者症状消失，眼症基本控制。通过比较 40 例以上天柱为主和 15 例取眼周穴治疗的结果，上天柱穴组明显优于眼周穴组，其疗效与“气至病所”有密切关系。

有报道对 34 例桥本甲状腺炎用隔附子饼灸治疗，交替用膻中、中脘、关元组和大椎、肾俞、命门两组穴位，另以 32 例用甲状腺素治疗作对照。经过 50 次艾灸，临床症状、体征均有不同程度的改善，气虚、阳虚方面的症状改善尤为明显。患者经灸治后 T_4（血总甲状腺素）由治疗前的 216.22 ±187.91nmol/L 上升至 1132.62 ±424.81nmol/L；T_3（血总三碘甲状腺原氨酸）值由治疗前的 0.14 ±0.08nmol/L 上升至 0.23 +0.09nmol/L；TSH 由治疗前的 0.82 ±0.86nmol/L 下降至 0.21 ±0.16nmol/L。甲状腺抗体结合率的测定显示：艾灸治疗后血清甲状腺球蛋白抗体（TGA）结合率由 58.99% ±19.90% 下降至 39.94% ±23.66%；甲状腺微粒体抗体（MCA）结合率由 43.01% ±14.13% 降至 31.23% ±16.40%，均有明显变化。而西药对照组治疗后TGA和MCA结合率都没有明显变化。治疗后半年随访，患者血清总T_3、T_4、TSH含量和血清TGA、MCA结合率均保持在灸疗结束时的水平。

2. 糖尿病

近二三十年来，针灸治疗糖尿病及其并发症取得了前所未有的进展，基本采用毫针、电针、耳针、艾灸、穴位注射等方法，而电针配合穴位注射的综合治疗手段是治疗本病的一个发展方向。常用主穴有肺俞、膈俞、胰俞、脾俞、胃俞、肾俞、尺泽、太溪、三阴交、足三里；耳穴为肺、胰、脾、胃、肾、三焦、内分泌、皮质下、肾上腺、饥点、渴点等，多施行药丸贴压法。

针刺对非胰岛素依赖性糖尿病（NIDDM，即2型糖尿病）的效果良好，对胰岛素依赖性糖尿病（IDDM）的效果欠佳。所以针灸治疗糖尿病主要针对2型糖尿病及其并发症，尤其对并发症的主客观效果均较满意。

但由于2型糖尿病及其并发症涉及部位较广，又有糖尿病的病理基础，所以针灸选用的穴位比较多。有的临床工作者主张采用分组选穴的方法，将所取穴分为降血糖组、上肢组、下肢组，使治疗更趋规范。

糖尿病周围神经病变（DPN）以对称性的多发性周围神经病变最多见，针灸治疗DPN主要取阳明经穴，注重补益气血、行气活血穴位的应用。有人在探索针灸治疗DPN的取穴规律中观察到：阳陵泉与关元、三阴交与膈俞、解溪与曲池、足三里与阿是穴、太溪与内庭相关性高，是治疗DPN的有效配穴。治疗2型糖尿病合并动眼神经、滑车神经麻痹，取睛明、百会、合谷、足三里，疗效也相当满意。

针灸疗法具有整体调节、安全无害的特点，可在糖尿病发病的不同环节、不同层次上多方位发挥作用，最终产生一种集束效应而表现为很好的临床疗效。对于高胰岛素分泌型患者，针刺可使血浆胰岛素水平降低，胰岛素分泌指数增加；对于胰岛素分泌不足型患者，针刺可使其胰岛素水平及胰岛素各项比值增加。针灸对糖尿病的影响是多方面的，针刺后糖尿病患者血比黏度明显好转，血细胞比容、血沉及其方程K值明显下降。NIDDM患者经针刺治疗后，在血糖下降的同时，T_3及T_4也会随之下降，cAMP明显下降，cGMP明显升高，血液比黏度有所改善。

有学者认为：针灸降低糖尿病患者血糖的机理是针灸刺激了胰岛素（INS）细胞受体对葡萄糖的敏感性，使胰岛素分泌增加，加快了血糖的利用和转化，从而控制了血糖的升高，或同时提高外周组织对胰岛素的顺应性而发挥作用，包括增加胰岛素受体（IR）对胰岛素的亲和力。通过研究更进一步揭示出，由于胰岛细胞功能的显著改善，使糖尿病患者空腹及糖刺激后血中C肽及胰岛素均增加，而且胰高血糖均有不同程度下降，抑制了A细胞分泌，使病情改善。针刺治疗糖尿病性周围神经病变不是直接通过降低血糖，而是通过它对机体的整体调节作用产生效果，主要途径是调节脂代谢，降低血流变和血生化的相关指标，加快血液流速，改善微循环，从而改善了周围神经的供血供氧，促进受损神经的修复。

3. 单纯性肥胖

针刺治疗单纯性肥胖以往应用不多，但近十多年来报道逐渐增多。据资料报道：毫针加电刺激减肥有较好的近期和远期疗效，肥胖者针刺（或耳针）后饥饿感降低，胃纳减少。

其机制除了针刺影响糖代谢、内分泌及消化液分泌过程和引起下丘脑摄食中枢、饱食中枢的调节反应外，还与配合饮食调控、适当运动和心理因素有关。常用穴位有：中脘、水分、关元、天枢、水道、曲池、合谷、支沟、上巨虚、丰隆、内庭等。也有人用华佗夹脊穴治疗，认为针刺华佗夹脊穴可兴奋交感神经，抑制迷走神经亢进状态，增强肥胖患者下丘脑－垂体－甲状腺系统功能，促进新陈代谢，对治疗单纯性肥胖疗效满意。

耳穴在减肥中的作用不可忽视，常用耳穴有心、肺、脾、胃、肝、大肠、小肠、三焦、内分泌、交感、皮质下、饥点、便秘点等。

此外，还有利用皮肤针、芒针、埋线、针刀、穴位注射和器械按摩等减肥的方法，尤其是埋线法受到较为普遍的关注。

（八）妇产科疾病

1. 月经病

针灸治疗月经病有肯定的疗效。有人以子宫、大赫、三阴交、次髎、关元透中极为基本处方治疗月经不调、痛经取得较好效果。据12组临床研究资料显示：针灸治疗痛经525例，总有效率为85.7%～100%，治愈率在60%～80%之间，对原发性痛经疗效更为明显。大量临床研究表明针灸治疗闭经有很好的疗效，一般取穴为会阴、中极、关元、三阴交、子宫、合谷、太冲，尤其是治疗继发性闭经效果突出。不少单位研究结果表明：针灸可通过诱发排卵治疗继发性闭经、丘脑－垂体功能失调性闭经、月经稀少、不孕症。对基础体温（BBT）均为单相的无排卵型月经失调患者，以电针关元、中极、子宫、三阴交等穴进行治疗，大部分会出现排卵现象。

2. 功能性子宫出血

针灸治疗功能性子宫出血取得了一定的疗效。据临床资料显示：针灸治疗本病不仅漏下之时能调经止血，就是血崩之际也能立即止血，近期疗效可达85%～100%，远期效果也比较满意。这可能是针灸刺激使患者大脑皮层处在良好的兴奋状态，通过“经络感传”与“信息传递”，使体内一系列生化反应的动力学过程和酶活性得到调节，对中枢神经－垂体束－内分泌－月经生理系统产生良性双向调整作用。

在穴位的选择上，暴崩之际当止血防脱，临床上多选用隐白、断红穴（手背第2、3掌骨之间）止血固崩，多用关元、气海、神阙、三阴交等穴固气摄血；缓漏之时以调经止血为主，多以关元、三阴交、血海等为主穴，再辨证分型加减穴位，也可单取隐白、断红穴。

在疗法的选择上，血崩之时主要采用针刺法或艾灸法，其中以艾炷灸为多；漏下之时或针或灸或针灸并用、针药同用。另外，临床上还选用耳针、头针、眼针、电针、梅花针、穴位注射等疗法。耳穴以子宫、卵巢、内分泌等穴为主，头针取生殖区，眼针疗法取肝、脾、肾、下焦等。其中头针、眼针疗效相当满意，可达100%。

3. 纠正胎位

针灸矫正胎位历史悠久。一般采用针刺三阴交、合谷，艾灸至阴穴，总有效率均在90%左右，明显高于自然转正率。一般以第一至第二次施灸时效果最为明显，第三次以后较差。B超观察发现胎位、羊水液量、胎儿双顶径的大小与疗效的关系非常密切。

研究表明：至阴穴下分布有来自L4～S1神经根的腓浅神经的分支，机体以每一个神经节段为中心，发出躯体神经和内脏神经，使之成为表里相关、内外相应的统一整体。穴位的配布形式在很大程度上与同一神经节段支配相一致，也就是说大部分腧穴主治与其相同或相近神经节段内的疾病。刺激至阴穴，其经气感传可达相应的 L1 ~ S1 脊髓神经节段，通过调节内脏植物神经的兴奋抑制活动，改善子宫平滑肌的收缩，促使胎儿转至正常胎位。

现代实验研究提示：艾灸至阴穴可改善肾脏功能，促使母体肾上腺皮质分泌血浆游离皮质醇，前列腺素 E 含量也明显增加，可导致子宫紧张性升高，宫缩增强，从而引起胎动，使之转为正常胎位。

4. 引产

在催产、引产方面，据 1997 年以来国内杂志相关文献报道，针灸主要应用于正常分娩过程中催产和人流、药流的辅助治疗。针刺能够扩张宫颈、缩短产程、镇静止痛，减少术中和产后出血，提高人流效果。

针刺次髎、秩边、合谷、三阴交、足三里、交信等穴催产、引产的有效率较高（催产比引产效果好），有报道：针灸催产、引产 219 例，其中催产 134 例，有效率 81.4%；引产 85 例，有效率 65.8%。还观察到：针刺次髎、秩边等局部穴使宫缩反应迅速上升，取针后往往立即下降，具有明显的神经反应特征。针刺还能有效地解除产痛，据 43 例宫缩描记曲线分析，不协调的宫缩是产痛发生的原因之一，针刺后宫缩改善为正常曲线者达 80.9%，疼痛减轻占 88.1%。

在实验研究方面，主要是从电生理的角度验证和解释临床现象，研究发现针刺增强药流作用可能是通过调节子宫活动、改善妊娠相关组织血供而实现的。采用耳针扩张宫颈进行人工流产的成功率较高，电针引产时已破膜组比未破膜组效果好。

5. 乳房病

针灸治疗效果较好的乳房病主要有产后乳少、急性乳腺炎、乳腺小叶增生症。

（1）产后乳少：针灸有明显的促进乳汁分泌、增加乳汁以及通乳作用，常用膻中、乳根、天池、少泽、足三里等穴。实验表明：针刺能使缺乳妇女血中垂体前叶泌乳素含量升高。

（2）急性乳腺炎：从大量的临床报道来看，针灸治疗急性乳腺炎以局部、远端配穴为多。局部治疗多运用三棱针或火针点刺患处，针后加用火罐拔出毒血（也可以在乳头部拔罐，拔出郁积的乳汁）；远端选穴多用有清热作用的穴位，如大椎、肩井、合谷、曲池、外关、少商、少冲、行间、耳尖等刺络出血；也有采用背部压痛点点刺出血拔罐者，对于消除局部症状和发热有确切疗效。有不少临床工作者主张针刺、拔罐与乳房按摩、贴敷相结合，按摩的目的在于通畅乳络、宣散乳汁，便于针刺、拔罐拔出乳汁和脓血；热敷可促进乳房的血液循环，促进康复。

相比之下，慢性乳腺炎的针灸疗效比急性者差，需要较长的时间。针灸治疗主要选用手、足阳明经穴，如合谷、乳根、足三里、内庭、肩井等，也可按辨证分型酌加穴位。还有配合艾灸、激光或 DTP 照射等综合疗法者。

（3）乳腺小叶增生症：针刺可使乳腺增生症患者偏高的血浆雌激素 E_2 含量降低，有利于增生的乳腺缩小，甚至消失。

6. **其他疾病**

针刺天枢、痞根、膈俞、合谷、太冲、三阴交等穴治疗子宫肌瘤确有疗效，特别对于肌瘤较小、年轻患者有生育需求或有严重并发症不宜手术者意义更大。据统计，针灸治疗子宫肌瘤的有效率在80%～100%之间，治愈率在30%～75%之间，且很少有复发者。

近年来应用针灸治疗不孕症也较为普遍，且疗效较好。

（九）皮肤科疾病

针灸治疗皮肤科疾病主要有神经性皮炎、荨麻疹、带状疱疹、斑秃等。毫针围刺和皮肤针叩刺是最主要的治疗手段，基本以针刺泻法为主，或可点刺出血。

1. **神经性皮炎**

神经性皮炎的针灸治疗仅限于对局限性和初期有很好的疗效。方法为：局部采用梅花针重度叩刺，远端选用大椎、膈俞、曲池、合谷、血海、委中、阴陵泉等清热、凉血、除湿的腧穴。也有人采用毫针、梅花针、拔罐、头皮针等与中药外涂相结合的综合疗法治疗。

2. **荨麻疹**

针灸疗法为主治疗荨麻疹疗效确切，毫针治疗一般取大椎、风池、曲池、合谷、血海、太冲、三阴交、足三里，其疗效高于口服特非那丁、维生素C等。针灸治疗组的有效率在65%左右，西药治疗组的有效率在45%左右。

耳针治疗取肺、心、风溪、神门、肾上腺、内分泌、对屏尖，两耳交替使用，有效率可达90%以上；头针取额中线、额旁1线（双）、顶颞后斜线（双），有效率可达100%。

穴位注射一般取肺俞、膈俞、合谷、太冲、血海、足三里，每次取1～2穴，选择注入维生素C和地塞米松混合液，盐酸异丙嗪，抗组胺药加钙剂，自血加维生素B族类药物，有效率均在90%以上。

此外，灸法以艾条雀啄灸、艾炷隔姜灸或壮医药线灸，取曲池、血海、三阴交、膈俞，都有很好的疗效。用刺血拔罐或神阙穴拔罐治疗，有效率也均在95%以上。

3. **带状疱疹**

针灸治疗带状疱疹疗效明显、快捷，有明显的优势。具体有以下几种方法：

（1）毫针刺法：以局部围刺为主，针数的多少根据患处的面积而定，每针相距1～2寸为宜，向病变部位皮下斜刺，留针30～45分钟。或在带状疱疹相对应的脊神经根处取同侧华佗夹脊穴，用提插捻转强刺激手法行针。一般每日治疗1次，重者每日2次。

（2）灸法：可用艾条旋转灸，灸至局部潮红、患者自觉舒适、不知痛为度；也可在先发的疱疹上或水疱密集处分别放置2～3个黄豆大小之艾炷，点燃后微微吹火，患者觉痛时除去未燃尽的艾炷，再用同法在延伸的最远端1～2处各灸1壮，一般3～5天获愈；薄棉燃灸即把药棉拉成极薄的无洞棉片（越薄越好），覆盖在疱疹面上（稍大于疱疹面），然后点燃一端，每日烧灸1次，一般1～3天可愈。

（3）局部点刺：在围绕水疱群周围的皮肤上用三棱针点刺，每隔1～2cm点刺一下，见血即可；也可以用两手轻轻挤压点刺处，使恶血出尽，以消肿痛。

（4）刺络拔罐：先用三棱针或梅花针叩刺疱疹区域皮肤，刺破水疱，以周围皮肤轻微出血为度，然后加拔火罐，留罐10分钟，使疱内脓血尽出，再涂以龙胆紫。每日1次，3～

5天可愈。

（5）火针速刺：在疱疹间隙用细火针快速点刺，2～3天点刺1次，1～2次可愈。

上述诸法可单用某一种或配用某种疗法，疗效均较显著，可很快止痛，短期内结痂而愈。

4. 斑秃

针灸治疗斑秃有较好的疗效，可调整神经系统功能，改善局部血液循环和局部毛发营养，增强毛囊活性，促使毛发新生；但对“全秃”疗效欠佳。取穴多以局部和肝、肾的背俞穴为主，如阿是穴（脱发区）、百会、通天、大椎、肝俞、肾俞。脱发区从病灶部位四周向中心沿皮刺，同时施行艾条温和灸5～10分钟。皮肤针直接叩刺脱发区，至局部皮肤微出血，用干棉球将血擦净，再用生姜片外擦或外搽斑蝥酊剂、旱莲草酊剂、侧柏叶酊剂，能提高生发效果。

（十）五官科疾病

1. 眼部疾病

针灸对多种眼病有较好的疗效，如急性结膜炎、麦粒肿、近视、色盲、电光性眼炎、眼肌麻痹、视网膜病变等。对单纯性青光眼、视神经萎缩等也有一定疗效。有资料报道：针刺太阳穴加耳穴眼、肝、耳尖、耳背静脉治疗急性结膜炎，有效率高达96%以上，其中治愈率为88%；用电梅花针治疗近视眼1185例，总有效率为76.4%；对色盲（尤其红绿色盲）的有效率大多在90%以上。通过对视神经萎缩患者针刺前后的裸视力、视野及眼电生理改变进行统计分析，确认针刺是治疗视神经萎缩的一种行之有效的方法，有效率在50%～70%之间。

针刺患侧攒竹、丝竹空、太阳、四白、合谷治疗斜视，有效率在90%左右；针刺治疗眼睑下垂，单侧患病取单侧局部穴位，双侧患病取双侧局部穴位，远端均取合谷配太冲，有效率100%。有人用针刺治疗外伤性眼肌麻痹，并随机与药物组进行比较，结果针刺的疗效优于药物治疗。通过临床对照观察，针刺治疗干眼症能收到与口服增液剂一样的促进泪液分泌的效果。针刺上天柱、风池等穴治疗内分泌突眼症，改善突眼度有效率为66%，改善球后间隙有效率为82%，眼部症状体征消失者为75%，基本控制者为25%。

2. 耳部疾病

针灸对中耳炎、内耳性眩晕疗效较好，对耳聋的治疗难度较大，但经针灸治疗后多数神经性耳聋或药物中毒性耳聋患者症状有不同程度的改善。其中以突发性耳聋及年轻、病程短者较佳，后天性耳聋较先天性者为好。通过对神经性耳聋患者引导的耳蜗电位进行观察，结果表明电针刺激耳周穴位可使耳蜗电位加大，听觉功能提高。

3. 鼻部疾病

针灸治疗各种鼻炎的疗效是肯定的，常用单纯针刺法、穴位注射法、针药结合法。穴位注射选用西药制剂，因注射剂量小，连续注射时间短，基本无不良反应；针灸与中药配合同用更是相辅相成又无耐药之弊。

针灸治疗变应性鼻炎基本以传统的毫针及穴位注射药物为多，现代针灸较时兴的刺激神经节的方法也较常用。无论是传统的针灸疗法，还是针灸与现代科技手段相结合的综合疗法，对变应性鼻炎的治疗都反映出了较理想的疗效。因病变部位主要在鼻黏膜，故多取鼻周围局部腧穴为主，如迎香、印堂、鼻通、上星、通天、风池等；远端腧穴多取肺俞、合谷、列缺、曲池、足三里、三阴交等。

4. 口腔、咽喉疾病

针灸治疗的口腔、咽喉疾病疗效较好的主要是牙痛、牙周炎、口腔溃疡、舌体病、急性扁桃体炎、急（慢）性咽喉炎、咽异感症等，其中对牙痛和咽异感症的治疗有特效。牙痛的针刺效穴有下关、颊车、二间、合谷、内庭等；咽喉病的针刺效穴有天突、廉泉、天容、角孙、尺泽、列缺、鱼际、少商、内关、照海、太溪、太冲等，其中列缺配照海是最基本的有效组穴（即八脉交会组穴）。有报道在角孙穴施灸治疗急性扁桃体炎 316 例，治愈 285 例，占 90.19%。

艾条悬灸颈段任脉、胃经的“三线”腧穴治疗慢性咽炎取得显著疗效，“三线灸”即取颈部腧穴，任脉（1 线）以廉泉、天突为主；2、3 线即胃经颈段左右各 1 条线，其中以人迎、水突加小肠经天容为主。耳穴治疗选肺、咽喉、扁桃体、肾上腺，疗效也比较满意。有报道针刺人迎、水突等穴治疗声带炎 60 例，治愈 54 例，显效 4 例，好转 1 例，痊愈率 90%，有效率为 98.3%。

（十一）其他

1. 戒断综合征

针灸对戒断综合征的治疗主要体现在戒烟、戒酒和戒毒方面。

（1）戒烟：针灸戒烟以针刺和耳穴贴压法为主，基本治疗原则是宣肺化痰、宁心安神。针刺多取甜美穴（列缺与阳溪连线的中点）、合谷、神门、尺泽、丰隆等，常规针刺。对自愿接受戒烟治疗者，确能收到满意的戒断效果。

耳穴成功戒烟的报道较多，耳穴主要取口、鼻、内鼻、肺、气管、胃、神门、交感、皮质下等穴，用王不留行籽或其他硬质菜籽等贴压，每次贴压一侧耳穴，2～3 天后更换另一侧。要求戒烟者每日自行按压所贴耳穴 3～5 次，每次 2～3 分钟，烟瘾发时随时按压。近期有效率为 90% 左右；6～10 个月内随访的有效率在 70% 左右；10 个月～2 年内随访的有效率在 60% 左右；近期有效率优于远期，而全戒率则近期和远期均在 35%～45% 之间。

此外，头针取感觉区下 2/5 的口舌区、腕踝针疗法取上 1 和下 1、激光照射相应耳穴、穴位按揉和综合治疗等疗法戒烟都取得较好的疗效。

（2）戒酒：针灸戒酒也是以针刺和耳穴贴压法为主，调和气血、宁心安神为其基本治法。针刺多取百会、神门、脾俞、胃俞、足三里、三阴交等穴；耳穴取口、咽喉、胃、肝、神门、交感、皮质下，用王不留行籽或其他硬质菜籽等贴压，每次贴压一侧耳穴，2～3 天后更换另一侧。要求戒酒者每日自行按压所贴耳穴 3～5 次，每次 2～3 分钟，酒瘾发作时应随时按压。对自愿接受戒酒治疗者大多可以达到预期的效果，但对于酒龄较长、饮酒量较大或因职业及环境造成饮酒习惯者效果较差。

（3）戒毒：近些年来，针灸在戒毒方面的研究和报道越来越多。临床和实验研究进展有两大发展趋势：一是已经从针刺控制戒断症状逐渐转变到针刺对身体脱毒成功后稽延性症状的改善和心理依赖的干预；二是针对成瘾这个复杂的疑难疾病，开始进行了针刺结合其他疗法的优化组合探讨，客观评估针刺在综合疗法中的地位和作用，科学指导临床实践。

有研究者观察电针足三里穴对吗啡戒断大鼠血清吗啡（MOR）含量、白细胞介素-2（IL-2）和β-内啡肽（β-EP）的影响，结果表明：针刺组血清MOR含量明显降低，IL-2和β-EP含量增加，与对照组相比差异显著。提示针刺对戒断大鼠具有促进机体排泄余毒、使β-EP释放增加及调节免疫功能的作用。最新的研究还发现1-2HZ的电针刺激有良好的戒毒效应。

普通毫针治疗一般采取辨证论治取穴：肝风扰动者清肝泻火、熄风除痰，只针不灸，泻法；脾肾两虚、心肾不交者健脾补肾、交通心肾，针灸并用，补法或平补平泻。常用针灸处方为水沟、风池、内关、合谷、劳宫、丰隆、足三里等。

有人通过电子耳穴探测仪对26例海洛因戒断综合征患者的耳穴敏感点进行探测，结果发现海洛因依赖戒断综合征患者反应较强、出现频度较高的耳穴有心、口、食道、小肠、大肠、膀胱、三焦、交感、子宫（或精宫）等。用针刺耳穴配合美沙酮递减疗法联合戒毒，与只用美沙酮替代法比较观察疗效，治疗组有效率为90.6%，对照组有效率为70%，二者相比有显著性差异。

2. 抗肿瘤

针灸在治疗肿瘤方面发挥了重要的作用，归纳起来有以下几方面的特点：

（1）抑制癌肿疼痛，减轻病人痛苦：疼痛是肿瘤患者最痛苦的症状之一，一般止痛药效果不佳，吗啡类药物很容易产生药物依赖，而针灸抑制癌症疼痛具有疗效好、无毒副作用、不产生依赖等优点。即使是恶性肿瘤的剧痛，也有一定的止痛作用。

有研究者以合谷、内关穴为主治疗22例癌肿疼痛患者，其疗效明显优于世界卫生组织“三级止痛阶梯”西药治疗组；也有人以合谷、内关、曲池、梁丘、足三里、三阴交等为主穴治疗16例胃癌痛患者，其镇痛的长时有效率与西药组相似，但长时显效率优于西药组；有人取足三里治疗69例癌性腹痛患者（胃癌、肝癌、结肠癌、淋巴肉瘤等），止痛有效率也在80%以上。

（2）改善肿瘤患者的临床症状：不同的肿瘤有不同的临床症状，如鼻咽癌患者鼻出血、食道癌患者吞咽困难、胃癌患者恶心呕吐、肠癌患者便血等等，给患者造成相应的痛苦。针灸则能有效地发挥其治疗作用，从而减轻这些痛苦。

主穴多取膈俞、痞根（第1腰椎棘突下旁开3.5寸）、合谷、太冲、丰隆、足三里、三阴交、新大郄（大腿后面，承扶与委中连线的中点外下5分）等。再根据具体病况适当加穴，如鼻咽癌加迎香、肺俞；食道癌加天突、膻中、巨阙、鸠尾；肺癌加膻中、内关、列缺、尺泽、肺俞；乳腺癌加膻中、乳根、膺窗、内关；子宫癌加天枢、子宫；血癌（白血病）加灸血海、肝俞、脾俞等。

有报道用针灸配合中药治疗各种晚期恶性肿瘤365例，大部分患者临床症状改善，延长了生存期。采用654-2、异丙嗪行双足三里穴位注射来缓解血液系统肿瘤患者化疗所伴有的恶心、呕吐症状，疗效明显优于西药组。

（3）减轻和缓解放疗、化疗的毒副反应：放疗、化疗过程中常常产生胃肠反应、神经系统及全身症状等副反应，会严重影响治疗计划，许多病人不得不停止治疗，等待死亡。而针灸则可有效地减轻和防止放疗、化疗对人体细胞免疫功能的抑制作用，对抗放疗对骨髓造血功能的破坏作用，减轻和缓解放疗的其他副反应，保障治疗计划的完成。

胃肠道反应是放疗、化疗过程中出现较早的毒性反应，在化疗前30分钟于内关穴或足三里注射胃复安和维生素 B_6 或注射654－2和异丙嗪，化疗后针刺中脘、足三里、建里，效果良好，有效率在90%以上；化疗前后电针双侧内关和足三里抑制肝癌介入疗法中的呃逆反应，也取得良好疗效。

有研究者以针刺结合放疗与单纯放疗的方法治疗恶性肿瘤各49例作对比观察，结果显示：观察组发生消化、神经系统症状反应者明显少于单纯放疗对照组，白细胞无差异，血小板上升，免疫球蛋白和E玫瑰花结形成率均值显著增多；对照组的白细胞明显减少，血小板显著下降。

（4）改善骨髓造血功能，提高机体免疫力：放疗、化疗在杀死癌细胞的同时，也会抑制骨髓造血功能和机体免疫力。白细胞减少是放疗、化疗过程中最为多见的毒性反应，针灸在改善骨髓造血功能、提高机体免疫力、升高白细胞方面具有良好的疗效。

艾灸大椎、心俞、膈俞、脾俞、胃俞、肝俞、关元、气海、血海、合谷、曲池、足三里、三阴交等穴都可以明显提升白细胞的指数，保障放疗、化疗的正常进行。有观察表明：于足三里穴和曲池注射地塞米松5～10mg治疗白细胞减少症，其升高白细胞的作用优于温针灸和化脓灸，也优于强力升白片加复方阿胶浆。温针足三里、三阴交，隔姜灸脾俞、肾俞、胃俞、膈俞治疗白细胞减少症165例，治疗3次白细胞升高者52例，治疗6次升高者55例，9次升高者58例，完全升至正常者54例；并发现针灸可使血清集落产率提高，说明针灸可使患者血清集落刺激因子（CSF）增多、活性增强，从而增强骨髓干细胞的分裂增殖，骨髓中幼粒和成粒细胞增加，最终使白细胞数增多。

另外，针灸对放疗、化疗所致血色素减少和血小板降低也有显著升高作用。针刺有调节造血器官的造血机能、抑制化疗药物对造血系统的破坏，调节循环池、储存室中白细胞的储存、释放等再分配的作用。针灸改善患者血象的疗效还与针刺时机有关，一般认为放疗、化疗前针灸的效果优于放疗、化疗过程中和放疗、化疗之后针灸者。

（5）抑制肿瘤生长或转移：针灸还有一定的抑制肿瘤生长和转移的作用，能使一些良性肿瘤甚至恶性肿瘤缩小或消失。据报道，针刺子宫、曲骨、横骨等穴治疗子宫肌瘤346例，痊愈288例，有效39例，瘤体缩小2/3者19例；以电热针局部围刺为主，辅以毫针辨证治疗44例皮肤癌患者，完全缓解26例，改善10例，无变化5例，加重3例，有效率93%；以任脉和胃经胸腹穴位为主治疗食道癌30例，随访8～13年，6例健在，肿瘤缩小率1.65%，癌细胞暂时消失率0.99%；取任脉、胃经穴及膻中、膈俞、胸椎4～9夹脊穴注射肿节风注射液，治疗84例晚期食道癌，肿瘤缩小或稳定半年以上者占19%，生存期半年以上者占41%，最长生存期达5年。有实验观察表明，艾灸可提高荷瘤小鼠的胸腺指数，降低血清唾液酸量，肿瘤结节数明显较对照组少，接种侧的腋窝淋巴结和肾门淋巴结重量也明显减小，癌细胞的侵犯程度轻，说明艾灸有抗癌细胞淋巴道转移的作用。

综合上述几种作用，最终目的是延长患者的生存期，提高和改善病人的生存质量。有研究表明：温针灸可以通过调节肿瘤患者的抗癌免疫因子，达到治疗肿瘤、调节机体免疫功能的作用，从而改善患者的虚劳证候群，提高肿瘤患者的生存质量，延长生存期。

针灸治疗肿瘤的研究尚处于探索阶段，需进一步深入研究，才能找出其治疗规律、方法及机制。目前已经有了好的苗头，显示出它独特的临床实用价值，并将成为今后针灸临床发展的一个方向。

3. 艾滋病

艾滋病（AIDS）是一种病毒感染性疾病，全称是“获得性免疫缺乏综合征”。主要通过不洁或不正常的性交、血液（共用注射针头输血或吸毒等）及母婴三种途径传播。艾滋病病毒破坏人体免疫系统，使人丧失免疫能力，引发各种感染和肿瘤，最终导致死亡。

近十多年来，国外运用针灸配合其他方法治疗艾滋病（AIDS）取得一定的近期效果。根据已有的报道，针灸治疗 AIDS 的常用体穴有神阙、气海、关元、水分、中府、百会、大椎、命门、肺俞、膈俞、脾俞、胃俞、肾俞、合谷、曲池、外关、内关、神门、尺泽、列缺、太渊、太白、太溪、太冲、血海、公孙、商丘、三阴交、足三里等。在刺激的方法方面，针刺以补法为主，灸法以间接施灸（温针灸、隔盐灸、隔附子饼灸等）为多，或针或灸，或针灸并用。可使疲乏、出汗、腹泻和体重下降等症状得到有效控制。

有人报道治疗 200 余例 AIDS 及 ARC（艾滋病相关综合征）患者，结果提示：针灸治疗后患者情绪稳定、呼吸改善、气短减轻、鼻腔引流通畅、盗汗及腹泻减轻、淋巴结肿大缩小，各种神经症状如四肢麻木、乏力和疼痛得到缓解，卡波氏（Ka－POSi）肉瘤所致足跟痛减轻。针刺可以预防感染的发生，从而防止 ARC 发展为 AIDS。

有报道针灸使 2 例中等数量（8～10 个）的肉瘤患者在 2 个月内消失；有人用兔抗小鼠淋巴细胞血清（ALS）造成免疫功能低下的模型，艾灸其关元，可使其低下的 T 细胞、β 细胞增加，尤其是 T 细胞增加更为明显。可供针灸治疗免疫缺陷病参考。

4. 针灸美容

针灸美容包括美容治疗和美容保健两部分，美容治疗主要针对一些损容性皮肤病（诸如痤疮、扁平疣、酒渣鼻、面神经麻痹、面神经痉挛、脱发、斑秃、色素沉着性皮肤病等）；而美容保健则是重在皮肤的保养方面（诸如皮肤粗糙、毛孔粗大、皮肤松弛、面部皱纹、眼袋下垂、毛发稀疏、皮肤色泽改变等）。运用针灸治疗痤疮、雀斑、黄褐斑、扁平疣、脱发、斑秃等疾患无创伤、痛苦小，临床取得满意效果，受到人们的欢迎。

针灸美容主要有针法和灸法两种，用于消斑护肤、生发祛脂、消疣除赘、治疗痤疮等。针法常用的有毫针、皮内针、梅花针、火针、三棱针、耳针、电针、穴位注射等；针法和灸法在临床上常结合应用、相互补充以提高疗效。随着现代科技的发展，针灸器具也有了新的发展，如穴位磁疗、激光穴位照射、微波穴位照射等，使针灸美容的内容和方法更加丰富多彩起来。

二、针灸临床研究规范

按：1994年6月，世界卫生组织西太区总部组织了一个包括2名中国专家在内的16人工作小组，在日本青森举行会议，研究制定了《针灸临床研究规范》。1995年，世界卫生组织正式出版了这份文件。时已过去了数年，我国针灸界对于此规范还知之甚少，现将规范附录于此，以启迪针灸临床研究思路，规范针灸临床研究方法。

1. 总论

1.1 背景

针灸作为一种医疗技术在中国已经使用了2500年以上，其产生的年代还要早。公元前2~3世纪，针灸已经产生了系统的理论，这可见于《黄帝内经》之中。针灸作为一种显然是简便有效的临床方法于6世纪介绍到中国的邻国，包括朝鲜、日本、越南等，到16世纪初期，针灸传播到欧洲。

在过去的20年里，针灸已经遍及世界各地，人们对针灸在治疗方面的运用越来越感兴趣，并想用现代科学的知识来解释针灸的作用方式。世界卫生组织已经认识到针灸的潜在价值以及针灸对世界卫生组织“人人享有健康”这一目标所能作出的贡献。1985年，世界卫生组织西太区事务地区委员会正式通过了一项关于传统医学的决议，承认传统医学疗法，尤其是草药医学与针灸，形成了恰当的技术方法，可以纳入国家的卫生战略规划中，并且敦促各成员国制定有关传统医学研究、培训及情报信息各方面的项目计划。2年后，于1987年世界卫生组织西太区事务地区委员会通过了另一项决议，重申了草药医学与针灸的价值并且敦促各成员国根据其各自的具体需求与情况建立或进一步发展有关传统医学尤其是草药与针灸方面的项目计划。

1.2 针灸研究

在世界范围内针灸被认为是一种有效而可行的卫生保健资源，然而针灸的使用却主要是基于传统及个人的经验。虽然针灸已为数千年的临床实践所证实，但是适当的科学研究对于针灸的合理使用与进一步发展将是有益的。

世界卫生组织西太区事务地区委员会所通过的有关传统医学的两项决议鼓励各成员国在现代与传统医学观念的基础上开展评价传统医学（草药与针灸）的安全性与疗效的研究。评价针灸临床疗效的研究应当比研究其作用机理更受到重视，因为这种研究直接关系到针灸在卫生保健服务体系中的发扬与投入。

1.3 针灸临床评价对本规范之需求

针灸临床及其相关的研究早已为一些独立团体所开展，但研究质量迥异。应当把各种可接受的结果综合起来，进行比较并作出结论。结合并运用现代科研的基本原则与方式方法来保证研究课题的可靠性，对于针灸临床研究来讲是很困难的。现代科研的基本原则与方式方法的运用，如科研设计、科研实施、统计分析、论述与报告等尚不能为针灸研究者们恰当地掌握。1989年，世界卫生组织的一个科研小组在日内瓦开会，建议由世界卫生组织出面健全强化针灸研究方法的规范，以确保研究结果的质量可以被接受。

2. 术语解释

以下词汇在本文件中作为有特定意义的术语使用。

2.1 与临床评价方法有关的词汇

（1）有效性：有效性要达到这样一种程度，即检测结果要与被检测现象的真实状态相符。一般来说临床评价有两种有效性：

①内有效性，即达到观察结果与本科研病例相符的程度。

②外有效性，即达到观察结果在其他场合亦有效的程度。与外有效性同义的一个词叫作“可推广性”。

（2）可靠性：可靠性要达到这样一种程度，即对一个相对稳定现象的多次重复检测，其结果都极为接近。这种性质也可用“可重复性”及“精确性”来表达。

（3）统计学意义（即P值）：P值是一项观察试验的统计评价，它指出，由一次重复实验研究单独机会进行观察结果的极端或更加极端的概率值。

2.2 与针灸研究特别有关的词汇

（1）针灸：主要指针刺的操作，也包括其他很多非刺入性针灸穴位刺激术。针灸穴位的选取可以是根据：

①传统中医的方法。

②患者症状。

③穴位功用与现代科学的关系。

④穴位处方学。

（2）真实针灸：即作为真正临床治疗用于患者的针灸。

（3）假针灸：即对于所治疗的病情不适宜的针灸方法，包括一些微针疗法。

（4）模拟经皮神经电刺激：用无输出的TENS电针仪来进行治疗，病人并没有接受到什么电刺激，而电针仪看起来却在工作。

（5）浅针法：即将针浅浅地刺入。在有些研究中，以此作为安慰治疗，而有些研究将此作为真正的治疗。

（6）对照组：用来比较真正针灸治疗疗效的对照病人。对照组可以不予治疗，或接受常规医学疗法。

（7）安慰治疗：假如给针刺下定义为用针灸针来刺穿皮肤的话，那么真正的针刺安慰治疗看起来难以做到。一些疗效较差的针灸方式可能是十分恰当的对照疗法。在一些特定情况下，也可能用可靠的办法来模拟针灸。

3. 本规范之目的与目标

3.1 目的

（1）加强针灸的临床研究。

（2）促进针灸的合理使用。

3.2 目标

（1）为针灸研究人员和临床医师提供基本原则与可用性标准，以便策划实施针灸疗效的临床评估。

(2) 为检查科研计划、完成科研结果提供基本标准。

(3) 促进研究经验和其他信息的交流，以便积累大量的关于针灸效验的可靠资料。

(4) 为对针灸感兴趣的决策者选择并确定使用针灸提供判断准则。

4. 总体考虑

4.1 法律方面

各国政府应当积极鼓励针灸的研究，尤其是针灸临床方面的研究，因为设计完善的研究项目可以为针灸治疗的有效性提供可靠的参考资料。

针灸的立法以及针灸行医的规章在保障针灸治疗的质量与管理方面起着十分重要的作用。

4.2 道德方面

针灸的临床研究必须根据所有相关的四项道德原则来进行，即公正、对人尊敬、善心、无邪恶之目的。如果研究中使用动物，它们的利益也必须受到尊重。

4.3 针灸的性质特点

针灸是在东方哲学的基础上发展成为中医的一个分支，这种哲学主张用整体的方法来调整身体的平衡。当然针灸存在着不同的学派，各自有自己的理论原则。在有关针灸的任何研究中，都必须优先考虑尊重这些理论原则。研究的针灸学派不同，这些原则也可能随之而有所不同。为达到这一目的，当策划、准备、实施研究项目时，研究人员应当充分地表达出针灸的传统知识与经验。

一个好的针灸临床研究项目应当在理解并结合传统与西医学知识的过程中实施完成，传统与西医学的诊断标准都可以使用。

4.4 临床研究

(1) 目的

针灸可以用作：

①一种治疗介入方式，包括用于康复治疗。

②一种预防与保健介入方式。

据此而言，进行针灸的临床研究以帮助指导：

①开业医师选择治疗方法。

②病人决定是否选取针灸作为一种疗法。

③卫生保健的决策者们制定政策。

针灸的临床研究对于其他的卫生专业人员以及科学界人士也是有益的，因为这种研究对于他们的工作也可以提供很好的启发。

(2) 研究项目的选择

研究项目的选择除了科研方面的考虑外，还要充分考虑多方面的因素。如研究结果对于改善公众健康的潜在价值，以及有关地方流行病方面的考虑。研究项目的科学认可以及使用替代方法的可行性都应得到考虑，可以通过研究评价来为传统经验提供新的科学依据；也可以通过研究来证实针灸穴位新的适应证或证实新的配穴方法的疗效；还可以研究比较不同穴位的疗效或多组穴位的疗效；可以分析研究多种针法以比较其效力。

4.5 实验室研究

针灸的相关实验室研究可以为针灸临床研究的准备与实施提供有用的想法并起着一种参考作用。

4.6 动物研究

进行动物研究目的在于:

(1) 研究针灸用于兽医治疗。

(2) 进行基础研究，有些情况下动物实验并不适用于人类的状况。

4.7 教育

通过办班学习的形式来向职业卫生工作者宣讲针灸及针灸研究的知识，将极大地有助于各方面在改善针灸临床研究中所尽的努力。有关针灸临床疗效及针灸临床研究结果的丰富信息对广大公众也将是十分有益的。

5. 研究方法

5.1 文献回顾

由于针灸早在现代科学出现之前就已形成，并且是建立在不同的文化哲学基础上的，而且只是在不久前才对其进行科学性的研究，那么必须承认有关针灸的知识资料更多见于口传心授的非正式的观察材料里，而已经发表于科技文献上的系统的基础及临床研究报告里并不多见。进而言之，我们也不得不承认尽管一些针灸方面的出版物尚不能达到国际高水平评论杂志的严格要求，但是这些出版物仍然可以为进一步的研究提供有用的观察资料与观点想法。因此，在文献方面的全面考察了解应当作为针灸临床研究的起点。

5.2 术语与技术

为确保针灸临床研究的可重复性，与研究相关的术语与技术应该清楚地表达出来并应建立严格的研究方案。

(1) 标准针灸术语。研究中应当使用由世界卫生组织西太区总部建立的由世界卫生组织科研小组1989年于日内瓦开会推荐的标准针灸术语。

(2) 针灸针的长度与直径应当用毫米表示。

(3) 考虑到尚缺乏针灸穴位取穴的国际标准，所有参加研究的人员应当在描述与使用临床取穴方法时保持一致，应当鼓励取穴时使用身体的解剖标准。

(4) 进针、留针、行针、出针等针刺技术应当标准统一，并且在研究方案中详细说明。在实施针刺技术时应当尽量限制研究人员的个人影响。

(5) 应详细描述使用辅助针灸设备如激光或电针仪的情况。

(6) 其他与患者状况有关的因素如生物节律、呼吸、体位也应写入报告。

5.3 研究人员

(1) 研究人员在研究过程中要对试验以及观察对象的权利、健康与福利负责。

(2) 研究所涉及的所有研究人员和卫生工作者都应具有适宜的专长、资格与能力来进行所策划的研究。建议研究工作组既包括针灸医师又包括专业卫生工作者，因为在准备并实施一项可靠的针灸临床研究时，既需要针灸的知识也需要评价针灸临床疗效的特殊领域的知识。

（3）研究组必须明确以下责任：

①研究中对病人要一直给予适当的照顾。

②研究工作的道德要求（例如：如果继续其研究工作将对患者造成损害时，需要终止研究方案规定的治疗）。

③要有针灸知识。

④研究方法学的评价。

5.4　临床研究的设计与针灸的合理应用

通过临床研究可以使：

（1）病人了解更多有关治疗的信息。

（2）执业医师在选择治疗方法时作出更明确的决定。

（3）卫生决策与拨款机构对运用和效－价关系作出适当的决定。

因此针灸临床研究的目的就在于：

（1）让患者根据以下因素作出决定：

①疗效（绝对疗效与相对疗效）。

②安全性。

③费用。

④治疗过程中配合常规疗法。

⑤文化背景因素以及患者的优先选择。

（2）为针灸师进行良好的临床治疗确立规范，为针灸执业者以及卫生拨款机构双方准备同一备忘录，这样会引导针灸的合理应用。

切实可行的临床研究方法包括：

（1）随机对照临床实验。

（2）样本研究。

（3）回顾研究/病例对照研究。

（4）成果研究。

（5）序列试验设计。

（6）单个病例研究。

（7）临床核查。

（8）针灸的流行病学。

（9）人类学研究。

（10）市场后监测。

临床试验的定义为：以人体为对象的科学实验，通过治疗活动对疗法进行评价。

临床试验的实施取决于研究的基本目的，因此与试验结果直接相关。临床试验的基本组成部分为：

（1）投入。包括入围的患者、从事研究设计及制定疗法的人员、数据收集系统以及治疗活动。

（2）评价机制（设计）。如随机对照试验（RCTs）、样本研究、病例对照研究以及临床核查等。

(3) 研究结果。当研究结果用来衡量研究评价的目的时，通常叫作“结论”。任何时候都要考虑结论的有效性与可靠性。结论有“软”(如生命质量)“硬”(如实验室检测数据)之分。在进行效-价和效-用研究时需要利用这些资料。

随机对照试验作为临床研究各种方法中的“金标准”，可以用来回答有关临床问题的大多数疑问，然而它并不总是实际可行和效-价相符的。因此也需要一些虽然不能完全排除治疗的随意性但却实用的解决办法。随机对照试验的误差是开放性的，如病人对治疗方法的优先选择态度可能会对结果产生影响，如同某些文化背景所产生的影响一样。临床核查可以使进行中的研究直接鉴定患者状况而使其很快得到适当的治疗。如有的患者其状况可以用针灸维持，有的患者其慢性病症可以得到控制则无需常规的侵入式治疗，以免造成潜在的损伤。

5.5 随机对照临床试验的设计

针灸的随机临床研究应当由研究者在生物统计学者的参与下进行设计，以保证研究的质量。

(1) 病例选择

研究中入围的病人应能代表这类患者群，此研究项目之结果将要用于他们身上。所患病症要明确限定。病人招募的来源及其取舍标准要认真考虑并在研究方案中作出说明。

如果在拟议研究项目时，针灸的使用以传统诊断的知识为基础，那么病人亦应根据传统医学诊断与辨证的标准来选择。这种情况也要在研究方案中仔细说明。

(2) 研究规模

研究规模应根据统计学分析的需要而决定。为了提供充分的统计学数据以了解两治疗组之间的临床意义差异，则需要足够的样本规模。

(3) 研究场所

临床研究必须在能足够保证受试者安全的条件下进行。选供临床研究用的场所必须有充足的设施，包括必须的实验室与设备、足够的办事人员、医务人员以及相关的卫生工作人员来支持研究的需求。应有一定的设施来应付可能出现的紧急情况。

多中心的研究工作是必要的。这就需要有专门的管理系统来确保研究项目，在不同的场所由众多的研究者遵照同一研究方案同时而又适当地开展进行。对于来自不同场所的研究人员进行培训就是必需的，以使他们在选择病人、终止参与、行政管理、收集资料以及评价评估方面遵循同一的研究方案和同一的方法标准。

(4) 双盲技术

双盲技术可以用于随机对照临床试验，这种技术对于患者、研究人员以及试验结果评估人员等都适用。在可能情况下，患者都不应知道他们被分配到了哪一类治疗组别。但要让为患者实施针灸的研究人员也不知道治疗的情况就十分困难了。但必须将实验结果的评估情况对治疗方面保密。结果评估人应对行医者负责，并且也要负责记录从患者处得到的对治疗反应的细节以及治疗的效果。一般认为非双盲技术的治疗者可能会影响到患者的反应。

(5) 随机性

在临床试验中，随机性有两层意思。其一，从母群体中进行研究群体的随机取样；其次为随机分配，即将患者以偶然性机制分到任何一个治疗组中。随机对照临床试验是使用随机分配的一种研究方法，使用这种方法要保证组别间的可比性。虽然随机对照临床试验在疗法选择的比较评价时是减少偏见的最有效方法，但在征集病人进行针灸领域的某些研究时却可能并非实际可行，尤其当患者极其喜爱针灸治疗时。换而言之，随机性过程可能会从正负两方面影响到试验结果。

（6）对照组

随机对照临床试验由于可进行比较的目的，需要一组或多组对照组。对照组可以是（无先后之区别）：

①模拟经皮神经电刺激。

②假针灸。

③无治疗。

④标准治疗。

⑤真实针灸。

对照组的选择取决于实验的前提。

（7）交叉研究

交叉研究通常不适合于针灸。在急性的可自我限制的情况下，疾病的自然消减与交叉技术的意思相混淆。在慢性病症时，针灸在治疗结束后仍然在不同的时间（几天或几年）里起作用。如果要采用交叉模型的话，就需要长时间的“清洗”，而这本身就有道德方面的问题。

（8）随机对照临床试验的运用策略

在为随机对照临床试验系统地选择最为适当的对照组方面并无成规。现有的科研依据提示，在随机对照临床试验中，比较贴切的对照情况牵涉到单纯内啡呔递质作用，在取穴方面的对照情况不很恰当，而真假针灸的比较则更可能使人误解。反之，针灸治疗自动调解越多，象在治疗非疼痛病症时，在评价其临床疗效时使用真假针灸比较模式可能会更贴切。

5.6 研究方案的形成

研究方案作为一份文件，用以阐明试验的背景、原理及目的，并且描述试验的设计、方法以及组织，包括统计学方面考虑的问题以及试验实施与管理的条件。研究方案应当由各学科及各方面的代表共同努力产生，包括受试者（如果可能的话）、卫生工作者、针灸师以及生物统计学者。研究方案应包括以下内容：

（1）临床研究的题目。

（2）临床研究目的目标的明确声明。

（3）研究策划的正当合理性，以包括现代与传统文献资料全面考虑在内的现存信息为基础。

（4）研究将要进行的场所与设施。

（5）每个研究人员的姓名、地址及资历。

（6）研究的种类（如：对照试验、公开试验）以及实验设计（平行组、随机性方法与步骤）。

（7）受试者的录、弃标准（可以以西医或中医的诊断标准为基础）。

（8）为达到研究目的所需的受试者数目（以统计学方面的考虑为基础）。

（9）主观与客观的临床观察以及实验室检查在研究过程中的记录。

（10）用于研究所选的针灸穴位，选穴的正当理由（从传统与/或现代针灸诊断技术出发），以及临床取穴方法的描述。

（11）研究所用针具与型号。

（12）针刺技术包括进针方向、角度、深度、留针时间、病人体位、行针情况如捻转提插、频率与幅度、其他的辅助行针方法（补法泻法）以及针刺得气情况。如果使用电针，要描述电针仪的型号、厂家、电刺激波型、脉冲时间、电压或电流、频率与电刺激的极性等。

（13）不良反应的纪录。

（14）使用的对照组。

（15）治疗日程、治疗时间。

（16）研究中受试者其他可行或不可行的治疗的标准。

（17）记录病情反应的方法、测验方法、测验时间以及随访步骤。

（18）成果评价的方法（如：关于退出研究的患者/参与者的统计方法与报告）。

（19）需告知受试者的信息。

（20）需告知研究工作人员的信息。

（21）研究完成的时间表。

（22）研究中或研究后如果必须，可超过研究方案所规定的治疗而给予患者的医疗服务。

（23）与研究有关的道德方面的考虑与措施。

（24）与有关的管理机构的相关交流情况。

（25）研究方案涉及的文献目录。

5.7 与研究有关的知识

（1）针灸的基本资料有其文化方面的基础，这就形成了任何研究项目所必需的第一步。学习前人所做过的工作是科研过程中固有的部分，而针灸的基本资料可以为发表过的作品提供适当的参考来源。

（2）综述性的研究项目应就以下几方面概述对针灸观察和无对照组针灸效果：

①传统中医及其变异。

②每个国家医疗制度的文化方面。

③使用针灸的过程或技术。

④结果（客观与主观）。

综述性研究可以作为更详细研究的基础。

（3）随机对照临床研究

与其有关的问题和困难在别处略述。

需要考虑建立新的研究规划。这些规划是以对费用及卫生保健工作操作实施的文化政治背景的现实评估为背景的。这类规划包括：能比较患者接受不同治疗的“一揽子方法”（常规治疗以及传统治疗）所取得的结果的实用研究，能使我们更清楚了解治疗费用及价效关系的发展性研究。

①定群研究

定群研究实质上是非对照性前瞻研究，这种研究可以保留详细的数据资料并对其进行分析以评价针灸的效果。定群研究的优势在于可以使研究人员设计连贯紧凑的基本资料，并将其作为开展详细临床实验的基础。然而，时常所见，此类研究的方案设计不当，其数据采集也不全面，不充分。这类研究代表了针灸多方式研究措施的重要的第一步。然而，此类研究评估所产生的结论必须谨慎对待，并尚需其他别的适当的研究来证实。例如：这类研究可以提供信息，说明哪一类患者可能就某种特定状况对针灸反应最好。这就能帮助研究人员制定某项随机临床试验所使用的标准。但是，不管定群研究如何精心设置，却不能确凿证实针灸的价值。

②回顾性研究/病例对照研究

本章所指的回顾性研究是指限于相对数目较少的患者的回顾性观察。

回顾性研究的价值在于它可以为某种特定治疗的效果提供初步的资料。此类研究经常遇到的困难与这样的事实有关，即经常有关的数据不能自始至终地采集到，因而缺少数据来做适当的统计分析。同时，也经常找不到适当的对照组，虽然这种局限性可以通过使用旧有的同类对照物部分地得到补偿。此外，有少数观察会反映出一些有悖于常理的结果而不是可以概括的现象。最常见的回顾性研究是病例对照研究，在此项研究中可以根据研究结果组合病人进行对照。

③序列试验的设计

序列试验设计没有事先决定试验者的规模，试验是以两组的比较为基础进行的。通常序列试验可以在少量的病人中进行，必须达到有统计学意义的结果。但遗憾的是，序列试验只能在某些情况下使用。

在序列试验中，很难允许有超过一个的可变反应，或很难允许有两种以上的治疗，而且如果试验呈多中心的话，管理上将很复杂。在某些疗法的使用中，序列试验可能要受到限制，因为其治疗结果通常不能及时搞清而延误新试验病人的录用。

在常用的序列试验中，对病人进行配对分组，每对中的一人将随机接受所测验的治疗方法，而另一人则接受安慰剂（或替代疗法)。每对病人治疗结果一旦明确，相继就可以认定治疗之成败。而一对中两种疗法都是成功或都是失败的话，两者双双不予统计。通常对于所测疗法成功而安慰剂或替代疗法失败的结果将记 +1 分；相反，安慰剂或替代疗法成功而所测疗法失败的结果则记 -1 分。随着试验的进行，分数不断积累。很显然，如所测疗法明显优于替代疗法，则会积累起一个正数分值；如情况正好相反，就会积累起一个负数分值。临床试验统计时通常将使用一个序列统计表。

④个例实验设计

个例实验设计（单例设计，1 之 n 项试验）是在心理学领域中发展起来的，并于最近用于临床研究。个例设计能够评价各种针灸专有方法用于有各种个体差异的患者时的疗效，个例设计很容易用作考察性研究而且其费用相对较低。各种不同的个例实验设计被推荐使用于临床试验。本文特介绍两种简单的实验设计：

a. 是或否实验设计，即 AB 法，是最简单的 1 之 n 项试验。试验中，要首先于治疗前收集基本数据（A）并确定其稳定性，然后医师使用某种特定疗法并对其进行评价。我们推荐使用时间系列分析，反复测验（ABABAB……）可以增加效果的合理性。

b. 另一种变换的设计方式为：不同的疗法以随机的顺序反复使用，然后将其数据以常规统计的方法来分析。

然而，这两种技术显然不适用于有长期或不可逆效果的一些针灸疗法。个例实验设计的结果不容易总结，但这种实验设计在针灸临床研究方面的可用性应受到注意。

⑤临床核查

临床核查可以改进病人的处理情况。核查周期是对病人临床处理情况的批评措施的扩展。核查中需要患者全面综合的数据。核查的目的在于通过不断评价治疗方法与治疗结果的关系来为特定患者或特定疾病提供“最好”的治疗。通常是由一组临床医师来讨论这一类信息的，这样就可以使治疗的核查周期、治疗的批评性评估以及改进过的治疗体系不断地发展起来。临床核查的过程可以为针灸师们创造一个积极的支持性环境。这种环境对于研究的建立发展是必不可缺的，并且能在针灸界开展对于研究文化的评价并形成一个好的针灸临床指南。发展“最好针灸治疗”的过程就促进了其他研究技术所需要的方法措施，例如随机临床试验等，并直接起到了有益于患者的作用。

⑥针灸的流行病学

在药品的评估领域中，已经认识到从销售前的临床试验（第一、二、三期）中所获得的信息是不完善的，这是因为在销售前阶段，病人的数量还是受限制的；在销售后药品就会用于各种不同的情况中，而且会在复杂的临床情况下与其他药物及疗法共同使用。

因而，一种叫作销售后监测（PMS）的机制发展了起来，以采集和分析在非试验性背景下所获得的信息。最初销售后监测是设计用于采集有关药品安全性信息的，却逐渐开始涉足药品的疗效了。“药物流行病学”就是用来说明这个领域的术语。这个词涉及到报告系统、统计分析以及必要的药品规定，从而可以获得有关药品效果的信息。

在那些针灸已经得到合法承认或在不远的将来可能得到合法承认的国家，这种方法就可以用于针灸临床研究。这种方法可以称为“针灸流行病学”。而在有些国家，针灸的无规则、无管理状态就成为这种方法发展起来的障碍，因为那些使用针灸的人不愿意参加这项活动。所以，对于针灸的官方认可就成为发展针灸流行病学的先决条件。

有关针灸的“成果研究”可以说是针灸流行病学的同义词。在有些国家，可以利用其信息技术——那些覆盖卫生保健方方面面的电脑化的卫生信息数据库就是这种研究方法的潜在资源，也可以运用存有个人所有健康信息的医疗卫生卡。成果不仅与安全性有关，而且也与疗效及经济价值有关，那就是价－效关系。定群研究为前瞻说明性研究，也可以用在针灸流行病学的范围内。

⑦医学人类学研究

人类学研究要求对开展针灸疗法的社会和文化环境有所了解，这可能会直接影响到针灸的临床研究。因为这可能会解释为什么有些国家在发展对照临床试验及博得病人对于研究心甘情愿的赞同时有文化方面的困难。这就涉及到社会科学工作者们的合作，因而就应该让非政府组织（NGOS）及政府组织了解他们国家卫生保健服务方面的需要及其人民的要求。这种研究在社会经济与社会政治方面的重要性是显而易见的。所以，有关针灸医学人类学的研究必须与针灸的临床试验相提并论。

5.8 病例报告方式

病例报告表（CRFs）是根据研究方案的规定设计来记录试验过程中每一个试验对象的数据资料的。试验中所有的经过都必须有文件记录，也应包括不良反应现象。每一个试验病人的病例报告必须是完整的而且要有研究人员及评估人员的签字。

5.9 数据资料管理

保存记录及处理资料的目的在于毫无差错地集中研究信息，为以后能分析报道。研究人员及其指导者必须保证采集时的资料是质量最高的，每个实验病人的病例报告表必须是完整的，并经由研究人员及评估人员签字。病例报告表应根据研究方案的规定设计来记录试验过程中每一个试验对象的数据资料。应该有步骤地采集资料以保证其信息的保护、保留与再利用，并保证其易于核实与审查。病人的档案，即病人报告表及其他来源的基本数据必须保存好以备将来查询。病人资料的处理既要保持其机密性又要保障其精确性。病人治疗前的状况、对治疗的反应、包括评估者的观察、病人的感觉以及可能出现的不良效果都需要如实记录成文。应尽全力保证所有记录无差错。

当受试对象随机分组后，所用随机化的步骤必须记录成文。

5.10 道德考察委员会

研究方案的形成应经由一道德考察委员会来考虑。这种委员会的建立一般要达到研究机构的水平，当然达到区域或国家水平的委员会也很可取。这种委员会应为独立机构，由医学与非医学界的成员组成，但他们与要考察的实验评价活动无牵连。该委员会将核实参加临床评价的患者权利是否受到了保护以及试验在医学与社会方面都是正当合理的。委员会并且要考虑研究方案是否合适，因为这与病人的选择与保护有关，也与患者对研究的毫无顾虑的赞同等事项有关。然而，这种委员会不应在方法的指导方面起什么促进作用，除非在针灸研究方面相当内行。委员会的工作应在赫尔辛基宣言及所在国或机构制订的有关文件的指导下进行。如果试验治疗组的病人确实显示出了有益的疗效的话，分配到对照组的病人应有接受同样试验治疗方法的可能。

5.11 统计学分析

当临床研究开始设计时，就需要生物统计专业，而且在资料的采集、分析及为最后报告作准备时，此专业人员必须一直参与进行。在所有的临床研究中，对于统计评价的错误使用及对统计测验的滥用都是很常见的，尤其是与“t 测验”有关。应使统计分析用于揭示所获资料数据及所研究的临床情况的本质。应时常记住统计学意义是与临床意义不同的，而不要总是与一个简单的“t 测验”打交道。应尽量避免二型统计差错，并要取得至少 80% 的统计率，当然 90% 的统计率最理想。应通过统计学意义值来说明可信极限。小组型研究的值可以通过元分析来加强，如未能完成研究方案中制定的治疗，应加以记录分析。

要从统计学的角度考虑决定所需病人的数目，以便在研究中取得有意义的结果。所需病人数目取决于对研究中各治疗组之间结果的预期差别。计划在研究结束时所用的统计学分析应提前决定并在研究方案中详细说明。当研究结果最后进行分析时，应以便于临床解释的方式阐明。

5.12 研究的督察

对研究项目采取正式的措施进行系统的督察会对项目的成果十分有益。督察应贯通研究实施的全过程，直到研究结束为止。

因为经常观察到针灸的疗效在疗程结束后仍持续一段时间，所以，建议应对受试者进行随访评估，尤其是在探索性的研究方案中。随访的时间可取决于针灸疗效的持续时间，随访时间过长或过短都会曲解其结果。

以下研究项目的因素应该进行检查：研究的目的、研究方案与目的的一致性、研究向预定目标的发展以及对研究的冲击影响。

研究的结果应对以下各方面进行评定：

①病人治疗前的状况。

②根据研究人员及评估人员的客观观察与病人的自我评价所描述的病情进展变化情况。

③研究过程中可能出现过的不良事件。

5.13 研究报告

研究负责人应当负责作出试验的最终报告，此报告应提供给研究项目的主持资助人、道德考察委员会以及所在地法规认定的任何其他当局机构。最终报告就是在研究项目完成后对其全面的描述，包括研究结果的发表与评价、统计学分析以及道德方面、统计学方面与临床方面的评价。针灸临床研究的结果应及时地予以公开发表，但必须包括所有的不良事件，甚至于未能显示疗效结果的研究也应当发表。因为有选择性的发表（如只讲有利于自己的结果）会导致某种形式的误解错觉，即众所周知的发表倾向性。

5.14 实施

清晰明确的研究结论并非总能在所有的医学领域里得到实施，针灸也不例外。对于临床研究者来说，重要的一点就在于要有明确的意向，即怎样使他们的研究结论（正反两方面的）能在他们自己所处的卫生机构内，进而在世界范围内得到实施传播。

5.15 结论

在本准则中所概括的各种研究方法都能为各种目的所进行的研究提供一些信息。在所有这些方法中，随机临床实验被认为是最复杂精细的，所以从很多方面来说就成为现代临床研究中临床实验的“金标准”。

然而，这种手段却有一些明显的局限性。首先，这种方法花钱较多，比较麻烦复杂，而又只能获取增量性的解答。这对于整个医学系统（如草药或针灸）的评估来说就是个弊端。

另外，随机临床试验，从定义上来说，就排除了患者对治疗方法的首选性可能产生的影响以及医患之间在治疗结果方面的相互作用。这些局限性至少可以部分地用“针灸流行病学”中描述的设计完备的回顾性与前瞻性结果研究来补偿。而设计恰当的前瞻研究通常更优于回顾研究。

因而，在针灸研究的范围内，当研究目的在于帮助提高针灸的疗效，如要弄清那一种配穴处方对于治疗某种特定病情最适当时，就需要随机临床试验。相反，当研究目的在于评价针灸的预防价值以及指导患者选择疗法并帮助制订医疗卫生政策时，就需要针灸流行病学

（结果研究）。

最后，虽然临床审查以及个例研究（1之n项试验）有一些固有的局限，但这些方法对于激发所有针灸研究者与执业者在针灸研究方面的兴趣还是理想的。这种研究兴趣会导致很有价值的初级信息资料，这产生于对古代传统论述所持的逐渐增强的积极批评性态度。

6. 本规范的使用

本规范意在促进针灸界的科研与临床工作者的工作并为那些尽力支持针灸临床研究的人士提供一些参考。本规范也可用于科研学术机构，有关的期刊杂志可以评价这方面的报告文章。希望本规范范围足够广泛而能够使各成员国的研究机构为满足他们的特定需求对其加以修改。此外，本规范对于那些能对针灸行业制定法规并规定针灸治疗适应症的卫生保健当局可能也有用处。

三、针灸临床病历书写

（一）门诊病历书写格式

初诊记录：　　　年　　月　　日

姓名：　　　性别：　　　年龄：　　　病历号：

问诊：

主诉：病人最痛苦的主要症状（或体征）及持续时间。

病史：主症发生的时间，病情的发展变化，诊治经过及必要的既往病史等。

望、闻、切诊：与诊断有关的望诊、闻诊、切诊的阳性所见，必要的体格检查等。

舌象：舌体、舌质、舌苔、舌底脉络。

脉象：成人脉诊，2周岁以下小儿察指纹。

实验室检查及特殊检查结果。

辨证分析：归纳四诊所得的主症、阳性体征、舌象、脉象等，扼要分析病因、病机、病位、病性。

诊断：含中医病（证）名（包括证型）及西医病名。倘若一时难以明确诊断者，可写疑似诊断（臆断）。但门诊3次仍未确诊者，应请上级医师会诊，协助诊断。

治则：根据辨证写出治疗原则。

针灸处方及刺灸方法：根据治则选穴配方，施行一定的刺灸方法。

医嘱：进一步诊治建议以及护理要求、饮食宜忌等。

医师签名：×××

（二）住院病历书写格式

姓名：　　　性别：　　　年龄：

婚况：　　　职业：　　　民族：

国籍：　　　出生地：

家庭住址：　　　邮政编码：

入院时间：　　　病历采集时间：

病史陈述者：　　　　可靠程度：

发病节气：　　　　病案号：　　　　联系电话：

问诊：

主诉：病人最痛苦的主要症状（或体征）及持续时间（多种主诉者应按发生顺序分别列出）。

现病史：围绕主诉，详细询问疾病发生、发展及诊治过程。重点写明起病诱因、原因、时间、形式、始发症状、主要症状和伴随症状（若以疼痛为主诉，则应记录疼痛的部位、性质、规律以及使疼痛减轻或加重的原因），病情发展与演变过程，检查、诊断及治疗经过，所用过的中、西药物的名称、剂量、用法、用药时间和其他特殊疗法，治疗反应和症状、体征等病情变化情况，发病以来的精神、饮食、睡眠、二便等情况以及就诊当时的症状（结合“十问”加以记录）。对有鉴别诊断意义的阴性表现也应列入。

既往史：记录既往健康状况，按时间顺序，系统回顾过去曾患疾病的情况及传染病接触史、手术史等。

个人史：记录出生地、居留地、居住环境和条件、生活和工作情况、饮食习惯、情志状态、特殊嗜好等。

婚育史：包括结婚年龄和配偶、子女的健康状况。女性患者要记录月经史、生育史等情况。月经史包括初潮年龄、月经周期以及经质、经量、经色、绝经年龄等；生育史包括怀孕、胎次、分娩及哺乳情况。

过敏史：记录药物、食物及其他过敏情况。

家族史：记录直系亲属和与本人生活密切相关的亲属的健康状况，如果亲属已死亡则应记录其死亡时间、年龄及死因。

望、闻、切诊：

神色形态：包括发育、神志、精神、体态及气色。

声息气味：包括语言、呼吸、咳喘、嗳气、呃逆、呕吐、呻吟、肠鸣的声音和患者身体的分泌物、呕吐物以及大、小便的气味等。

皮肤毛发：毛发的分布、疏密、色泽，肌肤的温度、湿度、色泽、弹性以及有无斑疹、疮疡、结节、肿块、浮肿、脱皮、脱毛现象等。

舌象：舌体形态，舌质（颜色、润燥、瘀点、瘀斑），舌苔（颜色、厚薄、润燥），舌底脉络（颜色、形态）。

脉象：主要指寸口脉而言。必要时切人迎脉（颈部）、趺阳脉（足背）。2 周岁以下小儿需察指纹。

头面、五官、颈项、胸腹、腰背、四肢、爪甲、前后二阴的望、闻、切诊。

体格检查：记录西医查体的阳性体征及有鉴别诊断意义的阴性体征。特殊检查情况也可记录在此。

实验室检查：记录入院时已作过的各种实验室检查结果及特殊检查结果。如：血常规、尿常规、大便常规、肝功能、乙肝表面抗原（HBsAg）、胸透、心电图、B 超、内窥镜、CT 等。

四诊摘要：把与辨证论治密切相关的四诊所得资料进行全面、系统、扼要的归纳。

辨证分析：从四诊、病因病机、证候、病症鉴别、病势演变等方面进行分析。

西医诊断依据：指主要疾病的诊断依据，并非所有疾病。

入院诊断：

中医诊断：病（证）名（包括证型）。

西医诊断：病名。

治则：即治疗的指导原则。

针灸处方及刺灸方法：根据治则选穴配方，选择相应的刺灸方法及补泻手法。

如果结合用药，则要写出方名及加减（自拟方可不写方名）。处方药物要求每行写四味药，药物名称右下角写剂量（g），右上角注明特殊煎服法（必要时写明总体煎服法）。中成药、西药只写药名和服法。

辨证调护：对患者的生活起居、饮食调养等提出护理方面的要求。

医师（签名）：×××

教材与教学配套用书

新世纪全国高等中医药院校规划教材

注：凡标○号者为“普通高等教育‘十五’国家级规划教材”；凡标★号者为“普通高等教育‘十一五’国家级规划教材”

（一）中医学类专业

1 中国医学史（常存库主编）○★
2 医古文（段逸山主编）○★
3 中医各家学说（严世芸主编）○★
4 中医基础理论（孙广仁主编）○★
5 中医诊断学（朱文锋主编）○★
6 内经选读（王庆其主编）○★
7 伤寒学（熊曼琪主编）○★
8 金匮要略（范永升主编）★
9 温病学（林培政主编）○★
10 中药学（高学敏主编）○★
11 方剂学（邓中甲主编）○★
12 中医内科学（周仲瑛主编）○★
13 中医外科学（李曰庆主编）★
14 中医妇科学（张玉珍主编）○★
15 中医儿科学（汪受传主编）○★
16 中医骨伤科学（王和鸣主编）○★
17 中医耳鼻咽喉科学（王士贞主编）○★
18 中医眼科学（曾庆华主编）○★
19 中医急诊学（姜良铎主编）○★
20 针灸学（石学敏主编）○★
21 推拿学（严隽陶主编）○★
22 正常人体解剖学（严振国　杨茂有主编）★
23 组织学与胚胎学（蔡玉文主编）○★
24 生理学（施雪筠主编）○★
生理学实验指导（施雪筠主编）
25 病理学（黄玉芳主编）○★
病理学实验指导（黄玉芳主编）
26 药理学（吕圭源主编）
27 生物化学（王继峰主编）○★
28 免疫学基础与病原生物学（杨黎青主编）○★
免疫学基础与病原生物学实验指导(杨黎青主编)
29 诊断学基础（戴万亨主编）★
诊断学基础实习指导（戴万亨主编）
30 西医外科学（李乃卿主编）★
31 内科学（徐蓉娟主编）○

（二）针灸推拿学专业（与中医学专业相同的课程未列）

1 经络腧穴学（沈雪勇主编）○★
2 刺法灸法学（陆寿康主编）★
3 针灸治疗学（王启才主编）
4 实验针灸学（李忠仁主编）○★
5 推拿手法学（王国才主编）○★
6 针灸医籍选读（吴富东主编）★
7 推拿治疗学（王国才）

（三）中药学类专业

1 药用植物学（姚振生主编）○★
药用植物学实验指导（姚振生主编）
2 中医学基础（张登本主编）
3 中药药理学（侯家玉　方泰惠主编）○★
4 中药化学（匡海学主编）○★
5 中药炮制学（龚千锋主编）○★
中药炮制学实验（龚千锋主编）
6 中药鉴定学（康廷国主编）★
中药鉴定学实验指导（吴德康主编）
7 中药药剂学（张兆旺主编）○★
中药药剂学实验
8 中药制剂分析（梁生旺主编）○
9 中药制药工程原理与设备（刘落宪主编）★
10 高等数学（周　喆主编）

11 中医药统计学（周仁郁主编）

12 物理学（余国建主编）

13 无机化学（铁步荣　贾桂芝主编）★

无机化学实验（铁步荣　贾桂芝主编）

14 有机化学（洪筱坤主编）★

有机化学实验（彭松　林辉主编）

15 物理化学（刘幸平主编）

16 分析化学（黄世德　梁生旺主编）

分析化学实验（黄世德　梁生旺主编）

17 医用物理学（余国建主编）

（四）中西医结合专业

1 中外医学史（张大庆　和中浚主编）

2 中西医结合医学导论（陈士奎主编）★

3 中西医结合内科学（蔡光先　赵玉庸主编）★

4 中西医结合外科学（李乃卿主编）★

5 中西医结合儿科学（王雪峰主编）★

6 中西医结合耳鼻咽喉科学（田道法主编）★

7 中西医结合口腔科学（李元聪主编）

8 中西医结合眼科学（段俊国主编）★

9 中西医结合传染病学（刘金星主编）

10 中西医结合肿瘤病学（刘亚娴主编）

11 中西医结合皮肤性病学（陈德宇主编）

12 中西医结合精神病学（张宏耕主编）★

13 中西医结合妇科学（尤昭玲主编）★

14 中西医结合骨伤科学（石印玉主编）★

15 中西医结合危重病学（熊旭东主编）★

16 中西医结合肛肠病学（陆金根主编）★

（五）护理专业

1 护理学导论（韩丽沙　吴　瑛主编）★

2 护理学基础（吕淑琴　尚少梅主编）

3 中医护理学基础（刘　虹主编）★

4 健康评估（吕探云　王　琦主编）

5 护理科研（肖顺贞　申杰主编）

6 护理心理学（胡永年　刘晓虹主编）

7 护理管理学（关永杰　宫玉花主编）

8 护理教育（孙宏玉　简福爱主编）

9 护理美学（林俊华　刘　宇主编）★

10 内科护理学（徐桂华主编）上册★

11 内科护理学（姚景鹏主编）下册★

12 外科护理学（张燕生　路　潜主编）

13 妇产科护理学（郑修霞　李京枝主编）

14 儿科护理学（汪受传　洪黛玲主编）★

15 骨伤科护理学（陆静波主编）

16 五官科护理学（丁淑华　席淑新主编）

17 急救护理学（牛德群主编）

18 养生康复学（马烈光　李英华主编）★

19 社区护理学（冯正仪　王　珏主编）

20 营养与食疗学（吴翠珍主编）★

21 护理专业英语（黄嘉陵主编）

22 护理伦理学（马家忠　张晨主编）★

（六）七年制

1 中医儿科学（汪受传主编）★

2 临床中药学（张廷模主编）○★

3 中医诊断学（王忆勤主编）○★

4 内经学（王洪图主编）○★

5 中医妇科学（马宝璋主编）○★

6 温病学（杨　进主编）★

7 金匮要略（张家礼主编）○★

8 中医基础理论（曹洪欣主编）○★

9 伤寒论（姜建国主编）★

10 中医养生康复学（王旭东主编）

11 中医哲学基础（张其成主编）★

12 中医古汉语基础（邵冠勇主编）★

13 针灸学（梁繁荣主编）○★

14 中医骨伤科学（施　杞主编）○★

15 中医医家学说及学术思想史（严世芸主编）○★

16 中医外科学（陈红风主编）○★

17 中医内科学（田德禄主编）○★

18 方剂学（李　冀主编）○★

新世纪全国高等中医药院校创新教材（含五、七年制）

1 中医文献学（严季澜主编）★

2 中医临床基础学（熊曼琪主编）

3 中医内科急症学（周仲瑛　金妙文主编）★

4 中医临床护理学（杨少雄主编）★

5 中医临床概论（金国梁主编）
6 中医食疗学（倪世美主编）
7 中医药膳学（谭兴贵主编）
8 中医统计诊断（张启明主编）★
9 中医医院管理学（赵丽娟主编）
10 针刀医学（朱汉章主编）
11 杵针学（钟枢才主编）
12 解剖生理学（严振国　施雪筠主编）★
13 神经解剖学（白丽敏主编）
14 医学免疫学与微生物学（顾立刚主编）
15 人体形态学（李伊为主编）★
人体形态学实验指导（李伊为主编）
16 细胞生物学（赵宗江主编）★
17 神经系统疾病定位诊断学（高玲主编）
18 西医诊断学基础（凌锡森主编）
19 医学分子生物学（唐炳华　王继峰主编）★
20 中西医结合康复医学（高根德主编）
21 人体机能学（张克纯主编）
人体机能学实验指导（李斌主编）
22 病原生物学（伍参荣主编）
病原生物学实验指导（伍参荣主编）
23 生命科学基础（王曼莹主编）
生命科学基础实验指导（洪振丰主编）
24 应用药理学（田育望主编）
25 药事管理学（江海燕主编）
26 卫生管理学（景　琳主编）
27 卫生法学概论（郭进玉主编）
28 中药成分分析（郭　玫主编）
29 中药材鉴定学（李成义主编）
30 中药材加工学（龙全江主编）★
31 中药调剂与养护学（杨梓懿主编）
32 中药药效质量学（张秋菊主编）
33 中药拉丁语（刘春生主编）
34 针灸处方学（李志道主编）
35 中医气功学（刘天君主编）
36 微生物学（袁嘉丽　罗　晶主编）★
37 络病学（吴以岭主编）
38 中医美容学（王海棠主编）
39 线性代数（周仁郁主编）
40 伤寒论思维与辨析（张国骏主编）
41 药用植物生态学（王德群主编）
42 方剂学（顿宝生　周永学主编）
43 中医药统计学与软件应用（刘明芝　周仁郁主编）
44 局部解剖学（严振国主编）
45 中医药数学模型（周仁郁主编）
46 药用植物栽培学（徐　良主编）★
47 中西医学比较概论（张明雪主编）★
48 中药资源学（王文全主编）★
49 中医学概论（樊巧玲主编）★
50 中药化学成分波谱学（张宏桂主编）★
51 中药炮制学（蔡宝昌主编）★
52 人体解剖学（严振国主编）（英文教材）
53 中医内科学（高大舒主编）（英文教材）
54 方剂学（都广礼主编）（英文教材）
55 中医基础理论（张庆荣主编）（英文教材）
56 中医诊断学（张庆宏主编）（英文教材）
57 中药学（赵爱秋主编）（英文教材）
58 组织细胞分子学实验原理与方法
（赵宗江主编）★
59 药理学实验教程（洪　缨主编）
60 医学美学教程（李红阳主编）
61 中医美容学（刘　宁主编）
62 中药化妆品学（刘华钢主编）
63 中药养护学（张西玲主编）
64 医学遗传学（王望九主编）

新世纪全国高等中医药院校规划教材配套教学用书

（一）习题集

1 医古文习题集（许敬生主编）
2 中医基础理论习题集（孙广仁主编）
3 中医诊断学习题集（朱文锋主编）
4 中药学习题集（高学敏主编）
5 中医外科学习题集（李曰庆主编）
6 中医妇科学习题集（张玉珍主编）
7 中医儿科学习题集（汪受传主编）
8 中医骨伤科学习题集（王和鸣主编）

9 针灸学习题集（石学敏主编）
10 方剂学习题集（邓中甲主编）
11 中医内科学习题集（周仲瑛主编）
12 中国医学史习题集（常存库主编）
13 内经选读习题集（王庆其主编）
14 伤寒学习题集（熊曼琪主编）
15 金匮要略选读习题集（范永升主编）
16 温病学习题集（林培政主编）
17 中医耳鼻咽喉科学习题集（王士贞主编）
18 中医眼科学习题集（曾庆华主编）
19 中医急诊学习题集（姜良铎主编）
20 正常人体解剖学习题集（严振国主编）
21 组织学与胚胎学习题集（蔡玉文主编）
22 生理学习题集（施雪筠主编）
23 病理学习题集（黄玉芳主编）
24 药理学习题集（吕圭源主编）
25 生物化学习题集（王继峰主编）
26 免疫学基础与病原生物学习题集（杨黎青主编）
27 诊断学基础习题集（戴万亨主编）
28 内科学习题集（徐蓉娟主编）
29 西医外科学习题集（李乃卿主编）
30 中医各家学说习题集（严世芸主编）
31 中药药理学习题集（黄国钧主编）
32 药用植物学习题集（姚振生主编）
33 中药炮制学习题集（龚千锋主编）
34 中药药剂学习题集（张兆旺主编）
35 中药制剂分析习题集（梁生旺主编）
36 中药化学习题集（匡海学主编）
37 中医学基础习题集（张登本主编）
38 中药制药工程原理与设备习题集（刘落宪主编）
39 经络腧穴学习题集（沈雪勇主编）
40 刺法灸法学习题集（陆寿康主编）
41 针灸治疗学习题集（王启才主编）
42 实验针灸学习题集（李忠仁主编）
43 针灸医籍选读习题集（吴富东主编）
44 推拿学习题集（严隽陶主编）
45 推拿手法学习题集（王国才主编）
46 中医药统计学习题集（周仁郁主编）
47 医用物理学习题集（邵建华 侯俊玲主编）
48 有机化学习题集（洪筱坤主编）
49 物理学习题集（章新友 顾柏平主编）
50 无机化学习题集（铁步荣 贾桂芝主编）
51 高等数学习题集（周 喆主编）
52 物理化学习题集（刘幸平主编）
53 中西医结合危重病学习题集（熊旭东主编）

（二）易学助考口袋丛书

1 中医基础理论（姜 惟主编）
2 中医诊断学（吴承玉主编）
3 中药学（马 红主编）
4 方剂学（倪 诚主编）
5 内经选读（唐雪梅主编）
6 伤寒学（周春祥主编）
7 金匮要略（蒋 明主编）
8 温病学（刘 涛主编）
9 中医内科学（薛博瑜主编）
10 中医外科学（何清湖主编）
11 中医妇科学（谈 勇主编）
12 中医儿科学（郁晓维主编）
13 中药制剂分析（张 梅主编）
14 病理学（黄玉芳主编）
15 中药化学（王 栋主编）
16 中药炮制学（丁安伟主编）
17 生物化学（唐炳华主编）
18 中药药剂学（倪 健主编）
19 药用植物学（刘合刚主编）
20 内科学（徐蓉娟主编）
21 诊断学基础（戴万亨主编）
22 针灸学（方剑乔主编）
23 免疫学基础与病原生物学（袁嘉丽 罗 晶主编）
24 西医外科学（曹 羽 刘家放主编）
25 正常人体解剖学（严振国主编）
26 中药药理学（方泰惠主编）

中医执业医师资格考试用书

1 中医执业医师医师资格考试大纲
2 中医执业医师医师资格考试复习指南
3 中医执业医师医师资格考试习题集